中等职业教育护理类专业第二轮教材

（供护理、助产专业用）

内科护理

（第二版）

主　编　张　霞
副主编　于长颖　贾　鹏　高秀霞　张向辉
编　者　（以姓氏笔画为序）
于长颖（哈尔滨医科大学）
王　睿（胶州市阜安街道社区卫生服务中心）
王嘉琛（山东省青岛第二卫生学校）
玄耀均（哈尔滨市卫生学校）
刘　洋（哈尔滨市卫生学校）
刘巧梅（天水市卫生学校）
李　丽（哈尔滨市第六中学校）
李典琳（哈尔滨医科大学附属第一医院）
杨立鑫（黑龙江医药卫生学校）
张　燕（哈尔滨市急救中心）
张　霞（哈尔滨市卫生学校）
张向辉（青岛市胶州中心医院）
张铂威（海南卫生健康职业学院）
贾　鹏（深圳大学附属华南医院）
高秀霞（牡丹江市卫生学校）
秘　书　张铂威

中国健康传媒集团
中国医药科技出版社

内容提要

本教材为“中等职业教育护理类专业第二轮教材”之一，系根据培养目标、教学内容和学生的学习特点等编写而成，突出“做中学、做中教”的职业教育特色。全书共十章，涵盖呼吸系统疾病、循环系统疾病等六大系统疾病患者的护理。本教材为书网融合教材，即纸质教材有机融合电子教材、教学配套资源（PPT、微课、视频、图片等）、题库系统、数字化教学服务（在线教学、在线作业、在线考试）。

本教材可供中等职业院校护理、助产专业用，也可作为其他护理从业人员的参考图书。

图书在版编目（CIP）数据

内科护理/张霞主编．—2版．—北京：中国医药科技出版社，2021.9

中等职业教育护理类专业第二轮教材

ISBN 978－7－5214－2629－8

Ⅰ.①内…　Ⅱ.①张…　Ⅲ.①内科学－护理学－中等专业学校－教材

Ⅳ.①R473.5

中国版本图书馆CIP数据核字（2021）第173534号

美术编辑　陈君杞

版式设计　友全图文

出版　**中国健康传媒集团**｜中国医药科技出版社

地址　北京市海淀区文慧园北路甲22号

邮编　100082

电话　发行：010－62227427　邮购：010－62236938

网址　www.cmstp.com

规格　787mm×1092mm $^{1}/_{16}$

印张　28 $^{1}/_{2}$

字数　836千字

初版　2013年7月第1版

版次　2021年9月第2版

印次　2024年3月第2次印刷

印刷　北京金康利印刷有限公司

经销　全国各地新华书店

书号　ISBN 978－7－5214－2629－8

定价　78.00元

出版说明

2012年，中国医药科技出版社根据教育部《中等职业教育改革创新行动计划（2010—2012年）》精神，组织编写出版了“全国医药中等职业教育护理类专业“十二五”规划教材”，受到广大医药卫生类中等职业院校师生的欢迎。为了进一步提升教材质量，紧跟学科发展，根据教育部颁布的《国家职业教育改革实施方案》（国发〔2019〕4号）、《中等职业学校专业教学标准（试行）》（教职成函〔2014〕48号）精神，中国医药科技出版社有限公司经过广泛征求各有关院校及专家的意见，于2020年3月正式启动组织第二轮教材的编写工作。在教育部、国家药品监督管理局的领导和指导下，在本套教材建设指导委员会专家的指导和顶层设计下，中国医药科技出版社有限公司组织全国相关院校教学经验丰富的专家、教师精心编撰了第二轮教材，该套教材即将付梓出版。

本套教材全部配套“医药大学堂”在线学习平台。主要供全国医药卫生中等职业院校护理类专业教学使用，也可供医药卫生行业从业人员继续教育和培训使用。

本套教材定位清晰，特点鲜明，主要体现如下几个方面。

1.立德树人，课程思政

教材内容将价值塑造、知识传授和能力培养三者融为一体，在教材专业内容中渗透我国护理事业人才必备的职业素养要求，潜移默化，让学生能够在学习知识的同时养成优秀的职业素养。优选“实例分析/岗位情景模拟”“你知道吗”内容，体现课程思政。

2.立足教改，适应发展

为了适应职业教育教学改革需要，教材注重以真实护理项目、典型工作任务为载体组织教学单元。遵循职业教育规律和技术技能型人才成长规律，体现中职护理类专业人才培养的特点，着力提高学生的临床操作能力。以学生的全面素质培养和行业对人才的要求为教学目标，按职业教育“需求驱动”型课程建构的过程，进行任务分析。强调教材的针对性、实用性、条理性和先进性，既注重对学生基本技能的培养，又适当拓展知识面，实现职业教育与终身学习的对接，为学生后续发展奠定必要的基础。

3.强化技能，对接岗位

教材体现中等职业教育的属性，使学生掌握一定的技能以适应岗位的需要，具有一定的理论知识基础和可持续发展的能力。理论知识把握有度，既要给学生学习和掌握技能奠定必要的、足够的理论基础，也不要过分强调理论知识的系统性和完整性；

注重技能结合理论知识，建设理论-实践一体化教材。

4.优化模块，易教易学

设计生动、活泼的教学模块，在保持教材主体框架的基础上，通过模块设计增加教材的信息量和可读性、趣味性。例如通过引入实际案例以及岗位情景模拟，使教材内容更贴近岗位，让学生了解实际岗位的知识与技能要求，做到学以致用；“请你想一想”模块，便于师生教学的互动；“你知道吗”模块适当介绍新技术、新设备以及科技发展新趋势、行业职业资格考试与现代职业发展相关知识，为学生后续发展奠定必要的基础。

5.产教融合，优化团队

现代职业教育倡导职业性、实践性和开放性，职业教育必须校企合作、工学结合、学作融合。专业技能课教材，鼓励吸纳1~2位具有丰富实践经验的岗位人员参与编写，确保工作岗位上先进技术和实际应用融入教材的内容，更加体现职业教育的职业性、实践性和开放性。

6.多媒融合，数字资源

本套教材全部配套“医药大学堂”在线学习平台。理论教材在纸质教材建设过程中，建设与纸质教材配套的数字化教学资源，增加网络增值服务内容（如课程PPT、习题库、微课、动画等），使教材内容更加生动化、形象化。此外，平台尚有数据分析、教学诊断等功能，可为教学研究与管理提供技术和数据支撑。

编写出版本套高质量教材，得到了全国各相关院校领导与编者的大力支持，在此一并表示衷心感谢。出版发行本套教材，希望得到广大师生的欢迎，并在教学中积极使用本套教材和提出宝贵意见，以便修订完善，共同打造精品教材，为促进我国中等职业教育护理类专业教学改革和人才培养做出积极贡献。

中等职业教育护理类专业第二轮教材

建设指导委员会名单

数字化教材编委会

主　编　张　霞

副主编　刘　洋　李　丽　王嘉琛　玄耀均

编　者　（以姓氏笔画为序）

于长颖（哈尔滨医科大学）

马世琦（海南省肿瘤医院）

王　睿（胶州市阜安街道社区卫生服务中心）

王嘉琛（山东省青岛第二卫生学校）

玄耀均（哈尔滨市卫生学校）

刘　洋（哈尔滨市卫生学校）

刘巧梅（天水市卫生学校）

李　丽（哈尔滨市第六中学校）

李典琳（哈尔滨医科大学附属第一医院）

杨立鑫（黑龙江医药卫生学校）

张　燕（哈尔滨市急救中心）

张　霞（哈尔滨市卫生学校）

张向辉（青岛市胶州中心医院）

张铂威（海南卫生健康职业学院）

贾　鹏（深圳大学附属华南医院）

高秀霞（牡丹江市卫生学校）

秘　书　张铂威

前言

内科护理理论和研究迅速发展，为适应我国职业教育的改革与发展，在《国家职业教育改革实施方案》《中等职业学校护理专业教学标准（试行）》等文件的指引下，医学教育必须紧跟时代的步伐，与时俱进。《内科护理》是“中等职业教育护理类专业第二轮教材”之一。本教材编写坚持以基础理论、基本知识、基本技能为重心的“三基”原则，以学生必须掌握的当前临床常用的知识为重点，凸显其教考融合的特点，强化理论实践一体化，突出“做中学、做中教”的职业教育特色，利于学生在今后的学习、工作中更好地发挥内科护理的优势。根据培养目标、教学内容和学生的学习特点以及护士执业资格考试的要求，将学生的自主学习、合作学习和教师引导教学等组织形式有机结合，促进护理教学事业的蓬勃发展。

本教材共分为10章，每章均以常见病、多发病的护理为重点编写，突出“必须、够用”原则。其特点为：以学生为本，突出体现教材的适用性、实用性和针对性；体现“贴近学生现状，贴近社会需要，贴近岗位需求，贴近护士执业资格考试的需求”四个贴近，以护理模式为基础，增加“学习目标”“案例分析”“知识链接”和护士执业资格考试练习题；注重创新性，对某些名词及其定义作了必要的更新；体现学科进展，力求将公认的最新护理理念予以阐述。在体例安排上，节前设置有“学习目标”，强调了学生在理论、技能、职业道德等方面的目标要求，实现人才培养的综合性；增加临床检验参考值及内科急救常用药物模块，便于学生进一步学习，引导学生学习方式和学习方法的改变。

本书编写过程中，得到了哈尔滨市卫生学校、牡丹江市卫生学校、天水市卫生学校及黑龙江医药卫生学校的大力支持，在此一并表示衷心的感谢。为编好本书，全体编写人员秉承严谨求实的精神和对教材高度负责的态度，倾注了大量的心血，高质量完成了本书的编写任务，在此谨向编者们致敬。但因时间仓促，难免有不足之处，恳请使用本教材的师生、读者和医务界同仁谅查并惠正，使教材日臻完善。

编 者

2021 年 8 月

目录

第一章 绪 论

PPT

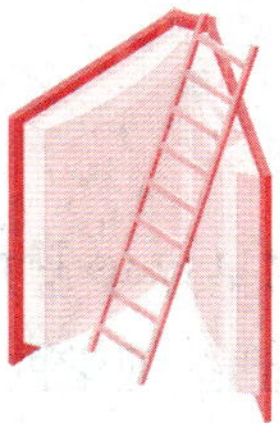

【学习目标】

1. **掌握** 内科护理的概念，学习目的、方法及要求。

2. **熟悉** 内科护理的工作任务及内科护士的职责和素质。

3. **了解** 内科护理的发展趋势。

内科护理是建立在基础医学、临床医学和人文社会科学基础上的综合性护理学科。内科护理是研究内科疾病的发生、发展规律，运用护理理论、技能和护理程序的方法对患者实施整体护理，以达到减轻痛苦、促进康复、维持和增进健康的一门临床护理学科。内科护理涉及范围广，内容丰富，所阐述的内容对其他临床护理学科具有普遍的指导意义，是护士执业资格考试内容的重要组成部分。内科护理作为临床学科的核心，在临床护理工作中具有重要意义。因此，学好内科护理是学好各门临床护理专业课的基础和关键。

一、内科护理的发展趋势 微课

社会需求的增加和现代医学的进步，已经向临床护理提出了更高的要求，内科护理必然要顺应社会需求和医学发展的现状，不断增加新的内涵和拓展新的领域。因此，面对社会的需求，内科护理必须要适应社会发展的需要并接受挑战。

（一）医学模式的转变

医学模式的转变及整体护理观的形成，拓展了护理的外延，使护理从医院走向社区、家庭，从疾病护理走向疾病预防，从救护生命到注重生命质量，护理工作的范围也超越了疾病的护理，扩展到生命的全过程。随着老龄化社会的到来，伴随着慢性病的增多，在社区和家庭中希望获得护理服务的人群相应增加；随着生活水平的提高，愿意在家庭环境中享受健康服务的观念逐渐形成，为减少住院医疗费用支出过高的压力，在家庭中获得护理支持的需求也会增加；医疗技术手段的进步，使更多原来需要在医院才能实施的治疗方法和技术可以在家庭中开展；训练有素的专业护理人员队伍的形成，逐步具备了开展社区和家庭护理服务的能力。开展社区和家庭护理工作在我国具有广阔的市场和前景，这就需要有更多的护理人员在社区背景下从事家庭护理和健康保健的工作。

（二）树立人文理念

在临床护理活动中，充分运用人文学科的知识和理论。在内科护理工作中运用沟通交流技能，与患者、患者家属、医生、实习学生、管理人员和同行等交往；运用高雅的人文礼仪创建和谐的护理环境；运用心理护理技巧，促进患者康复；运用科学的管理方法，加快医院的改革等。临床护理面临着“以人为本”的人文关怀空间的提升，在充分体现内科护理注重人文的理念下，发展临床护理的科学性和艺术性非常必要。

（三）内容不断丰富

内科护理的发展必然伴随相应护理措施的变化，心脑血管发病率呈逐年上升的趋势，这与生活方式和环境因素影响密切相关。疾病谱的变化必然影响到护理学的发展，传染性非典型肺炎、人感染高致病性禽流感、新冠肺炎等疾病的出现，使人们更加重视预防疾病的作用，对患者和公众进行健康教育尤为重要。新的治疗护理技术令人瞩目，例如，在近年来治疗和预防非典型肺炎（SARS）、人感染高致病性禽流感、新冠肺炎的实践中，针对大规模流行的SARS、人感染高致病性禽流感、新冠肺炎已经有了成熟的治疗护理方案；冠心病的支架植入、心律失常的消融治疗、带球囊心导管的心脏瓣膜扩张术、先天性心脏病的封堵治疗和护理等取得了很好的效果；电子监护系统用于病情监测，促进了重症监护护理学的发展，包括监护室的建设，危重患者监护及抢救技术的完善。血液净化治疗中大量临床观察及护理资料的积累，为血液净化技术的改进提供了依据。器官移植和干细胞移植术前、术后一整套护理方法的形成，是器官移植和干细胞移植成功的关键因素，使患者免受更大的创伤与痛苦。

（四）知识多元化

内科疾病中慢性病多、老年病多、疑难杂症多、危重病多，以药物治疗为主，由于病程长、药物治疗显效慢，大部分疾病不能根治，常并发多脏器的损害等，给患者的身体带来巨大痛苦；患者患病后在各种需要得不到满足时，会产生一些不良的心理反应如焦虑、恐惧、震惊、否定、怀疑、无价值感、孤独感、抑郁等。躯体和心理的痛苦及社会支持系统的不完善严重影响着患者的健康。内科护士不仅要有较高的职业道德素质，还要掌握一定的基础文化知识、人文科学及社会科学知识，如计算机知识、人际沟通、心理学知识、法律知识以及科研能力。同时要有扎实的专业理论知识、规范的操作能力、敏锐的观察能力、分析解决问题能力、独立学习和创新能力、评判性思维能力、灵活的应变能力。良好的心理素质和身体素质对内科护理人员亦非常重要。因此，内科护士应树立整体护理理念，不断学习新知识和新技术，提升职业素养、专业能力和专业水平，从而最大限度地满足患者的健康需求，适应内科护理的飞速发展。

二、内科护理的工作任务

护理人员是对患者进行整体护理、协助诊疗、指导康复和预防保健、健康教育的专业人员。内科护理的工作主要包括：

（一）护理工作

护理患者是护士的基本工作职责。护理的过程就是护理人员把爱心、知识和技能转化为对服务对象的关爱和照护的过程，即应用护理程序主动地、独立地为患者解决健康问题的过程。护士应从整体观念出发，对患者和患者家属进行动态的、全面的评估，发现患者对健康问题的反应，以满足服务对象在生理、心理、文化、精神和环境等方面的需求为目标，制订切实可行的护理计划，执行护理措施并进行效果评价。护士应当为患者提供帮助，使患者尽快恢复健康。在照顾患者时，护士应当协助患者进行其无法自己完成的活动。在关心患者身体基本需要的同时，亦需要做好患者和家属的心理护理。

（二）协助诊疗

内科护士应当根据医嘱并协助医生执行对患者的诊疗计划；遵医嘱执行口服、注射、其他途径给药的治疗；准确及时地采集检验标本，为检查提供正确依据；巡视、观察病情变化和对治疗的反应，并及时与医生沟通，参与危重症抢救并做好记录。

（三）健康指导

健康指导的目的在于帮助人们树立健康意识，养成良好的行为和生活方式，降低或消除影响健康的危险因素，增进群体健康水平，也是帮助患者树立信心，配合治疗，促进康复，防止疾病复发的最佳手段。内科护士应当对患者和家属进行健康教育和康复指导，包括指导患者采取健康的生活方式以预防疾病和并发症；帮助患者按计划逐步恢复健康，促进康复；指导患者和家属掌握自我及家庭护理的知识和方法，出院后继续治疗和定期随访、巩固疗效、防止复发等。

（四）沟通协调

在临床工作中，需要医生、护士、营养师、康复治疗师、心理治疗师等多学科专业人员的通力合作，才能为患者提供全面、协调和高质量的服务。内科护士应当与医生、技师等其他专业人员联络沟通，讨论解决患者治疗、护理等问题的策略。对于患者，护理是 24 小时持续性的服务，护士是联络与患者有关的一切医疗活动的沟通协调者。

三、内科护理的学习目的、方法及要求

（一）学习目的

学习内科护理的目的是掌握常见病、多发病、急危重症患者的护理评估和护理措

施，熟悉疾病的概念及护理诊断，了解病因及发病机制，能够运用护理程序对患者进行评估、诊断，通过理论和实践的学习，能够为患者提供整体护理。结合内科疾病的特点，做好健康教育和预防，为维护和增进人民健康、发展我国护理事业和社会主义现代化建设服务。要达到这一目的，学生必须以课程目标为导向，认真学习内科护理的理论知识和实践技能，培养高尚的职业道德，树立全心全意为人民服务的思想，勇于实践，敢于创新。

1. 中职学生毕业时应具备全科临床护理的基本能力，要打好基础，护理专业的学生就必须学好临床专业课，掌握内科护理基本理论知识和技能。我国实行护士执业资格考试与注册制度，通过国家护士执业资格考试，获得护士执业资格证书，经注册，成为合格的护士，才能从事护理专业工作。

2. 由于内科护理的服务对象年龄跨度大，各种健康问题和对卫生保健的需要复杂多样，护理工作范畴的不断扩大及护理的功能不断增加，护理专业角色的多样化要求护理专业的学生必须掌握内科护理的基本理论、基本知识和基本技能，具有良好的学习态度、工作态度，能运用护理程序对内科常见病、多发病患者进行整体护理，为服务对象提供减轻痛苦、促进康复、预防疾病、保持健康的服务。

（二）学习方法

1. 注重“三基”学习 即基本理论、基本知识和基本技能学习。本课程对理论部分的教学要求分为3个层次：掌握、熟悉、了解。掌握是重点内容，是指对基本理论、基本知识能有较深地理解，并能灵活地运用于临床；熟悉是重要内容，指能够理解概念、辅助检查；了解是相关内容，是指对基本知识、基本理论有一定的认识，能够记忆所学的知识要点。本课程对实践教学的要求分为熟练掌握与学会两个层次：熟练掌握是指能够独立、正确、规范地完成临床常用技术操作；学会是指在教师的指导下独立完成较为简单的技术操作。学生初步具备从事临床工作的能力，为临床专业课的学习打下良好的基础。按照课程提示的要点要求，掌握比较扎实的理论知识，熟练掌握护士执业资格考试所需知识体系，教材中“知识链接”“案例分析”和“目标检测”等内容帮助学生理解、记忆学习内容，提高执业资格考试通过率。正确理解整体护理理念和护理程序，形成一种基本的护理思维习惯和工作方法，将来在临床工作岗位上能自觉地用整体护理观思考问题，自觉地关注患者在生理、心理、社会等各方面对健康问题的反应和对护理的需求，用整体观观察和护理患者，积极、主动地去工作，满足和维护患者的各种合理需要，促进其早日康复。

2. 理论与实践相结合 内科学作为临床医学的基础学科，内容浩瀚丰富，学习过程中要善于抓住要领，总结归纳，梳理知识脉络，化繁为简，并与临床实践紧密结合，按照“理论－实践－再理论－再实践”的认识论，不断深化对内科学知识体系的融会贯通和整体把握。中等职业教育的本质是以满足岗位需求为出发点和归宿的教育，培养目标是培养技能型、服务型的高素质劳动者。内科护理是实践性非常强的学科，技术操作的熟练程度直接影响着护理和抢救患者的效果。教材实训在内容选择、案例分析和对实践指导的处理上，都充分体现了与临床护理“零距离接轨”的思想，注重训练和强化学生的动手能力，突出实用性和实践性，使学生在护理实训基地按照临床实际要求进行训练，培养学生整体护理的思维和方法，这样才能为今后的工作和发展打下坚实的基础。

3. 养成良好的学习习惯　在每一节新课学习之前，应做好充分的预习，提前对本次学习的内容有所了解，结合课堂学习消化所学内容，课后充分复习与记忆所学知识，对于技能操作部分应进行反复强化练习，直到熟练为止。另外，每节课后应及时完成相应的作业，可根据每节课的知识重点、难点的要求进行反复学习。这是一个循序渐进的过程，任何知识与技能都不可能很轻松地掌握，所以同学们应对学习中即将遇到的困难要有心理准备，克服困难，战胜自己的畏难情绪，迅速地成长、成熟起来。

（三）学习要求

内科护理的学习要求是通过学习使学生具备对内科患者实施整体护理的能力。

内科护理是一门实践性很强的课程，分为系统学习和毕业实习两个阶段。系统学习包括课堂学习常见病、多发病的护理和配合课堂教学进行的综合实训。毕业实习阶段是学生到教学医院、综合医院等进行临床综合实践。学习过程中，学生应十分注重将课堂学到的理论知识转化为从事临床整体护理实践的能力，学会以整体评估的思维模式确认患者的健康问题与护理需求，根据培养目标、教学内容以及护士执业资格考试要求，注重学习过程与临床护理工作过程相结合，注重科学与人文精神的结合，以内科护理岗位的工作任务为引领，通过“做中学”、自主学习、合作学习和教师引导学习等形式，逐步培养岗位的胜任力。同时还应十分注重自身素质的培养，学会与人沟通和交流，无论是在实训室，还是在临床实践教学中，均要体现对服务对象的尊重和关爱。

1. 培养学生优秀的职业道德和敬业精神，刻苦学习的态度，严谨的工作作风和团结协作精神。

2. 掌握内科常见病、多发病患者护理评估与护理措施，熟悉内科常见病、多发病的概念及患者的护理诊断、健康指导，了解病因及发病机制。

3. 具有配合医生实施内科常用诊疗技术及护理的能力。

4. 具有发现问题、分析问题和解决问题的综合能力。

5. 熟悉内科常见急、危、重症患者的抢救原则，能在教师指导下对急、危、重症患者进行初步应急处理和抢救配合。

6. 能够向个体、家庭、社区提供保健服务和开展健康教育。

7. 强化整体护理观，养成自觉按照护理程序进行思维的习惯，实施护理措施。

8. 培养良好的职业素质，在临床护理实践中关心、爱护、尊重患者，具有团队意识和协作精神。

四、内科护士的职责和素质

护理是健康所系、生命相托的崇高事业。护士应富有爱心、耐心、细心、热心、同情心和责任心。护士的基本职责是预防疾病、保护生命、减轻病痛、促进健康。护士是基本护理活动的提供者，患者安全和利益的维护者，人类健康的咨询者，医护工作的协调者，病房工作的管理者、教育者，护理科学的研究者。因此，不断提高自身素质，是成为一名合格内科护士的重要条件和任务。现代内科护士应具备如下素质。

1. 思想政治素质 护士要热爱祖国、热爱护理专业，具有高尚的道德情操，有正确的人生观、价值观，具有自尊、自重、自强不息的奋斗精神和一丝不苟的责任心，具有为护理事业献身的远大目标和为护理学科的进步而勤奋学习、努力钻研的刻苦精神。

2. 文化专业素质 护士要具备一定的基础文化知识、人文社会科学知识和专业理论知识。基础文化知识是深入学习和理解医学、护理学理论的必备条件。护士要真诚地关心患者、照顾患者。护士要掌握心理学、伦理学、哲学、美学等人文社会科学知识。专业理论知识是护士从事临床护理工作的理论基础。掌握、理解这些知识是解决临床护理工作的重要理论依据。护士要孜孜不倦地学习，以强烈的求知欲汲取知识营养，自主学习，合作学习，不断提高自己的综合素质。

3. 实践技能素质 熟练的操作、娴熟的技术，是做好护理工作、满足患者需要的重要条件。内科护理中的健康评估方法和专科护理技术是临床护士必须掌握的基本功。娴熟的技术是在深刻理解其目的、操作步骤、注意事项的基础上，规范训练，反复实践才能掌握的。在内科护理实践中，护士细致入微的观察能力、稳重冷静的应变能力、准确果断的判断能力、有条不紊的处理能力是护士技能素质的重要表现。

4. 身体心理素质 护士要有良好的体魄、开朗的性格和健康的心理。内科护理工作繁重，有时会有大批患者出现，需要立即投入诊疗和护理中，工作负担骤然加重，如果没有强健的体魄，便不能适应工作。护士还要有良好的心理素质，待人热情开朗、宽容豁达。知识、技术、情感的综合运用是内科护理工作的特色。护士情感的核心是“爱”，对生命的热爱和对事业的热爱是铸就美好并为患者进行心理护理的良药。内科护士要有整洁的仪表，举止大方，待人礼貌，真正成为患者心目中的白衣天使。

综上所述，随着护理实践范畴的扩大、社会的进步、医学与科技的发展、文化与经济的繁荣，对护理人员的角色提出了更高的要求，护理人员既要有丰富的基础医学知识和专业的实践技能，也要有广博的人文、社会科学知识，要以人为本，为人类的健康做出更大的贡献。

目标检测

答案解析

思考题

1. 内科护理的概念是什么？
2. 学好内科护理，你有哪些好的学习方法？
3. 简述内科护士的职责和素质。

（张铂威）

书网融合……

微课

第二章 呼吸系统疾病患者的护理

呼吸系统疾病发病率高，多呈慢性病程，随着病情的加重，肺功能逐渐受损，最终使患者致残或危及生命。2019 年全球最主要的死亡原因统计结果显示，慢性阻塞性肺疾病在主要死亡原因中位列第三。肺癌死亡人数已上升至 180 万，目前在主要死亡原因中位列第六。

呼吸系统由呼吸道、肺和胸膜组成。呼吸系统的主要功能是进行气体交换，并具有防御、免疫、神经内分泌及代谢功能。

以环状软骨为界将呼吸道分为上、下呼吸道。上呼吸道由鼻、咽、喉组成。主要作用是调节吸入气体的温度和作为气体的输送通道。下呼吸道由气管、主支气管及其分支组成。气管于胸骨角平面分为左、右主支气管。左主支气管细长且水平，右主支气管粗短又陡直，故气管**异物易坠入右主支气管**。肺为气体交换器官，其换气是以**气体弥散方式、利用气体分压差**进行的。胸膜分**脏层与壁层**，两层胸膜于肺根处移行形成潜在密闭腔隙，腔内**有少量浆液起润滑作用**。**壁胸膜有感觉神经纤维分布**，故病变累及壁胸膜时可引起胸痛。呼吸系统疾病常见病因有**感染**、大气污染、吸烟、变态反应、肿瘤等。

呼吸系统疾病常见症状有**咳嗽与咳痰**、**咯血**、**呼吸困难**、**胸痛**等。

PPT

第一节 概 述

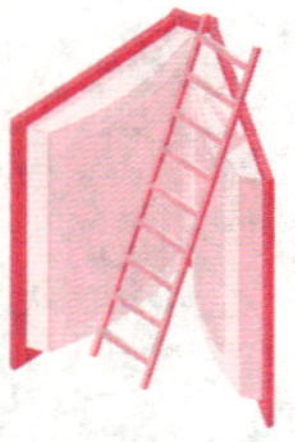

【学习目标】

1. **掌握** 呼吸系统疾病患者的身体状况及护理措施。
2. **熟悉** 呼吸系统疾病患者的健康史及常见护理诊断。
3. **了解** 呼吸系统疾病患者的病因。

案例分析

患者，女，40 岁。因受凉，近 2 天鼻塞、咽痛、打喷嚏。护理体检：意识清楚、两肺呼吸音稍粗。护理体检：T 36.8℃，P 84 次/分，R 22 次/分，BP 100/70mmHg。腹软，肝脾不大。血液检查提示白细胞总数偏低，淋巴细胞 45%。初步诊断：急性上呼吸道感染。

问题

1. 提出该患者目前存在的主要护理诊断。
2. 如何对该患者开展有效的护理？

一、咳嗽与咳痰

咳嗽是咳嗽感受器受到刺激引起的一种保护性反射活动，借以清除呼吸道分泌物及气道内异物。咳嗽分为干咳与湿咳，**是呼吸系统最常见的症状**。咳痰是借助咳嗽将呼吸道内分泌物由口腔排出体外的动作。

【病因】

1. 呼吸道及肺部疾病　见于呼吸道及肺部受炎症等刺激，如气管炎、肺炎、支气管哮喘、肺结核及肺癌等。

2. 胸膜疾病　见于气胸、胸膜炎等。

3. 心血管疾病　如肺淤血、肺水肿等。

4. 药物　如β受体阻滞剂、血管紧张素转换酶抑制剂等。

5. 其他因素　如异物、反流性食管炎、精神因素等。

【护理评估】

（一）健康史

询问患者有无呼吸系统疾病史，如支气管炎、肺炎、肺癌等；有无心血管疾病如肺淤血等；是否服用某些药物；有无其他疾病如食管反流性疾病等，询问患者有无受凉、气候变化、粉尘吸入等诱因。

（二）身体状况

1. 咳嗽的性质　咳嗽的性质见表2-1。

表2-1　咳嗽的性质

咳嗽时间	病因
咳嗽无痰	**急性咽喉炎**、急性**支气管炎**、**胸膜炎**等
咳嗽有痰	**慢性支气管炎**、**支气管扩张**、肺炎、肺脓肿、肺结核等

2. 咳嗽的时间　咳嗽出现的时间与病因见表2-2。

表2-2　咳嗽出现的时间与病因

咳嗽时间	病因
晨起咳嗽	**慢性支气管炎**、**支气管扩张**、**慢性肺脓肿**等
夜间咳嗽	**左心衰**、**支气管哮喘**、肺结核等
急性咳嗽	急性咽喉炎、**气管异物**、支气管肺癌、支气管哮喘等
长期慢性咳嗽	**慢性支气管炎**、支气管扩张、慢性肺脓肿、肺结核等
体位改变咳嗽	支气管扩张、肺脓肿

3. 咳嗽的音色 咳嗽音色与常见病因见表2－3。

表2－3 咳嗽音色与常见病因

咳嗽音色	病因
声音嘶哑	**喉炎**、**声带炎**、喉结核、喉癌等
金属音调	**肺癌**、主动脉瘤压迫气管、纵隔肿瘤等
犬吠样	会厌、喉部疾病、气管受压或异物等
咳嗽无力	声带麻痹、声带水肿

4. 痰的性状 咳痰的性状与常见病因见表2－4。

表2－4 咳痰的性状与常见病因

痰的性状	常见病因	痰的性状	常见病因
黏液痰－泡沫痰	支气管炎、肺炎	**脓痰**	**支气管扩张**、**肺脓肿**
砖红色胶冻痰	**克雷伯菌肺炎**	**粉红色泡沫样痰**	**急性肺水肿**
铁锈色痰	**肺炎球菌肺炎**	巧克力样痰	阿米巴肺脓肿
痰中带血	**肺癌**、**肺结核**、支扩	**伴恶臭**	**厌氧菌感染**

5. 伴随症状 咳嗽、咳痰伴随症状与常见病因见表2－5。

表2－5 咳嗽、咳痰伴随症状与常见病因

伴随症状	病因
伴发热	呼吸道感染、肺结核、肺脓肿等
伴胸痛	肺炎、胸膜炎、气胸等
伴呼吸困难	**阻塞性肺气肿**、大量胸腔积液、**气胸**、肺淤血、肺水肿等
伴咯血	**肺结核**、**支气管扩张**、肺炎、**肺癌**、肺脓肿等
伴杵状指	**支气管扩张**、肺癌、肺脓肿等

（三）心理－社会状况

频繁、剧烈的咳嗽，常使患者烦躁不安、失眠、焦虑及抑郁等；痰中带血时患者可出现紧张、恐惧的心理。

（四）辅助检查

痰液检查、痰脱落细胞检查、痰培养、血液检查、胸部X线、血气分析及肺功能检查等，有助于诊断和指导治疗。

【常见护理诊断】

1. 清理呼吸道无效 与痰多黏稠、胸痛、意识障碍、咳嗽无力等有关。

2. 有窒息的危险　与呼吸道分泌物增多、痰液黏稠及意识障碍等有关。

【护理措施】

（一）一般护理

1. 休息与体位　室内安静整洁、空气新鲜流通，一般**温度** 18～22℃、**湿度** 50%～60%。协助患者采取舒适体位，保证休息，咳嗽及痰液较多时应采取舒适体位。

2. 饮食护理　给予高蛋白、高维生素、高热量的清淡饮食，避免油腻和辛辣食物，以免刺激呼吸道加重咳嗽。进食宜少量多餐，保证每天饮水量在 1500ml 以上，利于痰液稀释和排出。

（二）病情观察

密切观察患者咳嗽、咳痰特点和变化；详细记录痰液颜色、量与性质；注意有无痰液黏稠不易咳出及窒息等。如患者出现烦躁不安、神志不清、面色明显苍白或发绀、出冷汗、呼吸急促、咽喉部明显痰鸣音，应考虑窒息的发生。正确收集痰液标本并及时送检，为诊断和治疗提供可靠的依据。

（三）促进有效排痰

1. 指导患者有效咳嗽　适于**神志清**、能咳嗽的患者。患者取坐位或立位，身体前倾，先行 5～6 次深而慢的腹式呼吸，而后在 1 次深吸气后屏气 3～5 秒，后连续用力咳嗽 2～3 次，将痰咳至咽喉附近再迅速用力咳嗽将痰咳出。

2. 胸部叩击　适于**长期卧床、久病体弱、排痰无力者**。患者取侧卧位，叩击者五指并拢、向掌心微弯呈空心掌状，从肺底**自下而上、由外向内**有节律地叩击患者胸壁。每一肺叶叩击 1～3 分钟，每分钟叩击 120～180 次，边叩边鼓励患者咳嗽。**每次叩击时间以 5～15 分钟**为宜，**餐后 2 小时**或**餐前 30 分钟**进行，以免诱发呕吐。操作后要观察痰液的情况，复查生命体征、肺部呼吸音的变化。胸部叩击手法见图 2－1。

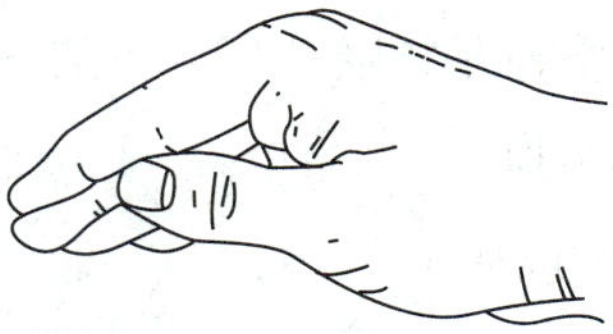

图 2－1　胸部叩击手法

3. 湿化气道　适于**痰液黏稠不易咳出者**。包括湿化治疗和雾化治疗。雾化吸入同时也具有一定的湿化稀释气道分泌物作用。临床上常在湿化的同时加入**痰溶解剂**（如 **α－糜蛋白酶**、**氨溴索**）、抗生素（如**庆大霉素**）及平喘药等，其祛痰、抗炎、止咳及平喘作用效果更佳。

4. 体位引流　适于**痰液量较多排痰不畅**、**呼吸功能尚好**者，如支气管扩张、肺脓肿患者。

5. 机械排痰　适于**痰液黏稠且无力咳出**、**意识不清排痰困难**者。**每次**吸引时间**不超过 15 秒**，**两次抽吸间隔一般在 3 分钟以上**；吸痰前、中、后应吸氧；严格无菌操作。

知识链接

如何给患者进行超声雾化吸入?

超声雾化吸入时患者取坐位或舒适体位，操作者事先向水槽内加入冷蒸馏水，禁忌加入温水、热水或生理盐水，以免损坏晶片。蒸馏水应浸没雾化罐底部的透声膜，遵医嘱按无菌原则用 30～50ml 注射用水把抗生素（庆大霉素）、支气管扩张剂（氨茶碱、沙丁胺醇）、化痰药（α－糜蛋白酶、乙酰半胱氨酸）、糖皮质激素（地塞米松）等稀释，并加入雾化罐内。连接各部分及雾化管道，按要求设定雾化时间，调节喷出雾量。指导患者将口含器放入口中，或将面罩罩在患者口鼻部，嘱患者紧闭口唇深呼吸。治疗完毕，先后关闭雾化器开关和电源开关，指导患者漱口，协助患者擦净面部，取舒适体位。清洁和消毒口含器及雾化管。观察并记录治疗效果。

（四）氧疗

必要时遵医嘱在**保持呼吸道通畅前提下**合理氧疗。

（五）用药护理

遵医嘱应用抗生素、止咳、祛痰药等，注意观察药物疗效及副作用。排痰困难者勿自行服用强镇咳药。

二、咯血

咯血是指喉及喉以下的呼吸道或肺组织出血，经口排出者，可仅为痰中带血，亦可为咯血。

【病因】

1. 肺部疾病 如肺结核、肺炎、肺脓肿、肺梗死、肺淤血等。

2. 支气管疾病 如气管内异物、支气管扩张、支气管肺癌、支气管内膜结核等。

3. 循环系统疾病 如风心病二尖瓣狭窄、左心衰竭等。

4. 其他 血液病（如白血病、特发性血小板减少性紫癜、再生障碍性贫血等）、某些传染病（如流行性出血热）、风湿病（如结节性动脉炎）等。

肺结核、支气管扩张、风湿性心脏病（二尖瓣狭窄）和肺癌为咯血的临床四大病因。我国咯血最常见的病因是**肺结核**。

【护理评估】

（一）健康史

询问患者有无支气管和肺部疾病病史；有无循环系统疾病、血液病及某些传染病病史等。

（二）身体状况

1. 咯血的量　咯血分度见表2－6。

表2－6　咯血分度

咯血分度	咯血的量	发病机制
小量咯血	<100ml/d	炎症或肿瘤破坏支气管黏膜或病灶处毛细血管，使**黏膜下小血管破裂**或**毛细血管通透性增加**
中等量咯血	100～500ml/d	病变直接侵蚀**小血管引起破裂**
大量咯血	>500ml/d **或单次**>300ml	病变致**小动脉瘤**、小动－静脉瘘、曲张的黏膜下静脉**破裂**

2. 伴随症状　咯血伴随症状及常见病因见表2－7。

表2－7　咯血伴随症状及常见病因

伴随症状	常见病因
伴发热	肺结核、肺炎、流行性出血热等
伴胸痛	肺炎链球菌肺炎、肺梗死等
伴脓痰	肺脓肿、支气管扩张、空洞性肺结核等
伴皮肤黏膜出血	血液病、流行性出血热等
伴杵状指	支气管扩张、肺脓肿及肺癌等

3. 咯血的性状

（1）咯血的性状见表2－8。

表2－8　咯血的性状

咯血的性状	常见病因
鲜红色	肺结核、支气管扩张、肺脓肿及出血性疾病等
铁锈色	**肺炎链球菌肺炎**、肺吸虫病、肺泡出血等
砖红色胶冻样	**克雷伯菌肺炎**
粉红色乳样	葡萄球菌肺炎
粉红色泡沫样	**急性左心衰（急性肺水肿）**

（2）呕血与咯血的鉴别见表2－9。

表2－9　呕血与咯血的鉴别

	呕血	咯血
病因	消化性溃疡、肝硬化食管胃底静脉曲张	肺结核、支气管扩张、肺癌、风湿性心脏病二尖瓣狭窄
出血前症状	上腹部不适、恶心、呕吐	喉部痒感、胸闷、咳嗽等
出血方式	呕出，可为喷射状	咯出
血中混有物	食物残渣、胃液	痰、泡沫
pH	酸性	碱性
黑便	有，呕血停止后仍持续数日	无，如咽下可有
出血后痰性状	无痰	痰中带血，常持续数日

4. 窒息表现 大咯血时，若患者出现情绪紧张、面色苍白、大汗淋漓、烦躁不安及**咯血不畅**为**窒息先兆**，应予警惕。一旦患者突然胸闷气促、**表情恐怖**、**张口瞠目**、**双手乱抓**、**大汗淋漓**、**唇指发绀**及大小便失禁，甚至**意识丧失**等，**提示已经发生窒息**，应**立即报告医生**配合抢救，紧急处理。

（三）心理－社会状况

患者突然咯血或咯血反复常引起患者紧张、烦躁、恐惧；一旦窒息发生，可产生极度恐惧心理。

（四）辅助检查

血液检查、痰液检查、胸部X线或电子计算机体层扫描（CT）、心电图及支气管镜检查等可明确诊断。

【常见护理诊断】

1. 有窒息的危险 与咯血引起气道阻塞有关。

2. 恐惧 与突然咯血或反复咯血发作有关。

【护理措施】

（一）一般护理

1. 休息与体位 室内保持安静，避免探视和不必要谈话，以减少肺活动度。**小量咯血者应卧床休息**。中等量以上咯血者**需绝对卧床休息**。协助患者**取患侧卧位**或平卧位，头偏向一侧，以利于健侧肺通气或防止窒息，肺结核患者可**防止病灶向对侧肺扩散**。

2. 饮食护理 **大量咯血者应暂禁食，小量咯血者宜进**少量**温凉流食**。避免刺激性食物，多饮水，多食富含纤维素的饮食，避免过热、辛辣及刺激性食物如浓茶、咖啡等，保持大便通畅。

（二）病情观察

密切注意咯血的量、颜色、性质及速度；监测生命体征、瞳孔及意识变化。一旦发现窒息，立即报告医师并协助抢救。

（三）用药护理

遵医嘱应用止血、镇静、止咳和抗感染等药物。大量咯血者遵医嘱首选**垂体后叶素**止血，该药注射过快可引起面色苍白，心悸，恶心、腹痛、腹泻等不良反应。**高血压**、**冠心病**、**妊娠者禁用**。烦躁不安者，可适当给予镇静剂，如地西泮5～10mg肌注，**禁用吗啡以免抑制呼吸**。剧烈咳嗽患者，可遵医嘱使用小剂量止咳剂，如可待因口服或皮下注射。但**年老体弱**或**肺功能不全者慎用**，以免**抑制咳嗽反射**，使血块不能咳出而发生窒息。

（四）补充血容量

出血量大者遵医嘱酌情给予输血补液、补足血容量。

（五）窒息的抢救配合

大咯血最重要的护理措施是保持呼吸道通畅，立即置患者**头低足高** 45°**俯卧位**，头偏向一侧；**迅速清除口、鼻腔内血块**；拍击健侧背部，排除气道和咽部的血块。必要时行气管插管或气管镜直视下吸取血块；高流量吸氧或遵医嘱应用呼吸中枢兴奋剂；密切观察病情，监测血气分析，警惕窒息发生。

（六）心理护理

护士应向患者讲解疾病相关知识，使患者安定情绪、放松心情，有利于止血、解除恐惧。及时更换有血迹的衣服被褥，避免不良的视觉和嗅觉刺激。加强对患者的巡视，必要时守护患者、安慰患者，使其有安全感。

三、肺源性呼吸困难

呼吸困难是指患者主观感觉空气不足、呼吸费力，客观上有呼吸频率、深度和节律的改变，辅助呼吸肌也参与呼吸运动等表现。肺源性呼吸困难是指由呼吸系统疾病引起通气和（或）换气功能障碍，造成缺氧和（或）二氧化碳潴留而导致的呼吸困难。

【病因】

1. 呼吸道疾病 如气管异物、喉头水肿、支气管哮喘、慢性阻塞性肺疾病等。

2. 肺部疾病 如肺炎、肺结核、肺气肿、肺淤血、肺梗死、肺癌等。

3. 胸膜疾病 如气胸、大量胸腔积液等。

【护理评估】

（一）健康史

详细询问患者有无呼吸道、肺及胸膜等疾病病史。

（二）身体状况

1. 肺源性呼吸困难 分类、发病机制及特点见表 2－10。

表 2－10 肺源性呼吸困难分类、发病机制、特点及病因

分类	发病机制	特点	常见病因
吸气性	大气道狭窄阻塞、梗阻	吸气费力，伴“三凹征”	**急性喉炎、喉痉挛、气管异物**
呼气性	肺泡弹性减退或小气道狭窄阻塞	呼气费力，呼气时间延长伴**哮鸣音**	**支气管哮喘、慢性阻塞性肺气肿**
混合性	病变广泛，影响换气	吸气与呼气均费力，呼吸浅快	**重症肺炎**、大面积肺不张（梗死）、**大量胸腔积液、气胸**

2. 呼吸困难的分度 ①轻度：登高或上台阶即出现呼吸困难。②中度：轻度体力活动即出现呼吸困难。③重度：讲话、脱衣及休息时也感到呼吸困难。

3. 伴随症状 常见有咳嗽、咳痰、胸痛、发热、昏迷等。

（三）心理－社会状况

患者可出现焦虑、紧张、烦躁、失眠甚至恐惧等心理。因生活和工作能力丧失，可产生悲观、沮丧等心理。

（四）辅助检查

动脉血气分析检查有助于判断缺氧或二氧化碳潴留的程度；肺功能测定有助于了解肺功能障碍程度；血液检查、胸部X线与CT检查可行病因诊断。

【常见护理诊断】

1. **气体交换受损** 与呼吸道痉挛、狭窄或换气功能障碍有关。
2. **活动无耐力** 与呼吸功能受损导致机体缺氧有关。

【护理措施】

（一）一般护理

1. **休息与体位** 增加休息时间，安置舒适体位，酌情取前倾坐位或半卧位，有助于减轻呼吸困难程度。

2. **饮食护理** 给予高蛋白、足够热量、高维生素、易消化、产气少的食物；酌情补足水分，以利稀释痰液。

3. **氧疗** 其是**缓解呼吸困难最有效的措施**。依据病情采取鼻导管法、鼻塞法或面罩法给氧。根据病情和动脉血气分析结果采取不同的氧流量和浓度，以缓解症状。必要时机械通气。

（二）病情观察

观察呼吸频率、深度、节律及意识状况，根据动脉血气分析结果判断缺氧程度，如有异常，立即报告医师并协助处理。

（三）用药护理

遵医嘱给予抗生素、支气管舒张剂、祛痰剂、呼吸兴奋剂等，观察药物疗效和不良反应。

（四）呼吸训练

指导慢性阻塞性肺疾病患者进行腹式呼吸和缩唇呼吸锻炼。

（五）心理护理

帮助患者树立治疗信心，积极配合治疗。给予患者安慰，增加巡视次数，消除其紧张情绪。烦躁患者设法分散其注意力，指导患者进行深而慢的呼吸，以缓解症状。

知识链接

家庭氧疗

家庭氧疗适用于慢性阻塞性肺疾病、慢性呼吸衰竭、睡眠性低氧血症等患者。最常用家庭氧疗仪，氧疗时要尽可能长时间的吸氧，每日坚持氧疗15小时以上，要注意睡眠时的持续用氧，防止睡眠时中枢兴奋性降低及上呼吸道阻塞而加重缺氧。吸氧流量一般在3L/min（氧浓度为33%）以下为宜。

四、胸痛

胸痛是指胸部的感觉神经纤维受到某些因素（如炎症、缺血、化学和物理因素等）刺激，感觉冲动传递至大脑皮质痛觉中枢后引起的胸部疼痛感觉。

【病因】

1. 心血管疾病　如心绞痛、急性心肌梗死、心包炎、心脏神经官能症等。

2. 呼吸系统疾病　如肺炎、肺结核、肺癌、胸膜炎、胸膜肿瘤、自发性气胸等。

3. 胸壁疾病　如肋骨骨折、带状疱疹、肋间神经痛等。

4. 纵隔疾病　如纵隔炎、纵隔脓肿、纵隔肿瘤等。

5. 其他　如食管炎、食管癌、膈下脓肿、肝脓肿、食管裂孔疝等。

【护理评估】

（一）健康史

询问有无心血管与呼吸系统疾病；有无胸壁、纵隔疾病；有无膈下脓肿及肝脓肿等。

（二）身体状况

1. 胸痛特点　不同的病因导致的胸痛可有不同的临床表现特点。①胸痛部位：胸壁疾病疼痛部位局限且固定；肺与胸膜病变常单侧胸痛。心绞痛和心肌梗死的疼痛位于**胸骨后或心前区，并向左肩、左上肢放射**；纵隔、食管疾病位于胸骨后；膈或膈下病变位于右下胸部或上腹部并向右肩放射。②疼痛性质：自发性气胸、肺梗死、干性胸膜炎常为患侧剧烈刺痛或绞痛；心绞痛或心肌梗死呈压榨样痛伴濒死感；干性心包炎为刺痛或钝痛；纵隔病变为胸骨后闷痛或钻痛；食管炎常见灼痛或灼热感。③疼痛时间：炎症、肿瘤、栓塞、梗死等导致的胸痛常呈持续性；心绞痛发作一般不超过15分钟；心肌梗死则持续数小时或更长，且不易缓解。④影响因素：胸壁疾病、肺炎、胸膜炎、气胸于深呼吸、咳嗽时疼痛加剧；心绞痛常在体力活动或情绪激动时诱发，休息或含服硝酸甘油可以缓解。

2. 伴随症状　胸痛伴咳嗽、咯血者提示肺部疾病如肺炎、肺结核、支气管肺癌等；伴呼吸困难常提示肺部大面积病变如肺梗死、气胸等。

（三）心理－社会状况

胸痛发作时患者常出现烦躁不安、焦虑、恐惧心理。

（四）辅助检查

胸部X线、胸部CT、心电图、心脏彩超、纤维支气管镜、血液、痰液等检查，可协助病因诊断。

【常见护理诊断】

1. 疼痛：胸痛　与病变累及壁胸膜或肋骨、胸骨及肋间神经等有关。

2. 焦虑　与疼痛迁延不愈有关。

【护理措施】

（一）一般护理

环境安静整洁，空气流通，保证患者休息。协助患者采取舒适体位。**胸膜炎、肺结核患者取患侧卧位**，减少局部胸壁与肺的活动度，**利于健侧代偿呼吸**。

（二）病情观察

严密观察胸痛出现的时间、部位、性质、程度、诱因及影响因素。如患者突然剧烈胸痛，伴有气急、冷汗甚至休克者，考虑急性心肌梗死，立即报告医师配合抢救。

（三）协助缓解胸痛的措施

指导患者在咳嗽或深呼吸时用手按压疼痛部位**制动**；呼气末宽胶布（约15cm）**固定患侧胸廓**，减小呼吸幅度；局部**冷湿敷**或肋间神经封闭疗法；胸痛剧烈者，**遵医嘱应用镇痛药**；指导**放松疗法**，如局部按摩、穴位按压、听音乐等，转移患者的注意力。

（四）心理护理

说明胸痛原因及护理措施，减轻患者紧张情绪；取得患者信任，让患者学会自我放松，争取配合治疗与护理。

（张　霞）

第二节　急性呼吸道感染患者的护理

PPT

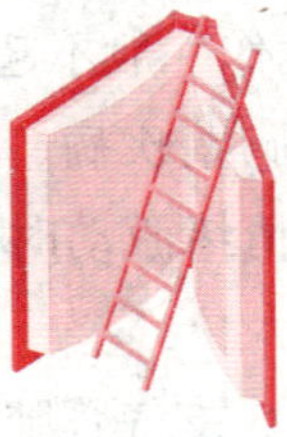

【学习目标】

1. 掌握　急性呼吸道感染患者的身体状况及主要护理措施。

2. 熟悉　急性呼吸道感染患者的常见护理诊断。

3. 了解　急性呼吸道感染患者的病因。

案例分析

患者，男，40岁。3天前淋雨后出现鼻塞、喷嚏、流涕，1天前出现咽痛严重等症状。自服药物后未见好转，故来院就诊。护理体检：T 37℃，P 70次/分，R 18次/分，BP 120/80mmHg。神清语明，心肺听诊正常，腹平软，肝脾无肿大。双下肢无水肿。辅助检查：血液检查示白细胞4×10^9/L，淋巴细胞46%。

临床初步诊断：急性上呼吸道感染。

问题

1. 说出急性呼吸道感染患者的并发症。
2. 如何对患者开展有效的护理？

一、急性上呼吸道感染

急性上呼吸道感染简称上感，是指鼻、咽、喉部急性炎症的总称。本病发病率高，全年均可发病，病情通常较轻、病程短、可自愈，亦可出现严重并发症，有一定的传染性，应积极预防。

【病因】

1. 病毒感染　占70%～80%，如流感及副流感病毒、鼻病毒、呼吸道合胞病毒、腺病毒等。

2. 细菌感染　占20%～30%，可直接或继发于病毒感染之后发生，以**溶血性链球菌最为多见**，其他如流感嗜血杆菌、肺炎链球菌、葡萄球菌等。

【护理评估】

（一）健康史

询问有无与急性上呼吸道感染患者的密切接触史；有无受凉、淋雨、醉酒及过度疲劳等诱因；有无呼吸道慢性炎症等。

（二）身体状况

1. 普通感冒　俗称“伤风”，冬春好发，多为**鼻病毒**所致。以**鼻咽部症状为主要表现**，起病急，进展快；最初为咽干、痒，继而出现喷嚏、鼻塞、清水样鼻涕，2～3天后鼻涕变稠，可伴咽痛、流泪、头痛、呼吸不畅、声音嘶哑等；多无全身症状。本病为自限性疾病，若无并发症多5～7天痊愈。体检见鼻黏膜充血、水肿，有分泌物；咽部轻度充血。

2. 急性病毒性咽炎和喉炎　以咽喉部炎症为主，由鼻病毒、流感和副流感病毒、腺病毒、呼吸道合胞病毒等引起。表现为咽痒和灼热感，轻微咽痛；急性喉炎多由流感和副流感病毒及腺病毒所致。表现为**声音嘶哑**、讲话困难、喘息、咳嗽时喉部疼痛，可伴发热。体检见咽喉充血、水肿，局部淋巴结肿大、触痛。

3. 急性疱疹性咽峡炎 多由**柯萨奇病毒 A 所致，夏季多发，多见于儿童**。明显咽痛、发热，病程约 1 周。体检见咽部充血，软腭、腭垂、咽及扁桃体表面有灰白色疱疹及浅溃疡，周围有红晕。

4. 急性咽结膜炎 多由**腺病毒**和**柯萨奇病毒**所致，**夏季多发，多见于儿童，游泳传播为主**，病程多 4 ~6 天。表现为咽痛、畏光、流泪、发热等。体检见咽及结膜明显充血。

5. 急性咽扁桃体炎 多由**溶血性链球菌**所致。起病急，突然畏寒、发热，体温可达 39℃以上。咽喉疼痛、头痛、乏力。体检见扁桃体充血、肿大，表面有黄色点状脓性渗出物，颌下淋巴结肿大伴压痛。

6. 并发症 可并发鼻窦炎、中耳炎、气管 - 支气管炎。部分患者可继发病毒性心肌炎、风湿热、肾小球肾炎等。

（三）心理 - 社会评估

因并发症患者易出现情绪低落、焦虑，少数患者不在意，导致延误病情。

（四）辅助检查

1. 血液检查 病毒感染者白细胞计数正常或偏低，淋巴细胞比例升高；细菌感染者白细胞计数及中性粒细胞百分比均增高，有核左移现象。

2. 病原学检查 病毒分离和病毒抗原的血清学检查，确定病毒类型。细菌培养可判断细菌类型，药物敏感试验可指导用药。

（五）治疗要点

病毒感染者以**对症为主**，目前无特异性抗病毒药物，临床常用利巴韦林、吗啉胍、奥司他韦等；**细菌感染**者可给予**抗生素治疗**。

【常见护理诊断】

1. 体温过高 与病毒或细菌感染有关。

2. 急性疼痛 与鼻、咽、喉炎症有关。

3. 潜在并发症 潜在的中耳炎、鼻窦炎、病毒性心肌炎等。

【护理措施】

（一）一般护理

1. 环境与休息 症状明显者限制活动、卧床休息；保持病室空气新鲜、温湿度适宜。

2. 饮食护理 给予清淡、易消化、足够热量、低脂肪的流质或半流质食物，保证摄入足够的水量，避免刺激性食物，忌烟酒。

（二）病情观察

观察有无并发症的发生。若咳嗽加重、痰液浓稠、体温持续或进一步升高，提示并发下呼吸道感染；若发热、头痛加重伴脓鼻涕，提示鼻窦炎；体温正常却出现心慌、胸闷、胸痛，提示合并病毒性心肌炎；若出现水肿、血尿、高血压等，提示并发肾小球肾炎。

（三）对症护理

1. 高热伴头痛者 应行物理降温，如头部冷敷、温水或酒精擦浴、冰袋置于大血管部位，必要时遵医嘱应用药物降温。

2. 鼻塞、流涕者 遵医嘱给予伪麻黄碱滴鼻，以减轻鼻部充血。

（四）用药护理

遵医嘱用药，并告知药物的名称、作用、不良反应、注意事项等。**一般无需抗病毒药物**；免疫缺陷者，可早期常规使用抗病毒药物，如利巴韦林、奥司他韦为广谱抗病毒药，对流感和副流感病毒及呼吸道合胞病毒等有较强抑制作用，可缩短病程。明确**细菌感染者**，可**选用青霉素**、一代头孢、大环内酯类或喹诺酮类抗生素（18 岁以下儿童禁用），需注意有无过敏反应发生。如应用解热镇痛药，注意避免大量出汗引起虚脱。

（五）心理护理

告知患者本病预后良好，多于 1 周内康复，仅少数患者迁延不愈。对出现并发症患者，应耐心沟通，帮助患者建立治疗信心。

（六）健康指导

1. 生活指导 加强锻炼，增强机体抵抗力；加强营养，生活饮食规律；避免淋雨、过度疲劳、吸烟等诱因；妊娠期妇女应积极预防上呼吸道感染。

2. 疾病知识指导 让患者及家属了解病因和诱因，避免诱发因素如受凉和劳累，是预防上呼吸道感染的最好方法。流行季节避免到人多的公共场所，外出时戴口罩，防止交叉感染。对于经常发生上呼吸道感染者，可遵医嘱使用流感疫苗，也可口服板蓝根、连花清瘟胶囊等。一旦出现并发症应及时就医。

二、急性气管－支气管炎

急性气管－支气管炎是由感染、理化或过敏等因素引起的气管－支气管黏膜的急性炎症。临床主要表现为咳嗽和咳痰。年老体弱者易感。好发于寒冷季节或气温突变时，也可继发于上感后。

【病因】

1. 感染 常见病毒为腺病毒、流感病毒，其次为冠状病毒、单纯疱疹病毒、呼吸道合胞病毒、副流感病毒等；常见细菌为流感嗜血杆菌、肺炎链球菌等。近年来衣原体和支原体感染明显增加。

2. 物理、化学因素 冷空气、粉尘、刺激性气体等，均可引起急性气管－支气管黏膜损伤和炎症反应。

3. 过敏反应 吸入花粉、粉尘、真菌孢子、动物毛皮排泄物等；寄生虫如钩虫、蛔虫的幼虫，在肺内移行也可引起气管－支气管炎症反应。

【护理评估】

（一）健康史

询问有无上感患者接触史，呼吸系统慢性疾病史；有无受寒、感染、理化因素及变应原接触史等。是否存在免疫力低下等危险因素。

（二）身体状况

起病急，呼吸道主要表现为咳嗽、咳痰，初为干咳或少痰，之后咳嗽加剧，痰量增多。若迁延不愈，可演变为慢性支气管炎。伴支气管痉挛时，表现为胸闷、气促等。体检：早期可无明显体征，严重者双肺呼吸音粗，可有不固定的散在的干、湿啰音。

（三）心理－社会评估

因起病急，可出现紧张、焦虑等心理；若迁延不愈亦可出现情绪低落。

（四）辅助检查

1. 血液检查　细菌感染者白细胞计数和中性粒细胞百分比均增高。

2. 胸部X线检查　多无异常，或有肺纹理增粗，肺门阴影加深。

3. 痰涂片和培养　可发现致病菌。

（五）治疗要点

细菌感染者根据药敏实验选用青霉素类、头孢类、大环内酯类抗生素，以口服为主，必要时静脉注射；剧烈咳嗽者，可给予右美沙芬、喷托维林等镇咳剂；痰液黏稠不易咳出者，给予祛痰药如盐酸氨溴索、溴己新等。**有痰者不宜给予可待因等强镇咳药**。

【常见护理诊断】

1. 清理呼吸道无效　与呼吸道分泌物过多、痰液黏稠等有关。

2. 气体交换受损　与支气管痉挛有关。

3. 体温过高　与感染有关。

【护理措施】

（一）一般护理

1. 休息与体位　症状明显者卧床休息；呼吸困难时抬高头胸部或半卧位，以利于呼吸。

2. 饮食护理　给予高蛋白、高维生素、低脂肪、清淡易消化饮食，多饮水。

（二）病情观察

观察咳嗽程度、痰液的量及性状；监测体温变化；注意呼吸困难及胸痛情况。

（三）用药护理

主要是控制感染和对症治疗，应用解热镇痛药者，注意补液，避免虚脱；应用青霉素或头孢菌素前，详细询问过敏史，过敏者禁用此类药；静注红霉素速度不宜过快、浓度不宜过高，以避免局部疼痛和静脉炎。

（四）心理护理

解释疾病相关知识，并告知本病预后良好，消除患者顾虑，稳定患者情绪。

（五）健康指导

1. 生活指导　避免受凉、淋雨、过度劳累等诱因，加强锻炼，增强体质。

2. 疾病知识指导　避免与上感患者接触，防止交叉感染；按医嘱用药；病情变化需及时就医。

（张　霞）

第三节　慢性支气管炎、慢性阻塞性肺疾病和慢性肺源性心脏病患者的护理

PPT

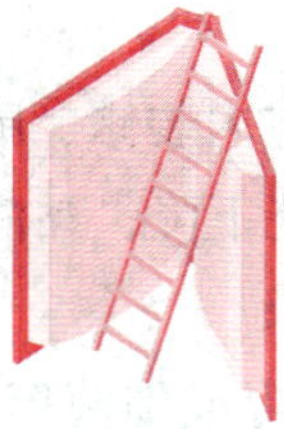

【学习目标】

1. **掌握**　慢支、慢阻肺和肺心病患者的身体状况、护理措施。

2. **熟悉**　慢支、慢阻肺和肺心病的常见护理诊断、治疗要点。

3. **了解**　慢支、慢阻肺和肺心病患者的病因。

案例分析

患者，男，75岁。咳嗽、咳痰30年，胸闷气短10年。近3年发作频繁，近2天症状加重入院。护理体检：T 37.4℃，P 76次/分，R 27次/分，BP 136/86mmHg。意识清楚，桶状胸，颈静脉怒张，肝颈静脉回流征阳性，触诊语颤减弱，叩诊两肺过清音，听诊呼吸音减弱。肝肋下4cm，双下肢中度凹陷性水肿。辅助检查：外周血白细胞 11×10^9/L。肺功能检查：残气量增加，残气量占肺总量的比值为45%。胸片示双肺纹理紊乱。

临床初步诊断：慢性阻塞性肺疾病。

问题

1. 列出该患者的主要常见护理诊断。
2. 如何对患者进行正确的呼吸功能锻炼？

一、慢性支气管炎

慢性支气管炎简称慢支，是由于物理、化学和感染等因素引起气管、支气管黏膜及其周围组织的**慢性非特异性炎症**，临床上以反复**咳嗽**、**咳痰**或喘息的慢性过程为特点。**每年发病持续3个月，连续2年或2年以上**。本病病程进展缓慢，**长期反复发作可发展为慢性阻塞性肺气肿和肺源性心脏病**，是严重危害人民健康的常见病，尤以老年人多见。

【病因】

本病的病因复杂，迄今尚未明了。认为与下列因素有关。

1. 大气污染 大气中的刺激性烟雾、有害气体如包括二氧化硫、二氧化氮、氯气、臭氧等对支气管黏膜造成损伤，使纤毛清除功能下降，黏膜分泌物增加，为细菌感染创造条件。

2. 吸烟 **与慢支的发生密切相关，是最重要和最危险的发病因素**。烟草中的焦油、尼古丁等化学物质，使支气管上皮纤毛变短，使纤毛运动受抑制，气道净化能力下降而致感染。还可增加氧自由基的产生，导致中性粒细胞释放蛋白酶，破坏肺弹力纤维，诱发肺气肿。

3. 职业粉尘和化学物质 如烟雾、工业废气及室内空气污染（室内装修、厨房油烟）等，浓度过高、时间过长时，可损伤气道黏膜，使纤毛清除功能下降，黏液分泌增加，易并发感染。

4. 感染因素 **感染是慢支发生发展的重要因素**。长期、反复病毒或细菌等感染，可破坏气道正常的防御功能，损伤细支气管和肺泡。

5. 过敏因素 喘息型慢支往往有过敏史，在患者痰液中嗜酸性粒细胞数量与组胺含量都有增高。过敏反应可使支气管收缩或痉挛、组织损害和炎症反应，继而发生慢支。

6. 其他因素 营养因素、遗传、年龄和气候等因素均与慢性支气管炎的发生和发展有关。

【护理评估】

（一）健康史

询问患者有无吸烟史或长期有害烟雾、粉尘和化学物质的接触和过敏史、慢性咳嗽及咳痰史，发病是否与气候变化有关。

（二）身体状况

1. 症状 缓慢起病，病程长，反复急性发作而使病情加重。主要症状为慢性咳嗽、咳痰，或伴有喘息。急性加重的主要原因是呼吸道感染。

（1）咳嗽 一般晨间较重，晚间睡眠前有阵咳或排痰。

（2）咳痰 一般为白色黏液或浆液泡沫状，偶带血丝。清晨排痰较多，起床后或体位变动可有刺激排痰。

（3）喘息 仅部分患者出现，为伴有哮鸣音的呼吸困难。

2. 体征 早期无明显体征。急性发作期可在背部或双肺底闻及干、湿啰音，咳嗽后减少或消失。

3. 分期 急性加重期是在短期内咳嗽、咳痰和（或）喘息加重、痰量增多，可伴发热等症状。稳定期时咳嗽、咳痰或喘息等症状稳定或轻微。

（三）心理－社会状况

由于病程长、病情反复发作，疗效差、经济负担重等因素，患者易出现焦虑、抑郁和悲观等心理状态。

（四）辅助检查

1. 血液检查 细菌感染时可出现白细胞总数升高及中性粒细胞增高。

2. X线检查 早期可无异常征象，反复发作者可出现肺纹理增粗、紊乱，呈网状或条索状、斑点状阴影，以下肺野明显。

3. 呼吸功能检查 早期无异常。如有小气道阻塞时，最大呼气流速－容量曲线在75%和50%肺容量时流量明显降低。

4. 痰液检查 可培养出致病菌。喘息型痰中可有嗜酸性粒细胞。

（五）治疗要点

急性加重期治疗原则为控制感染和对症治疗，镇咳祛痰、平喘，维持呼吸道通畅；缓解期主要是增强免疫力，增强体质，戒烟，预防感冒，反复呼吸道感染者，可试用免疫调节剂或中医中药。

【常见护理诊断】

1. 清理呼吸道无效 与痰液黏稠、呼吸道分泌物增多、支气管痉挛有关。

2. 潜在并发症 阻塞性肺通气功能障碍、支气管肺炎、支气管扩张症等。

【护理措施】

（一）一般护理

1. 休息 在急性发作期，应卧床休息，保证充足睡眠。病情较轻者，可适当活动。保持室内空气新鲜流通，温度与湿度适宜，避免刺激性气体和过敏原。防止受凉感冒。

2. 饮食护理 选择高热量、高蛋白、高维生素、易消化饮食。鼓励多饮水，有利于降低痰液黏稠度，使痰液易咳出。戒烟、戒酒。

（二）病情观察

监测生命体征。观察咳嗽、咳痰的情况，尤其痰量、性质和气味。观察有无排痰不畅情况发生。若有发热、咳痰增加、呼吸急促，表示肺部感染，及时报告医生并配合处理。

（三）用药护理

注意观察药物疗效和不良反应。解痉平喘药要注意有无心率、心律等改变，使用氨茶碱时要缓慢推注。痰不易咳出者需雾化吸入，老年体弱者促进排痰，见本章第一节“咳嗽与咳痰”的相关内容。指导患者中药治疗方法。

（四）心理护理

护理人员应关心体贴患者，患者易产生忧虑、悲观等情绪，应了解其各种想法，帮助患者正确对待疾病，增强战胜疾病的信心。

（五）健康指导

1. 生活指导 指导患者耐寒锻炼，增强体质，提高免疫能力。锻炼以患者不感疲劳为宜。避免接触已知的过敏原。吸烟者应劝诫其戒烟并协助其制订相应方案。

2. 疾病知识指导 指导患者及家属了解本病的相关知识，进行疾病知识的宣传教育，解释本病的病因、诱因、临床表现、治疗和护理要点。向患者介绍疾病治疗是一个长期的过程，要树立信心，积极配合治疗，并指导患者规范用药及观察药物的不良反应。

二、慢性阻塞性肺疾病

慢性阻塞性肺疾病（COPD）是一组以不完全可逆性气流受限为特征的肺部疾病，可进一步发展为慢性肺源性心脏病和呼吸衰竭，病情呈进行性发展，但通过合理的措施可以有效地预防和治疗。

COPD 是呼吸系统疾病中的常见病，与有害气体及有害颗粒的异常炎症反应有关，致残率和病死率很高。同时由于肺功能进行性减退，严重影响患者的生活。

【病因】

确切的病因不清楚，但与下列因素有关。

1. 吸烟 为重要的发病因素，吸烟者慢支的患病率比不吸烟者高 2～8 倍，烟龄越长，吸烟量越大，COPD 患病率越高。烟草中的焦油、尼古丁等化学物质可损伤气道上皮细胞和纤毛运动，促使黏液分泌增多，使气道净化能力下降。还可使氧自由基产生增多，诱导中性粒细胞释放蛋白酶，破坏肺弹力纤维，诱发肺气肿。

2. 职业粉尘 接触职业粉尘及化学物质浓度过高或时间过长时，如烟雾、变应原、工业废气及室内空气污染等，均可能产生与吸烟类似的 COPD。

3. 空气污染 大气中的有害气体如二氧化硫、二氧化氮、氯气等可损伤气道黏膜上皮，使纤毛运动功能下降，黏液分泌增加。

4. 感染 是 COPD 发生发展的重要因素。

5. 遗传　可能与 α_1－抗胰蛋白酶（α_1－AT）缺乏有关。

【护理评估】

（一）健康史

询问患者有无慢支、哮喘以及其他呼吸系统的慢性疾病史，有无吸烟、污染空气的接触史。本病起病缓慢，病程较长，反复急性发作而呈进行性加重。

（二）身体状况

1. 症状　起病缓慢，病程较长。

（1）慢性咳嗽　随病程迁延可终身不愈。常晨间咳嗽明显，夜间有阵咳或排痰。

（2）咳痰　一般为白色黏液或浆液性泡沫痰，偶可带血丝，清晨排痰较多，起床或睡眠时体位变动可增加排痰。急性发作期痰量增多，可有脓性痰。

（3）**气短或呼吸困难**　早期仅在劳力时出现，后逐渐加重，**日常活动甚至休息时也感到气短，是 COPD 的标志性症状**。

（4）喘息和胸闷　重症患者或急性加重时出现喘息，肺气肿时可表现为活动后气急。

2. 体征　早期可无异常，随疾病进展出现肺气肿体征。

（1）视诊　**桶状胸**，胸廓前后径增大，肋间隙增宽，剑突下胸骨下角增宽。胸部呼吸运动减弱。部分患者呼吸变浅，频率增快。

（2）触诊　**双侧语颤减弱**。

（3）叩诊　**肺部呈过清音**，心浊音界缩小，肺下界和肝浊音界下移。

（4）听诊　两肺呼吸音减弱，**呼气延长**，心音遥远。部分患者可闻及湿性啰音和（或）干性啰音。

3. 并发症　慢性肺源性心脏病、慢性呼吸衰竭和自发性气胸。

（三）辅助检查

1. 肺功能检查　是判断气流受限的主要客观指标，对 COPD 诊断、严重程度判断、疾病进展、预后及治疗效果评价均有重要意义。

（1）第一秒用力呼气容积占用力肺活量百分比（FEV_1/FVC）　是评价气流受限的一项敏感指标。吸入支气管舒张药后 $FEV_1/FVC<70\%$ 及 $FEV_1<80\%$ 预计值者，可确定为不能完全可逆的气流受限。

（2）慢支合并肺气肿时，呈现 $FEV_1/FVC<60\%$，最大通气量减少（$<$预计值的 80%）；残气量/肺总量 $>40\%$ 说明肺过度充气，有诊断价值。

2. 胸部 X 线检查　COPD 早期胸片可无改变，以后可出现肺纹理增粗、紊乱等非特异性改变，也可出现肺气肿改变。并发肺气肿时，可见两肺野透亮度增加，心脏常呈垂直位。

3. 血气分析　对确定发生低氧血症、高碳酸血症、酸碱平衡失调及判断呼吸衰竭类型有重要意义。

（四）治疗要点

1. 急性加重期治疗 急性加重期是指咳嗽、咳痰、呼吸困难比平时加重或痰量增多或成黄痰的临床阶段。

（1）确诊急性加重期的原因和病情严重程度 最常见原因是感染。根据严重程度安排门诊治疗或住院治疗。

（2）支气管舒张药 详见稳定期用药。对于喘息症状严重者可给予较大剂量雾化吸入治疗，如沙丁胺醇500μg或异丙托溴铵500μg，或沙丁胺醇1000μg加异丙托溴铵250～500μg，通过小型雾化器吸入治疗以缓解症状。

（3）抗生素 当患者呼吸困难加重，咳嗽伴痰量增加、有脓性痰时，应根据患者所在地常见病原菌类型及药物敏感情况积极选用抗生素治疗。如门诊可用阿莫西林/克拉维酸、头孢唑肟0.25g，3次/日；头孢呋辛0.5g，2次/日；左氧氟沙星0.4g，1次/日；莫西沙星或加替沙星0.4g，1次/日；较重者可应用第三代头孢菌素如头孢曲松钠2.0g加于生理盐水中静脉滴注，1次/日。住院患者一般多静脉滴注给药。

（4）糖皮质激素 对急性加重期患者可考虑口服泼尼松龙每日30～40mg，也可静脉给予甲泼尼龙40～80mg，1次/日。连续应用5～7天。

（5）祛痰剂 酌情选用溴己新8～16mg，3次/日；盐酸氨溴索30mg，3次/日。

（6）吸氧 低氧血症患者可持续低流量、低浓度（28%～30%）鼻导管吸氧，避免吸入氧浓度过高引起二氧化碳潴留。

2. 稳定期治疗

（1）一般治疗 劝导患者戒烟；因粉尘、刺激性气体所致者，应脱离该污染环境。

（2）支气管舒张药 短期应用可缓解症状，坚持长期应用可减轻症状。

1）β_2受体激动剂：首选沙丁胺醇，定量吸入器给药，每次100～200μg（1～2喷），每24小时不超过8～12喷。特布他林有同等效果。长效β_2受体激动剂如沙美特罗、福莫特罗等，每日仅需吸入2次。

2）抗胆碱能药：是COPD常用的药物，常定量吸入异丙托溴铵，起效较慢，每次40～80μg，3～4次/日。还可选择长效药如噻托溴铵，可选择性作用于M_1、M_3受体，每次18μg，1次/日。

3）茶碱类：茶碱缓释或控释片0.2g，每12小时1次。氨茶碱，0.1g，3次/日。

（3）祛痰药 可用于痰不易咳出者。常用药物有盐酸氨溴索，30mg，3次/日；羧甲司坦0.5g，3次/日。

（4）糖皮质激素 适用于重度和极重度患者或反复发作的患者。长期吸入糖皮质激素与长效β_2受体激动剂联合制剂，可增加运动耐量、减少急性加重发作频率、提高生活质量，甚至改善肺功能。目前常用剂型有沙美特罗加氟替卡松，或福莫特罗加布地奈德。

(5) 长期家庭氧疗　坚持每天10~15**小时**(1~2L/min)**持续吸氧**，对COPD患者可提高生活质量和存活率。可鼻导管或面罩给氧。氧疗目的是使患者在静息状态下，达到$PaO_2 \geq 60mmHg$和(或)$SaO_2 \geq 90\%$。一般吸氧浓度为28%~30%，应避免吸氧浓度过高引起CO_2潴留。氧疗指征：①$PaO_2 \leq 55mmHg$或$SaO_2 \leq 88\%$，伴或不伴高碳酸血症。②PaO_2 55~60mmHg或$SaO_2 < 89\%$，并有肺动脉高压、右心衰竭致水肿或红细胞增多症(血细胞比容>0.55)。

【护理措施】

(一) 一般护理

1. 休息与体位　早期适当锻炼，以不引起疲劳和不加重症状为度。病情较重者应卧床休息，保证充足的睡眠。可选择半卧位或坐位，有利于呼吸肌辅助呼吸。

2. 饮食护理　应选择高热量、高蛋白、高维生素、低盐、易消化的饮食。宜少量多餐，鼓励患者多饮水，以利于痰液排出。

(二) 病情观察

监测患者生命体征变化，观察咳嗽、咳痰、呼吸困难的程度，重点观察患者排痰是否顺利，呼吸道是否通畅。监测动脉血气分析结果，及时了解电解质变化。观察无并发症发生。

(三) 用药护理

遵医嘱应用抗感染、祛痰、平喘等药物，注意观察药物疗效和不良反应。在稳定期坚持祛痰治疗对维持呼吸道通畅，延缓病情的进展和复发有重要的作用。

(四) 呼吸功能锻炼

(1) 腹式呼吸　取立位、平卧位、半卧位最适宜。左右手分别放在腹部和胸前，**用鼻吸入，经口呼气**，呼吸缓慢而均匀，**吸气时腹肌放松**，尽量鼓起，**呼气时腹肌收缩**，腹部下陷，同时收缩腹部，胸廓保持最小活动幅度，**深吸缓呼**。每分钟7~8次，每次10~20min，每日2次。

(2) 缩唇呼吸　**其作用是防止呼气时小气道过早陷闭**。嘱患者在呼气时将口唇缩成吹笛子状，经鼻吸气，用口缓慢呼气，**吸气与呼气时间之比为1∶2或1∶3**。缩唇大小程度与呼气流量以能使距口唇15~20cm处，与口唇等高水平的蜡烛火焰随气流倾斜又不至于熄灭为宜。腹式呼吸见图2-2。

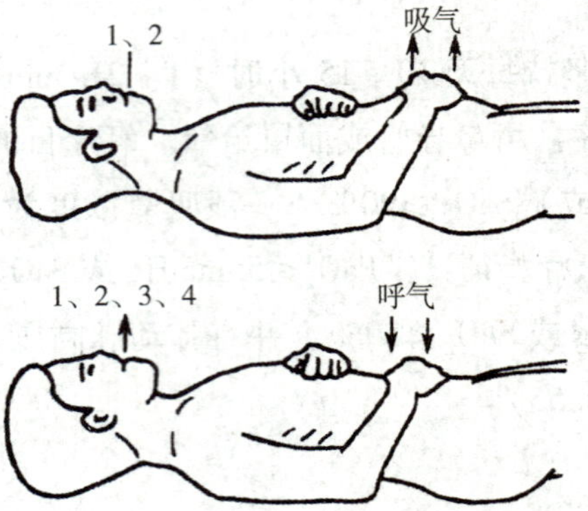

图 2－2　腹式呼吸

（五）心理护理

因病程长，病情反复，迁延不愈，患者有焦虑、悲观情绪。护士应多与患者交流和沟通，帮助患者了解疾病过程，引导患者适应慢性病并以积极的心态对待病情。积极协助患者争取家庭和社会更多的关注和支持，帮助树立战胜疾病的信心。

（六）健康指导

1. 生活指导　居室保持空气新鲜、流通、温湿度适宜。嘱患者进食高热量、高蛋白质、高维生素饮食，可少量多餐，避免进食产气和便秘的食物。教会患者和家属依据呼吸困难的严重程度，合理安排工作和生活，制定个体锻炼计划。根据季节和气候，增减衣物，避免受凉感冒。

2. 疾病知识指导　向患者宣传本病的基本知识，使其认识到早发现、早治疗的重要性。坚持腹式呼吸或缩唇呼吸锻炼，呼吸道疾病流行期间，尽量避免到人群密集的公共场所。戒烟和防治呼吸道感染是预防本病的重要措施，采取多种宣教措施劝导戒烟。避免或减少有害粉尘、烟雾或气体的吸入。指导患者学会自我监测病情，一旦病情加重或出现并发症应及时就医。

三、慢性肺源性心脏病

慢性肺源性心脏病简称慢性肺心病，是由于支气管－肺组织、肺血管或胸廓慢性病变引起肺组织结构和（或）功能异常，导致**肺动脉压力增高**，使**右心室扩张**和（或）**肥厚**，伴或不伴**右心衰竭**的心脏病。**缺氧性肺小动脉痉挛是形成肺动脉高压的最重要因素**。其主要发病机制是各种原因引起肺组织如下病变过程，**缺氧→肺动脉高压→右心室后负荷增大→右心室肥厚、扩大→右心衰竭**。

【病因】

1. 支气管、肺疾病　**慢性阻塞性肺疾病最多见**，占80%～90%；其次为支气管哮喘、支气管扩张、重症肺结核等。

2. 胸廓运动障碍性疾病　较少见，主要为严重的脊椎结核、类风湿关节炎等。

3. 肺血管疾病　过敏性肉芽肿病等。

【护理评估】

（一）健康史

询问患者有无慢性呼吸系统疾病病史，有无支气管哮喘、支气管扩张病史，有无肺血管疾病或神经－肌肉疾病病史。

（二）身体状况

1. 肺、心功能代偿期　主要为慢性支气管炎、阻塞性肺气肿的表现。慢性咳嗽、咳痰及活动后心悸、呼吸困难，**肺动脉瓣区第二心音亢进**，提示**肺动脉高压**；三尖瓣区出现收缩期杂音或**剑突下心脏搏动增强**，提示**右心室肥大**。

2. 肺、心功能失代偿期　①呼吸衰竭：感染为常见诱因，**是失代偿期最突出表现，主要症状是呼吸困难加重，夜间更甚**。加重时可出现**肺性脑病**，表现为神志与精神改变，如**白天嗜睡**、**夜间失眠**，**神志恍惚**、谵妄、躁动、抽搐、病理反射阳性等。②心力衰竭：**以右心衰竭为主**。

3. 并发症　可并发肺性脑病、酸碱失衡及电解质紊乱、心律失常、休克、上消化道出血及 DIC 等。**肺性脑病是最严重的并发症，也是慢性肺源性心脏病患者的首要死因**。

（三）心理－社会状况

患者长期受呼吸道疾病的折磨，病程长，病情反复，迁延不愈，体力活动受限，长期治疗，给家庭带来较重的经济负担。患者常烦躁、焦虑、抑郁等，过分依赖医护人员或家人的照顾；当病情进一步加重时，患者心情沉重、情绪低落，对治疗丧失信心，甚至产生悲观、绝望的心理。

（四）辅助检查

1. 血液检查　**红细胞及血红蛋白升高**；感染时白细胞总数升高，中性粒细胞比例增加。喘息型患者可有嗜酸性粒细胞增高。

2. X 线检查　除原发疾病的 X 线表现外，可见右下肺动脉干扩张，右心室增大，为诊断肺心病的主要依据之一。

3. 心电图检查　**右心室肥大**表现有电轴右偏；右心房肥大可出现**肺型 P 波**，P 波高尖。

4. 动脉血气分析　慢性肺心病代偿期可出现低氧血症或合并高碳酸血症。当 PaO_2 < 60mmHg 伴（或不伴）$PaCO_2$ > 50mmHg 时，提示呼吸衰竭。

（五）治疗要点

肺心病的治疗以治肺为本，治心为辅的原则；肺心功能代偿期采用中西医结合治疗；失代偿期应在积极控制感染基础上，通畅气道，改善呼吸功能，纠正缺氧和二氧化碳潴留，控制呼吸衰竭和心力衰竭，积极处理并发症。

【常见护理诊断】

1. 气体交换受损 与气道阻塞、肺呼吸面积减少、呼吸衰竭有关。

2. 清理呼吸道无效 与呼吸道感染、痰液黏稠、咳嗽无力有关。

3. 活动无耐力 与心、肺功能减退有关。

4. 体液过多 与体循环淤血有关。

5. 潜在并发症 肺性脑病、心律失常、休克、消化道出血。

【护理措施】

（一）一般护理

1. 休息与体位 肺、心功能失代偿期应绝对卧床休息，保证患者充分睡眠，促进心肺功能的恢复。呼吸困难严重者，取半卧位或坐位。肺、心功能代偿期应在医生指导下活动，以不引起疲劳、不加重症状为度。

2. 饮食护理 给予高蛋白、**高维生素、易消化的清淡饮食**。少量多餐，避免高糖食物，以免引起痰液黏稠。避免食用产气食物，以免腹部胀气，膈肌抬高影响肺部换气功能。水肿、少尿患者应限制水与钠的摄入。

（二）病情观察

监测患者生命体征、意识状况的变化，尤其是呼吸频率、节律、幅度变化。观察患者咳嗽、咳痰、呼吸困难情况及痰液的性质、颜色、量。有无心悸、胸闷、水肿及少尿。定期监测动脉血气分析变化及水、电解质、酸碱平衡情况。密切观察患者有无头痛、烦躁、昼睡夜醒、神志改变等肺性脑病表现。

（三）氧疗护理

合理氧疗，**持续低流量**（1～2L/min）、**低浓度**（25%～29%）**鼻导管吸氧**，使 PaO_2 控制 60mmHg 及以上，以防止因缺氧完全纠正，使外周化学感受器失去低氧血症的刺激而抑制自主呼吸，加重缺氧和二氧化碳潴留。吸氧过程中注意观察发绀、呼吸困难有无改善和意识状况，监测动脉血气分析结果。

知识链接

如何指导患者进行家庭氧疗？

1. 氧疗的目的是用最低的吸入氧浓度满足机体需要，而不引起其他副作用。

2. 注意用氧安全，患者及探视者禁止吸烟。确保电器（如电剃刀、助听器、电热毯、电视等）正常工作状态以防产生短路火花而引起火灾。避免使用产生静电的材料如毛毯、合成纤维等。患者和照顾者最好穿棉质衣服。避免附近有易燃物品如酒精、油等。患者及家属应掌握火灾时逃生和自救的方法。

3. 不要随意调整氧流量，以免影响疗效或发生氧中毒。每天吸氧的时间**不宜少于 10～15 小时**，尤其在夜间睡眠时不宜间断吸氧。

4. 供氧鼻导管、鼻塞等应及时更换，以免继发感染。

5. 氧疗有效的指标为患者**呼吸困难减轻、呼吸频率减慢、发绀减轻、心率减慢、活动耐力增加**。吸氧中家属应密切注意患者有无咳嗽、胸痛、恶心、呕吐和呼吸困难等氧中毒的首发症状。

6. 氧疗期间常规复查动脉血气分析。

（四）用药护理

①抗生素：注意观察感染控制的效果及不良反应。②呼吸兴奋剂：观察有无恶心、呕吐、心悸、烦躁、面红、肌肉震颤等不良反应。③排钾利尿剂：**以缓慢、小量、间歇为原则**，监测电解质变化，**尽可能白天使用，避免夜间因排尿频繁而影响睡眠**。④洋地黄类药物：**以快速、小剂量为原则**。肺心病右心衰竭时使用洋地黄应持慎重态度，注意纠正缺氧和低钾血症。⑤血管扩张药物：应密切注意观察血压、心率变化。⑥镇静麻醉剂：重症呼吸衰竭患者应避免使用，以免呼吸抑制和咳嗽反射，**切勿随意使用安眠、镇静剂**，必要时可用地西泮，**以免诱发或加重肺性脑病**。**对老人、体弱者及痰多者，不应使用强嗔咳剂，如可待因**等。

（五）并发症护理

肺性脑病患者应绝对卧床休息，呼吸困难严重者取半卧位，有意识障碍者，使用床挡及约束带防止坠床，必要时专人护理。密切观察病情变化，定期监测动脉血气分析，遵医嘱持续低流量、低浓度吸氧并应用呼吸兴奋剂。

（六）心理护理

本病病程长、反复发作、迁延不愈，使患者产生焦虑、悲观甚至绝望的心理。护士应与患者多交流、多疏导、多安慰，减轻患者的心理焦虑和压力。帮助患者了解疾病的过程，提高应对能力，增强自信心。培养患者的生活情趣，分散其注意力，消除或减轻负面情绪。协助患者取得家庭支持，增强患者战胜疾病的信心。

（七）健康指导

1. 生活指导 为患者制定康复锻炼计划，如慢跑、快走及打太极拳及耐寒锻炼等，**提高机体免疫力和抵抗力**，每天进行缩唇呼吸和腹式呼吸锻炼，以改善通气和增加有效呼吸，戒烟，避免有害物质的吸入，注意天气变化，防止受凉。

2. 疾病知识指导 向患者及家属说明本病发生、发展过程及导致疾病加重的因素，积极治疗原发病，以减少发作，延缓病情进展。告知患者及家属病情变化的征象，如体温升高、呼吸困难加重、咳嗽剧烈、咳痰不畅、尿量减少、水肿等，发现患者神志淡漠、嗜睡、躁动等情况，提示病情加重，需及时就诊。

（张　霞）

PPT

第四节　肺炎患者的护理

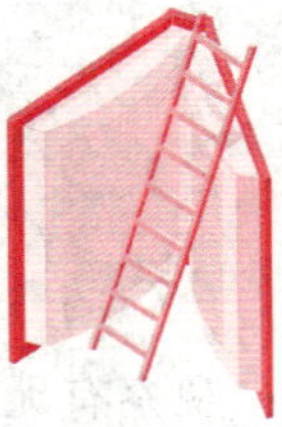

【学习目标】

1. 掌握 肺炎的分类和肺炎患者的身体状况、治疗要点及护理措施。

2. 熟悉 肺炎患者的常见护理诊断及健康指导。

3. 了解 肺炎患者的病因。

案例分析

患者，男，38 岁。2 天前因醉酒，露宿街头。今日突然出现畏寒发热、周身酸痛、咳嗽、痰少，右侧胸痛。护理体检：T 39℃，P 120 次/分，R 24 次/分，BP 130/70mmHg。神志清，右肺下叶可闻及明显湿啰音，腹部未见异常；双下肢无水肿。辅助检查：胸片示右下肺片状密度均匀的模糊阴影，白细胞计数 16×10^9/L，中性粒细胞 90%。

临床初步诊断：肺炎。

问题

1. 说出患者的身体状况。
2. 如何对该患者开展有效的护理？

肺炎是指终末气道、肺泡腔及肺间质的炎症，是呼吸道的常见病和多发病。

【病因】

1. 微生物感染 包括细菌、病毒、衣原体、支原体、真菌、寄生虫等感染。

2. 理化因素 如放射线、吸入性异物等。

3. 其他　如过敏、药物、过劳、醉酒、昏迷等。

其中以**细菌性肺炎**，尤其是**肺炎链球菌肺炎最常见**。

【发病机制】

正常免疫防御状态下，**气管隆凸以下呼吸道保持无菌**。当病原体数量多、毒力强，而宿主呼吸道局部和全身免疫防御系统损害，即可发生肺炎。

【分类】

（一）按病因分类

1. 细菌性肺炎　革兰阳性球菌如肺炎链球菌、葡萄球菌等；革兰阴性杆菌如流感嗜血杆菌、肺炎杆菌、大肠杆菌、铜绿假单胞菌、厌氧菌、军团菌等。

2. 病毒性肺炎　如呼吸道合胞病毒、腺病毒、甲型流感病毒、副流感病毒等。

3. 非典型病原体所致肺炎　如支原体、衣原体、军团菌。

4. 肺真菌病　白念珠菌、曲霉菌等。

5. 理化因素所致肺炎　如放射性肺炎、化学性肺炎等。

（二）按解剖学分类

1. 大叶性（肺泡性）肺炎　**致病菌多为肺炎链球菌**。先在肺泡引起炎症，**经肺泡间孔向其他肺泡扩延**，致整个肺段或肺叶发生炎症改变，典型表现为肺实质炎变。

2. 小叶性（支气管性）肺炎　**最常见的肺炎**。病原体经支气管入侵，引起细支气管、终末细支气管及肺泡炎症。

3. 间质性肺炎　以肺间质为主的炎症，累及支气管壁及周围，有肺泡壁增生及间质水肿。

（三）按患病环境分类

由于细菌学检查阳性率低，培养结果滞后，病因分类在临床应用困难，故按肺炎的获得环境分为两类，利于指导经验治疗。

1. 社区获得性肺炎（CAP）　指在医院外罹患的感染性肺实质炎症，包括具有明确潜伏期的病原体感染，而在入院后平均**潜伏期内**发病的肺炎。**常见病原体为肺炎链球菌**、支原体、衣原体、流感嗜血杆菌及呼吸道病毒等。

2. 医院获得性肺炎（HAP）　也称医院内肺炎指入院时不存在、也不处于潜伏期，而于**入院48小时后**在医院内发生的肺炎，也包括**出院后48小时内**发生的肺炎。**常见病原体为革兰阴性杆菌**。

肺炎链球菌肺炎

肺炎链球菌肺炎是指由肺炎链球菌引起的肺实质炎症。**约占CAP半数**。**以既往健康的青壮年男性多见**。

【病因与发病机制】

肺炎链球菌为寄居在口腔、鼻咽部的正常菌群，当机体免疫功能受损时，有毒力的肺炎链球菌侵入下呼吸道而致病。该菌为革兰染色阳性球菌，**其致病力主要来自于高分子多糖体的荚膜**对组织的侵袭作用，先引起肺泡壁水肿，含菌的**渗出液经肺泡间孔向肺的中央扩展**，甚至**累及几个肺段或整个肺叶**。典型病理改变可分为**充血期、红色肝变期（可咳铁锈色痰）、灰色肝变期和消散期**。

【护理评估】

（一）健康史

询问患者是否有**淋雨、受凉、疲劳、醉酒、大手术等诱因**；是否患有基础疾病如COPD、糖尿病、肿瘤、心衰等；是否有长期用药史（如免疫抑制剂或抗生素）；是否吸烟（每日吸烟量及历史时间）。

（二）身体状况

1. 症状 ①全身症状：起病急，寒战、高热，数小时内体温可升至39～40℃，**呈稽留热**，伴头痛、全身酸痛、食欲减退，少数患者可出现恶心、呕吐、腹泻等消化道症状。②呼吸系统症状：咳嗽；早期少量黏痰，继而脓痰，**典型者咳铁锈色痰**；可伴呼吸急促、患侧胸痛。③重症感染者可伴休克、急性呼吸窘迫综合征及精神神经症状，如神志模糊、烦躁、呼吸困难、嗜睡、谵妄、昏迷等。

2. 体征 **急性病容**，呼吸浅快，面色绯红，口唇发绀，唇周疱疹，鼻翼扇动，早期肺部无异常体征；**肺实变时则有典型实变体征，患侧呼吸运动减弱**、**触觉语颤增强**、叩诊**浊音或实音**、听诊呼吸音减低，**可闻及病理性支气管呼吸音**；消散期可有湿啰音，心率快，可伴心律不齐。重症者可因病变累及膈胸膜出现肠胀气、上腹压痛等。

本病**自然病程**1～2**周**。发病5～10天体温可正常；应用敏感抗生素后体温1～3天可恢复正常。其他症状、体征也逐渐消失。

3. 并发症 感染严重可并发**感染性休克**，**以老年人多见**；表现为**血压下降**、**四肢厥冷**、**皮肤黏膜发绀**、**多汗**、**心动过速**、**心律失常**等。其他并发症包括胸膜炎、脓胸、心包炎、脑膜炎及关节炎等。

（三）心理－社会状况

因起病急、进展快，全身症状重，可出现烦躁、焦虑；出现并发症时，常伴忧虑甚至恐惧。

（四）辅助检查

1. 血液检查 白细胞计数可高达（10～30）$\times 10^9$/L；中性粒细胞百分比多在80%以上，核左移并可见中毒颗粒。

2. 痰液检查 直接涂片革兰染色，如发现**典型的革兰染色阳性、带荚膜的双球菌或链球菌，即可做出初步病原诊断。痰培养可确定病原体**，重症肺炎应做痰培养。聚合酶链反应（PCR）检测及荧光标记抗体检测可提高病原学诊断率。

3. X线检查 早期肺纹理增粗，受累肺段、肺叶稍模糊。肺泡内充满炎性渗出物时，表现为**大片炎症浸润影或实变影**。消散期，因片状区域吸收较快，可呈“假空洞”征，多数患者 3 ~4 周完全消散。老年患者肺炎病灶消散较慢。

（五）治疗要点

1. 抗菌药物治疗　一经诊断尽早开始抗菌药物治疗，**首选青霉素** G，青霉素过敏或可给予氟喹诺酮类、头孢噻肟、头孢曲松、红霉素等药物，多重耐药菌株感染者可用万古霉素、替考拉宁等。**疗程 5 ~7 天或热退后 3 天即可停药**或改口服。

2. 对症治疗　**发热者不用阿司匹林**等解热剂，以免干扰热型或引起脱水，**多饮水** 1500 ~2000ml/d；剧烈胸痛者酌情给予少量镇痛剂，如可待因 15mg；明显肠梗阻或胃扩张者，暂禁食、禁饮并胃肠减压；烦躁不安、谵妄、失眠者酌情给予地西泮 5mg 或水合氯醛 1 ~1.5g，**禁用抑制呼吸的镇静剂**。

3. 并发症处理　经抗菌治疗，高热多在 24 小时内消退或数日内逐渐下降。若**体温降而复升或 3 天后仍不降，应考虑病情加重**，如脓胸、心包炎等。出现感染性休克时，应早期、**足量抗菌治疗同时补充血容量**、纠正酸中毒等。

【常见护理诊断】

1. 体温过高　与肺部感染有关。

2. 疼痛：胸痛　与肺部炎症累及胸膜有关。

3. 清理呼吸道无效　与气道分泌物增多、痰液黏稠、胸痛及无力咳嗽等有关。

4. 气体交换受损　与肺部炎症导致呼吸面积减少有关。

5. 潜在并发症　休克型肺炎。

【护理措施】

（一）一般护理

1. 休息与体位　发热者卧床休息，取高枕卧位或半卧位，以增强肺通气量；**胸痛者取患侧卧位，降低患侧肺的活动度，有利于健侧肺通气**。

2. 饮食护理　给予高蛋白、高维生素、足够热量、少产气的流质或半流质饮食，宜少食多餐。

3. 口腔护理　高热者需经常漱口，保持口腔湿润、清洁。口周疱疹者局部涂抗病毒软膏，防止继发感染。

（二）病情观察

严密监测患者的生命体征、神志、尿量，观察有无感染性休克的表现，一旦发现及时报告医生并配合处理，下列情况考虑有休克型肺炎的可能：①**精神症状**。②**体温不升或过高**。③**心率 >140 次/分**。④**血压逐步下降 <80/50mmHg**。⑤**脉搏细弱、四肢厥冷、发绀、少尿或无尿**。⑥**白细胞过高**（ $>30\times10^9/L$）**或过低**（ $<4.0\times10^9/L$）。

（三）对症护理

寒战者注意保暖，高热时**物理降温**；不宜使用阿司匹林或其他退热药，防止大量出汗导致虚脱，出汗时协助擦干皮肤，更换衣服、被褥，避免受凉；腹胀明显者可腹部热敷或肛管排气；气急发绀者遵医嘱吸氧，一般为4～6L/min；咳嗽、咳痰及胸痛护理详见本章第一节。

（四）用药护理

遵医嘱使用抗菌药，并注意药物浓度、滴速和用药间隔时间，观察疗效和不良反应；青霉素使用前要询问过敏史，做过敏试验，对青霉素类药物过敏者，不得使用此类药物；使用**红霉素类**药物可出现腹痛、恶心、呕吐、腹泻等消化道症状及注射部位刺激、疼痛、静脉炎等，故**滴速不宜过快**、**浓度不宜过高**；头孢类与青霉素类有不完全交叉过敏反应，故青霉素过敏或过敏体质者慎用；喹诺酮类偶有恶心、皮疹、头痛或精神症状，癫痫病史者慎用。

（五）感染性休克的抢救配合

1. 一般护理 安置患者取仰卧**中凹位（抬高头部20°，抬高下肢约30°）**，以利于呼吸和静脉回流。避免不必要的搬动，注意保暖，**忌用热水袋**。中、高流量4～6L/min吸氧，改善组织缺氧状态。

2. 补充血容量 尽快建立两条静脉通道。第一条静脉通道首先输入低分子右旋糖酐或平衡液，可加入抗生素、激素等药物；另一条静脉通道先输入5%碳酸氢钠，再输入多巴胺、间羟胺等血管活性药物。在快速扩容的过程中应注意观察脉搏、呼吸、肺部啰音、出入量，以防诱发肺水肿，必要时可监测中心静脉压作为调整输液的指标。

3. 纠正酸中毒 感染性休克时酸中毒发生早且严重，可先行输注碱性药物，**碱性药物需单独通道输注**，后再给其他药物。

4. 血管活性药物 应用多巴胺、间羟胺者根据血压调整滴速，**维持收缩压在**90～100mmHg，以保证重要器官供血，速度不能过快，同时注意防止液体溢出血管外引起局部组织坏死和影响疗效。

5. 抗感染 抗菌药物同用药护理。

6. 监测病情 监测患者生命体征和病情变化。**当患者神志逐渐清醒、手足温暖、口唇红润、呼吸平稳、脉搏有力，脉率＜100次/分，收缩压＞90mmHg，尿量＞30ml/h时**，表明休克得到控制。

（六）心理护理

护士安慰患者，鼓励患者说出自己的内心感受。解释疾病相关知识，说明检查、护理操作目的、程序和配合要点；告知患者大部分肺炎预后良好，消除患者恐惧、紧张的不良情绪，树立康复信心，积极配合治疗和护理。

（七）健康指导

1. 生活指导 指导患者规律生活，注意锻炼身体和增强机体抵抗力，加强营养，劳逸结合、戒烟，避免过度劳累。

2. 疾病知识指导 向患者介绍肺炎的病因及诱因，避免受凉、淋雨、酗酒，防止呼吸道感染；遵医嘱用药，按时复诊；出现高热、咳嗽、胸痛等及时就诊；对易感人群注射流感疫苗、肺炎球菌疫苗，促使机体产生特异性免疫力。

（张　霞）

第五节　支气管哮喘患者的护理

PPT

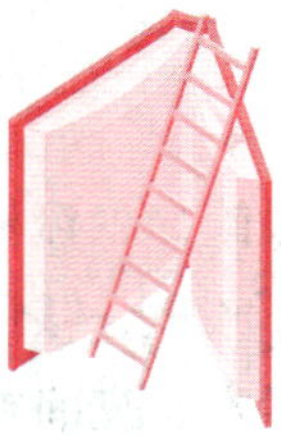

【学习目标】

1. **掌握**　支气管哮喘患者的身体状况、护理措施及健康指导。

2. **熟悉**　支气管哮喘患者辅助检查、常见护理诊断及治疗要点。

3. **了解**　支气管哮喘患者的病因。

案例分析

患者，男，30岁。与家人外出郊游时突感胸闷气促、大汗、咳嗽、呼吸困难、口唇发绀，紧急去医院就诊。护理检查：T 36.2℃，P 120次/分，R 27次/分，BP 120/82mmHg。神志清，端坐位，大汗。肺部听诊可闻及**双肺满布哮鸣音**，心率120次/分，心律齐，未闻及杂音。腹部正常。辅助检查：支气管舒张试验中，吸入沙丁胺醇后第一秒用力呼气量较吸入前增加25%。胸部X线示：双肺野透亮度增加。心电图示：窦性心动过速。血液检查：嗜酸性粒细胞升高，IgE增高。

临床初步诊断：支气管哮喘。

问题

1. 提出该患者目前存在的主要常见护理诊断。
2. 如何对该患者开展有效的护理？

支气管哮喘简称哮喘，是由多种细胞（嗜酸性粒细胞、肥大细胞、T淋巴细胞等）和细胞组分参与的**气道慢性炎症**。该慢性炎症与**气道高反应性**相关，出现广泛的**可逆性气流阻塞**，表现为反复发作性的喘息、气急胸闷等。哮喘发病率一般儿童高于成人。

【病因】

病因尚不清，目前认为与多基因遗传有关，受遗传和环境双重因素影响。

1. 遗传因素　约40%患者有家族史，亲缘关系越近，患病率越高。

2. 环境因素　如尘螨、**动物毛屑**、**花粉**、**刺激性气体**等**吸入型变应原**；感染，包括细菌、病毒、寄生虫等；**食物**如**鱼**、**虾**、**蟹**、**奶**、**蛋**等；药物如**普萘洛尔**、**阿司匹**

林等；此外还包括运动、气候变化、妊娠等因素。

【发病机制】

与变态反应、气道炎症、气道反应性增高及神经等因素相互作用有关。气道炎症被认为是哮喘发病的本质。

【护理评估】

（一）健康史 微课1

询问患者有无家族遗传病史；有无吸入变应原接触史或异体蛋白、药物摄入史；有无感染史；有无受凉、妊娠、剧烈运动、精神紧张等因素。

（二）身体状况

1. 症状　发病前多先有**皮肤黏膜过敏等先兆症状**，如打喷嚏、眼睑痒、流涕、流泪等。**典型症状**表现为**发作性伴哮鸣音的呼气性呼吸困难**，伴胸闷、咳嗽、咳白色泡沫痰，常被迫坐起。重者表现为张口抬肩、大汗、喘气费力、烦躁不安。**夜间或清晨发作和（或）加重**是哮喘的特征之一。部分青少年表现为运动时出现胸闷、呼吸困难，称**运动性哮喘**。

严重哮喘发作持续24小时以上，经一般支气管解痉剂治疗不易缓解者，**称为哮喘持续状态**。表现为极度呼吸困难、发绀、端坐呼吸、呼吸>30次/分、脉率>120次/分、**奇脉**、大汗淋漓，胸腹反常运动等甚至出现呼吸、循环衰竭。

2. 体征　发作时双肺呈过度充气状态，**双肺满布哮鸣音**，呼气时间延长。重症哮喘出现**寂静胸**。伴发绀、**奇脉**、颈静脉怒张等体征。缓解后可无任何体征。

3. 支气管哮喘分期

（1）急性发作期　因接触变应原或治疗不当，哮喘症状突然发生或加重。依据严重程度可分为轻、中、重及危重4级见表2-11。

表2-11　哮喘急性发作分度

程度	临床特点	血气分析（mmHg）	血氧饱和度（SpO_2）	支气管舒张剂作用
轻度	步行或上楼时气促，**可平卧**，**说话连续成句**。脉率<100次/分	正常	>95%	**能被控制**
中度	**稍活动即喘息**，**喜坐**，**讲话断续**，响亮哮鸣音。脉率100~120次/分，烦躁	PaO_2 60~80；$PaCO_2$<45	91%~95%	部分缓解
重度	**休息时亦喘**，前倾坐位，大汗，**讲单字**。脉率>120次/分，有焦虑、烦躁	PaO_2<60；$PaCO_2$>45	≤90%	无效
危重	**不能讲话**，嗜睡或意识障碍，**哮鸣音减弱或消失**，胸腹部反常运动。脉率>120次/分或变慢和不规则	PaO_2<60；$PaCO_2$>45	<90%	无效

（2）非急性发作期　在较长时间内仍有不同程度、不同频度症状出现，肺通气功能下降。

4. 并发症　哮喘发作时可并发**自发性气胸**、纵隔气肿和肺不张等并发症；长期反复发作可并发慢支、**肺气肿**、支气管扩张、肺纤维化和肺源性心脏病、呼吸衰竭等。

（三）心理－社会状况

发作时患者**易出现**烦躁、紧张、**恐惧心理**；连续发作者易产生恐惧、抑郁心理；反复发作者焦虑、悲观、社会适应能力下降。

（四）辅助检查

1. 血液检查　过敏性哮喘可有**嗜酸性粒细胞增高**，**IgE 增高**；并发感染者白细胞计数和中性粒细胞比例均增高。

2. 痰液检查　痰涂片可见较多的嗜酸性粒细胞及黏液栓。

3. 胸部 X 线检查　**哮喘发作时两肺透亮度增加，呈过度通气状态**；并发感染时，肺纹理增强并炎性浸润影。

4. 肺功能检查

（1）通气功能测定　哮喘发作时呈阻塞性通气功能改变，第一秒用力呼气容积（FEV_1）、**第一秒用力呼气量占用力肺活量比值**（$FEV_1/FVC\%$）**及呼气峰值流速**（**PEF**）**均减少**；肺容量指标可见肺活量降低、**功能残气量**（RV）及**肺总量**（TLC）**增加**。缓解期上述指标可逐渐恢复。

（2）支气管激发实验　用于测定气道反应性。常以醋甲胆碱、组胺为激发剂，吸入后如 FEV_1 **下降≥20%为激发实验阳性**，提示**气道高反应性**。

（3）**支气管舒张试验**　用于**测定气流受限可逆性**。常用沙丁胺醇/特布他林等，如 FEV_1 较用药前增加 12%或以上，且其绝对值增加 200ml 或以上，或 PEF 较之前增加 60L/min 或≥20%，提示可逆性气道阻塞。

（4）呼气流量峰值（PEF）**及其变异率测定**　**反应气道通气功能变化**。如昼夜 PEF 变异率≥20%，符合气道可逆性改变特点。

5. 动脉血气分析　哮喘发作时可有缺氧，PaO_2 降低。**轻**、**中度哮喘**，可有 $PaCO_2$ 降低，pH 升高，**呼吸性碱中毒**；**重症哮喘**由于气道严重阻塞，$PaCO_2$ **增高**，表现为呼**吸性酸中毒**，如缺氧明显，可合并代谢性酸中毒。

6. 特异性变应原的检测

（1）**特异性 IgE 检测**　过敏性哮喘患者**血清特异性** IgE 可较正常人**增高 2～6 倍**。

（2）在体实验　①皮肤过敏原测试：通过皮肤点刺等方法测试，用于**指导避免过敏原接触和脱敏治疗**。②吸入过敏原测试：验证过敏原吸入引起哮喘发作，有一定危险性，现临床少用。在体实验应防止过敏反应的发生。

（五）治疗要点

长期规范治疗能有效控制哮喘症状，减少复发甚至不发作。

1. 脱离变应原　脱离变应原的接触是治疗哮喘**最有效**的**方法**。

2. 药物治疗　分为控制哮喘发作药物和缓解其发作药物。

（1）**缓解哮喘发作药物** 也称**支气管舒张药**，常用药物及作用见表2－12。

表2－12 缓解哮喘发作的药物类型、作用机制、给药方法

类型	作用机制	常用药物	给药方法	备注
β_2受体激动剂	激活腺苷环化酶，松弛支气管平滑肌	**沙丁胺醇**、特布他林、非诺特罗	**吸入**首选	**控制哮喘发作首选，多按需给药**
抗胆碱药	阻断节后迷走神经通路，舒张支气管并减少痰液分泌	异丙托溴铵 噻托溴铵	吸入给药	与 β_2 激动剂联合吸入有协同作用
茶碱类	抑制磷酸二酯酶，**舒张支气管平滑肌**，增强呼吸肌收缩	氨茶碱 控释茶碱	口服或静脉	**目前治疗哮喘的有效药物**，与糖皮质激素合用有协同作用

（2）控制或预防哮喘发作的药物 主要治疗哮喘的气道炎症，又称抗炎药，常用药物及作用见表2－13。

表2－13 控制或预防哮喘发作的药物及作用

类型	作用机制	常用药物	给药方法	备注
糖皮质激素	抑制炎细胞迁移和活化，**抑制细胞因子生成和炎性介质释放。当前控制哮喘最有效抗炎药物**	倍氯米松、布地奈德、氟替卡松、泼尼松（龙）、氢化可的松、甲基强的松龙	**吸入** 口服 静脉	长期抗炎治疗**最常用给药方法，中、重度首选** 用于吸入无效或短期加强 重症或严重发作者应及早应用
白三烯调节剂	调节LT生物活性，发挥抗炎作用	扎鲁司特	口服	轻度哮喘控制药
其他	抗变态反应	酮替芬、阿司咪唑、氯雷他定	口服	
预防哮喘发作	抑制炎症细胞，预防变应原反应	色甘酸钠	口服	

3. 急性发作期的治疗 目的：**尽快缓解气道阻塞**，纠正低氧血症，恢复肺功能，预防并发症，防止病情进一步恶化或再次发作。

依据病情严重程度采取综合性治疗，支气管哮喘综合性治疗方案见表2－14。

表2－14 支气管哮喘综合性治疗方案

程度	一般治疗	出现症状时	备注
轻度	糖皮质激素（200～400μg/d）	**短效 β_2 激动剂（沙丁胺醇）**间断吸入	效果不佳改口服 β_2 激动剂或小剂量茶碱控释片
中度	**定时吸入**糖皮质激素（500～1000μg/d）	规律吸入 β_2 激动剂或联合抗胆碱药吸入或口服 β_2 激动剂或加服LT调节剂	不缓解可持续雾化 β_2 激动剂/口服糖皮质激素（<60mg/d），必要时氨茶碱静注
重度/危重	**持续雾化吸入 β_2 激动剂**或合用抗胆碱药	静脉滴注氢化可的松，静注氨茶碱/沙丁胺醇；加服LT调节剂	静滴糖皮质激素，症状控制后改口服。维持水电解质平衡、氧疗等

4. 哮喘长期规范治疗 哮喘急性期经合理治疗症状很快得到控制，但其慢性炎症改变仍持续存在，需长期治疗。

5. 免疫疗法 ①特异性免疫（脱敏疗法）：即特异性变应原反复皮下注射。②非特异性免疫：注射卡介苗和转移因子等。

【常见护理诊断】

1. 气体交换受损 与支气管管腔狭窄有关。

2. 清理呼吸道无效 与支气管黏膜水肿、痰液黏稠、无力咳嗽等有关。

3. 知识缺乏 缺乏预防哮喘发作及正确使用定量吸入器等知识。

4. 恐惧 与哮喘反复发作有关。

5. 潜在并发症 潜在的自发性气胸、感染、呼吸衰竭等。

【护理措施】

（一）一般护理

1. 休息与体位 依据病情提供舒适体位，如**半卧位或端坐位**。

2. 环境 保持环境清洁，湿度50%～60%，室温18～22℃，**室内避免放置花草、地毯、皮毛、烟尘等可能的变应原**。

3. 饮食护理 给予足够热量、高维生素、高蛋白、清淡流质或半流质饮食，避免鱼、虾、蟹、蛋、牛奶等可能诱发哮喘的食物。鼓励患者**饮水量**2500～3000ml/d，**以补充丢失的水分**；重症者应给予静脉补液，**注意补液速度**。

4. 口腔与皮肤护理 保持口腔清洁，协助患者漱口；出汗患者勤换衣服和床单，保持皮肤清洁。

（二）病情观察

观察患者意识、呼吸、咳痰情况及呼吸音、哮鸣音变化；监测动脉血气分析及肺功能情况；加强对哮喘发作患者的监护，尤其在夜间和凌晨，及时发现病情变化，积极处理并发症。

（三）氧疗护理

遵医嘱给予鼻导管或面罩吸氧，**流量**1～3L/min，吸入氧浓度（FiO_2）一般不超过40%。若患者$PaO_2<60mmHg$，$PaCO_2>50mmHg$，作好机械通气准备工作。

（四）用药护理

1. 注意药物不良反应 支气管哮喘常用药物不良反应及注意事项见表2－15。

表 2－15　支气管哮喘常用药物不良反应及注意事项

药物种类	不良反应	注意事项
$β_2$受体激动剂（沙丁胺醇）	头痛、恶心、**心悸**、**骨骼肌震颤**	**首选吸入给药**；不宜大量、长期规律、单一给药；宜与 ICS 等抗炎药配伍使用；静滴沙丁胺醇，滴速 2～4μg/min
茶碱类（氨茶碱）	**恶心呕吐，血压下降，心律失常，抽搐、心搏骤停**	须稀释后缓慢静注，**注射时间＞10 分钟**。缓（控）释片必须整片吞服，不能嚼服；发热、妊娠、小儿或老年有心、肝、肾功能障碍及甲状腺功能亢进者慎用
抗胆碱药（异丙托溴铵）	口干、口苦	掌握正确的吸入方法
糖皮质激素（泼尼松等）	吸入可致口咽念珠菌感染、声音嘶哑或呼吸道不适；长期使用可致肥胖、**糖尿病**、**高血压**、**骨质疏松**、**消化性溃疡**等	**喷吸同步**、**吸后屏气** 10 **秒**；**喷药后立即洗脸**、**清水充分漱口**；口服用药宜在**饭后**服用；严格按医嘱用药，**不得自行减量或停药**
色甘酸钠	口干、咽喉不适、胸闷	不能突然停药；孕妇慎用
酮替芬	嗜睡、疲倦、头晕、口干	用药期间不宜驾车、管理机械或高空作业等；孕妇慎用

2. 指导吸入器使用及相关知识

（1）定量雾化吸入器（MDI）的使用　MDI 的正确使用是保证吸入治疗成功的关键。使用方法如下，**开盖**并**摇匀→深呼气后张口→双唇包住咬口**→慢而深的经**口吸气，同时按压喷药→屏气** 10 **秒**，缓慢呼气，3 分钟后可重复。对儿童或重症患者，可通过装储药罐简化操作，增加进入下呼吸道和肺部药量，避免药滴沉积并刺激口咽部，增加雾化吸入的疗效。

（2）干粉吸入器的使用　常用的有都保装置、准纳器、蝶式吸入器。

（五）心理护理

发作期，护士要加强巡视，多陪伴、安慰患者，减轻紧张、恐惧心理；缓解期，鼓励患者参加体育锻炼和社会活动。

（六）健康教育

1. 生活指导　保证充足睡眠，保持室内空气新鲜，**不放置花草和饲养宠物**，**不使用**地毯、羊毛毯、羽毛枕及不穿羽绒衣；经常打扫房间，清洗床上用品。摄入营养丰富清淡饮食，避免诱发哮喘发作的食物、药物，戒烟戒酒。指导患者有计划的锻炼，增强身体抵抗力。养成规律的生活习惯和保持乐观情绪和健康的心理。

2. 疾病知识指导　向患者及家属介绍哮喘的基本知识，遵医嘱用药，共同制定长期计划，指导患者学会**自我监测和管理**，说明常用药物名称、用法、注意事项和主要不良反应，提高治疗依从性。避开过敏原。**避免使用诱发哮喘的药物**，如**阿司匹林**、**吲哚美辛**、**普萘洛尔**等。教会患者急性发作时及时正确的药物吸入技术。**学会**自我检测病情变化和**峰流速仪的使用**。嘱患者**随身携带止喘气雾剂**，出现哮喘发作先兆时，迅速吸入支气管舒张剂，后用糖皮质激素气雾剂，以减轻发作。

⇄ 知识链接

峰流速仪

定期测定其峰值呼气流速（PEFR）的记录有助于对哮喘病情和疗效的随访、评价。测量呼气峰流需使用峰流速仪。峰流速仪的使用方法：取站立位尽可能深吸一口气，然后用唇齿部分包住口含器后，以最快的速度，用1次最有力的呼气吹动游标滑动，游标最终停止的刻度，就是此次峰流速值。PEFR值80%~100%为安全区，50%~80%为警告区，50%为以下危险区。

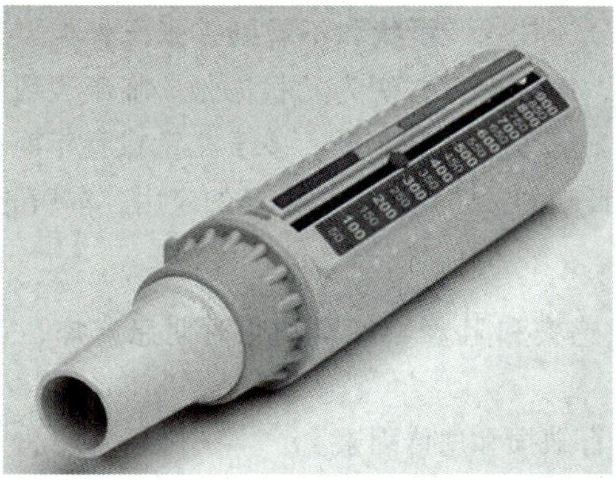

图2-3　峰流速仪

（张　霞）

PPT

第六节　支气管扩张患者的护理

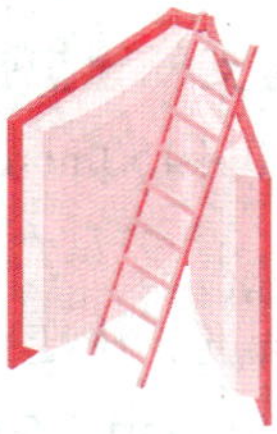

【学习目标】

1. 掌握　支气管扩张患者的身体状况、护理措施。

2. 熟悉　支气管扩张患者的辅助检查、常见护理诊断及治疗要点。

3. 了解　支气管扩张患者的常见病因。

案例分析

患者，男，25岁。咳嗽、咳脓痰24年，今晨咯血250ml，自诉数月前曾咯血一次，量不多，平时无明显的咳嗽、咳痰。护理体检：T 37.4℃，P 84次/分，R 22次/分，

BP 130/80mmHg。神清语明，听诊：左肩胛下局限性少量湿啰音。心脏和腹部正常，双下肢无水肿。胸片示：左下肺纹理紊乱，卷发状阴影。

临床初步诊断：支气管扩张症。

问题

1. 列出该患者的主要常见护理诊断。
2. 如何对该患者开展有效的护理？

支气管扩张症是指直径 >2mm 的支气管由于各种原因使管壁结构破坏，引起支气管异常和持久性扩张，分为**柱状、囊状和不规则扩张三种类型**，**早期**病理改变是**柱状扩张**，随着病变的发展，破坏严重，变为囊状扩张。**临床表现为慢性咳嗽、咳大量脓性痰和（或）反复咯血**。**好发于左肺下叶**。**多于儿童或青年期起病**。近年来由于生活条件的改善，麻疹和百日咳的预防接种及抗生素的应用，本病的发病率明显降低。

【病因】

1. 支气管–肺组织感染和阻塞　**以婴幼儿时期患麻疹、百日咳、支气管肺炎最常见**。
2. 先天性支气管发育缺损和遗传因素。
3. 机体免疫功能失调　如类风湿关节炎、系统性红斑狼疮、HIV 感染等。

【护理评估】 微课 2

（一）健康史

询问幼儿时期有无麻疹、百日咳、支气管肺炎反复发作史；有无异物、肿瘤、肺结核病史；有无先天发育缺陷。

（二）身体状况

1. 慢性咳嗽、大量脓痰　**咳嗽、咳痰与体位改变有关**。如晨起或晚上卧床转动体位时咳嗽加剧、咳痰量增多。**感染急性发作**时，**黄绿色脓痰**量每日可达数百毫升。若有**厌氧菌混合感染，则痰与呼气有臭味**。感染时**痰液放置数小时后可有分层现象（三层）：上层为泡沫黏液，中层为浑浊黏液，下层为坏死组织沉淀物，是支气管扩张症的特征性表现**。病情严重程度可用痰量来估计：少于 10ml/d 为轻度；10～150ml/d 为中度；超过 150ml/d 为重度。

2. 反复咯血　50%～70% 的病例可发生咯血，咯血量与病情严重程度、病变范围有时不一致。**少量咯血为 <100ml/d**；**中等量咯血为 100～500ml/d**；**大量咯血为 >500ml/d 或一次性咯血量 >300ml**。部分患者以反复咯血为唯一症状，临床上称为“干性支气管扩张症”，其病变多位于引流良好的上叶支气管。**大量咯血所致窒息是支气管扩张症最危险且最常见的并发症**。

3. 反复肺部感染　在同一肺段反复发生肺炎并迁延不愈。

4. 慢性感染中毒症状　发热、乏力、食欲减退、消瘦、贫血等中毒症状。

5. 体征　早期肺部体征可无异常，病变严重或有继发感染者可在病变部位尤其在肺下部听到**固定而持久的湿啰音**，病变严重尤其是伴有**慢性缺氧**、肺源性心脏病和右心衰患者可出现**杵状指（趾）**。

（三）心理－社会状况

本病常慢性起病，迁延不愈，反复发作，患者极易出现焦虑、悲观等心理反应，大咯血或反复咯血不止时，患者自觉严重威胁生命，会出现紧张、极度恐惧甚至绝望心理。

（四）辅助检查

1. 影像学检查　X线胸片典型者可见不规则的**蜂窝状透亮阴影**或沿支气管柱状扩张呈“轨道征”或**卷发状阴影**，合并感染时可有**气液平面**。胸部CT示管壁增厚的柱状或成串成簇的囊状扩张，**高分辨CT**进一步提高了诊断敏感性，**已成为支气管扩张症的主要诊断方法**。支气管造影可明确扩张部位、形态、病变范围及严重程度，**对确诊有重要意义**。

2. 纤维支气管镜检查　可发现出血部位或阻塞原因，还可用于局部灌洗，进行细菌学和细胞学检查。

3. 痰液检查　痰涂片或细菌培养发现致病菌，常见为铜绿假单胞菌、金黄色葡萄球菌、肺炎链球菌，可用于药敏实验，指导临床用药。

（五）治疗要点

治疗原则是**控制感染**，**体位引流**，保持呼吸道引流通畅，必要时手术治疗。

【常见护理诊断】

1. 清理呼吸道无效　与痰液黏稠和无效咳嗽有关。

2. 有窒息的危险　与**大咯血痰液黏稠**造成气道阻塞有关。

3. 营养失调：低于机体需要量　与慢性感染导致机体消耗增加及摄入不足有关。

4. 恐惧　与突发或反复大咯血有关。

【护理措施】

（一）一般护理

1. 休息与体位　**大咯血绝对卧床**，取**患侧卧位**，以利于健侧通气，避免不必要的搬动，防止患者屏气。

2. 饮食护理　加强营养，高热量、高蛋白、高维生素饮食，**多饮水**，**每天饮水1500ml以上**，使**痰液稀释**，有利于**排痰**。

（二）病情观察

观察咳痰、咯血的量、颜色、性质、气味与体位的关系，必要时送检。对咯血患者应密切观察咯血量、颜色、生命体征的变化，对于大咯血者应密切观察窒息的先兆，发现窒息先兆立即报告医生并配合抢救。

（三）咯血护理

1. 保持呼吸道通畅，告知患者在**咯血时不能屏气，以免诱发喉头痉挛**，导致窒息。

2. 监测生命体征和出血情况，及时识别窒息征兆。

3. 饮食护理：**大咯血者禁食，小量咯血者进少量温凉流质饮食。**

4. 大咯血时先备好抢救物品，注意观察窒息征兆：胸闷、气急、发绀、烦躁、面色苍白、大汗淋漓为窒息征兆。

5. 发生窒息时，**立即置患者头低足高位或倒立位，轻拍背部以利于血块排出**。迅速清除呼吸道内分泌物和积血，必要时行气管插管或支气管镜直视下吸取血块。清除血块后给予高流量吸氧或遵医嘱应用呼吸兴奋剂。

6. 若有中等量以上的咯血，经内科治疗未控制，可行支气管动脉造影。

（四）用药护理

1. 控制感染 遵医嘱使用抗生素，用药过程密切观察有无不良反应。症状轻者可口服阿莫西林、头孢类抗生素，喹诺酮类或磺胺类抗菌药。严重感染，尤其是假单胞菌属感染者，需用第三代头孢菌素加氨基糖苷类药物联合静脉用药。如有厌氧菌感染者加用甲硝唑或替硝唑等。

2. 促进痰液排出 可选用祛痰剂如溴己新或盐酸氨溴索、复方甘草合剂等祛痰剂，或用生理盐水加α－糜蛋白酶超声雾化吸入，稀释痰液。有气道反应性增高者可加入支气管扩张剂雾化吸入，以缓解支气管痉挛，提高祛痰效果。指导患者掌握药物的疗效、剂量、气雾剂的正确使用方法，密切观察不良反应。

3. 处理咯血 遵医嘱给予止血药，少量咯血可口服卡巴克洛、云南白药，中量咯血，可静脉给予垂体后叶素等。

（五）体位引流

详见第二章第十节。

（六）心理护理

由于病程较长，患者会出现悲观、焦虑情绪；咯血时易致恐惧、绝望的心理。护士应与患者多交流，介绍支气管扩张反复发作的原因及治疗进展帮助患者树立战胜疾病的信心，缓解焦虑情绪；咯血时应安慰患者，保持其心理稳定，避免因情绪波动加重出血、诱发窒息；及时去除污物，以免产生不良刺激。

（七）健康指导

1. 生活指导 鼓励患者参加适当的体育锻炼，注意劳逸结合，建立良好的生活习惯，加强营养，以增强机体抵抗力，促进机体的康复；鼓励多饮水，保持口腔清洁，戒烟，避免受凉，预防感冒等。

2. 疾病知识指导 向患者及家属宣传疾病的发生、发展、治疗及护理过程；增强机体免疫功能及抗病能力，积极治疗呼吸道感染，防治幼年时期的麻疹、百日咳、支气管肺炎以及肺结核等的重要性；帮助患者和家属共同制定防治计划；教会患者和家属自我监测病情，一旦发现病情加重，应及时就诊。

（张　霞）

第七节　肺结核患者的护理

PPT

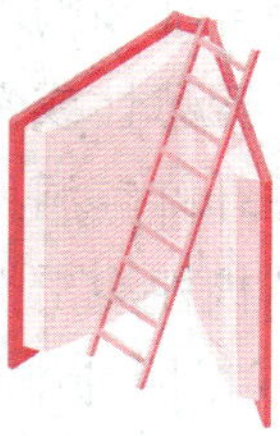

【学习目标】

1. **掌握**　肺结核患者的身体状况、护理措施。
2. **熟悉**　肺结核患者的常见护理诊断、辅助检查及治疗原则。
3. **了解**　肺结核的病因。

案例分析

患者，女，35 岁。自述 10 天前受凉后出现咳嗽，偶有血痰，午后低热，伴有乏力、盗汗、偶有咯血，口服及静点头孢类抗生素症状无好转。护理体检：T 36.8℃，P 80 次/分，R 16 次/分，BP 120/80mmHg。神清语明，体型较瘦，心、肺未见异常，腹平软，肝、脾不大。胸片示：右上肺密度不均匀索条状阴影。PPD 结果：硬结直径 23mm × 24mm。

临床初步诊断：肺结核。

问题

1. 如何对该患者开展有效的护理？
2. 如何对患者进行药物治疗的指导？

肺结核（PTB）是由结核杆菌引起的肺部慢性传染病。临床特点为潜伏期长，易复发，有低热、盗汗、乏力、消瘦、食欲减退等全身中毒症状和咳嗽、咯血等呼吸系统症状。

肺结核为**结核分枝杆菌感染**。结核杆菌分为人型、牛型、鼠型和非洲型。结核杆菌属染色具有抗酸性，又称为抗酸杆菌。引起人类结核病的主要是人型结核菌，约占 90% 以上，其次是牛型结核菌。结核杆菌对外界抵抗力较强，在阴湿处可生存 5 个月以上，在干燥环境中可存活数年。在阳光**曝晒 2 ~ 7 小时**或**煮沸 5 分钟**即可杀灭，75% 乙醇接触 2 分钟，10W 紫外线照射灯（灯距照射物 0.5 ~ 1.0m）30 分钟可杀灭结核菌，5% 石炭酸或 1.5% 煤酚皂（来苏尔液）可以杀菌但需时间较长。煮沸消毒和高压消毒是最有效的消毒方法，**最简便有效的灭菌方法是直接将痰吐在纸上焚烧**。

肺结核的传染源主要是痰中带菌的肺结核患者，患者通过咳嗽、喷嚏、大声说话等方式把含有结核菌的微滴排到空气中而传播，其**最重要的途径是通过飞沫经呼吸道传播**，经消化道和皮肤等途径已罕见。生活在拥挤而空气不流通环境的人们易患肺结核。**结核菌侵入人体后4～8周**，人体组织对结核菌及其代谢产物所发生的反应称为**变态反应**。易感染人群多见于婴幼儿、老年人、营养不良者、糖尿病等慢性病者、HIV感染者、免疫抑制剂使用者，机体抵抗力低下者为易感人群。山区及农村居民自然感染率低，移居到城市后由于缺乏特异性免疫力而成为易感人群。

结核病临床类型分为6类。①原发型肺结核（Ⅰ型）包括原发综合征和胸内淋巴结结核。②血行播散型肺结核（Ⅱ型）包括急性血行播散型肺结核、亚急性或慢性血行播散型肺结核。③继发型肺结核（Ⅲ型）包括浸润性肺结核、慢性纤维空洞型肺结核、结核球等。④结核性胸膜炎（Ⅳ型）包括结核性干性胸膜炎、结核性渗出性胸膜炎。⑤其他肺外结核（Ⅴ型），如肾结核、骨关节结核、肠结核等。⑥菌阴肺结核为3次痰涂片及1次培养阴性的肺结核。

知识链接

世界结核病防治日

世界卫生组织将每年3月24日作为"世界结核病防治日"。1882年3月24日，德国科学家罗伯特·科赫在柏林首先宣布发现结核病病原菌。1995年底世界卫生组织将每年3月24日规定为"世界结核病防治日"，以纪念罗伯特·科赫，并呼吁各国加强对结核病防治工作的重视与支持。

【护理评估】

（一）健康史

询问患者有无结核病病史；有无与肺结核患者密切接触史；有无导致机体免疫功能低下的情况，有无疫苗接种史；有无慢性疾病史，询问患者患病时间、检查及治疗情况。

（二）身体状况

1. 全身症状 发热为最常见的全身症状，多为**午后低热**、盗汗、乏力、食欲减退、体重减轻等。

2. 呼吸系统症状 ①**咳嗽、咳痰**：是**最常见**症状，多为干咳或有少量黏液痰；空洞形成时痰量增多。②**咯血**：1/3～1/2的患者有不同程度的咯血，多数为痰中带血，少数为大咯血。**大咯血**时**可引起窒息**。③**胸痛**：**可为结核性胸膜炎首发或主要症状，早期重要体征是胸膜摩擦感和胸膜摩擦音，随呼吸运动和咳嗽而加重**。④呼吸困难：多见于干酪性肺炎和大量胸腔积液的患者。

3. 体征 早期病灶小，位置深，多无异常体征或仅在肩胛间区闻及湿啰音。病变范围大或干酪样坏死时常有患侧呼吸运动减弱，语颤增强，叩诊呈浊音，听诊呼吸音减弱等。

（三）心理 – 社会状况

住院隔离治疗常有焦虑、孤独无助感；担心疾病传染影响生活、工作、社交，出现自卑、多虑；出现咯血时患者有紧张、恐惧心理，病程较长者有悲观厌世情绪。

（四）辅助检查

1. 痰结核菌检查　**为确诊肺结核最可靠的方法，常作为结核病诊断的“金标准”。临床上有痰涂片法、痰培养法。以痰涂片法最常用，痰培养法的敏感性和特异性高于涂片法，痰菌阳性说明有开放性病灶，具有传染性，是确定传染源的唯一方法。**

2. 结核菌素试验　对儿童、青少年有无结核分枝杆菌感染有意义，能够测定人体是否受过结核菌感染。目前常用的**结核菌素**为纯蛋白衍生物（PPD）0.1ml（5IU）在**左前臂屈侧中部**作**皮内注射**，48～72 **小时后测量皮肤硬结的直径**。硬结直径小于 5mm 为阴性，5～9mm 为弱阳性，10～19mm 为阳性，大于等于 20mm 或不足 20mm 但出现水疱、坏死为强阳性。

阳性反应仅表示曾有结核菌感染或接种过卡介苗，但并不一定患病。若呈强阳性，提示活动性结核病。结核菌素试验对于婴幼儿的诊断价值大于成人。3 **岁以下强阳性反应者，即视为有新近感染的活动性结核病**，必须予以治疗。结核菌素试验阴性反应除提示没有结核菌感染外，还可出现于人体免疫力、变态反应暂时受抑制情况。**成人阴性反应一般可视为没有结核菌感染**。

3. 影像学检查　**胸部 X 线检查是早期诊断肺结核的主要方法**，对确定病变部位、范围、性质和类型，了解其演变及选择治疗方法具有重要价值。肺部 CT 检查可发现微小或隐蔽性病灶。

4. 纤维支气管镜检查　可了解支气管黏膜炎症、增生和狭窄程度，**对本病诊断和鉴别诊断有重要价值**。

知识链接

科赫（Koch）现象

机体对结核分枝杆菌初感染与再次感染产生不同反应的现象，称为科赫（Koch）现象。给未受结核分枝杆菌感染过的豚鼠注入结核分枝杆菌，最初几天无明显反应，10～14 天后出现注射局部红肿，逐渐形成溃疡，并沿淋巴及血液循环向全身播散，豚鼠易于死亡。如果选择在 4～6 周前用小剂量结核分枝杆菌感染过的豚鼠，再将同等量的结核分枝杆菌注入其体内，则注射后 2～3 天，局部出现红肿、溃疡等剧烈反应，但愈合较快，无全身播散。这种现象为 Koch 现象。初次感染时机体对结核分枝杆菌无免疫力，结核分枝杆菌易扩散，而再次感染时机体对结核分枝杆菌已具有免疫力，故往往在局部有明显的变态反应，但也易于愈合，一般不出现播散。

（五）治疗要点

1. **合理抗结核化学药物治疗（简称化疗）是治愈肺结核的关键**。抗结核化学药物**治疗原则是早期、联合、适量、规律和全程**。

（1）常用药物　杀菌剂有异烟肼、利福平、链霉素和吡嗪酰胺；抑菌药物有对氨基水杨酸钠、乙胺丁醇、卡那霉素等。常用抗结核药物的主要不良反应及注意事项见表2－16。

表2－16　常用抗结核药物的主要不良反应及注意事项

药名	缩写	主要不良反应	注意事项
异烟肼	（H，INH）	**周围神经炎**、消化道反应，偶尔有肝功能损害	避免与抗酸药同时服用，以免影响异烟肼的吸收，**注意消化道反应、肢体远端感觉及精神状态，定期监测肝功能，发生周围神经炎可服用** $VitB_6$
利福平	（R，RFP）	**肝功能损害**、过敏反应	服药后体液及分泌物呈橘红色，定期监测肝功能，**空腹或早饭前半小时服用**。妊娠期3个月忌用
链霉素	（S，SM）	**听力障碍**、眩晕、**肾功能损害**	**用药前和用药后每1～2个月进行听力检测**，注意有无平衡失调；定期检测尿常规和肾功能
吡嗪酰胺	（Z，PZA）	胃肠道不适、肝功能损害、**高尿酸血症**、关节痛	定期检测肝功能，**检测血尿酸，注意关节疼痛**，孕妇禁用
乙胺丁醇	（E，EMB）	**视神经炎**	**用药后1～2个月进行1次视力和辨色力检查，幼儿禁用**
对氨基水杨酸钠	（P，PAS）	**胃肠道不适**、肝功能损害、过敏反应	**饭后服药，减轻消化道不适**，监测肝功能
卡那霉素	（K，KM）	听力障碍、眩晕、肾功能损害	与维生素C同时使用，抗菌功能减弱

（2）常规疗法　初治涂阳肺结核治疗方案如下（含初治涂阴有空洞形成或粟粒型肺结核）。

每日用药方案　①强化期：异烟肼、利福平、吡嗪酰胺和乙胺丁醇，顿服，2个月。②巩固期：异烟肼、利福平，顿服，4个月。简写为2HRZE/4HR。

间歇用药方案　①强化期：异烟肼、利福平、吡嗪酰胺和乙胺丁醇，隔日一次或每周3次，2个月。②巩固期：异烟肼、利福平，隔日一次或每周3次，4个月。简写为：$2H_3R_3Z_3/4H_3R_3$。

短程疗法：联合应用异烟肼、利福平等两种以上杀菌剂，6～9个月。强化阶段在开始的1～3个月内，每天用药。其后是巩固阶段，每周2次用药，直至疗程结束。

2. 对症治疗

（1）**高热**或大量胸腔积液者，可在使用有效抗结核药物同时，短期加**用糖皮质激素**如泼尼松，以减轻炎症和变态反应。

（2）咯血治疗　小量咯血者，可用氨基己酸、氨甲苯酸等药物止血；大咯血者用垂体后叶素。患侧卧位，必要时用小剂量镇静、止咳剂。但年老体弱、肺功能不全者要慎用，以免抑制咳嗽反射发生窒息。

（3）胸腔穿刺　结核性胸膜炎患者需及时抽液以缓解症状，防止胸膜肥厚影响肺功能，**一般每次抽液量不超**1L。抽液时如患者出现头晕、出汗、面色苍白、心悸、脉细、四肢发凉等“**胸膜反应**”应立即停止抽液，患者取平卧位，必要时皮下注射0.1%肾上腺素0.5ml，同时做好病情观察。

【常见护理诊断】

1. 有窒息的危险　与大咯血有关。

2. 营养失调：低于机体需要量　与机体消耗增加、食欲减退有关。

3. 活动无耐力　与活动性肺结核有关。

4. 体温过高　与结核分枝杆菌感染等有关。

5. 知识缺乏　缺乏有关肺结核治疗、护理与预防的有关知识。

【护理措施】

（一）一般护理

1. 休息与体位　结核活动期的患者应注意休息，采取患侧卧位，避免疲劳，保证充足睡眠，有高热、咯血、呼吸困难者应卧床休息，轻症及恢复期患者，不必限制活动。

2. 饮食护理　足够的营养可以增加机体的免疫能力及修复能力，饮食宜**高热量、高蛋白质、富含维生素的易消化饮食**，多食鸡蛋、牛奶、豆浆、鱼、肉、水果及蔬菜等。要求**成人每日提供蛋白质**1.5～2.0g/kg，**每日饮水不少于**1500～2000ml。**维生素B对神经系统及胃肠有调节作用**。

（二）病情观察

注意观察患者呼吸系统症状；结核毒性症状；咯血量、色、难易程度；生命体征；意识。

（三）对症护理

1. 结核毒性症状的护理　遵医嘱应用抗结核药物，一般不需特殊处理，做好高热患者护理，遵医嘱用药，给予物理降温，对于出汗多的患者，协助患者擦干身体，更换衣物和床单，以防受凉。

2. 咯血护理

（1）小量咯血者应卧床休息，大咯血患者应绝对卧床休息，协助取**患侧卧位**，减少患侧活动度，**有利于健侧通气，防止结核病灶向对侧扩散**。

（2）告知患者咯血时不能屏气，以免诱发喉头痉挛、血液咯出不畅，形成血块阻塞支气管而导致窒息；嘱患者轻轻将气管内存留的积血咯出，保持呼吸道通畅。密切观察有无窒息的先兆，并做好气管插管或气管切开的准备与配合工作，以备及时解除呼吸道阻塞。

（3）遵医嘱用药，注意避免药物禁忌和不良反应。垂体后叶素可收缩小动脉，减少肺血流量，从而减轻咯血。但也能引起子宫、肠管平滑肌收缩和冠状动脉收缩，故静脉滴注时速度不能过快，以免引起恶心、便意、心悸、面色苍白等不良反应。冠心病、高血压患者及孕妇忌用。对极度紧张、咳嗽剧烈者，可遵医嘱给予小剂量镇静剂、止咳剂。但年老体弱、肺功能不全者使用时，要注意观察有无咳嗽反射和呼吸中枢受抑制的情况。

（4）**大咯血者应暂禁食，小量咯血者宜进少量温凉流质饮食**，避免饮用浓茶、咖啡、酒等刺激性饮料。多饮水及多食富含纤维素食物，以保持大便通畅。

（5）做好窒息的抢救配合。**咯血窒息是咯血致死的原因之一**，应密切观察病情变化，注意观察窒息先兆，准备好抢救用品如吸痰器、鼻导管、气管插管和气管切开包等。**一旦出现窒息，立即置患者于头低足高位或倒立位，轻拍背部以利血块排出**。给予高流量吸氧，按医嘱应用呼吸中枢兴奋剂，并给予垂体后叶素5U加入50%葡萄糖液40ml中，缓慢静注。垂体后叶素可收缩小动脉，也能引起子宫、肠道平滑肌收缩和冠状动脉收缩，故冠心病、高血压患者及孕妇忌用。

（四）用药护理

向患者介绍抗结核药物的治疗知识，强调合理的化疗对控制肺结核起决定性的作用，是治疗肺结核、控制和消灭传染源的首选方法。护士应督导患者坚持全程治疗，按医嘱、按时用药，及时发现药物的副作用。

（五）心理护理

引导患者以积极的心态对待疾病，树立战胜疾病的信心，耐心向患者和家属讲解疾病的知识，让家属从身心健康、生活起居等方面给予患者帮助、鼓励和支持，减轻患者的心理压力。

（六）健康指导

1. 生活指导　告知患者及家属结核病是一种慢性传染病，早期发现，规律用药，是可防可治的。治疗需要一定的时间，不能心急，家属要注意补充营养，增强抵抗力，戒烟戒酒，合理安排休息时间，增强抗病能力，促进康复。

2. 疾病知识指导

（1）控制传染源　其**是预防结核传播的最主要措施。控制传染源的关键是早期发现和彻底治愈肺结核患者**。早期发现患者并登记管理，及时给予合理化疗和护理并长期随访。

（2）切断传播途径　①痰菌阳性的肺结核患者需要住院治疗，单居一室**进行呼吸道隔离**，室内保持通风，每日用紫外线消毒。②**严禁随地吐痰**，有痰时将痰吐在泡有消毒剂的容器中，经灭菌处理后弃去，也可**将痰吐在纸上用火焚烧**。嘱患者不可面对他人打喷嚏或咳嗽，**在咳嗽或打喷嚏时，用双层纸巾遮住口鼻，然后将纸巾焚烧处理，防止经飞沫传染**。③患者餐具需煮沸消毒或用消毒液浸泡消毒，同桌共餐时应使用公筷，以防传染。④**被褥、书籍在烈日下曝晒6小时以上**。⑤**患者外出时应戴口罩**，探视者必须戴口罩。

（3）保护易感人群　加强营养及体育锻炼，戒烟酒，避免疲劳、呼吸道感染等，以增强免疫力。给未受过结核感染的新生儿、儿童、青少年及易感的高危人群，预防接种卡介苗或**预防性给予化学治疗**，使人体产生针对结核菌的特异性免疫力，减少肺结核的发生。

（4）用药指导　指导患者用药，强调坚持规律、全程、合理用药的重要性。**全程化疗是治疗肺结核的关键**。提高患者治疗依从性，定期复查胸片和肝、肾功能。

（张　霞）

第八节　呼吸衰竭患者的护理

PPT

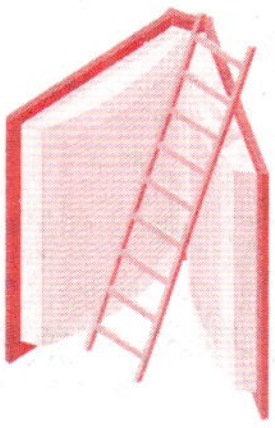

【学习目标】

1. **掌握**　呼吸衰竭患者的身体状况、护理措施。
2. **熟悉**　呼吸衰竭患者的常见护理诊断及治疗要点。
3. **了解**　呼吸衰竭患者的病因。

案例分析

患者，女，65岁。咳嗽、咳痰20年，气短、发绀2天。患有慢性支气管炎病史23年，3天前受凉后加重。护理体检：T 36.5℃，P 100次/分，R 23次/分，BP 160/110mmHg。神志恍惚、烦躁不安、口唇发绀、球结膜水肿，昼睡夜醒，桶状胸，两肺可闻及干湿啰音，肝颈静脉回流征阳性，双下肢水肿。辅助检查：动脉血气分析 PaO_2 50mmHg，$PaCO_2$ 75mmHg。血液检查检查：白细胞 14×10^9/L，中性粒细胞80%。

临床初步诊断：慢性肺源性心脏病合并肺性脑病，Ⅱ型呼吸衰竭。

问题

1. 列出该患者常见的护理诊断。
2. 如何对患者开展有效的护理？

呼吸衰竭简称呼衰，是由于各种原因引起的肺通气和（或）换气功能严重障碍，以致不能进行有效的气体交换，导致机体**缺氧和（或）二氧化碳潴留**，进而引起一系列生理功能和代谢紊乱的临床综合征。主要诊断依据为动脉血气分析：在海平面大气压下，静息条件下呼吸空气，排除心内解剖分流和原发于心排血量降低等情况后，**动**

脉血氧分压（PaO_2）<60mmHg（8.0kPa）伴（或）不伴**动脉血二氧化碳分压**（$PaCO_2$）>50mmHg（6.7kPa）即可诊断为呼吸衰竭。

（1）按照动脉血气分析分类

①**Ⅰ型呼衰** PaO_2<60mmHg，$PaCO_2$降低或正常。主要见于肺换气功能障碍的疾病，如严重肺部感染性疾病、间质性肺疾病等。

②**Ⅱ型呼衰** PaO_2<60mmHg，同时伴有 $PaCO_2$>50mmHg。是由肺泡通气不足所致，如COPD。

（2）按照发病急缓分类 包括急性呼吸衰竭和慢性呼吸衰竭。

（3）按照发病机制分类 包括通气性呼吸衰竭和换气性呼吸衰竭。

一、急性呼吸衰竭

急性呼吸衰竭是因某些突发的致病因素，如严重呼吸系统感染、急性呼吸道阻塞性病变、重度或危重哮喘、胸廓外伤或手术损伤，导致肺通气或（和）换气功能障碍，引起气体交换不足甚至无效。

【护理评估】

（一）健康史

1. 肺通气或（和）换气功能障碍 急性呼吸道阻塞性疾病、重症哮喘、急性肺水肿、胸廓外伤或手术损伤、气胸等。

2. 肺血管疾病 肺栓塞、肺血管炎等。

3. 神经－肌肉病变 脑血管疾病、颅脑外伤、脑炎等。

（二）身体状况

1. 呼吸困难 **是呼吸衰竭最早出现的症状**。多数患者有明显的呼吸困难，可表现为频率、节律和幅度的改变。中枢性疾病所致的呼吸衰竭表现为节律紊乱，如潮式呼吸、叹息样呼吸等，甚至发生呼吸暂停。

2. 发绀 **是缺氧的典型表现**。当动脉血氧饱和度低于90%时，以**口唇**、**甲床**、**舌等处发绀最为明显**，发绀的程度与还原型血红蛋白含量相关，所以红细胞增多者发绀更明显，贫血（Hb<50g/L）者则发绀不明显或不出现。

3. 精神神经症状 急性缺氧者可出现精神错乱、躁狂、昏迷、抽搐等症状。

4. 循环系统症状 多数患者早期可有心率增快，血压升高，心排血量增加；严重时出现心律失常，甚至发生心力衰竭或心源性休克。

5. 消化系统症状 严重呼吸衰竭对肝功能有影响，部分病例可出现丙氨酸氨基转移酶升高；因胃肠道黏膜屏障功能损伤，导致胃肠道黏膜充血水肿、糜烂渗血或应激性溃疡，引起上消化道出血。

6. 泌尿系统症状 尿中出现蛋白、红细胞、白细胞及管型，有少尿甚或无尿，甚至发展为肾衰竭。

（三）心理－社会状况

因病情突然加重，出现严重呼吸困难，患者常出现濒死感、烦躁不安、焦虑、恐惧等心理。

（四）辅助检查

1. 血气分析　**是判断有无呼衰及呼衰类型的最重要指标**，pH 值可反映机体的代偿情况，有助于对急性或慢性呼吸衰竭加以鉴别。如 $PaCO_2$ 升高，而 pH 正常，则为呼吸性酸中毒代偿期，如 $PaCO_2$ 升高，而 pH <7.35 则为呼吸性酸中毒失代偿期。

2. 肺功能检查　有助于判断病因及严重程度。

3. 影像学检查　有助于分析判断呼吸衰竭的病因。

（五）治疗要点

1. 保持呼吸道通畅　昏迷患者，应使其处于仰卧位，头后仰，托起下颌并将口打开；清除气道内分泌物及异物；必要时建立人工气道。

2. 增加通气量，改善 CO_2 潴留

（1）呼吸兴奋剂　包括尼可刹米（可拉明）、洛贝林等。主要用于以呼吸中枢抑制为主、通气不足引起的呼吸衰竭。

（2）机械通气　急性呼吸衰竭患者昏迷逐渐加深，呼吸不规则或出现暂停，呼吸道分泌物增多，咳嗽和吞咽反射明显减弱或消失时，应气管插管使用机械通气。

3. 纠正酸碱平衡失调和电解质紊乱。

【常见护理诊断】

1. 气体交换受损　与肺换气功能障碍有关。

2. 清理呼吸道无效　与呼吸道分泌物过多黏稠，无力咳嗽或咳嗽无效有关。

3. 潜在并发症　水、电解质紊乱及上消化道出血。

【护理措施】

（一）一般护理

1. 保持呼吸道通畅，改善通气

（1）及时清除痰液，清醒患者鼓励有效咳痰，对于痰液黏稠患者，要加强雾化吸入，稀释痰液。对于咳嗽无力或昏迷患者，定时翻身拍背，必要时可机械吸痰，但吸痰不可过频。

（2）遵医嘱应用支气管扩张剂，如氨茶碱等。

（3）对于危重或昏迷患者可气管插管或气管切开，使用人工呼吸机。

2. 合理用氧　确定吸氧浓度的原则是保证 PaO_2 迅速提高到 60mmHg 或脉搏容积血氧饱和度（SpO_2）达 90% 以上的前提下，尽量减低吸氧浓度。高浓度（>35%）给氧可以迅速缓解低氧血症而不致引起 CO_2 潴留。

（二）病情观察

观察呼吸困难、应用呼吸兴奋剂的反应和机械通气时的意识变化情况。

（三）对症护理

1. 氧疗 急性呼吸衰竭患者保证 PaO_2 迅速提高到 60mmHg 或血氧饱和度达 90% 以上的前提下，尽量降低吸氧浓度。I 型呼吸衰竭主要为氧合功能障碍而通气功能基本正常，较高浓度（>35%）给氧可以迅速缓解低氧血症而不会引起二氧化碳潴留。对于伴有高碳酸血症的急性衰竭，往往需要低浓度给氧。氧疗过程中，应注意密切观察氧疗效果，吸氧后呼吸困难缓解、发绀减轻、心率减慢，表示氧疗有效。

2. 机械通气 如果上述措施无法使患者的呼吸衰竭症状得到改善，患者昏迷逐渐加深，呼吸不规则或出现暂停，呼吸道分泌物增多，咳嗽和吞咽反射明显减弱或消失时，应准备进行人工辅助通气装置来改善通气和（或）换气功能，即机械通气。

（1）机械通气治疗中的病情监测与护理 监测的目的是为了了解机械通气的效果，预防并及时发现、处理可能发生的并发症。①呼吸：监测有无自主呼吸，与呼吸机是否同步，呼吸的频率、节律、幅度及两侧呼吸运动的对称性；听诊肺部，观察两侧呼吸音性质，有无啰音。②心率、血压：机械通气开始 20～30 分钟可出现血压轻度下降，如血压明显或持续下降伴心率增快，应及时通知医生处理。③意识状态：行呼吸机治疗后患者意识障碍程度减轻，表明通气状况改善；若有烦躁不安、自主呼吸与呼吸机不同步，多为通气不足。④皮肤、黏膜及周围循环状况：注意皮肤的色泽、弹性、温度及完整性。缺氧改善时，发绀减轻。皮肤潮红、多汗和浅表静脉充盈，提示仍有 CO_2 潴留。皮肤湿冷、苍白提示可能是低血压、休克。皮下气肿、颈静脉充盈，常与气胸、气管切开有关。⑤腹胀及肠鸣音情况：机械通气时，可能会发生腹部膨隆、腹胀。腹胀严重者，必要时，遵医嘱给予胃肠减压。⑥体温：发热常提示感染。体温升高会使氧耗量和 CO_2 产生增加。⑦液体出入量：准确记录 24 小时液体出入量，尤其是尿量变化。尿量能较好地反映出肾脏的血液灌注情况，间接反映心排血量的变化。⑧痰液：仔细观察痰液的色、量和黏稠度，为肺部感染的治疗和气道护理提供主要依据。

（2）气道的护理

（3）预防感染与防止意外 ①妥善固定气管插管或气管切开套管，防止移位、脱出而阻塞气道。②气管套囊应用最小压力充气（气囊压力不易超过 15mmHg），防止气囊压力过高，阻断周围组织血流，引起缺血、缺氧，导致日后气道狭窄。③气囊应定时放气（使用橡胶气囊应 2～4 小时放气一次，使用低张气囊每 4～8 小时放气一次），每次 3～5 分钟，以恢复受压组织血供。放气时先吸痰，再缓慢抽吸囊内气体，以减轻囊压突然降低对气管黏膜的刺激。④及时倾倒呼吸机管道中的积水，防止误吸引起呛咳和肺部感染。⑤定期进行翻身叩背，促进痰液引流，防止肺部感染。

（四）用药护理

药物治疗的目的是解除支气管痉挛，抗炎和改善通气。

应用支气管扩张药物如茶碱类、β 受体激动剂等药物，能松弛支气管平滑肌，减少气道阻力，改善气道功能，缓解呼吸困难。目前应用糖皮质激素药物有增加的趋势。

有效地应用抗生素可以减少气道分泌物，使痰液由脓性变为黏液样，改善血气结果。急性呼吸衰竭的患者应注意液体平衡。补液过多可导致心力衰竭，应用利尿剂可以减轻体内液体潴留。

（五）心理护理

主动关心患者，根据患者语言沟通障碍的不同原因，通过语言及非语言交流方式与患者沟通。对使用呼吸机的患者，要教会患者理解及使用非语言沟通，如手势、肢体语言、书写等，及时了解患者的需求及心理状态，以便提供必要的帮助，协助患者克服不良的心理反应。鼓励其家属和亲友与患者的沟通，使患者获得更多的心理支持。

（六）健康指导

1. 生活指导 合理膳食，增强营养，提高机体抵抗力；指导患者制定合理的活动与休息计划，掌握减少氧耗量的活动与休息方法，劳逸结合；避免诱因，少去人群拥挤的公共场所，尽量避免与呼吸道感染患者接触，以减少感染机会，预防上呼吸道感染；避免吸入刺激性气体，对吸烟患者制定戒烟计划并按计划戒烟；指导患者呼吸功能锻炼如缩唇呼吸、腹式呼吸等；教会患者有效咳嗽、咳痰、体位引流及拍背等方法。若病情变化，应及时就诊。

2. 疾病知识指导 根据患者的不同情况向患者和家属做好有针对性的健康指导，语言要通俗易懂，尤其对一些文化程度不高的老年患者应反复讲解，使患者和家属了解康复保健的意义及其内容。遵医嘱正确用药的重要性，所服用药物的剂量、用法和注意事项；家庭氧疗的适应证、氧疗方法以及注意事项；避免各种引起呼吸衰竭的诱因；增强体质的措施；遵医嘱注射流感疫苗。

二、慢性呼吸衰竭

慢性呼吸衰竭是指原有慢性疾病，包括呼吸和神经－肌肉系统疾病等，导致呼吸功能损害逐渐加重，经过较长时间才发展为呼吸衰竭。

【护理评估】

（一）健康史

引起慢性呼吸衰竭的病因很多，**以慢性阻塞性肺疾病最常见，呼吸道感染为最常见诱因**。

1. 呼吸系统疾病 慢性阻塞性肺疾病、重症哮喘、重症肺结核、肺间质纤维化、尘肺、肺水肿、肺部感染。

2. 胸廓疾病 严重胸廓畸形、外伤、气胸及大量胸腔积液等。

3. 神经－肌肉病变 脑血管病、颅脑损伤、脑炎、中毒、电击伤及重症肌无力、脊髓灰质炎、多发性神经炎等。

（二）身体状况

除原发病症状外，主要临床表现是缺氧和二氧化碳潴留引起的多脏器功能紊乱的表现。

1. 呼吸困难 **呼吸困难是最早、最突出的表现**。COPD 导致的呼吸衰竭，病情轻时可表现为呼气性呼吸困难，严重时可发展为呼吸浅快、呼气延长。当 $PaCO_2$ 显著升高以至于**发生 CO_2 潴留处于麻醉状态时，则呼吸过速转为浅慢呼吸或潮式呼吸**。**发绀是缺氧的典型表现**。

2. 神经精神症状 慢性缺氧多表现为智力或定向力障碍。二氧化碳潴留时可表现为先兴奋后抑制现象，兴奋症状包括失眠、烦躁、躁动，睡眠习惯改变，表现为**昼睡夜醒**。**肺性脑病表现为神志淡漠、视乳头水肿、腱反射减弱或消失、肌肉震颤或扑翼样震颤、间歇抽搐、昏睡、昏迷等，为二氧化碳麻醉所致**。

3. 循环系统症状 心血管症状表现为早期心率增快、血压升高，晚期心率减慢、心律失常、血压下降甚至休克等。二氧化碳潴留时还有外周血管扩张症状，呼吸及心率增快、血压升高，皮肤充血、温暖多汗、**球结膜充血水肿**等。

（三）心理 – 社会状况

患者易出现绝望、烦躁不安、焦虑、恐惧等心理。

（四）辅助检查

1. 血气分析 是**确诊呼衰及判断酸碱紊乱最重要指标**，如 $PaCO_2$ 升高，pH＜7.35 则酸中毒，pH＞7.45 则碱中毒。

2. 肺功能检查 有助于判断病因及严重程度。

3. 影像学检查 有助于判断病因。

（五）治疗要点

呼吸衰竭的基本治疗原则为迅速纠正严重缺氧和二氧化碳潴留，积极处理原发病或诱因，维持心、脑、肾等重要脏器的功能，预防和治疗并发症。

1. 保持呼吸道通畅 清除呼吸道分泌物，缓解支气管痉挛，建立人工气道。

2. 氧疗原则 Ⅱ型呼衰时低流量低浓度持续给氧。

3. 应用呼吸兴奋剂 呼吸兴奋剂可增加通气量，减少二氧化碳潴留，主要适用于以中枢抑制为主、通气量不足引起的呼吸衰竭，包括**尼可刹米（可拉明）、洛贝林**等。**尼可刹米是最常用的呼吸兴奋剂**，除增加通气量，还有一定的复苏作用。对肺炎、肺水肿、弥漫性肺纤维化等病变引起的以肺换气功能障碍为主所导致的呼吸衰竭患者，不宜使用。严重呼吸衰竭患者，机械通气是抢救生命的主要治疗措施。

4. 积极抗感染 结合痰培养及药敏试验选择合适的抗生素。

【常见护理诊断】

1. 低效性呼吸型态 与肺泡通气不足、通气与血流比例失调、肺泡弥散障碍有关。

2. 气体交换受损　与通气和换气功能障碍有关。

3. 清理呼吸道无效　与呼吸道分泌物多而黏稠、咳嗽无力、意识障碍或人工气道有关。

4. 恐惧　与病情危重、死亡威胁及需求未能满足有关。

5. 语言沟通障碍　与脑组织缺氧和二氧化碳潴留致意识改变及使用呼吸机有关。

6. 功能障碍性撤离呼吸机反应　与缺乏有关撤离呼吸机的知识和对撤离呼吸机的信心不足有关。

7. 潜在并发症　水、电解质紊乱及酸碱失衡、上消化道出血、DIC 等。

【护理措施】

（一）一般护理

1. 休息与活动　根据病情，对失代偿性呼吸衰竭患者应将其安排在呼吸监护病房或单人病室，便于观察、抢救及防止交叉感染，保持室内空气流通，维持适宜的温、湿度，注意保暖；给患者摆放合理、舒适的端坐位或半坐位，以利于呼吸；指导患者尽量节省体力，协助患者完成日常生活活动。对代偿性呼吸衰竭患者可根据其肺功能情况合理选择体力活动方式并掌握适当的体力活动量，以防止增加心肺负担。

2. 饮食护理　鼓励神志清醒的患者自行进食，给予高蛋白、低碳水化合物和适量多种维生素、微量元素的流质饮食（高碳水化合物饮食能产生大量二氧化碳和消耗大量的氧气，从而增加肺通气负担）；昏迷患者给予鼻饲提供营养，必要时静脉高营养治疗。

（二）病情观察

对患者进行连续的心电监护，包括生命体征、血氧饱和度、呼吸困难、发绀等情况，密切注意神志改变，及时发现肺性脑病和休克。

（三）改善呼吸，保持气道通畅

1. 清除呼吸道分泌物　指导患者有效咳嗽、咳痰，病情严重、意识不清者应及时吸痰。口服或雾化吸入祛痰药。

2. 预防呼吸道感染　严格无菌操作，注意保暖，口腔护理等。

3. 建立人工气道

（1）加强气道湿化　①利用呼吸机进行无菌蒸馏水加温（一般加热至 35 ~ 37℃）后，将蒸汽混入吸入气中吸入。②直接向气管内滴入生理盐水或蒸馏水，间断滴入每次不超过 3 ~ 5ml，每 20 ~ 60 分钟一次；直接滴入的滴速为 4 ~ 6 滴/分，若使用输液泵滴速为 15 ~ 20ml/h。③也可利用呼吸机进行雾化吸入，雾滴直径 3 ~ 5μm。

（2）实施机械吸痰　机械通气时，通常经过人工气道吸痰。在吸痰前应适当增加氧浓度和通气量，防止因吸痰而加重缺氧和通气不足；吸痰时应注意无菌操作、手法正确，防止发生肺部感染、支气管黏膜损伤及支气管痉挛等不良后果。

（四）氧疗护理

1. 氧疗适应证 呼吸衰竭患者 $PaO_2<60mmHg$，是氧疗的绝对适应证，氧疗的目的是使 $PaO_2>60mmHg$。

2. 氧疗的方法 临床常用、简便的方法是应用鼻导管或鼻塞法吸氧，其他方法有面罩给氧法、气管内给氧法和呼吸机给氧法。缺氧伴 CO_2潴留者，可用鼻导管或鼻塞法给氧；缺 O_2严重而无 CO_2潴留者，可用面罩给氧。吸入氧浓度与氧流量的关系：吸入氧浓度（%）=21+4×氧流量（L/min）。

3. 氧疗的原则 **给予低流量**（1～2L/min）、**低浓度**（25%～29%）**持续吸氧**。**慢性呼吸衰竭，通常要求氧疗后 PaO_2维持在 60mmHg 或 SaO_2在 90% 以上**。因为此时呼吸中枢对 CO_2的反应性差，患者呼吸主要依靠缺氧刺激颈动脉体和主动脉体外周化学感受器维持，如果缺氧纠正过快，解除对外周化学感受器的刺激，抑制自主呼吸而加重二氧化碳潴留，导致肺性脑病。

4. 氧疗疗效的观察 若呼吸困难缓解、发绀减轻、心率减慢、尿量增多、神志清醒及皮肤转暖，提示氧疗有效；若发绀消失、神志清楚、精神好转、$PaO_2>60mmHg$、$PaCO_2<50mmHg$，考虑终止氧疗，停止前必须间断吸氧几日后，方可完全停止氧疗；若意识障碍加深或呼吸过度表浅、缓慢，提示二氧化碳潴留加重，应根据血气分析及患者表现，遵医嘱及时调整吸氧流量和氧浓度。

（五）预防并发症

1. 体液失衡 监测血气分析和生化检查，判断有无酸碱失衡及类型。

（1）呼吸性酸中毒 给氧及改善通气。

（2）代谢性酸中毒 必要时给予碳酸氢钠。

（3）为防止呼吸性碱中毒，应避免二氧化碳排除过快。

（4）为防止代谢性碱中毒，酌情补氯、补钾。

2. 上消化道出血 监测有无呕血和黑便；给予黏膜保护剂。

（六）用药护理

1. 抗生素 呼吸道感染是呼吸衰竭患者病情恶化的最主要诱因，遵医嘱应用抗生素，以控制肺部感染。密切观察药物疗效与不良反应。

2. 呼吸兴奋剂 在呼吸道通畅的前提下，适当提高吸入氧流量及氧浓度，静脉输液时速度不宜过快，若出现**恶心**、**呕吐**、**烦躁**、**面色潮红及皮肤瘙痒**、**肌肉抽搐**等严重不良反应，**提示呼吸兴奋剂过量**，应立即减慢滴速报告医生。

3. 对**烦躁不安**、**夜间失眠**患者，**禁用麻醉剂**，**慎用镇静剂**，防止引起呼吸抑制。

（七）心理护理

经常巡视、了解和关心患者，特别是对建立人工气道和使用机械通气的患者，采用各项医疗护理措施前，向患者作简要说明，给患者安全感，取得患者信任和合作。指导患者应用放松技术，分散注意力。

（八）健康指导

1. 生活指导 劝告吸烟患者戒烟，避免吸入刺激性气体；改进膳食，增进营养，提高机体抵抗力。指导患者制定合理的活动与休息计划，劳逸结合，以维护心、肺功能状态。指导患者呼吸功能锻炼和耐寒锻炼，如缩唇呼吸、腹式呼吸及冷水洗脸等；教会患者有效咳嗽、咳痰、体位引流及拍背等方法。若病情变化，应及时就诊。

2. 疾病知识指导 向患者及家属介绍疾病发生、发展与治疗、护理过程，与其共同制定长期防治计划。指导患者和家属学会合理家庭氧疗的方法及注意事项。遵医嘱正确用药，了解药物的用法、用量和注意事项及不良反应等。

（张 霞）

第九节 急性呼吸窘迫综合征患者的护理

PPT

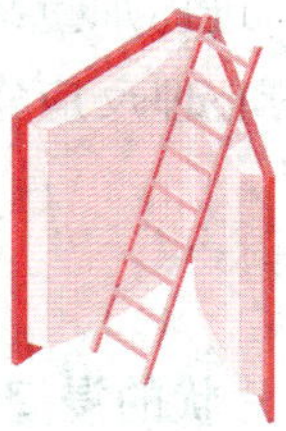

【学习目标】

1. **掌握** 急性呼吸窘迫综合征患者的身体状况、护理措施。
2. **熟悉** 急性呼吸窘迫综合征患者的辅助检查、治疗要点及常见护理诊断。
3. **了解** 急性呼吸窘迫综合征患者的病因。

案例分析

患者，男，25岁。受凉后，畏寒、发热，伴胸痛，咳嗽5日。近两日出现呼吸加快，并呈进行性加重的呼吸窘迫、发绀，伴有烦躁、咳嗽和出汗。给予面罩高流量（10L/min）吸氧，呼吸困难不缓解。护理体检：T 39℃，P 20次/分，R 34次/分，BP 120/80mmHg。双肺闻及细湿啰音及管状呼吸音。动脉血气分析：PaO_2 54mmHg，$PaCO_2$ 68mmHg。诊断：重症肺炎、急性呼吸窘迫综合征。

问题

1. 指出患者存在的主要症状。
2. 如何对该患者进行急救？

急性呼吸窘迫综合征（ARDS）是指由心源性以外的各种肺内、外致病因素导致的急性进行性呼吸衰竭。其主要病理特征为由于肺微血管通透性增高，肺泡渗出富含蛋白质的液体，进而导致**肺水肿及透明膜形成**，可伴有肺间质纤维化。

【护理评估】

（一）健康史

急性呼吸窘迫综合征的病因可以分为肺内因素（直接因素）和肺外因素（间接因素）。

1. 肺内因素 如吸入毒气、烟尘、胃内容物、腐蚀性气体、肺挫伤、重症肺炎等。

2. 肺外因素 如休克、严重感染、急性重症胰腺炎、大量输血、大面积烧伤等。

（二）身体状况

ARDS 多于原发病起病后 5 天内发生，除原发病的临床表现外，**最早出现的症状是呼吸加快，进行性加重的呼吸困难、发绀**，常伴有烦躁、焦虑、出汗等。呼吸困难的特点是呼吸深快、费力，频率 >28 次/分，患者常感到胸部紧束、严重憋气，即**呼吸窘迫，不能用通常的吸氧疗法改善（顽固性低氧血症）**。早期体征可无异常，后期可闻及水泡音，可有管状呼吸音。

（三）心理 - 社会状况

ARDS 起病急，病情发展快，患者常伴有焦虑、烦躁等心理反应，进而加重缺氧状态。在评估患者生理状况的同时，应重视患者的心理反应，而家属的心理反应常与患者相似，应注意治疗过程中与家属的沟通。

（四）辅助检查

1. X 线胸片 早期可无异常，**典型改变为斑片状以至于融合成大片状的浸润阴影**。

2. 血气分析 典型改变为 PaO_2降低（≤60mmHg），$PaCO_2$降低，pH 值升高。临床将**氧合指数**［PaO_2/FiO_2（即吸入氧浓度）］**降低**（≤300mmHg，正常值为 400～500mmHg）作为诊断 ARDS 的必要条件。

（五）治疗要点

治疗原则与急性呼吸衰竭相同，主要措施包括：积极治疗原发病、氧疗、机械通气及调节液体平衡。

【常见护理诊断】

1. 气体交换受损 与肺水肿有关。

2. 低效性呼吸型态 与肺顺应性降低有关。

3. 清理呼吸道无效 与呼吸道分泌物多而黏稠、蛋白质漏入肺泡、意识障碍等有关。

4. 有心输出量减少的危险 与机械通气有关。

5. 焦虑 与呼吸窘迫、死亡威胁及抢救环境陌生等有关。

6. 潜在并发症 潜在的重要器官缺氧性损伤。

【护理措施】

（一）原发病的治疗

原发病的治疗是治疗急性呼吸窘迫综合征的首要原则和基础，应积极寻找原发病灶并彻底治疗。感染是导致急性呼吸窘迫综合征的常见原因，也是首位高危因素，治疗上宜选择广谱抗生素。将患者安置于ICU进行特别监护。密切观察生命体征和意识状态，尤其是呼吸频率、节律、深度和发绀的情况。遵医嘱采集血气分析和生化检测标本及时送检，并严密监测检查结果。

（二）纠正缺氧

迅速纠正缺氧是抢救最重要的措施。一般需**高浓度**给氧（>50%）、**高流量**（6～8L/min）**吸氧**，使 $PaO_2 \geqslant 60mmHg$ **或** $SaO_2 \geqslant 90\%$。轻症者可使用面罩给氧，但多数患者需使用机械通气。

（三）机械通气

目前，ARDS的机械通气推荐采用肺保护性通气，**机械通气**需要尽早使用，主要措施为**呼气末正压通气**（PEEP）。

1. PEEP的调节　适当水平的PEEP可使萎陷的小气道和肺泡再开放，防止肺泡随呼吸周期反复开闭，使呼气末肺容量增加，并可减轻肺损伤和肺泡水肿，达到改善氧合和肺顺应性的目的。在应用PEEP时应注意：①对血容量不足的患者，应补充足够的血容量以代偿回心血量的不足；同时不能过量，以免加重肺水肿。②从低水平开始，先用 $5cmH_2O$，逐渐增加至合适的水平，争取维持 $PaO_2 > 60mmHg$。一般PEEP水平为 $10 \sim 18cmH_2O$。

2. 小潮气量　ARDS机械通气采用低潮气量通气，即6～8ml/kg。

（四）液体管理

为减轻肺水肿，应合理限制液体入量，适量使用利尿剂，早期宜用晶体液，不宜输入胶体液。对于创伤出血多者，最好输新鲜血；用库存1周以上的血时，应加用微过滤器，以免发生微栓塞而加重ARDS。

（五）营养支持与监护

ARDS时机体处于高代谢状态，应补充足够的营养。静脉营养可引起感染和血栓形成等并发症，遵医嘱给予全胃肠营养，不仅可避免静脉营养的不足，而且能够保护胃肠黏膜，防止肠道菌群异位。

（张　霞）

第十节 呼吸系统常用诊疗技术及护理

PPT

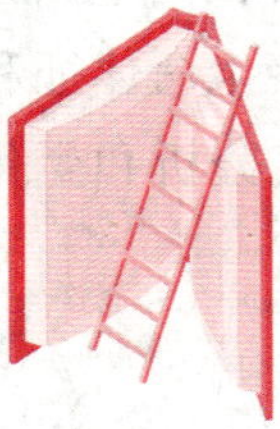

【学习目标】

1. **掌握** 呼吸系统常用诊疗技术的操作中护理。
2. **熟悉** 呼吸系统常用诊疗技术的操作后护理。
3. **了解** 呼吸系统常用诊疗技术的适应证和禁忌证。

一、采集动脉血与血气分析

动脉血气分析是临床常用的一项辅助检查，是判断呼吸衰竭性质和程度的可靠方法，对指导治疗有重要作用。

【适应证】

1. 各种疾病、创伤或手术后发生呼吸衰竭者。
2. 心肺复苏患者。
3. 急、慢性呼吸衰竭及进行机械通气的患者。

【禁忌证】

1. 有出血倾向者。
2. 穿刺部位皮肤有严重病变者。
3. 动脉炎或血栓形成者。

【操作过程】

1. 穿刺前准备 用肝素溶液湿润注射器内壁，来回推动针芯，使肝素溶液布满注射器内壁，然后针尖朝上，排出注射器内多余的肝素溶液和空气。

2. 选择血管 一般可选择**股动脉**、**肱动脉或桡动脉**为穿刺点进针，先用手指摸清动脉的搏动、走向和深度。

3. 动脉穿刺 常规消毒后，用左手的示指和中指固定动脉，右手持注射器刺入动脉，血液借助动脉压推动针芯上移，采血1ml。

4. 穿刺后处理 拔针后立即将针头刺入软木塞，使血液与空气隔绝；用手旋转注射器，使血液与肝素充分混匀。

【操作前准备】

（1）核对解释 向患者说明穿刺的目的和注意事项，使患者在平静状态下接受穿刺。

（2）物品准备　1ml 无菌注射器，肝素溶液（1250U/ml），软木塞，静脉穿刺盘。

【操作中护理】

在操作中为防止局部出血，在拔出采血针头的同时，用消毒干棉签按压穿刺点 2 ~ 5 分钟。并迅速将针头刺入软木塞。

【操作后护理】

详细填写化验单，注明吸氧方法和浓度，呼吸机的参数以及采血时间等。为避免影响测定结果，采血后应立即送检。

二、体位引流的护理

体位引流是指利用重力作用使肺引流、支气管内分泌物排出体外，又称重力引流。体位引流的主要目的是促使呼吸道分泌物的排出，使患肺处于高位，其引流支气管的开口向下，促使痰液借重力作用咳出，有助于痰液的清除。

【适应证】

1. 支气管扩张、肺脓肿、慢性支气管炎、肺结核等有大量痰液而排出不畅的患者。
2. 支气管碘油造影检查前、检查后。

【禁忌证】

1. 呼吸功能不全、有明显呼吸困难和发绀者。
2. 近 1 ~ 2 周内有大咯血者。
3. 严重心血管疾病或年老体弱不能耐受者。

【操作前准备】

1. 患者准备　①核对解释：向患者及家属说明体位引流的目的、操作过程及术中注意事项，取得患者的合作。②通过检查确定病变部位。③痰液黏稠不易咳出者，可先用生理盐水超声雾化吸入、应用祛痰药（氯化氨、溴己新等）稀释痰液，或应用支气管舒张剂，提高引流效果。

2. 环境准备　病室安静、整洁、空气清新，温度及湿度适宜，无对流风。

3. 用物准备　备好排痰用纸巾或可弃去的一次性容器、漱口水、纱布、靠背架、吸引器等。

【操作中护理】

1. 体位选择　根据病变部位采取适当的引流体位，**原则上抬高患肺位置，使引流支气管开口向下**，引流体位不宜刻板进行，指导患者做**腹式呼吸**，同时辅以拍背，以借助重力的作用使痰液排出。体位引流见图 2 - 4。

2. 采取促进引流的方法　①指导患者有效咳嗽、咳痰，无力咳痰时辅以背部叩击，提高引流效果。②痰液黏稠者，引流前 15 分钟给予生理盐水雾化吸入，可加 α - 糜蛋白酶、庆大霉素、祛痰药、解痉药等，降低痰液黏稠度，避免支气管痉挛。

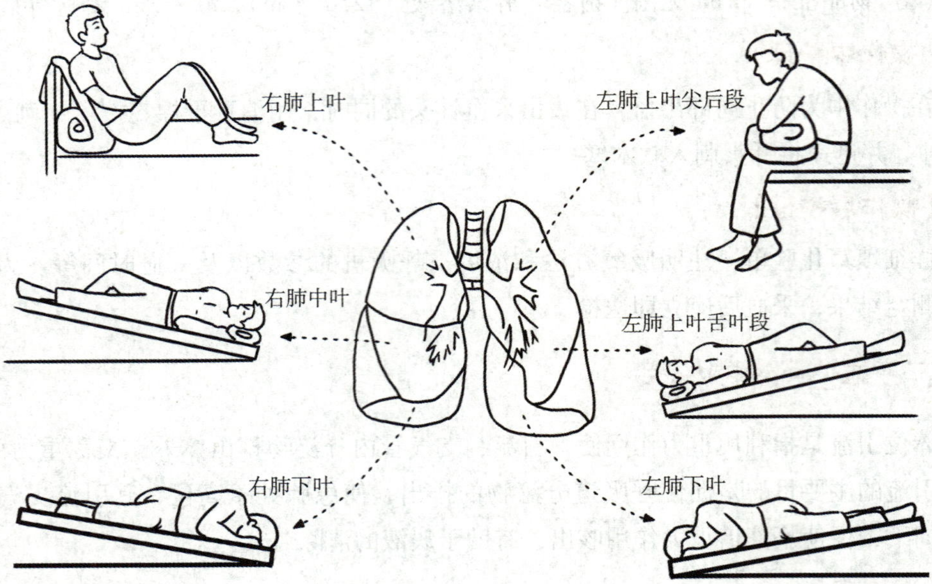

图 2-4　体位引流

3. 引流时间　**引流宜在饭前 1 小时，饭后 1~2 小时进行**，早晨清醒后立即进行效果最好，以免引流导致呕吐。每日 1~3 次，每次可从 5~10 分钟逐渐增加到 15~20 分钟。

4. 观察患者的反应　引流过程中应有护士或家人协助，以便及时发现异常。引流中注意观察患者反应，若出现咯血、头昏、发绀、呼吸困难、出汗、脉搏细速、疲劳等情况应立即停止引流。注意观察体位引流出痰液的颜色、量、性质以及静置后是否分层。

5. 引流完毕　嘱患者休息。为消除痰液咳出时引起口臭，以保持口腔清洁，增进食欲，减少呼吸道感染机会。必要时将痰液送检。痰液用漂白粉等消毒剂消毒后再弃去。

【操作后护理】

1. 安置患者舒适体位。应用清水或漱口剂漱口，以保持口腔清洁，减少呼吸道感染机会。

2. 观察患者咳痰情况，记录排出的痰量、性质及颜色。听诊肺部呼吸音的改变，评价体位引流的效果。

三、胸腔穿刺术的护理

胸腔穿刺术是自胸腔内抽取胸腔积液（或积气）的有创性操作。胸腔穿刺术的目的包括抽取胸腔积液送检，明确其性质，以协助诊断；或排除胸腔内积液或积气，以缓解压迫症状，避免胸膜粘连增厚；胸腔内注射药物，辅助治疗。

【适应证】

1. 胸腔积液性质不明者，抽取积液检查，协助病因诊断。
2. 大量积液或气胸者。
3. 脓胸或恶性胸腔积液、灌洗治疗，胸腔内注入药物者。

【禁忌证】

出血性疾病、病情危重、体质极其虚弱、不能耐受者。

【操作前准备】

1. 患者准备　术前应确认患者是否签署知情同意书。操作前询问患者有无麻醉药过敏史。向患者解释穿刺的目的以及注意事项，告知患者在操作过程中不要深呼吸、咳嗽或突然移动体位，以免损伤胸膜或肺组织。做普鲁卡因皮试，将结果记录在病历上。

2. 用物准备　常规治疗盘一套，一次性胸腔穿刺包（内有接有胶管的 12 号和 16 号胸腔穿刺针，2ml、5ml、50ml 注射器，小药碗，7 号针头，血管钳 2 把，孔巾，纱布），2% 盐酸利多卡因注射液或 1% 盐酸普鲁卡因注射液，0.1% 肾上腺素，无菌试管，量杯，胶布等。

【操作中护理】

1. 安置体位　抽液时，协助患者反坐于靠背椅上，双手平放椅背上或取坐位。如患者不能坐直，还可采用侧卧位或半卧位。这些体位可使肋间隙增宽，利于穿刺。

2. 选择穿刺点　胸腔积液穿刺部位选在叩诊实音最明显的部位进行。一般在**肩胛下角第 7～8 肋间隙或腋中线第 6～7 肋间隙**。气胸者取**患侧锁骨中线第 2 肋间隙或腋前线第 4～5 肋间隙进针**。

3. 协助局部消毒、铺洞巾、麻醉　以穿刺点为中心常规消毒穿刺部位（范围直径 15cm），局部麻醉。护士协助术者用胶布固定洞巾两上角以防滑脱。护士将已准备好的麻醉药提供术者麻醉使用。先用止血钳夹住穿刺针后的橡皮胶管，以左手示指和拇指固定穿刺部位的皮肤和肋间，右手持穿刺针（用无菌纱布包裹），沿局麻部位经肋骨上缘垂直缓慢刺入，当针锋抵抗感突然消失后，接上 50ml 注射器，打开止血钳即可抽液或抽气，助手用止血钳协助固定穿刺针，并随时夹闭胶管，以防空气进入。

4. 病情观察　穿刺过程中应密切观察患者的生命体征变化，以判定患者对穿刺的耐受性。要注意询问患者有无异常的感觉，如患者有任何不适，应减慢抽吸或立即停止抽液。抽液时，若患者突觉头晕、心悸、冷汗、面色苍白、四肢发凉，提示患者可能出现“胸膜反应”，应立即停止抽液，使患者平卧，密切观察血压，防止休克。必要时，按医嘱皮下注射 0.1% 的肾上腺素 0.5ml。

5. 抽液要求　每次抽液、抽气时，不宜过快、过多，防止抽液过多过快使胸腔内压骤然下降，发生肺水肿或循环障碍、纵隔移位等意外。**首次总排液量不宜超过 600ml，以后每次抽液量不应超过** 1000ml，为诊断目的，抽液 50～100ml 即可，置入无菌试管送检。如治疗需要，抽液后可注射药物。

6. 穿刺配合 穿刺过程中应避免损伤脏层胸膜，并注意保持密闭，防止发生气胸。当穿刺针被确定进入胸腔时，护士用血管钳固定穿刺针，术者将50ml注射器与胶管连接；术者将用注射器抽液或抽气时，护士松开夹闭胶管的血管钳；注射器抽满后，为防止空气进入胸腔，护士先用止血钳夹闭胶管。如此反复，直至抽吸完毕。拔出穿刺针，局部覆盖无菌敷料，压迫1～2分钟后胶布固定。

7. 整理并记录 穿刺完毕及时整理物品，并记录抽取物的量、性状及颜色。协助医生留取标本，送检。

【操作后护理】

1. 嘱患者取卧位或半卧位休息。

2. 观察患者的脉搏、呼吸、血压等情况，及时发现并发症，如血胸、气胸、肺水肿等，必要时协助患者拍胸片，以排除意外损伤导致的肺部并发症。观察穿刺处有无渗血或渗液。

3. 书写护理记录 记录胸穿操作，患者的耐受情况，穿刺液的性状和量，送检的标本，穿刺的部位以及穿刺前、穿刺过程和穿刺后患者的呼吸情况。

4. 术中注入药物者，应嘱患者转动体位，以便药液在胸腔内混匀，并观察患者对注入药物的反应。

5. 护理指导 鼓励患者深呼吸，促进肺膨胀；如无气胸或其他并发症，术后1小时可恢复活动。穿刺部位会很快愈合。胸腔穿刺体位及穿刺点见图2－5。

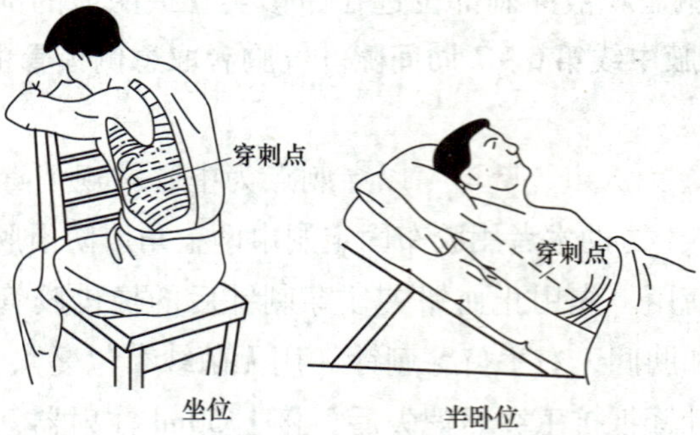

图2－5 胸腔穿刺体位及穿刺点

四、纤维支气管镜检查的护理

纤维支气管镜检查（FOB）是利用光学纤维内镜对气管、支气管管腔的检查。纤维支气管镜经口腔、鼻腔、气管导管或气管切开套管插入，可直接吸取分泌物、钳取异物，也可经支气管毛刷、活检获取组织细胞标本或分泌物行细胞学或液体成分分析，利用纤维支气管镜可注射药物或实施喷雾，切除气管内腔的良性肿瘤等。

【适应证】

1. 协助诊断　①原因不明的咯血、需明确病因或出血部位。②原因不明的持续性咳嗽、胸部X线占位改变或阴影而致肺不张、阻塞性肺炎、支气管狭窄或阻塞等，经抗生素治疗不缓解，疑为异物或肿瘤的患者。

2. 局部治疗　①用于清除黏稠的分泌物、黏液栓或异物，摘除息肉。②行支气管肺泡灌洗、局部止血及用药等治疗。

【禁忌证】

1. 严重高血压及心律失常的患者，严重心、肺功能不全及呼吸衰竭、心绞痛者。
2. 哮喘发作或大咯血者，近期上呼吸道感染或高热者。
3. 严重肝、肾功能不全，全身状态极度衰弱者。
4. 出凝血机制严重障碍者。
5. 对麻醉药物过敏、不能用其他药物代替者。
6. 主动脉瘤有破裂危险者。

【操作前准备】

1. 患者准备　①向患者说明检查目的、操作过程及有关配合注意事项，以消除紧张情绪，取得合作，签署知情同意书。②检测血小板和出凝血时间，拍胸片，对心肺功能不良者应做心电图和血气分析。③禁食4～6小时，以防误吸。术前30分钟遵医嘱肌注阿托品0.5mg，口服地西泮5～10mg，以减少呼吸道分泌和镇静作用。静注50%葡萄糖40ml（糖尿病者除外）。④患者有活动义齿应事先取出。

2. 用物准备　纤维支气管镜；吸引器、活检钳、细胞刷、冷光源、注射器；药物如2%盐酸利多卡因、阿托品、肾上腺素、50%葡萄糖注射液、生理盐水；必要时准备氧气和心电监护仪等。备好吸引器和复苏设备。

【操作中护理】

1. 用2%利多卡因做咽喉喷雾麻醉。
2. 安置患者取仰卧位，帮助患者头部后仰，使口喉与气管成一直线，以使纤维支气管镜插入。根据病情选择经口或鼻插管，并按医生指示经纤维支气管镜滴入麻醉剂做黏膜表面麻醉。
3. 按需配合医生做好吸引、活检、治疗的相关操作。
4. 护理人员密切观察患者的生命体征和反应。麻醉患者通常很少有疼痛和不适，但操作过程中会出现轻微低氧血症，特别是有肺疾患的患者。

【操作后护理】

1. 注意观察患者的生命体征及有无血痰、咳嗽或咽喉痛等。对咯血者应注意防止发生窒息。向患者说明如有少量咳血及痰中带血、咽喉疼痛等不用担心。
2. 观察有无呼吸困难及其他并发症，包括喉与支气管痉挛、支气管穿孔致气胸或皮下气肿、出血、低氧血症、肺炎、菌血症和心血管并发症。

3. **术后禁食 3 ~4 小时**，以免误吸。麻醉消失、咳嗽和呕吐反射恢复后方可进食。进食前让患者试着喝小口水，若无呛咳即可进食。

4. 术后半小时内避免吸烟、谈话和咳嗽，减少对喉部的刺激。

5. 及时留取痰液标本送检，以提高痰检阳性率。

五、呼吸机使用的护理

呼吸机是依靠呼吸机的机械力量，辅助或控制患者的自主呼吸，达到维持和改善通气功能，减少呼吸功耗，减轻心肺负担，缓解呼吸困难的目的。呼吸机分为定容呼吸机、定压呼吸机、定时呼吸机和微电脑控制呼吸机。

【适应证】

（1）阻塞性通气功能障碍，如 COPD 急性加重、哮喘急性发作等。

（2）限制性通气功能障碍，如神经－肌肉病变、间质性肺疾病等。

（3）肺实质病变，如急性呼吸窘迫综合征（ARDS）、重症肺炎、心源性肺水肿等。

（4）心肺复苏，任何原因引起的心跳、呼吸骤停进行心肺复苏时。

（5）需强化气道管理者，如需保持呼吸道通畅、防止窒息和使用某些呼吸抑制药物时。

（6）预防性使用，如心胸外科手术短期使用机械通气可帮助患者减轻呼吸负担，促进术后恢复。

【禁忌证】

机械通气治疗无绝对禁忌证。正压通气的相对禁忌证为：伴有肺大疱的呼吸衰竭、未经引流的气胸和纵隔气肿、严重肺出血、急性心肌梗死、低血容量性休克未补足血容量者。

【操作前准备】

1. 患者准备 ①由于患者对应用呼吸机的效果和安全性不了解，患者常有焦虑和恐惧心理。护士需向患者解释应用呼吸机的重要性，指导患者配合及用非语言方式表达。②协助医生给患者用带气囊的气管导管建立人工气道。

2. 环境准备 病室安静、整洁、温湿度适宜。

3. 用物准备 呼吸机及其他机械通气用物，床边备齐气管插管用品、呼吸机、呼吸机用供氧、供氧设备、抢救车、吸引器，确保用物完整、功能良好。按规程连接呼吸机导管，并接模拟肺，开机检查呼吸机功能完好后，按病情需要和医嘱设置通气参数。

【操作中护理】

1. 正确连接 使用前检查呼吸机各部件性能及运转情况，无异常后连接呼吸机各部件，湿化器内放入滤纸并倒入无菌蒸馏水至上下标记线之间，将减压表与氧气及呼吸机相连接，打开氧气开关，调节减压表压力调节器，依次打开空压机、呼吸机及湿化器开关，连接模拟肺，据患者病情及体重，设置通气方式、呼吸参数及报警界限。

2. 设置报警界限　分钟通气量的上下报警界限为设置通气量的 ±25%，气道压力报警界限，其上限高于吸气峰压或设置压力 1.0kPa（10cmH_2O），下限容量控制通气时高于呼气末压 0.2～0.5kPa（2～5cmH_2O），压力控制通气时为设置压力的 1/2。

3. 确保通气和氧供　如插管时间超过 30 秒尚未成功，需提醒插管医生暂停插管，用简易呼吸器和面罩进行人工给氧和人工通气，防止因严重低氧血症导致心跳呼吸骤停。

4. 吸痰　插管过程中如分泌物多影响插管和通气时，应及时协助吸引。

5. 判断气管插管位置　气管插管插入后，需立即检查气管插管的位置是否正确、恰当。**最常用的方法是听诊法**，用简易呼吸器加压送气，先听诊胃部是否有气过声（如有，说明误插入食管），需防止反复送气听诊造成胃过度充气。如无气过水声，再听诊双肺有无呼吸音，是否对称。**判断气管插管位置最准确的方法是监测呼出二氧化碳波形的改变**。

6. 连接人工气道　调试呼吸机正常运转及呼吸机参数后，向患者气管导管的气囊内充气以封闭气道（压力控制通气可不封闭气道），取下模拟肺，将呼吸机与人工气道连接。较长时间使用呼吸机的患者，可加用深呼吸通气，防止肺不张的发生。确保气管插管位置正确后，放入牙垫，妥善固定插管，清除气道内分泌物，接上呼吸机开始机械通气。测量插管末端到牙齿的距离，并记录。

【操作后护理】

是指从准备停机开始，直到完全停机，拔除气管插管（气管切开除外）和拔管后一段时间的护理，做好本阶段的护理可帮助患者安全地撤离呼吸机。

1. 心理支持　长期接受呼吸机治疗的患者，由于治疗前病情重，经治疗后病情缓解，患者感觉舒适，对呼吸机产生依赖心理，故非常担心停用呼吸机后病情会反复，精神十分紧张。为此，撤机前要向患者（必要时包括家属）解释撤机的重要性、必要性和安全性。

2. 按步骤有序撤机　①调整呼吸机参数：如逐渐减少进气量、进气压力及 FiO_2。②间断使用呼吸机或调节呼吸机模式：如可选用 SIMV、PSV 等，锻炼呼吸肌，帮助患者恢复呼吸功能，要特别注意循序渐进，不可操之过急。③撤机：撤离前应鼓励患者自主呼吸。撤机应在白天进行。如撤机困难，可间歇停用，并逐渐增加停机时间，或采用同步间歇指令性通气（SIMV）加压力支持通气（PSV）方式停机。当患者具备完全撤离呼吸机的能力后，需按以下 4 个步骤进行：撤离呼吸机→气囊放气→拔管（气管切开除外）→吸氧。

3. 呼吸机　停机用毕后，各管道及雾化器、湿化罐应认真进行清洗消毒，正确安装并检查其性能。如有损坏及时维修或更换部件。完好的呼吸机应放在干燥清洁处，确保应急时用。

（张　霞）

答案解析

目标检测

一、A1 型题（以下每一道考题下面有 A、B、C、D、E 五个备选答案，请从中选择一个最佳答案）

1. 呼吸系统疾病最常见的病因是
A. 创伤　B. 过敏　C. 感染
D. 肿瘤　E. 理化因素

2. 呼吸系统疾病最常见的症状是
A. 咳嗽　B. 呼吸困难　C. 胸痛
D. 咯血　E. 胸闷

3. 痰有恶臭味，提示
A. 真菌感染　B. 厌氧菌感染　C. 葡萄球菌感染
D. 肺炎球菌感染　E. 溶血性链球菌感染

4. 咳嗽、咳痰患者的病室温度一般要求为
A. 10～14℃　B. 14～18℃　C. 18～22℃
D. 22～26℃　E. 26～30℃

5. 慢性支气管炎最主要的症状是
A. 咳痰　B. 长期反复咳嗽　C. 喘息
D. 呼吸困难　E. 胸痛

6. 慢性支气管炎并发阻塞性肺气肿的主要表现是
A. 出现逐渐加重的咳嗽
B. 出现逐渐加重的咳痰
C. 出现逐渐加重的胸痛
D. 出现逐渐加重的呼吸困难
E. 出现突然加重的呼吸困难

7. 慢性肺源性心脏病右心室肥大的体征是
A. 口唇明显发绀　B. 语颤减弱　C. 肺部湿啰音
D. 剑突下见心脏搏动　E. 肺动脉瓣区第二心音亢进

8. 支气管哮喘发作时的典型表现是
A. 呼气性呼吸困难　B. 胸闷　C. 咳嗽
D. 咳痰　E. 发绀

9. 快速推注氨茶碱可导致的最严重的后果是
A. 头痛　B. 恶心呕吐　C. 心律失常
D. 血压骤降　E. 猝死

10. 支气管扩张典型的临床表现是

A. 慢性咳嗽、大量脓痰和喘息
B. 慢性咳嗽、大量脓痰和胸痛
C. 慢性咳嗽、大量脓痰和呼吸困难
D. 慢性咳嗽、大量脓痰和反复咯血
E. 慢性咳嗽、大量脓痰和高热

11. 肺炎球菌肺炎的特征性表现是
A. 寒战高热　B. 咳嗽　C. 呼吸困难
D. 铁锈色痰　E. 胸痛

12. 呼吸衰竭的诊断标准是
A. $PaO_2 < 30mmHg$，$PaCO_2 > 80mmHg$
B. $PaO_2 < 40mmHg$，$PaCO_2 > 70mmHg$
C. $PaO_2 < 50mmHg$，$PaCO_2 > 60mmHg$
D. $PaO_2 < 60mmHg$，$PaCO_2 > 50mmHg$
E. $PaO_2 < 70mmHg$，$PaCO_2 > 40mmHg$

二、A2 型题（以下每一道考题下面有 A、B、C、D、E 五个备选答案，请从中选择一个最佳答案）

13. 患者，女，64 岁。慢性支气管炎、阻塞性肺气肿病史多年。近日由于天气寒冷病情加重，今晨起床后剧烈咳嗽，继而出现呼吸困难突然加剧，左侧胸痛明显，叩诊呈鼓音。该患者可能发生了
A. 自发性气胸　B. 支气管哮喘　C. 支气管阻塞
D. 胸腔积液　E. 慢性肺源性心脏病

14. 患者，男，68 岁。咳嗽，咳少量黏液痰，呼吸困难，胸闷，喘息伴发绀。该患者目前的主要护理诊断是
A. 活动无耐力　B. 清理呼吸道无效
C. 营养失调：低于机体需要量　D. 气体交换受损
E. 体液过多

15. 患者，女，66 岁。上呼吸道感染后并发肺炎球菌肺炎，体温 39.2℃，白细胞计数 $6 \times 10^9/L$，中性粒细胞 89%。此时护士要特别注意观察
A. 痰量　B. 有无恶心呕吐　C. 有无休克征象
D. 咳嗽性质　E. 饮食情况

16. 患者，男，32 岁。无心肺疾病史，因车祸胸部挤压伤，突然出现呼吸用力，深快，达 32 次/分，伴明显发绀，该患者可能出现了
A. 慢性呼吸衰竭　B. 自发性气胸　C. 急性肺水肿
D. 急性肺栓塞　E. 急性呼吸窘迫综合征

三、A3/A4 型题（病例组型选择题，以下提供若干案例，每个案例下设若干考题。请根据各考题题干所提供的信息，在每题下面的 A、B、C、D、E 五个备选答案，请从中选择一个最佳答案）

（17～18 题共用题干）

患者，女，70 岁，慢性支气管炎合并阻塞性肺气肿病史 10 年，近日咳嗽加剧、咳大量黏液脓性痰，活动后心悸、乏力、呼吸困难。查体：体温 38.4℃，脉搏 110 次/分，意识清，烦躁不安，发绀，听诊肺部散在湿啰音，肺动脉瓣区第二心音亢进，三尖瓣区收缩期杂音。

17. 该患者可能并发

A. 自发性气胸　　B. 肺性脑病　　C. 支气管哮喘

D. 肺炎球菌肺炎　　E. 慢性肺源性心脏病

18. 下列护理诊断不正确的是

A. 体温过高　　B. 清理呼吸道无效　　C. 体液过多

D. 气体交换受损　　E. 焦虑

（19～20 题共用题干）

患者，女，68 岁。确诊肺炎球菌肺炎，体温由 38.8℃降到了 36℃，脉搏 116 次/分，脉压为 22mmHg，呼吸浅快，烦躁不安，面色苍白，四肢厥冷，尿量减少。

19. 该患者可能出现了

A. 心力衰竭　　B. 呼吸衰竭　　C. 肺性脑病

D. 感染性休克　　E. 气胸

20. 护理过程中，观察该患者病情变化最重要的指标是

A. 意识状态　　B. 血压、脉搏　　C. 体温变化

D. 呼吸频率　　E. 面色变化

四、思考题

1. 如何判断咯血的程度？
2. 简述阻塞性肺疾病的典型体征。
3. 简述呼吸衰竭患者氧疗有效的指征。

（张　霞）

书网融合……

微课 1　　微课 2　　自测题

第三章 循环系统疾病患者的护理

循环系统由心脏、血管和调节血液循环的神经体液组成。主要功能是为全身各组织器官运输血液，将**氧**、**营养物质**输送到组织，同时将组织代谢产生的**废物和** CO_2 运走，从而保证人体正常的新陈代谢和内环境的相对稳定。心脏分为四个腔，即左、右心房和左、右心室（图 3－1）；**左心房、室之间有二尖瓣，右心房、室之间有三尖瓣**；左心室与主动脉之间有主动脉瓣，右心室与肺动脉之间有肺动脉瓣。**瓣膜的主要功能是防止血液反流和分流**。心壁由内向外依次分为心内膜、肌层和心外膜共 3 层，心外膜与心包壁层形成**心包腔**，腔内有少量积液起**润滑作用**。心脏的营养血管为**冠状动脉，起源于主动脉根部**。其中窦房结血液供应来自右冠状动脉（60%）和回旋支（40%）。心脏传导系统包括**窦房结**、结间束、**房室结**、**房室束**、左右束支**和浦肯野纤维网**，其中窦房结**自律性最高**，为**心脏正常的起搏点**。

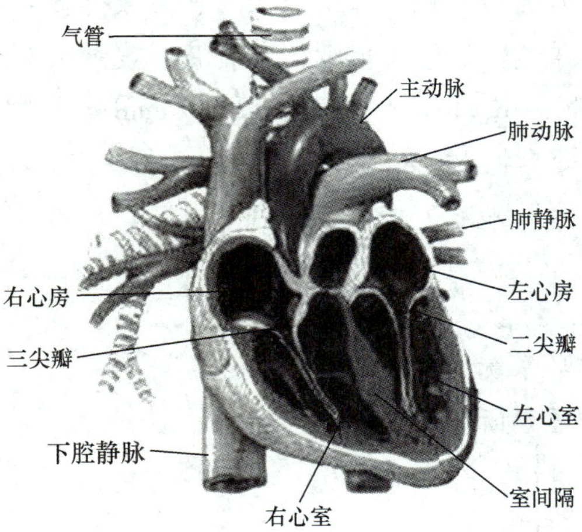

图 3－1　心脏瓣膜解剖结构

循环系统的血管分为动脉（阻力血管）、静脉（容量血管）和毛细血管（功能血管）3 类。

调节循环系统的神经是交感神经和副交感神经。交感神经兴奋时，心率加快、心肌收缩力增强、外周血管收缩、血管阻力增大、血压升高；副交感神经兴奋时，心率减慢、心肌收缩力减弱、外周血管扩张、血管阻力减小、血压下降。循环系统还受体液因素的调节，如肾素－血管紧张素－醛固酮系统（RAAS）、血管内皮因子、某些激素及代谢产物等，其中 RAAS 对调节钠－钾平衡、血容量和血压起重要作用。

循环系统疾病包括心脏病和血管病，合称心血管病，常见病因包括先天发育异常、动脉硬化、风湿热、高血压、内分泌代谢异常、自主神经功能失调、理化因素、肿瘤、遗传及全身性疾病。循环系统疾病的常见症状有**心源性水肿、心源性呼吸困难、心前区疼痛、心悸、心源性晕厥等**。

第一节　概　述

PPT

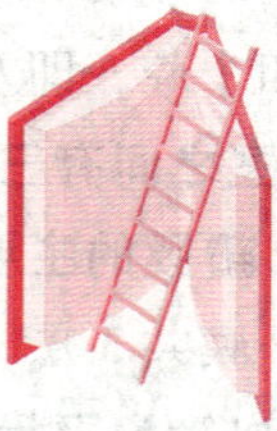

【学习目标】

1. **掌握**　循环系统疾病常见症状的病因、身体状况、护理措施。

2. **熟悉**　循环系统疾病常见症状的常见护理诊断、健康指导。

3. **了解**　循环系统疾病常见症状的伴随症状和辅助检查。

案例分析

患者，男，39岁。风湿性心脏病二尖瓣狭窄间歇发作8年，每年冬季易加重，平日坚持服用地高辛及利尿剂。1周来咳嗽，咳黄痰、发热，3天来心悸、气短加重入院。护理体检：T 38.7℃，R 26次/分，BP 120/70mmHg，神志清楚，口唇、甲床发绀，可见颈静脉怒张，心界扩大，心率120次/分，律不齐，两肺满布干湿啰音，肝肋下3指，双下肢呈凹陷性水肿。

问题

1. 该患者有哪些循环系统的症状体征？
2. 说出该患者的护理诊断。

一、心源性呼吸困难

心源性呼吸困难是指由于各种心血管疾病所引起的呼吸困难。

【病因】

1. 左心衰竭　**最常见**，由于肺循环淤血致气体交换障碍。

2. 其他　可见于右心衰竭、心包积液、心脏压塞等。

【护理评估】

（一）健康史

询问患者有无高血压、冠心病等可导致左心衰的原发性心脏病；有无感染、精神紧张、过度劳累等诱因；了解呼吸困难的发生、发展特点、持续时间及诊治情况等。

（二）身体状况

1. 劳力性呼吸困难　是心源性呼吸困难最早出现的症状，于**体力活动时发生**或加重，**休息后缓解**或消失。

2. 夜间阵发性呼吸困难　**是心源性呼吸困难的典型表现**。患者于**夜间睡眠中突然憋醒**，**被迫坐起**，严重者双肺可闻及哮鸣音，称为“心源性哮喘”。轻者于端坐休息后自行缓解。其发生机制为平卧位回心血量增加；夜间迷走神经张力增高；横膈上抬。

3. 端坐呼吸　为严重肺淤血的表现，患者不能平卧，被迫采取半坐卧位、**端坐位**，甚至**双腿下垂以缓解症状**。

4. 急性肺水肿　是左心衰竭呼吸困难中**最严重**的表现形式。伴发绀、咳嗽及典型者**咳粉红色泡沫痰**。

（三）心理－社会状况

患者呼吸困难逐渐加重，影响日常生活和睡眠，出现烦躁、焦虑心理；因病情复发甚至可出现抑郁、悲观心理。

（四）辅助检查

做血气分析检查，以判断缺氧程度及酸碱失衡状况；胸部X线检查可帮助了解心脏病变及肺淤血、肺水肿的情况。

【常见护理诊断】

1. 气体交换受损　与肺淤血、肺水肿或伴有肺部感染有关。

2. 活动无耐力　与机体缺氧有关。

【护理措施】

1. 一般护理　呼吸困难明显时应卧床休息。根据病情取高枕卧位、半坐卧位或端坐位等，可使用床旁桌供患者休息；保持病室环境舒适、安静、整洁以利于患者休息；空气新鲜、流通，温度、湿度适宜；患者衣物宽松、被褥轻软舒适，以减轻憋闷感。

2. 氧疗　氧疗对纠正缺氧、减少缺氧性器官损害、保护心脏功能具有重要意义。方法有鼻导管法、面罩法、无创正压通气吸氧法等。

3. 病情观察　密切观察病情变化，详细记录生命体征、意识状态、皮肤黏膜颜色等情况，必要时配合抢救。

4. 用药护理　遵医嘱给予强心、利尿、扩血管等药物，注意观察药物疗效及不良反应。注意控制输液速度，以20～30**滴/分为宜**，防止加重心脏负荷。24小时输液**总量控制在**1500ml**内为宜**。

5. 心理护理　倾听患者诉求，与患者家属一起，鼓励患者保持良好的心态，积极配合治疗与护理。

6. 健康指导　指导患者积极治疗原发病，以防病情加重；保持良好心态；注意休息，避免过劳、情绪激动；预防感染，以免诱发心源性呼吸困难。

二、心源性水肿

心源性水肿是指由于心力衰竭引起**体循环静脉淤血**，使机体组织间隙有过多的液体积聚。

【病因】

1. 右心衰竭　为**最常见**病因。

2. 其他　也可见于全心衰竭、渗出性心包炎或缩窄性心包炎等。

【护理评估】

（一）健康史

询问水肿出现时间、部位、程度、发展速度和与体位的关系；24 小时出入液量；对机体的影响；诊疗情况等。

（二）身体状况

1. 水肿的特征　早期出现在**身体下垂部位**，如双侧**足踝**、胫前，长期卧床者则出现于**腰骶部及会阴**或阴囊等，严重水肿时可出现胸腔积液或腹腔积液。活动后水肿加重，**休息后缓解或消失**。水肿为对称性、凹陷性。

2. 伴随状况　因循环障碍，水肿部位可出现皮肤青紫、感觉迟钝，易发生破溃、压疮和感染；因水肿发生和利尿剂使用有关，可伴有尿量、体重或腹围等改变及水、电解质紊乱。

（三）心理-社会状况

因水肿久不消退甚至形象改变易使患者出现焦虑、烦躁等心理；因病情反复发作影响患者工作和生活，可出现悲观、绝望等心理。

（四）辅助检查

血常规和血液生化检查，有助于了解有无低蛋白血症及电解质紊乱等。

【常见护理诊断】

1. 体液过多　与体循环淤血、低蛋白血症有关。

2. 有皮肤完整性受损的危险　与水肿部位皮肤营养不良或局部长期受压有关。

【护理措施】

（一）一般护理

1. 休息与活动　轻度水肿者应限制活动，重度水肿者应卧床休息，**合并腹水或胸水**者协助**采取半卧位**，并抬高下肢，以利于静脉回流，减轻或消除水肿。

2. 饮食护理　给予**低盐**、**适量蛋白**、**易消化的饮食**，**食盐**摄入量≤5g/d。**限制含钠多的食品及饮料**，如腌制食品、香肠、罐头、酱油、味精、海产品及碳酸饮料等。

3. 皮肤护理　保持床褥柔软、整洁、干燥，协助患者定时更换体位。穿着柔软、宽松、舒适的衣服。严重水肿者可使用气垫床；会阴部水肿时，男患者可**用托带支托阴囊部**；肌内注射要严格消毒后做深部注射，拔针后以无菌棉球按压避免药液外渗；一旦皮肤破损或溃烂时，遵医嘱进行相应处理。

（二）病情观察

准确记录24小时液体出入量，每日晨起后排尿、于早餐前**测量体重1次**；注意观察水肿的消长情况及其受压处皮肤状况，如有异常及时采取相应措施；伴腹水者每天测量腹围一次。

（三）用药护理

利尿剂的护理见本章第二节中“慢性心力衰竭”。

（四）健康指导

1. 生活指导　向患者及家属说明低盐饮食的重要性，合理安排饮食，预防便秘。

2. 疾病知识指导　指导患者积极治疗原发病，避免诱因。注意保护水肿部位的皮肤。

三、心前区疼痛

心前区疼痛是指由各种理化因素刺激支配心脏、主动脉或肋间神经的感觉神经纤维引起的心前区或胸骨后疼痛。

【病因】

1. 冠状动脉粥样硬化性心脏病　以**心绞痛**及急性心肌梗死**最常见**。

2. 其他　梗阻性肥厚型心肌病、急性心包炎及心脏神经症等引起。

【护理评估】

（一）健康史

询问患者有无心绞痛、心肌梗死、急性心包炎等循环系统疾病病史；发作是否与神经因素有关；有无心血管病家族史。

（二）身体状况

1. 疼痛的特点　注意疼痛部位、性质、程度、持续时间、诱发和缓解因素。心绞痛与急性心肌梗死疼痛特点详见本章第六节；急性主动脉夹层动脉瘤患者可出现胸骨后或心前区撕裂样剧痛或烧灼痛，可向背部放射；急性心包炎呈刺痛，持续时间长，可因呼吸或咳嗽而加剧；心脏神经症心前区呈针刺样疼痛，部位不定，与活动无关，伴神经衰弱表现。

2. 伴随症状　心肌梗死及急性主动脉夹层动脉瘤常伴大汗、血压下降或休克；急性心包炎常伴有咳嗽、呼吸困难；心脏神经症可伴失眠、多梦等。

（三）心理－社会状况

心前区疼痛反复发作，影响患者的工作和生活，患者可出现焦虑、恐惧等心理。

（四）辅助检查

心电图、超声心动图、X 线检查等可协助判断疼痛病因。

【常见护理诊断】

1. **急性疼痛** 与冠状动脉供血不足、炎症累及心包或胸膜壁层有关。
2. **恐惧** 与剧烈疼痛伴濒死感有关。

【护理措施】

1. **一般护理** 疼痛发作时，立即协助患者安静卧床休息，减少探视，安慰患者，减轻其紧张不安感；避免过度体力劳动、用力排便、情绪激动、饱餐及寒冷等诱因。
2. **减轻疼痛** 遵医嘱给予镇静剂、镇痛剂等，并注意副作用；根据病情合理给氧。
3. **观察病情** 观察疼痛发作的部位、性质、持续时间及诱因。发作时立即描记心电图，以了解冠状动脉供血情况。
4. **心理护理** 指导患者采用放松技术如深呼吸、全身肌肉放松，病情允许时可让患者收听广播、看电视、听音乐等，必要时遵医嘱使用镇静剂。
5. **健康指导** 指导患者保持乐观、稳定的情绪，良好的心态；避免单独外出，以免发生意外；积极寻找并避免诱因。

四、心悸

心悸是指患者自觉心脏跳动的不适感或心慌感。

【病因】

1. **心律失常** **最常见**，如心动过速、心动过缓、期前收缩等。
2. **器质性心脏病** 如高血压性心脏病、心瓣膜病及先心病等。
3. **全身性疾病** 如甲状腺功能亢进、贫血、发热等所致心率加快。
4. **生理性因素** 正常人在剧烈运动、精神紧张、饮浓茶或咖啡等情况时。
5. **心脏神经症** 多见于青年女性。

【护理评估】

（一）健康史

询问患者有无心血管系统疾病、贫血及甲亢等病史；发作前有无情绪激动、剧烈活动、用药、饮酒等诱因；了解患者既往发作情况及缓解方式。

（二）身体状况

心悸的严重程度不一定与病情轻重成正比，初发、突发或患者于紧张焦虑时心悸较明显；慢性心律失常者经自身适应后则感觉较轻。心悸一般无危险性，但少数由严重心律失常所致者可发生猝死。

（三）心理 - 社会状况

患者因心悸突然出现或持久不消失，常有紧张、焦虑甚至恐惧感。

（四）辅助检查

心电图检查可确诊有无心律失常；心肌酶谱、甲状腺功能检查、胸部 X 线检查等，可协助判断心悸的病因。

【常见护理诊断】

心悸　与各种原因所致的心脏搏动增强有关。

【护理措施】

1. 一般护理　向患者解释焦虑不安等不良的情绪可加重心悸；建立良好的生活及饮食习惯，避免辛辣、刺激性的食物，避免过饱，禁饮浓茶、咖啡和酒；保持环境安静，协助患者做好生活护理；心悸明显者应卧床休息，但应**避免左侧卧位**，心悸严重影响睡眠者，可遵医嘱服用少量镇静剂。

2. 病情观察　密切观察心率和心律的变化，必要时实施心电监护。

3. 健康指导　指导患者保持乐观、稳定的情绪，积极参加社会活动，建立良好的生活秩序，以减轻心悸感。

五、心源性晕厥

心源性晕厥是因心排血量骤减或中断，使脑供血骤然减少或停止而出现的短暂意识丧失。一般心脏供血暂停 3 **秒以上**即可发生晕厥，表现为**一过性黑矇**、肌张力降低或丧失，**不伴意识障碍；5 秒以上可发生晕厥；超过** 10 **秒**可出现**抽搐**，称阿－斯综合征（Adams－Stokes syndrome），又称心源性脑缺血综合征。

【病因】

1. 心律失常　如病态窦房结综合征、室性心动过速、高度房室传导阻滞等。

2. 器质性心脏病　如严重主动脉瓣狭窄、梗阻性肥厚型心肌病、急性心肌梗死、心脏压塞等。

【护理评估】

（一）健康史

询问患者有无心脏病和其他疾病病史；发作前有无活动、恐惧、紧张、剧痛及排尿等明显诱因。

（二）身体状况

多在用力或活动时发生短暂的意识丧失或伴抽搐，一般在 1～2min 内恢复；发作前可有心悸、乏力、出汗、头昏、黑矇等先兆症状；发作时可伴有发绀、呼吸困难、心律不齐、血压下降等表现。严重发作者可发生猝死。

（三）心理－社会状况

患者醒后自觉病情严重，思想负担沉重，出现紧张、焦虑等情绪。

（四）辅助检查

心电图、动态心电图及超声心动图有助于心源性晕厥的病因诊断。

【常见护理诊断】

1. **有受伤的危险** 与晕厥发生时意识丧失导致摔倒有关。

2. **焦虑** 与晕厥频繁发作有关。

【护理措施】

1. **一般护理** 频繁发作者应卧床休息，避免剧烈活动、情绪激动；告知患者如有晕厥先兆时，**应立即下蹲或平卧**，以免摔伤。

2. **发作时处理** 晕厥发作时，立即安置患者**平卧**于空气流通处，**头低位**，松开衣领，以改善脑供血，注意保暖；必要时给予氧气吸入；密切观察患者生命体征、神志、瞳孔及尿量的变化，一旦出现意识丧失、呼吸停止及抽搐，应立即配合医生进行抢救。

3. **健康指导** 指导患者积极治疗原发病，保持良好心态，避免独处，以免发生意外。

（高秀霞）

第二节　心力衰竭患者的护理

PPT

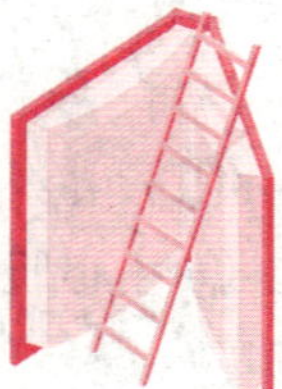

【学习目标】

1. **掌握** 心力衰竭患者的身体状况、心功能分级和护理措施。

2. **熟悉** 心力衰竭患者的辅助检查、治疗要点及健康指导。

3. **了解** 心力衰竭的病因、诱因和发病机制。

案例分析

患者，男，75岁。冠心病病史8年，3年前出现劳累后胸闷，气短。2天前因呼吸道感染出现咳嗽、咳痰，痰中带血丝，入睡后因突然憋气而惊醒，被迫坐起时闻及哮鸣音，坐起20分钟后憋气缓解，可继续入睡。

护理体检：T 36.8℃，P 108次/分，R 22次/次，BP 130/85mmHg。呼吸急促，口唇青紫，面色灰白。双肺底湿啰音。心率108次/分，律齐，心尖区闻及舒张期奔马律。腹平软，肝脾未及肿大。双下肢无水肿。

辅助检查：心电图示陈旧性心梗、ST－T改变。

临床初步诊断：冠心病、慢性左心衰竭。

问题

1. 说出该患者的基本病因和诱因。
2. 列出该患者的护理诊断。

心力衰竭简称心衰，是各种心脏病引起心肌收缩力下降，心排血量不能满足机体组织代谢需要，出现器官、组织血液灌注不足，以**肺循环和（或）体循环淤血**为临床表现的一组综合征，又称为充血性心力衰竭。伴有临床症状的心功能不全称为心力衰竭。

依据心衰发病的缓急分为急性和慢性心衰，**以慢性居多**；按其发生部位，分为左心衰、右心衰和全心衰。按生理功能分为收缩期和舒张期心衰。

一、慢性心力衰竭

慢性心衰是心血管疾病的最终末归宿，也是**最主要死亡原因**。目前，**冠心病是我国慢性心衰最常见的病因**。

【病因】

（一）基本病因

1. 原发性心肌损害　缺血性心肌损害以**冠心病心肌缺血**和**心肌梗死最常见**；心肌炎和心肌病、心肌代谢障碍以糖尿病心肌病最常见；其他如甲亢、甲减所引起的心肌病、心肌淀粉样变性等。

2. 心脏负荷过重

（1）容量负荷（前负荷）过重　见于**二尖瓣关闭不全、主动脉瓣关闭不全、房间隔缺损、室间隔缺损**、动脉导管未闭。也见于全身血容量增多的疾病如慢性贫血、甲亢。

（2）压力负荷（后负荷）过重　见于**高血压、主动脉瓣狭窄**、肺动脉高压、肺动脉瓣狭窄等。

（二）诱因

1. 感染　是心衰**最主要的**诱因，以**呼吸道感染最常见、最重要**。

2. 心律失常　房颤是诱发心衰的**重要原因**。

3. 血容量增加　如输液过多过快、钠盐摄入过多等。

4. 过度体力消耗或情绪激动　如妊娠后期和分娩期、精神过于激动时。

5. 其他　风湿活动，合并甲亢、贫血及不恰当停用利尿剂、降压药等。

【护理评估】

（一）健康史

询问患者原有心脏病病史；评估是否存在诱因。

（二）身体状况

1. 左心衰竭 主要表现为**肺循环淤血**和心排血量降低。

（1）症状 ①呼吸困难：**劳力性呼吸困难是左心衰竭最早和最常见的症状**，左心衰竭最典型的表现是**夜间阵发性呼吸困难**（又称**心源性哮喘**），表现为入睡后突然因憋气而惊醒，被迫坐起。晚期出现端坐呼吸，**最严重**可发生**急性肺水肿**。②咳嗽、咳痰、咯血：因肺泡和支气管黏膜淤血而出现咳嗽、咳痰，常始于**夜间**，坐位时可减轻或消失；如发生急性肺水肿时，**咳粉红色泡沫样痰**。长期肺淤血引起肺静脉压升高，肺循环和支气管循环间形成侧支，致支气管黏膜下血管扩张，一旦破裂可致大咯血。③其他：因器官、组织灌注不足及心率加快，可出现乏力、疲倦、头晕、心悸等；严重左心衰竭血液再分配时可出现少尿及肾功能损害症状。

（2）体征 ①心脏体征：除原有心脏病体征外，心尖部**舒张期奔马律**及肺动脉瓣区第二心音亢进。②**两肺底部可闻及散在湿啰音**。

2. 右心衰竭 主要表现为**体循环淤血**。

（1）症状 ①消化道症状：是**右心衰竭较早**的症状，因胃肠道及肝淤血出现**食欲不振**（**纳差**）、腹胀、**恶心**、**呕吐**等。②呼吸困难：单纯性右心衰竭和继发于左心衰竭的右心衰竭都有明显的呼吸困难。

（2）体征 ①颈静脉征：颈静脉搏动增强、充盈或怒张是右心衰竭的**主要体征**，肝－颈静脉反流征阳性则**更具有特征性**。②水肿：体静脉压力升高所致。**始于身体低垂部位**，呈**对称性**、**凹陷性**。重者全身水肿，并伴有胸水、腹水。③肝脏肿大：可伴压痛，持续右心衰竭可导致心源性肝硬化。④心脏体征：除原有心脏病体征外，右心室显著增大致心浊音界向两侧扩大。

3. 全心衰竭 多为右心衰竭继发于左心衰竭而形成全心衰竭。因右心衰竭时右心排血量减少，使**肺淤血症状减轻**。因机体缺氧加剧而致发绀加重。

4. 心功能评估

（1）美国纽约心脏病学会（NYHA）心功能分级见表3－1。以患者对体力活动的耐受程度为主要依据。

表3－1 1928年NYHA心功能分级

分级	依据及特点
Ⅰ级	心脏病患者日常体力活动**不受限**。一般活动**不引起**乏力、呼吸困难等心衰症状
Ⅱ级	心脏病患者体力活动**轻度受限**。休息时无自觉症状，**日常活动即可**出现心衰症状，休息后**很快缓解**
Ⅲ级	心脏病患者体力活动**明显受限**。**低于一般日常活动**即可出现心衰症状，**休息较长时间**方可缓解
Ⅳ级	心脏病患者**不能从事任何体力活动**。**休息状态时也有心衰症状**，活动后加重

（2）6分钟步行试验 通过评定慢性心衰患者的运动耐力评价心衰严重程度和疗效。**安全**、**简便易行**。要求患者在平直走廊尽快行走，测定其6分钟的步行距离。①轻度：>450m；②中度：150～450m；③重度：<150m。

（三）心理-社会评估

患者遭受长期疾病折磨，体力活动受限，自理能力下降，常使患者及家属有焦虑、内疚、悲观、绝望甚至对死亡恐惧的心理。

（四）辅助检查

1. X 线检查　左心衰患者主要有心影扩大及肺门阴影增大，肺纹理增加等肺淤血表现；右心衰患者有右心室增大，有时伴胸腔积液表现。

2. 超声心动图　更准确反映心腔大小变化、心瓣膜结构及功能。正常左室射血分数（LVEF 值）>50%。

3. 放射性核素检查　放射性核素心血池显影，有助于判断心脏大小、计算射血分数和左室最大充盈速率，反映心脏舒张功能。

4. 心导管检查　用漂浮导管测定肺毛细血管楔压（PCWP）、心排出量（CO）、心脏指数（CI）、中心静脉压（CVP）。其中 PCWP >18mmHg **时即出现肺淤血，提示左心功能不全**。

5. 血液检查　血浆 B 型利钠肽（BNP）和氨基酸末端 B 型利钠肽前体（NT-proBNP）测定，是心衰诊断、鉴别诊断、判断心衰严重程度及疗效的重要指标。

（五）治疗要点

心衰治疗目标是防止和延缓心衰的发生发展；缓解症状，提高生活质量；改善预后，降低死亡率和住院率。治疗原则是采取综合治疗措施，治疗原发病，减轻代偿机制的负性效应，阻止和延缓心室重塑。

1. 治疗病因，消除诱因　控制高血压；应用药物、介入或手术治疗改善冠心病心肌缺血；心瓣膜病的手术治疗等；积极控制感染；对于心室率较快的心房颤动，及时复律或控制心室率；治疗贫血和甲亢。

2. 一般治疗　包括选择合理运动、休息方式，加强饮食和体重管理。

3. 药物治疗

（1）利尿剂　其是心衰治疗中改善心衰症状的基石，通过排钠排水**减轻心脏容量负荷，但不能作为单一治疗**。适量应用最重要，原则上长期使用最低有效剂量、间断使用，保钾和排钾利尿剂联合应用。常用利尿剂作用及注意事项见表 3-2。

表 3-2　常用利尿剂作用及注意事项

类别	药物种类	作用于肾脏部位	主要不良反应
排钾	氢氯噻嗪	远曲小管近端和髓袢升支远端，抑制钠的重吸收	**轻度心衰首选**。血钾低、血糖高、**尿酸高（痛风者慎用）**
	呋塞米	髓袢升支粗段，排钠排钾	强效利尿剂，**低血钾**
保钾	螺内酯 氨苯蝶啶 阿米洛利	远曲小管远端，拮抗醛固酮，抑制 Na^+-K^+ 交换	高血钾

（2）肾素-血管紧张素-醛固酮系统抑制剂（RAAS 抑制剂）

1）血管紧张素转换酶抑制剂（ACEI） 是目前治**疗慢性心衰的首选用药**。通过抑制 ACE，减少血管紧张素Ⅱ（ATⅡ）生成，从而抑制 RAAS；抑制交感神经兴奋，还可以延缓心室重塑，维护心肌功能，降低远期死亡率。常用药物有卡托普利、贝那普利、培哚普利、咪达普利、赖诺普利等。最常见的不良反应为刺激性干咳，还可有低血压、肾功能一过性恶化、高血钾。妊娠期女性、血管性水肿和无尿性肾衰竭者、ACEI 过敏者禁用。低血压、高血钾（>5.5mmol/L）、双侧肾动脉狭窄、血肌酐明显升高（>265μmol/L）者慎用。

2）血管紧张素受体阻滞剂（ARB） 作用与 ACEI 相似，心衰患者首选 ACEI 引起干咳不能耐受时改用 ARB，常用药有坎地沙坦、氯沙坦、缬沙坦。

3）醛固酮受体拮抗剂 可抑制心血管重构、改善心衰的远期预后。常用药有螺内酯。但需注意血钾的监测。

（3）β 受体阻滞剂 对抗交感神经过度兴奋，延缓病变进展，改善预后，降低住院率和死亡率。因具有负性肌力作用，应用需十分谨慎，应待心衰病情稳定、已无液体潴留后由小剂量开始。常用卡维地洛、美托洛尔、比索洛尔等。**支气管痉挛性疾病、严重心动过缓、二度及以上房室传导阻滞、重度急性心衰禁用**。

（4）ACEI/ARB、β 受体阻滞剂和醛固酮受体拮抗剂三药合用可产生相加或协同作用，被称为“金三角”，成为慢性心衰的基本治疗方案。

（5）正性肌力药

1）洋地黄类药物：为**最常用的强心剂**。具有**增强心肌收缩力和减慢心率作用**。

适应证：充血性心力衰竭，尤其是对伴有快速心房颤动/心房扑动的收缩性心力衰竭是应用洋地黄的最佳指征。

禁忌证：严重房室传导阻滞、肥厚性梗阻型心肌病、急性心肌梗死 24 小时内。洋地黄中毒或过量者为绝对禁忌证。

常用制剂：①地高辛：中效口服片剂，用于中度心衰维持治疗。②毛花苷 C：速效静脉制剂，特别**适用于心衰伴快速心房颤动者**。③毒毛花苷 K：快速静脉制剂，用于急性心衰。

中毒表现：①心血管系统表现：是较严重的毒性反应，常出现各种心律失常，以**室早二联律最常见**，常有室上性心动过速伴房室传导阻滞、窦性心动过缓等。②胃肠道表现：**最常见**，如食欲不振、**恶心**、**呕吐**。③神经系统表现：视物模糊、**黄视**绿视、头晕、头痛等。④心电图：ST **段呈鱼钩样**改变。

2）非洋地黄类正性肌力药：①肾上腺素能受体兴奋剂：能增强心肌收缩力，扩张血管。如多巴胺、多巴酚丁胺。②磷酸二酯酶抑制剂：如氨力农、米力农，通过抑制磷酸二酯酶活性，增强心肌收缩力。

【常见护理诊断】

1. 气体交换受损 与左心衰竭致肺循环淤血有关。

2. 活动无耐力 与心排血量下降有关。

3. 体液过多 与右心衰竭致体循环淤血、钠水潴留、低蛋白血症有关。

4. 潜在并发症 洋地黄中毒。

【护理措施】

（一）一般护理

1. 休息与活动 患者心功能状态决定其活动量见表3－3。

表3－3 心功能分级及休息与活动方式

分级	休息与活动方式
Ⅰ级	**不限制**一般体力活动，**避免**剧烈运动和**重体力劳动**
Ⅱ级	**适当限制**体力活动，**增加午睡时间**，可做轻体力工作和家务劳动
Ⅲ级	**严格限制**一般体力活动，日常生活可以自理或在他人协助下自理
Ⅳ级	**不能从事任何体力活动**。**绝对卧床休息**，生活需要他人照顾

注：当病情好转后，鼓励患者应尽早适量活动，避免静脉血栓形成。

2. 饮食护理 给予**低热量**、**低盐**、易消化、产气少、富含丰富维生素的饮食。**盐≤5g/d**，如心功能**Ⅲ级**、**Ⅳ级**，则分别<2.5g/d **和** <1g/d。应用利尿剂者适当放宽。**限制含钠量高的食品**如发酵面食、腌制品、碳酸饮料、罐头、味精等。严重心衰者入液量控制在1.5～2.0L/d，应用排钾利尿剂时，适当补充深色蔬菜、瓜果、红枣、蘑菇、豇豆等含钾丰富食物。

3. 口腔护理 特别是呼吸困难患者因张口呼吸易发生口干和口臭，需口腔护理以防止感染。

4. 皮肤护理 加强患者皮肤护理，预防压疮及皮肤感染的发生；帮助患者翻身或改变体位时避免拖、拉等动作；阴囊水肿者应注意阴囊周围皮肤清洁、干燥，必要时**使用阴囊托**。

5. 保持大便通畅 增加粗纤维食物，适量饮蜂蜜水，腹部按摩，必要时给缓泻剂。

（二）心理护理

关心、安慰患者，鼓励其表达内心感受，指导其自我调整；给患者以安全感；必要时遵医嘱应用镇静剂。

（三）病情观察

观察呼吸困难有无好转、发绀、水肿、肺部啰音有无减轻，水肿处皮肤有无破损或压疮，必要时监测24小时出入液量，尿量<30ml/h时应报告医生。注意观察下肢皮肤温度、颜色，有无肿胀，及时发现和处理下肢静脉血栓形成。

（四）用药护理

1. 使用利尿剂的护理 应重点监测血钾、出入液量、水肿及体重等情况。应用排钾利尿剂注意有无乏力、腹胀、肠鸣音减弱等低血钾症状，应**多食含钾丰富食物**，如深色蔬菜、瓜果、红枣、菇类、豆类等，必要时遵医嘱补充钾盐。口服补钾宜饭后服用或与果汁同服，以减轻胃肠道不适。静脉补钾浓度**不宜超过**0.3%。保钾利尿剂可有胃肠道反应、嗜睡、乏力、皮疹、**高血钾**等不良反应，少尿或无尿时慎用。**利尿剂宜早晨或日间给药**，以免夜间排尿过频影响患者休息。

2. 使用洋地黄药物护理 ①其**用量个体差异很大**，老年人及心肌缺血缺氧、重度心力衰竭、低钾低镁血症、肾功能减退者等状态对其较敏感，应严密观察用药反应。②洋地黄**不能与**奎尼丁、普罗帕酮、维拉帕米、钙剂、胺碘酮等**药物合用**，以免增加药物毒性。③必要时**监测血药浓度**。④给药前询问有无消化道症状及视力变化，测心率、脉搏（至少1分钟），当**脉搏<60次/分或节律不规则，应暂停服药并通知医生**。

洋地黄中毒处理：①**应立即停药**。②停用排钾利尿剂，血钾低则口服或静脉补钾。③纠正心律失常：**快速**心律失常应用**利多卡因**或苯妥英钠，禁用电复律；传导阻滞及**缓慢**性心律失常者可给予**阿托品**，必要时**安置临时起搏器**。

3. 使用血管扩张剂的护理 应用时需密切观察血压和心率，尤其静脉给药时需注意使血压维持在安全范围，以免发生低血压。

（五）健康指导

1. 生活指导 合理安排活动与休息，保证睡眠充足，制定个体化运动计划，如平地散步、打太极拳、练气功等，做好运动监测。合理饮食，戒烟酒，防止便秘。指导患者家属给予支持，树立战胜疾病信心，保证患者情绪稳定。

2. 疾病知识指导 避免诱发因素，严格遵医嘱服药，不随意增减或撤换药物；教会患者识别洋地黄中毒反应；用血管扩张剂者，防止直立性低血压。育龄妇女应在医生指导下决定是否妊娠与自然分娩。定期门诊复查，防止病情发展。

二、急性心力衰竭

急性心力衰竭是指心肌遭受急性损害或心脏负荷突然增加，使心排出量急剧下降，导致组织器官灌注不足和急性淤血综合征。以**急性左心衰竭最常见**，多表现为急性肺水肿或心源性休克。

【病因】

1. 急性心肌坏死或损伤 如**广泛前壁心肌梗死**、重症心肌炎。

2. 急性血流动力学改变 如急性心瓣膜功能障碍。

诱因包括**快速性**心律失常或严重心动过缓、感染、**输液过多、过快**等。

【发病机制】

心肌收缩力突然减弱，心排出量急剧减少，导致左室舒张末压迅速升高，肺静脉回流受阻，肺静脉压骤然升高，肺毛细血管压随之升高，使血管内液体渗入到肺间质和肺泡内形成急性肺水肿，严重时可发生心源性休克。

【护理评估】

（一）健康史

了解患者既往心脏病病史，评估有无急性广泛前壁心肌梗死及急性血流动力学改变因素。

（二）身体状况

突发**严重呼吸困难**，呼吸频率常达 30～50 **次/分**，呈端坐呼吸，咳嗽、**咳大量粉红色泡沫样痰**；有窒息感、伴极度烦躁不安、大汗淋漓、口唇青紫、面色苍白。查体可见心率和脉率增快，**两肺满布湿啰音和哮鸣音**，心尖部可闻及**舒张期奔马律**。

（三）心理－社会状况

患者因病情危重、有窒息感，易产生恐惧心理，极度烦躁。家属心理也极度恐慌。

【常见护理诊断】

1. **气体交换受损**　与急性肺水肿有关。
2. **恐惧**　与呼吸困难有关。
3. **清理呼吸道无效**　与肺淤血、呼吸道内大量泡沫痰有关。
4. **潜在的并发症**　心源性休克、呼吸道感染、下肢静脉血栓形成。

【护理措施】

（一）体位

置患者于**双腿下垂的端坐位**，以利于呼吸，减少静脉回流，从而减轻心脏负担。

（二）氧疗

高流量（6～8L/min）、**乙醇湿化**（20%～30%）**间断鼻导管吸氧**，以**降低肺泡内泡沫的表面张力**，改善肺泡通气。病情严重者采用面罩呼吸机持续正压（CPAP）或双水平气道正压（BiPAP）给氧。

（三）迅速建立两条静脉通路，遵医嘱正确使用药物

1. **吗啡**　有镇静并扩张小血管作用，皮下注射或静推 3～10mg，从而减轻心脏负荷作用。老年人酌减或肌注；伴颅内出血、神志障碍、慢性肺部疾病时禁用。

2. **快速利尿**　静脉注射呋塞米 20～40mg，本药兼具扩张静脉作用。严格记录出入液量。

3. **血管扩张剂**　①硝普钠缓慢静脉滴注：扩张动、静脉，应**现用现配**，注意**避光**，连续使用不宜超过 24 小时，以免氰化物中毒。②硝酸甘油静脉滴注：可扩张小静脉，降低回心血量。③酚妥拉明静脉滴注：扩张小动脉及毛细血管。

4. **强心剂**　毛花苷 C（西地兰）0.4mg 稀释后**缓慢**静注，近期使用过洋地黄药物的患者，应注意洋地黄中毒。**急性心肌梗死 24 小时内一般不宜使用**。

5. **氨茶碱**　稀释后**缓慢静注**，除解除支气管痉挛，具有正性肌力、扩血管、利尿作用。

（四）病情观察

密切观察患者的生命体征、意识、尿量、皮肤颜色及温度、肺部啰音等变化。入液量一般控制在1500ml/d，不超过2000ml/d。

（五）心理护理

医护人员在抢救时须保持镇静、操作熟练、忙而不乱，增强患者信任感与安全感。给予精神安慰及心理支持，减轻焦虑和恐惧。

（六）健康指导

积极治疗原发病，避免诱因，定期复诊。

（高秀霞）

PPT

第三节　心律失常患者的护理

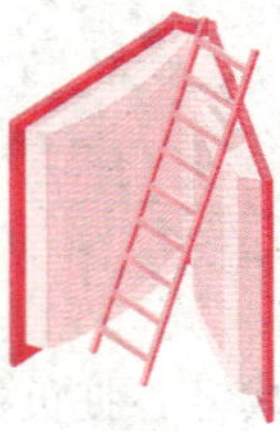

【学习目标】

1. **掌握**　常见心律失常患者的心电图特点、身体状况、治疗要点及护理措施。
2. **熟悉**　常见心律失常的病因及常见护理诊断。
3. **了解**　心律失常的概念及分类。

案例分析

患者，男，73岁。以“心悸气短20年，加重1个月”入院。护理体检：T 36.6℃，P 80次/分，R 18次/分，BP 120/80mmHg。神志清，两肺呼吸音正常。听诊心率108次/分，第一心音强弱不等，心律绝对不齐。腹部无显著症状，双下肢无水肿。辅助检查：心电图检查示心房颤动。

临床初步诊断：心律失常、心房颤动。

问题

1. 说出该患者特征性体征及脉搏特点。
2. 列出病情观察内容。

心律失常是指各种原因引起心脏冲动起源或冲动传导的异常引起心脏活动的规律发生紊乱。心脏传导系统包括**窦房结**、结间束、房室结、房室束、左右束支及浦肯野纤维网。

【分类】

按其发生机制，分为冲动形成异常和冲动传导异常；按发生时心室率快慢，分为快速性和缓慢性心律失常。

【护理评估】 微课1 微课2

（一）健康史

询问患者有无器质性心脏病、全身性疾病及用药史；有无电解质紊乱、心脏手术、电击伤等病史；有无情绪激动、过度疲劳及大量吸烟、饮酒、饮浓茶或咖啡等诱因。

（二）身体状况

症状的严重程度取决于心律失常对血流动力学的影响，轻者可无症状或仅有心悸、头晕，重者可诱发心绞痛、心衰、晕厥甚至猝死。

1. 窦性心律失常　心脏正常的起搏点位于**窦房结**，由窦房结发出的冲动引起的心律称为窦性心律。成人窦性心律的心电图特征为：①P波规律出现，频率为60～100次/分，呈钝圆形，在Ⅰ、Ⅱ、aVF导联直立，aVR导联倒置。②P－R间期为0.12～0.20秒。

（1）窦性心动过速　成人窦性心律在100～150**次/分**，称为窦性心动过速。

1）病因：①生理性：运动、情绪激动、吸烟、饮酒与咖啡等。②病理性：发热、贫血、休克、心力衰竭、剧烈疼痛、甲亢等。③药物作用：应用阿托品、肾上腺素等药物。

2）身体状况：可无症状或主诉心悸。

3）心电图特征：①窦性P波规律出现。②**心率**100～150**次/分**，偶有高达200次/分。P－P**间隔**＜0.6**秒**。窦性心动过速见图3－2。

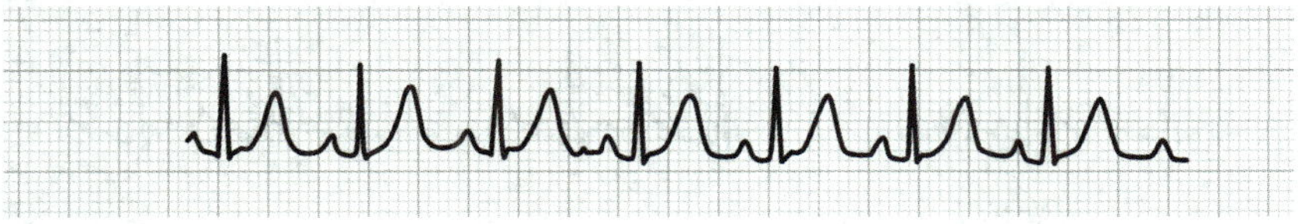

图3－2　窦性心动过速

4）治疗要点：去除病因和诱因，必要时可应用β受体阻滞剂如美托洛尔，减慢心率。

（2）窦性心动过缓　成人窦性心律的**频率低于**60**次/分**，称为窦性心动过缓。

1）病因：①生理性：健康的青年人、老人、运动员、睡眠状态等。②病理性：可见于颅内压增高、严重缺氧、阻塞性黄疸、甲减等。③药物作用：应用β受体阻滞剂、洋地黄、胺碘酮等。

2）身体状况：多无自觉症状，心率过慢且心排血量不足者可有胸闷、头晕甚至晕厥等症状。

3）心电图特征：①窦性P波规律出现。②**频率**＜60**次/分**，P－P**间隔**＞1.0**秒**，窦性心动过缓见图 3－3。

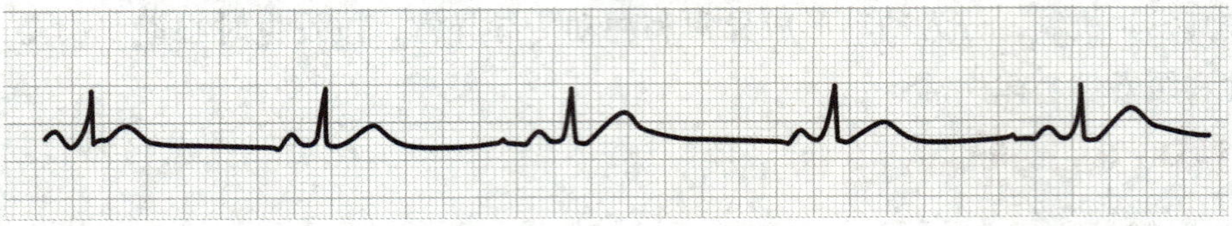

图 3－3　窦性心动过缓

4）治疗要点：常无需治疗，心排血量不足者可予阿托品、麻黄碱或异丙基肾上腺素等药物治疗，必要时可考虑心脏起搏治疗。

（3）窦性心律不齐　窦性心律**频率在** 60～100 **次/分**，快慢不规则。

心电图特征是**窦性 P 波 P－P 或 R－R 间隔长短不一，相差**＞0. 12 秒。

2. 期前收缩　又称过早搏动，简称早搏，是指窦房结以外的异位起搏点兴奋性增高，过早发出冲动引起的心脏搏动。根据异位起搏点部位不同，可分为房性、房室交界性、室性期前收缩。临床上将期前收缩＞5 个/分，称为**频发性早搏**。

（1）房性期前收缩（房早）　是起源于窦房结以外心房任何部位的过早异位搏动。

1）病因：各种器质性心脏病均可发生房早，并可能是快速房性心律失常的先兆。

2）身体状况：患者多无特殊症状，频发房早者可感心悸、胸闷，自觉心脏有停跳感。

3）心电图特征：①提前出现的 P′波，形态与窦性 P 波不同。②P′－R **间期**＞0. 12 **秒**。③QRS **波群形态多正常**。④期前收缩后有**不完全代偿间歇**（即包括期前收缩在内前后两个窦性 P 间期**短于**窦性 PP 间期两倍）（图 3－4）。

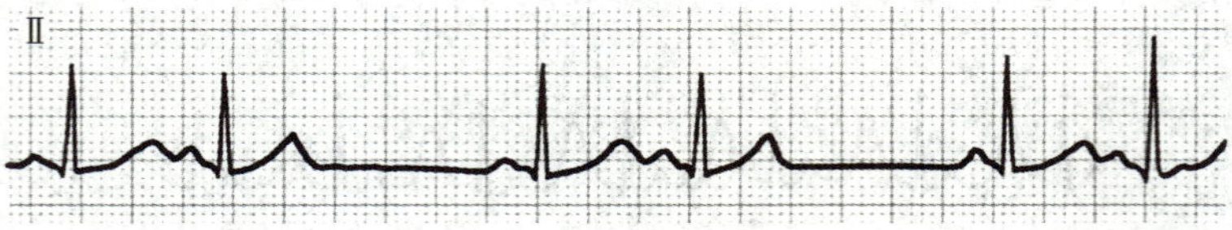

图 3－4　房性期前收缩

4）治疗要点：偶发房早多无**需治疗**，但应劝告患者戒烟、限酒，避免饮用浓茶和咖啡；当症状明显时，可选用普罗帕酮、维拉帕米等。

（2）室性期前收缩（室早）　是指起源于心室的过早异位搏动。**是最常见的心律失常**。

1）病因：①生理性：见于精神紧张、情绪激动、过量吸烟、饮酒、咖啡等情况下，正常人室早发生随年龄增长而增加。②器质性心脏病患者：如冠心病、风湿性心脏病、心肌炎、心肌病等。③其他：麻醉、手术、电解质紊乱及洋地黄、奎尼丁等药物中毒引起。

2）身体状况：偶发室早一般无症状，部分患者可有心悸、心脏漏停感，频发室早可出现乏力、头晕等。听诊室早其后有较长的停歇，第二心音减弱，仅能听到第一心音，桡动脉搏动减弱或消失。

3）心电图特征：①提前出现的 QRS **波群宽大畸形，时间** >0.12 **秒**；其前无相关的 P 波。②T **波方向与** QRS **波群主波方向相反**。③**代偿间歇完全**（即包括期前收缩在内前后两个窦性 P 波之间的时限**等于** 2 个窦性 PP 间期）。室性期前收缩见图 3-5。

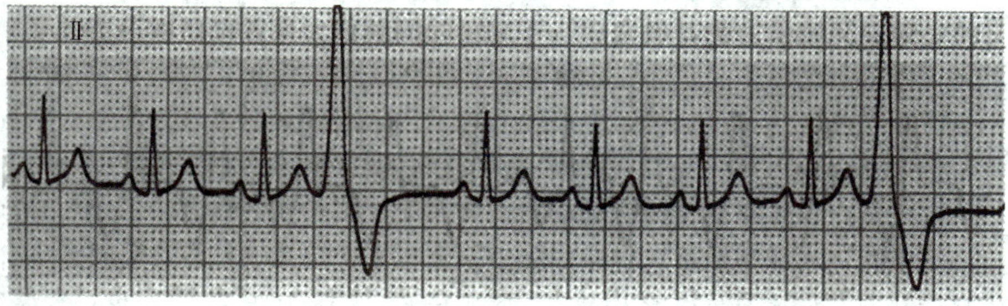

图 3-5　室性期前收缩

4）室早类型：每**一次窦性搏动后出现一个期前收缩为二联律**；每**两次窦性搏动后出现一个期前收缩为三联律**；连续**发生两个期前收缩**称成对室早；室早的 R 波落在前一个 QRS-T 波群的 T 波上称 R on T 现象；同一导联内室早形态不同者称多形性或多源室早。

5）治疗要点：①无器质性心脏病：一般不需要药物治疗，症状明显者以对症治疗为主，减轻焦虑，避免诱因；药物可选用 β 受体阻滞剂、美西律、普罗帕酮。②频发、成对、R on T 现象、多源性室早或伴有器质性心脏病者应积极治疗，首选药物**利多卡因静脉注射**。目前不主张预防性应用抗心律失常药物。

3. 阵发性心动过速　心脏的异位起搏点连续出现 3 次或 3 次以上的期前收缩，称为阵发性心动过速。房性和交界性阵发性心动过速，常难以区别，故统称为阵发性室上性心动过速（简称室上速）。

（1）室上速

1）病因：多见于无器质性心脏病的正常人，大多由折返机制引起。

2）身体状况：其特征是**突然发作**、**突然终止**，持续时间长短不等，发作时可有心悸、头晕、晕厥、心绞痛等，严重者可发生心力衰竭和休克。听诊心尖部第一心音强度一致，心律绝对规则。

3）心电图特征：①**连续** 3 **个或** 3 **个以上**快速匀齐 QRS 波群，形态与时限均正常，若伴有室内差异传导或原有束支传导阻滞时，QRS **波群可宽大畸形**。②**心率为** 150～250 **次/分**，P 波为逆行性，节律规则。阵发性室上性心动过速见图 3-6。

4）治疗要点：急性期处理：①**刺激咽后壁**诱导恶心、Valsalva 动作（深吸气后屏气，再用力做呼气动作）；**按摩颈动脉窦**（患者仰卧，先按摩右侧，每次 5～10 秒，切勿双侧同时按摩）；将面部浸入冰水，老人、急性心梗者禁用；**刺激迷走神经**，**按压眼球**（高度近视及青光眼禁用）。②药物治疗：**首选腺苷**，无效**可选用维拉帕米或地尔硫䓬**。

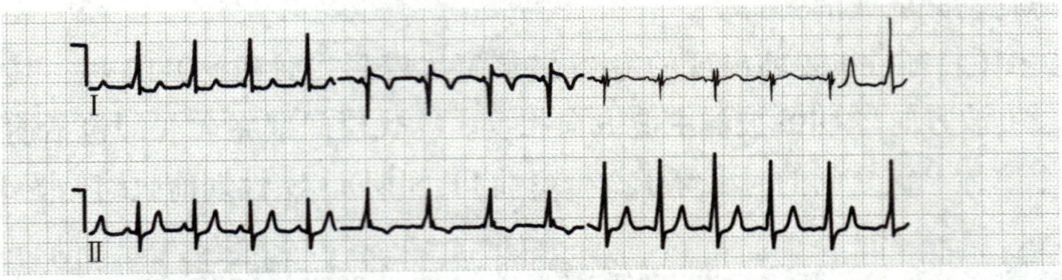

图 3-6　阵发性室上性心动过速

（2）室性心动过速（室速）　指起源于房室束分叉以下部位的心动过速。

1）病因：常发生于器质性心脏病患者，**最常见于冠心病，特别是心梗**，其次为心肌病、心力衰竭、二尖瓣脱垂、风心病等。

2）身体状况：发作时患者多有晕厥、呼吸困难、低血压甚至抽搐及心绞痛等。听诊心律轻度不规则，第一心音强弱不一致。

3）心电图特征：①**3 个或 3 个以上**的室早连续出现，起始突然。②QRS **波群宽大畸形，时限 >0.12 秒**；T 波**与** QRS 波群**主波方向相反**。③**心室率** 100～250 **次/分**，心律规则或略不规则。④P 波与 QRS 波群无固定关系，形成房室分离。⑤心室夺获或室性融合波对诊断室速有重要意义。阵发性室性心动过速见图 3-7。

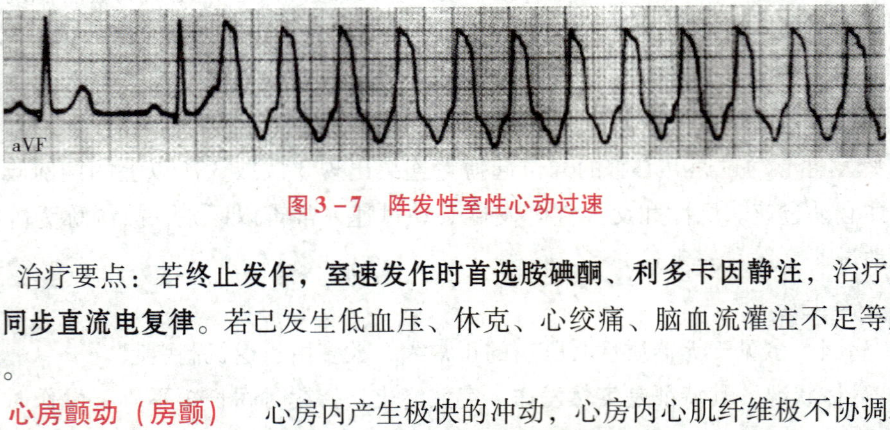

图 3-7　阵发性室性心动过速

4）治疗要点：**若终止发作，室速发作时首选胺碘酮、利多卡因静注**，治疗**无效时可施行同步直流电复律**。若已发生低血压、休克、心绞痛、脑血流灌注不足等应迅速电复律。

4. 心房颤动（房颤）　心房内产生极快的冲动，心房内心肌纤维极不协调地无序颤动，心房丧失有效的收缩与舒张，**是临床常见的心律失常之一**。

（1）病因　常发生于器质性心脏病者，如**风心病**、冠心病、高心病、心肌病、甲亢、肺心病等。

（2）身体状况　心室率 100～150 次/分，患者可无症状或逐渐出现心悸、气促、心前区不适等症状；心室率超过 150 次/分，可因心排血量较低而发生晕厥。持久性房颤，易形成左心房附壁血栓，若脱落可引起动脉栓塞，其中以脑栓塞发生率更高。心脏听诊特点为**第一心音强弱不等**，**心律极不规则**，心室率快时可**有脉搏短绌**。

（3）心电图特征　①P **波消失**，代之以大小、形态、间隔不等的**颤动波（f 波）**，**频率为** 350～600 **次/分**。②R-R 间隔极不规则，心室率通常 100～160 次/分。③QRS

波群形态和时限一般正常。心房颤动见图 3－8。

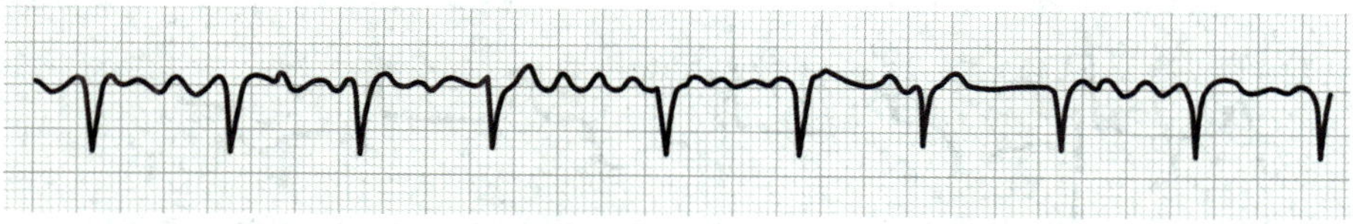

图 3－8 心房颤动

（4）治疗要点 急性期应**首选同步直流电复律**。心室率不快、发作时间短暂者无需特殊治疗；如心室率快且发作时间长，在预防血栓栓塞的基础上，可用洋地黄减慢心室率，维拉帕米等药物终止房颤。

5. 心室颤动 心室内心肌纤维发生快而微弱的、不协调的乱颤，心室完全丧失射血能力，**是最严重的心律失常**。

（1）病因 **多见于缺血性心脏病**，此外抗心律失常药、严重缺氧、严重低血钾、电击伤等可以引起。

（2）身体状况 迅速**意识丧失、抽搐、发绀，继而呼吸停顿**、瞳孔散大甚至死亡。查体**心音消失，脉搏触不到、血压测不到**。

（3）心电图特征 QRS 波群与 T 波消失，呈**完全不规则的波浪状曲线**，形状、频率、振幅高低各异。心室颤动见图 3－9。

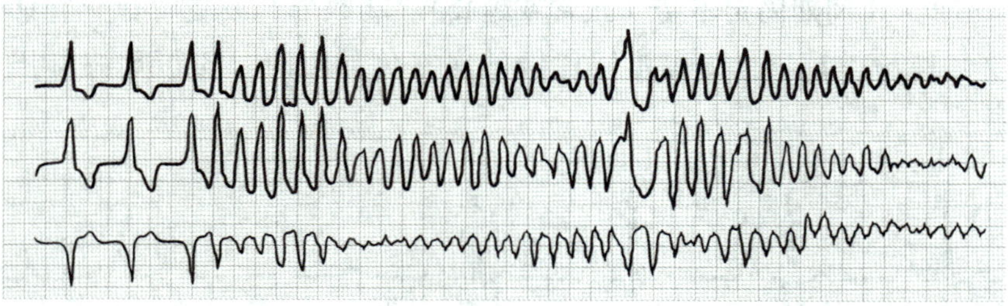

图 3－9 心室颤动

（4）治疗要点：**首选非同步直流电复律治疗**，出现心脏骤停时，应**立即行心肺复苏**。

6. 房室传导阻滞 是指冲动从心房传到心室的过程中，出现传导的延迟或中断。

（1）病因 ①正常人或运动员可出现二度Ⅰ型房室阻滞，常发生在夜间，与迷走神经张力增高有关。②器质性心脏病：更多见，如急性心梗、心肌炎、心内膜炎、心肌病、先心病、高血压病等。③其他：如洋地黄中毒、电解质紊乱、心脏手术等。

（2）身体状况 一度房室传导阻滞常无症状；二度房室传导阻滞可有乏力、头晕、心悸和心搏脱漏感；三度房室传导阻滞又称完全性传导，是一种严重心律失常，可出现晕厥、心绞痛、心力衰竭、阿－斯综合征等。

（3）心电图特征

1）一度房室传导阻滞：①P－R **间期时限** >0.20 **秒**。②每个 P 波之后均有 QRS 波群。见图 3－10。

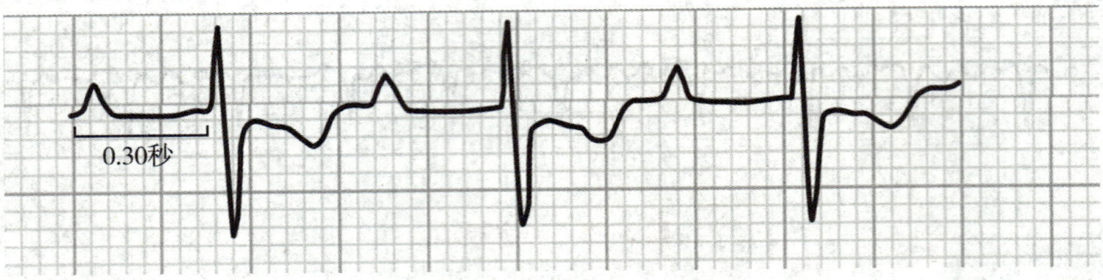

图 3－10　一度房室传导阻滞

2）二度房室传导阻滞

Ⅰ型（文氏型）：①P－R **间期逐渐延长**直至一个 P 波受阻不能下传至心室。②同时 RR 间期进行性缩短。③包含受阻 P 波在内的 RR 间期，小于正常窦性 PP 间期的两倍，见图 3－11。

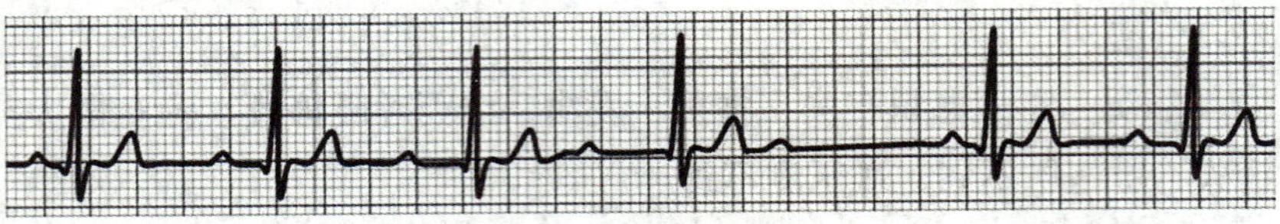

图 3－11　二度Ⅰ型房室传导阻滞

Ⅱ型：①P－R **间期固定不变（正常或延长）**。②数个 P 波之后有一个 QRS 波群脱漏，形成 2∶1、3∶1、3∶2 等不同比例的房室传导阻滞。③QRS 波群正常。见图 3－12。

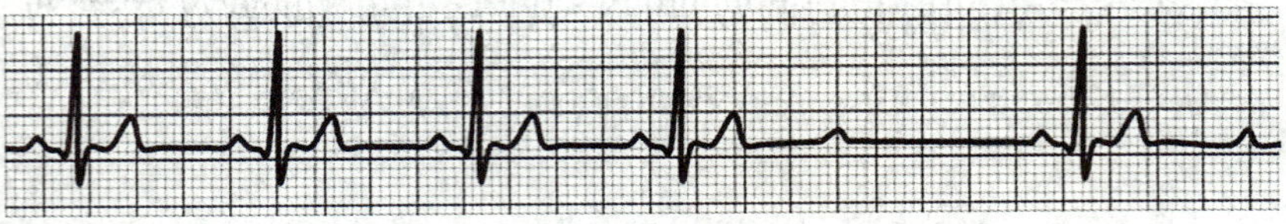

图 3－12　二度Ⅱ型房室传导阻滞

3）三度（完全性）房室传导阻滞：①**P 波与 QRS 波群各自独立，互不相关**。②**心房率大于心室率**。③QRS 波群形态和时限取决于阻滞部位，如阻滞位于**希氏束以上，室率约 40～60 次/分**，QRS **波群正常**；如阻滞部位在**希氏束分叉以下**，心室率可在 40 **次/分以下**，QRS **波群宽大畸形**。见图 3－13。

（4）治疗要点　针对病因进行治疗。一度或二度Ⅰ型房室传导阻滞心室率不太慢者**无需治疗**；二度Ⅱ型和三度房室传导阻滞心室率缓慢（＜40 次/分），症状明显，甚至**阿－斯综合征发作者，首选心脏起搏器治疗**。对无心脏起搏条件的患者，给予阿托品、异丙肾上腺素提高心室率。

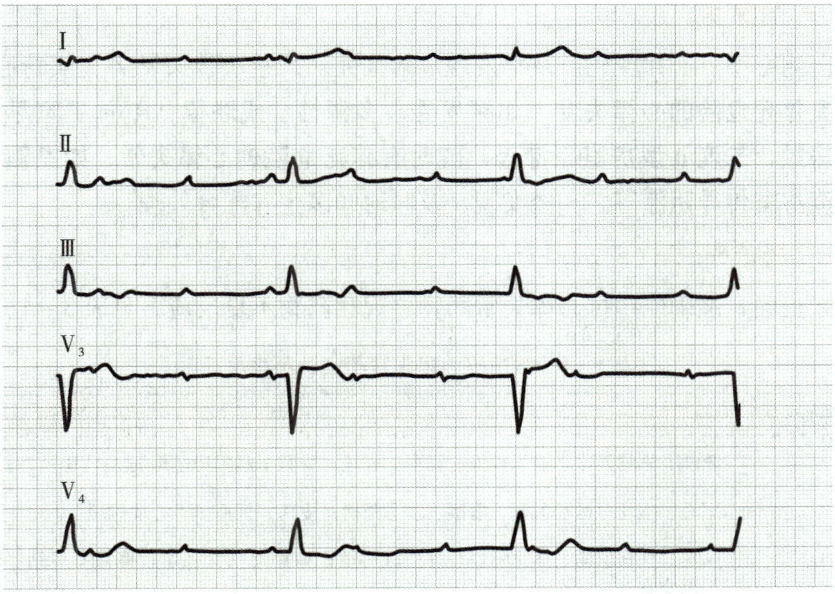

图 3-13 三度房室传导阻滞

（三）心理-社会状况

因躯体不适，患者多有紧张、焦虑，重者有恐惧。

（四）辅助检查

心电图检查是诊断心律失常最重要的一项**无创性检查技术**。其他检查项目有动态心电图、运动试验等。

【常见护理诊断】

1. **活动无耐力** 与心律失常引起心排血量减少有关。
2. **焦虑** 与心律失常反复发作，对治疗缺乏信心有关。
3. **潜在并发症** 心力衰竭、心搏骤停。

【护理措施】

（一）一般护理

1. **体位与休息** 出现症状时可采取舒适体位，**尽量避免左侧卧位**。有头晕、**晕厥发作或曾有跌倒病史者应注意安全**，加强生活护理。

2. **饮食护理** 给予**清淡易消化、低脂和富于营养饮食**，少量多餐，避免刺激性食物。

（二）对症护理

1. 胸闷、气促时给予鼻导管吸氧，改善因血流动力学所致的机体缺氧。

2. 严重心律失常患者，需备抗心律失常药品和器械（如除颤器、心电图机、心电监护仪、临时起搏器等）。突发室颤者应立即施行非同步直流电除颤。

（三）病情观察

密切监测心率、心律变化，及早发现危险征兆。严重心律失常者应实行心电监护，及时发现**有猝死危险的心律失常**，如**频发性、多源性、成联律**、R on T **室早**，**阵发性室上速**，**房颤**，**二度Ⅱ型房室阻滞**等；**随时有猝死危险的心律失常**，如**室颤**、**阵发性室速**、**三度房室传导阻滞**等。一经发现，及时通知医生并配合处理。

（四）用药护理

遵医嘱正确、准确应用抗心律失常药物，观察药物不良反应，见表3－4。

表3－4　常用抗心律失常药物及不良反应

药物种类	不良反应
利多卡因	眩晕、感觉异常、意识模糊、谵妄、昏迷；少数引起窦房结抑制、AVB
美西律	恶心、呕吐；运动失调、震颤、步态障碍；皮疹；低血压、心动过缓
普罗帕酮	眩晕、视物模糊、味觉障碍；胃肠道不适；加重支气管痉挛；抑制窦房结、房室阻滞、加重心衰
胺碘酮	**肺纤维化（最严重心外毒性）**；转氨酶升高，偶致肝硬化；光过敏、角膜色素沉着；胃肠道反应；甲亢或甲减
维拉帕米	偶有肝毒性，增加地高辛血浓度；心动过缓、房室传导阻滞、心脏停顿
腺苷	面部潮红、呼吸困难、胸部压迫感；可有短暂窦性停搏或短阵室速
奎尼丁	心血管反应较重：心力衰竭、窦性停搏、QT间期延长、晕厥、低血压
β受体阻滞剂	加剧哮喘与慢阻肺；糖尿病患者可致低血糖、乏力；低血压、心动过缓、充血性心力衰竭、心绞痛患者突然撤药引起症状加重、心律失常、AMI

（五）心理护理

向患者解释病情和治疗；指导患者使用放松技术，以预防和减轻恐惧与焦虑。

（六）健康指导

1. 生活指导　指导患者改变不良生活习惯，戒烟酒，避免过度劳累，保持乐观稳定心态；安排适当的休息与活动方式，劳逸结合；保持大便通畅，避免排便用力屏气而加重心律失常。

2. 疾病知识指导　讲解心律失常的常见病因、诱因及防治知识，取得患者配合；说明遵医嘱服药的重要性，不可自行减量或撤换药物；教会患者观察药物疗效和不良反应，发现异常及时就医；定期复查心电图和随访。

（高秀霞）

第四节　心脏瓣膜病患者的护理

PPT

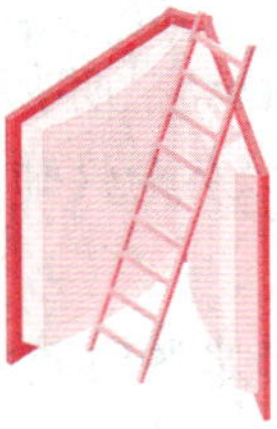

【学习目标】

1. **掌握**　心脏瓣膜病患者的身体状况、辅助检查和护理措施。
2. **熟悉**　心脏瓣膜病患者的治疗要点。
3. **了解**　心脏瓣膜病的病因。

案例分析

患者，女，52岁。3年前因反复上呼吸道感染、扁桃体炎，将扁桃体摘除。近2个月来患者出现明显的呼吸困难，在体力劳动后尤其明显，来医院就诊。护理体检：T 37.5℃，P 100次/分，R 26次/分，BP 130/85mmHg。半卧位，两颧暗红，唇发绀，颈静脉无明显充盈。心率100次/分，心尖部可闻及舒张期隆隆样杂音，两肺底湿啰音，肝脾肋下未及，双下肢无水肿。

初步诊断：慢性风湿性心瓣膜病、二尖瓣狭窄。

问题

1. 说出该患者主要临床症状和体征。
2. 列出该患者主要护理诊断并实施护理。

心脏瓣膜病是由于多种原因引起的单个或多个瓣膜的结构或功能的异常，导致瓣口狭窄和（或）关闭不全。

风湿性心瓣膜病是风湿热所致的瓣膜损害，简称风心病。主要累及40岁以下女性。近年来，我国风心病的发病率已有所下降，但仍是我国最常见的心脏瓣膜病。另外，老年退行性瓣膜病变在我国呈增加趋势。风湿性病变中以**二尖瓣最常受累**，其次为主动脉瓣，临床上最常见的风心病类型为二尖瓣狭窄；老年退行性病变则以主动脉瓣病变最常见，其次是二尖瓣。本节重点讨论风心病。

【病因】

1. 风湿热　是心脏瓣膜病的主要**病因**。与A**组β溶血性链球菌感染**有关（多为咽峡炎）。

2. 其他　老年钙化、类癌瘤、结缔组织病、病毒（特别是柯萨奇病毒）等。

【护理评估】

（一）健康史

询问患者有无长期在阴暗、潮湿环境居住、工作史；是否经常患扁桃体炎等情况；

有无心律失常、栓塞、心衰等诱因。

（二）身体状况

1. 二尖瓣狭窄

（1）症状　中度以上狭窄（瓣口面积＜$1.5cm^2$）可出现症状。

1）**呼吸困难：为最常见的早期症状**。多因劳累、紧张、感染等诱发。早期为劳力性呼吸困难，随病情进展，逐渐出现夜间阵发性呼吸困难、端坐呼吸甚至发生急性肺水肿。

2）咳嗽：多为干咳，在夜间睡眠时或劳动后出现。

3）咯血：肺静脉压增高，支气管静脉破裂可引起大咯血；**急性肺水肿时咳大量粉红色泡沫样痰**。

4）压迫症状：左心房扩大和左肺动脉扩张压迫左喉返神经可致声音嘶哑；左心房显著扩大压迫食管可致吞咽困难。

（2）体征　重度狭窄呈“**二尖瓣面容**”，两颧暗红，口唇紫绀。心尖部可触及舒张期震颤；**心尖部**舒张中晚期**隆隆样**杂音，为**最重要的**体征；P_2**亢进**或伴分裂，提示**肺动脉高压；心尖部可闻及第一心音亢进**和（或）**二尖瓣开瓣音，提示瓣膜弹性尚好**。

2. 二尖瓣关闭不全

（1）症状　轻者可无症状，严重反流时心排血量减少，**首先**出现**疲乏无力**，劳累后心悸、胸闷。重者出现左心衰表现。晚期可出现右心衰表现。

（2）体征　心尖搏动增强并向左下移位，心界向左下扩大；特征性体征是**心尖区响亮粗糙的高调吹风样全收缩期杂音**，向左腋下传导。

3. 主动脉瓣狭窄

（1）症状　**呼吸困难、心绞痛和晕厥**为主动脉瓣狭窄典型的**三联征**。劳力性呼吸困难为晚期肺淤血引起的首发症状，进一步可发生夜间阵发性呼吸困难、端坐呼吸和急性肺水肿；心绞痛常由**体力活动**引起，休息后缓解；晕厥多发生于直立、运动中或运动后。

（2）体征　心尖搏动呈抬举样，特征性体征是**主动脉瓣区**（胸骨右缘第2肋间最清楚）**可闻及响亮、粗糙的收缩期吹风样杂音，可向颈部传导**，常伴有收缩期震颤。

4. 主动脉瓣关闭不全

（1）症状　早期可无症状，重者可有心悸、心前区不适、头部强烈的搏动感等。晚期可出现左心衰表现。常有体位性头晕。

（2）体征　心尖搏动左下移位，呈抬举性；特征性体征为主动脉第二听诊区即**胸骨左缘第3、4肋间舒张期高调叹气样杂音**。颈动脉搏动明显，收缩压升高，舒张压降低，**脉压增大**而产生**周围血管征**，如点头征、**水冲脉**、**毛细血管搏动征**、**股动脉枪击音**、Duroziez征等。

5. 并发症

（1）充血性心力衰竭　**是晚期常见并发症**和**死亡的主要原因**。诱因是感染、风湿活动、心律失常、洋地黄使用不当、劳累和妊娠等。

（2）心律失常　**以房颤最多见**，常见于二尖瓣狭窄。

（3）感染性心内膜炎　较少见。

（4）血栓栓塞　多见于二尖瓣狭窄伴有房颤的患者，血栓脱落引起周围动脉栓塞，**以脑动脉栓塞**最多见。

（5）肺部感染　较常见，因长期肺淤血所致，可诱发或加重心衰。

（三）心理－社会状况

因病程长、有各种并发症、丧失劳动力、内科治疗效果不显著，使患者出现焦虑、悲观、抑郁等心理。

（四）辅助检查

常用辅助检查方法及表现见表3－5。

表3－5　风湿性心瓣膜病常用辅助检查方法及表现

病变类型	X线检查	心电图检查	超声心动图
二尖瓣狭窄	左心房增大，肺动脉段突出，心影呈**梨形**；并有肺淤血征象	重度狭窄可有**“二尖瓣型P波”**（P波宽度＞0.12秒伴切迹）	**是明确诊断二尖瓣狭窄的最可靠方法**。M型示二尖瓣**“城墙样”**改变
二尖瓣关闭不全	左心室、左心房增大，肺动脉段突出	主要为左心房增大，部分有左心室肥厚及非特异性ST－T改变，心房颤动常见	脉冲式多普勒、彩色多普勒血流显像诊断的敏感性高
主动脉瓣狭窄	心影正常或左心房、左心室轻度增大，升主动脉根部常见狭窄后扩张	重度狭窄者有左心室肥厚并伴有继发性ST－T改变	**是确定诊断和判定狭窄程度的重要方法**
主动脉瓣关闭不全	左心室增大，升主动脉扩张明显，心影呈**靴形**	可见左心室肥厚及劳损的表现	M型超声显示二尖瓣前叶或室间隔舒张期纤细扑动，**是可靠诊断征象**

（五）治疗要点

1. 内科治疗　目的是防止病情进展，减轻症状。**原则为防治风湿活动**，改善心脏功能，防治并发症。

2. 介入和手术治疗　**是治疗本病的有效方法**。常用方法有经皮球囊二尖瓣成形术、闭式分离术、直视分离术、人工瓣膜置换术等。

【常见护理诊断】

1. 活动无耐力　与心排血量降低有关。

2. 有感染的危险　与肺淤血、风湿活动有关。

3. 焦虑　与病情反复、并发症多、疗效不佳等有关。

4. 潜在并发症　心力衰竭、心律失常、栓塞等。

【护理措施】

（一）一般护理

1. 环境与休息　**按心功能分级安排活动，有巨大附壁血栓者，绝对卧床休息**，防止栓塞。

2. 饮食护理 给予高蛋白、高维生素、足够热量、清淡易消化饮食，避免油腻、辛辣食物。少量多餐，多食蔬菜和水果，心功能不全者低盐饮食，限制水分的摄入，戒烟限酒。

（二）心力衰竭的预防与护理

详见本章第二节相关内容。

（三）防止栓塞发生

1. 避免长时间盘腿或蹲坐、勤换体位、腿部常活动保持肌肉张力，以防下肢静脉血栓。

2. **合并房颤者口服华法林**，防止**附壁血栓**形成。如**有附壁血栓**者，应**避免剧烈运动或体位突然改变**，以防附壁血栓脱落致动脉栓塞。

3. 观察动脉栓塞征兆，**脑栓塞可引起言语不清**、**肢体活动受限**、**偏瘫**；四肢动脉栓塞可引起肢体剧烈疼痛、皮肤颜色及温度改变；肾动脉栓塞可引起剧烈腰痛；肺动脉栓塞可引起突然剧烈胸痛和呼吸困难、发绀、咯血、休克等。

（四）病情观察

观察患者风湿活动情况如关节红、肿、痛，皮肤环形红斑、皮下结节，发热等有无改善；并发症如心力衰竭、心律失常、血栓栓塞、肺部感染等有无好转。

（五）用药护理

按医嘱给予苄星青霉素，使用前询问过敏史，常规皮试。应用华法林注意有无出血倾向。应用扩血管药物应监测血压，防止直立性低血压。手术或介入治疗者，遵医嘱做好术前、术后护理。

（六）心理护理

介绍本病相关知识，增强战胜疾病的信心。给予心理支持，缓解紧张焦虑情绪。对准备实施心脏手术或介入治疗的患者，帮助其消除顾虑。鼓励家属探视患者，帮助其稳定情绪；对高度焦虑、情绪波动大的患者遵医嘱于睡前给予少量镇静药物。

（七）健康指导

1. 生活指导 说明适当锻炼、加强营养可提高机体抵抗力；避免呼吸道感染；保持室内空气流通、阳光充足、防潮湿。给予鼓励，树立战胜疾病的信念。

2. 疾病知识指导 在感冒流行季节少去公共场所，避免与呼吸道感染患者接触。告知**反复扁桃体炎患者**，在**风湿活动控制后 2 ~4 个月可手术摘除扁桃体**；在拔牙、内镜检查、导尿、分娩、人工流产等术前，应告知医生自己有**风心病史**，便于**预防性使用抗生素**；告知患者**坚持长期使用苄星青霉素能控制链球菌感染**，**预防风湿活动反复发作**；育龄期妇女要在医生指导下，根据心功能控制好妊娠和分娩时机；告知患者定期门诊复查。

（张　霞）

第五节　原发性高血压患者的护理

PPT

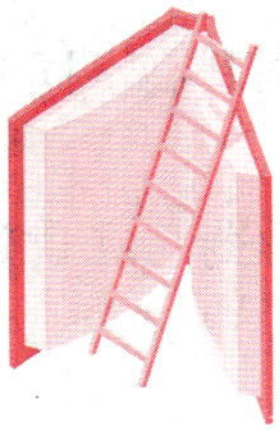

【学习目标】

1. **掌握**　原发性高血压患者的身体状况、治疗要点和护理措施。
2. **熟悉**　原发性高血压患者的常见护理诊断。
3. **了解**　原发性高血压患者的病因与发病机制。

案例分析

患者，女，70岁。以“高血压30年，头晕头痛加重5天，心慌气短3小时”急诊入院。护理体检：T 36.8℃，P 114次/分，R 22次/分，BP 170/110mmHg，口唇轻度发绀，两肺呼吸音粗，两肺中下野散布中小湿性啰音，心率114次/分，律齐。心电图示窦性心动过速，左心室肥大伴劳损。胸部X线表现为肺淤血。入院诊断：原发性高血压。

问题

1. 该患者属于高血压几级？
2. 该患者的饮食护理应注意什么？

原发性高血压是以血压升高为主要临床表现伴或不伴有多种心血管危险因素的综合征，通常简称为高血压。高血压是多种心、脑血管疾病的重要病因和危险因素，影响重要脏器，如**心**、**脑**、**肾**的结构与功能，最终导致这些器官的功能衰竭，迄今仍是心血管疾病死亡的主要原因之一。

【病因】

原发性高血压的病因为多因素，可分为遗传因素和环境因素两个方面，是**遗传易感性和环境因素相互作用**的结果。

1. 遗传因素　高血压有明显的家族聚集史。调查发现，父母均患高血压，其子女患病概率高达46%，约60%的高血压患者有家族史。

2. 环境因素

（1）饮食因素　调查表明，不同地区人群血压水平和高血压患病率与钠盐平均摄入量显著有关。摄盐越多，血压水平和患病率越高。钾摄入量与血压呈负相关。多数认为饮食低钙与高血压发生有关。饮酒与血压水平线性相关，每天饮酒量超过50g乙醇者高血压发病率明显增高。

（2）精神应激　长期生活在噪音环境、**从事精神紧张度高的职业和脑力劳动均易**

发生高血压。

（3）体重超重或肥胖　是血压升高的重要危险因素。体重常是衡量肥胖程度的指标，一般采用体重指数（BMI），即体重（kg）/身高（m^2）（18.5～23.9为中国成年人的正常范围，24.0～27.9为超重，≥28.0为肥胖）。肥胖的类型与高血压发生关系密切，腹型肥胖者容易发生高血压。

（4）吸烟　吸烟使交感神经末梢释放去甲肾上腺素增加，致血压升高。同时，吸烟引发的氧化应激可通过损害一氧化氮介导的血管舒张引发高血压。

3. 其他　睡眠呼吸暂停低通气综合征患者患病率较高。口服避孕药、麻黄碱、肾上腺皮质激素也可使血压升高。

【发病机制】

1. 交感神经系统活动亢进　精神紧张和精神刺激等因素使大脑皮质下中枢神经系统功能发生变化，最终导致交感神经活性亢进，血管收缩，血压升高。

2. 肾素－血管紧张素－醛固酮系统（RAAS）激活　血管紧张素Ⅱ是RAAS的主要效应物质，通过血管紧张素Ⅱ受体发挥以下作用：①血管收缩，外周阻力增加；②醛固酮分泌增加，水钠潴留，血容量增加；③交感神经兴奋。以上作用均可使血压升高。近年来发现，组织中的RAAS对血管、心脏功能和结构的影响，在高血压的发生和发展中起到更大作用。引起RAAS激活的因素有肾灌注量减少、精神紧张、低钾血症等。

3. 肾性水钠潴留　肾性水钠潴留导致血容量增加，增加心排血量，外周血管阻力增加，血压升高。

4. 血管机制　血管内皮系统生成、激活和释放的各种血管活性物质分泌和灭活异常，影响动脉的结构和功能。老年人由于大动脉弹性降低，心室收缩时血液迅速流向外周，导致收缩压增高、舒张压降低。这是老年人单纯收缩期高血压的重要机制。

5. 胰岛素抵抗　胰岛素抵抗（IR）是指机体对胰岛素的敏感性降低，必须以高于正常的胰岛素水平来维持正常的糖耐量。近年来认为IR是2型糖尿病和高血压发生的共同病理生理基础。IR导致了继发性高胰岛素血症，使肾脏对水、钠的重吸收增强，交感神经兴奋，动脉弹性减退，从而使血压升高。

⇄ 知识链接

主动脉夹层——预防是关键

主动脉腔内的血液通过内膜的破口进入主动脉壁中层而形成的血肿，称为主动脉夹层动脉瘤、主动脉夹层血肿或主动脉夹层分离，简称主动脉夹层。80%以上的主动脉夹层患者有高血压病史，且男性多于女性。此病一旦发生，死亡率极高，应积极预防。

患有高血压的中年男性是主动脉夹层的高发人群，日常生活中一定要注意控制好血压，一旦出现胸痛现象最好及时进行检查。容易诱发主动脉夹层的因素包括提重物、剧烈运动、用力咳嗽、长时间熬夜等，日常生活中要注意避免这些诱因。

【护理评估】

（一）健康史

询问患者有无高血压遗传史；是否高盐、高蛋白质饮食及酗酒；是否从事紧张度高职业及长期在噪声环境中；是否超重或肥胖、吸烟、服用避孕药及患有睡眠呼吸暂停低通气综合征等。

（二）身体状况

1. 一般表现　起病缓慢、渐进，早期多无症状，或有头痛、头晕、疲劳、心悸、注意力不集中、烦躁、失眠等，症状轻重与血压升高程度未必一致，偶于体检时发现高血压。

2. 恶性或急进型高血压　少数患者病情急骤发展，**舒张压持续≥130mmHg**，并有头痛、视物模糊、眼底出血、渗出和视乳头水肿，肾脏损害突出，持续蛋白尿、血尿与管型尿。病情进展迅速，如不及时有效降压治疗，预后很差，常死于肾衰竭、脑卒中或心力衰竭。

3. 并发症

（1）高血压危象　因紧张、疲劳、寒冷、嗜铬细胞瘤发作、突然停服降压药等诱因，小动脉发生强烈痉挛，**血压急剧上升，收缩压**≥200mmHg，影响重要脏器血液供应而产生危急症状。在高血压早期与晚期均可发生。危象发生时，出现头痛、烦躁、眩晕、恶心、呕吐、心悸、气急及视物模糊等严重症状。

（2）高血压脑病　发生在重症高血压患者，由于过高的血压突破了脑血流自动调节范围，脑组织血流灌注过多引起脑水肿。临床表现以脑病的症状与体征为特点，表现为弥漫性严重头痛、呕吐、**意识障碍**、精神错乱，甚至昏迷、局灶性或全身抽搐。

（3）脑血管病　脑出血、脑血栓形成、腔隙性脑梗死、短暂性脑缺血发作。

（4）心力衰竭和冠心病。

（5）慢性肾脏衰竭。

（6）主动脉夹层等。

4. 高血压分级和危险度分层

（1）高血压定义和分级　高血压被定义为未使用降压药物情况下，非同日 3 次测量，收缩压≥140mmHg 和（或）舒张压≥90mmHg；既往高血压病史，现正服用降压药，虽血压<140/90mmHg 仍可诊断高血压。高血压定义和分级见表 3-6。

表 3-6　血压水平定义和分级（中国高血压防治指南，2010）

分类	收缩压（mmHg）	舒张压（mmHg）
正常血压	<120	<80
正常高值	120～139 和（或）	80～89
高血压	≥140 和（或）	≥90
1 级高血压（轻度）	140～159 和（或）	90～99
2 级高血压（中度）	160～179 和（或）	100～109
3 级高血压（重度）	≥180 和（或）	≥110
单纯收缩期高血压	≥140 和	<90

（2）心血管风险分层　血压的高低并不能完全反应病情严重程度和预后，应结合疾病的危险因素及合并的靶器官损害进行危险度分层，见表3－7。

表3－7　高血压患者心血管危险度的分层标准

危险因素和病史	血压水平（mmHg）		
	1级	2级	3级
Ⅰ. 无其他危险因素	低危	中危	高危
Ⅱ. 1～2个危险因素	中危	中危	很高危
Ⅲ. ≥3个危险因素或靶器官损害	高危	高危	很高危
Ⅳ. 临床并发症或合并糖尿病	极高危	极高危	极高危

（三）心理－社会状况

高血压患者易出现焦虑、抑郁、偏执等。因病程漫长，终身用药，患者易产生紧张、烦躁、焦虑及忧郁等不良心理反应。

（四）辅助检查

1. 常规项目　血液生化（空腹血糖、血脂、血肌酐、血钾）、血常规、尿常规、心电图检查。

2. 推荐项目　超声心动图、颈动脉超声、餐后2小时血糖、24小时动态血压监测、血同型半胱氨酸、尿蛋白定量、眼底、胸部X线检查等。

3. 特殊检查　疑似继发性高血压可以选择以下项目：血浆肾素活性、血和尿醛固酮、血和尿皮质醇、血游离甲氧基肾上腺素及甲氧基去甲肾上腺素、血和尿儿茶酚胺、动脉造影、肾及肾上腺超声、CT或MRI、睡眠呼吸监测等。有并发症患者，应进行心、脑、肾功能检查。

知识链接

24小时动态血压监测

24小时动态血压监测就是用动态血压记录仪测定一个人昼夜24小时内每间隔一定时间内的血压值。我国学者建议24小时均值130/80mmHg、白昼均值135/85mmHg、夜间均值125/75mmHg可以作为现阶段国人动态血压上限值的参考标准，若血压大于140/90 mmHg的次数超过总记数的20%为高血压诊断标准。

24小时动态血压监测的临床意义是：①有助于发现“白大衣”高血压。②有助于了解血压的波动特点。③有助于判断高血压病情程度。④有助于判断预后。⑤有助于指导药物治疗。

（五）治疗要点

原发性高血压患者主要治疗目的是**最大程度地降低心脑血管并发症发生**与死亡的

总体危险。

1. 非药物治疗　生活方式干预：①减轻体重，体重指数（BMI）应控制在<24kg/m²。②限制钠盐摄入，**每日摄盐量不超过**6g；**增加**钾盐摄入量。③减少脂肪类物质摄取。④戒烟限酒。⑤适当运动。⑥减少精神压力，保持心理平衡。

2. 药物治疗　常用降压药物、作用机制、剂量及副作用见表3-8。

表3-8　常用降压药物、作用机制、剂量及副作用

类别	常用药物	剂量（mg/d）	副作用
利尿剂：通过排钠减少细胞外容量，降低外周血管阻力降压			
噻嗪类利尿剂	氢氯噻嗪	6.25~25	**低血钾**和影响**血脂、血糖**和**血尿酸**代谢，建议小剂量使用，如氢氯噻嗪，**痛风者禁用**
	氯噻酮	12.5~25	
	吲达帕胺	0.625~2.5	
	吲达帕胺缓释片	1.5	
醛固酮拮抗剂	**螺内酯**	20~40	**血钾增高**，不宜与ACEI、ARB合用
保钾利尿剂	氨苯蝶啶	25~100	
袢利尿剂	呋塞米	20~80	**低血钾**
β受体阻滞剂：通过抑制中枢和RAAS，以及血流动力学自动调节机制降压。尤其适用于心率快的中、青年患者或合并心绞痛者			
β受体阻滞剂	普萘洛尔	30~90	心动过缓、支气管收缩。**阻塞性支气管疾病患者**、急性心力衰竭、病态窦房结综合征、**房室传导阻滞者禁用**
	阿替洛尔	12.5~50	
	比索洛尔	2.5~10	
	美托洛尔缓释片	47.5~190	
钙通道阻滞剂（CCB）：主要通过阻滞细胞外钙进入血管平滑肌细胞内，减弱兴奋-收缩偶联，降低血管阻力降压			
二氢吡啶类	硝苯地平	10~30	**心率加快、颜面潮红、头痛**，长期服用可致胫前水肿
	氨氯地平	2.5~10	
	硝苯地平缓释片	10~20	
	硝苯地平控释片	30~60	
非二氢吡啶类	维拉帕米	40~120	因抑制心肌收缩及自律性和传导性，心衰、窦房结功能低下及传导阻滞者不宜
	维拉帕米缓释片	120~240	
	地尔硫䓬缓释片	90~360	
血管紧张素转换酶抑制剂（ACEI）：主要通过抑制ACE，减少血管紧张素Ⅱ生成，抑制激肽酶，减少缓激肽降解。**能改善胰岛素抵抗和减少尿蛋白**，**适用于**合并心力衰竭、心肌梗死后、糖耐量减退及**糖尿病肾病者**			
血管紧张素转换酶抑制剂	卡托普利	25~300	**刺激性干咳**、血管性水肿、味觉异常、皮疹等。**高钾血症**、妊娠妇女、双侧肾动脉狭窄者禁用。血Cr超过3mg时需谨慎
	2.5~40	依那普利	
	5~40	贝那普利	
	10~20	赖诺普利	
血管紧张素Ⅱ受体阻滞剂（ARB）：主要通过阻滞血管紧张素Ⅱ受体AT_1，阻断水钠潴留、血管收缩与重构。**低盐饮食或与利尿剂合用降压效果增强**			

续表

类别	常用药物	剂量（mg/d）	副作用
血管紧张素Ⅱ受体阻滞剂	氯沙坦	25 ~ 100	禁忌证与 ACEI 相同，但不引起刺激性干咳。不宜与 ACEI 类降压药物合用
	80 ~ 160	缬沙坦	
	150 ~ 300	厄贝沙坦	
	20 ~ 80	替米沙坦	
	8 ~ 16	坎地沙坦	
α 受体阻滞剂：适用于高血压伴前列腺增生者，也用于难治性高血压			
α 受体阻滞剂	哌唑嗪	2 ~ 20	直立性低血压

3. 高血压急症治疗 原则是短时间内迅速缓解病情，预防靶器官损害，减低死亡率。

（1）及时降压 选择有效降压药，静脉给药，持续监测血压。

（2）控制性降压 采用逐渐降压的原则，初始阶段降压幅度不超过治疗前的25%；随后 2 ~ 6 小时将血压降至安全水平（一般 160/100mmHg 左右）；临床情况稳定后，在之后 24 ~ 48 小时内，将血压逐步降至正常水平。

（3）选择合适降压药 要求选择起效迅速、作用持续时间短且不良反应小的降压药物。①硝普钠：**首选，扩张动脉和静脉，降低心脏前、后负荷，降压迅速**。②硝酸甘油：扩张静脉并**选择性扩张冠状动脉**和大动脉。主要用于急性心力衰竭或急性冠脉综合征时的高血压急症。不良反应有**心动过速**、**面色潮红**、**头痛**、呕吐等。③尼卡地平：作用快，持续时间短。降压的同时可以改善脑血流量，**主要用于高血压危象**、**急性脑血管病时高血压急症**。以 0.5μg/（kg · min）开始静滴，逐步增至 6μg/（kg · min）。不良反应有**心动过速**、**面色潮红**等。

【常见护理诊断】

1. 疼痛：头痛 与血压增高有关。

2. 有受伤的危险 与眩晕、视物模糊、意识障碍或降压药引起低血压反应有关。

3. 知识缺乏 缺乏复杂性疾病相关知识。

4. 焦虑 与交感神经活性亢进、血压控制不理想或出现并发症等有关。

5. 潜在并发症 高血压危象、高血压脑病、心力衰竭、脑血管意外。

【护理措施】

（一）一般护理

1. 休息与活动 为患者提供安静、温暖、舒适的环境，尽量减少探视。护理人员操作应相对集中，动作轻巧，防止过多干扰患者。头痛时嘱患者卧床休息，抬高床头，改变体位的动作要慢。避免劳累、情绪激动、情绪紧张、环境嘈杂等不良因素。向患者解释头痛主要与高血压有关，血压恢复正常且平稳后头痛症状可减轻或消失。指导患者使用放松技术，如心理训练、音乐疗法、缓慢呼吸等。

2. 饮食 低盐、低脂、低胆固醇饮食，适量蛋白质，多吃新鲜蔬菜、水果。**防止便秘**。戒烟限酒。

（二）病情观察

监测血压变化及并发症征象。每天测量血压2次，必要时进行动态血压监测。及早发现高血压急症和心、脑、肾等靶器官损害的征象。

（三）用药护理

降压一般**从小剂量开始**，达到降压目的后改用维持量。**联合**用药，以**增强疗效，减少不良反应**，不得自行增减和撤换药物。为避免**直立性低血压，指导患者服用降压药物后休息一段时间，避免久站，在改变体位时动作要缓慢**。当出现头晕、视物模糊、恶心、呕吐时**立即平卧**，以增加回心血量，改善脑部供血。一般患者需长期服药。降压不宜过快过低，尤其老年人，可因血压过低而影响脑部供血。一般年轻人血压控制在（120～130）/80mmHg，老年人可控制在140/90mmHg以下。

（四）高血压急症的护理

1. 避免诱因 避免情绪激动、劳累、寒冷刺激及随意增减药量。

2. 病情监测 定期监测血压，一旦血压急剧升高，剧烈头痛、呕吐、视物模糊、神志改变、肢体运动障碍等及时通知医生。

3. 急症护理 绝对卧床休息，避免一切不良刺激和不必要活动；持续吸氧；昏迷或抽搐患者加强安全护理，保持气道通畅，防止误吸；烦躁不安者酌情遵医嘱给予镇静剂；心电、血压监测；迅速建立静脉通道，遵医嘱及时用药，控制性降压，注意药物副作用。

（五）心理护理

护理人员应主动与患者沟通，说明情绪的变化与血压的高低有密切的关系，良好的情绪能促进疾病早日恢复。向患者解释高血压病的诱发因素，并说明高血压的可治疗性和治疗的长期性，以及并发症的危险性和可预防性，消除其恐惧心理和悲观心理。护理人员应及时给予患者精神安慰及心理支持，使患者有安全感，以良好的心态配合治疗，增强战胜疾病的信心。

（六）健康指导

1. 生活指导 日常生活环境应安静，避免噪音刺激。合理饮食，避免浓茶、咖啡等刺激饮食，少量多餐，控制体重；注意劳逸结合，运动强度以不出现不适反应为度，避免剧烈运动。学会控制情绪，调整生活节奏，保持生活规律、睡眠充分，参加轻松有趣的活动，养成乐观、豁达的性格。注意保暖。**不用过热的水洗澡和蒸汽浴**。避免**用力排便**及用力咳嗽，以免发生脑血管意外。

2. 疾病知识指导 让患者了解自己的病情，指导患者避免病因及诱因；教会患者及家属识别并发症的方法，出现病情变化立即就医；强调长期药物治疗的重要性，遵医嘱合理使用降压药，小剂量开始，长期服用，不可自行增减或突然撤药；告知药物名称、剂量、用法、疗效和副作用的观察及应对方法。教会患者及家属血压测量方法及注意事项，血压测量应在**静息状态下**进行，测量前**休息10分钟**，测量前30分钟不能吸烟，避免喝浓茶、咖啡等刺激性饮料。定期复诊，每次就诊携带记录，作为医生调整药量或选择用药的依据。

（张　霞）

第六节　冠状动脉粥样硬化性心脏病患者的护理

PPT

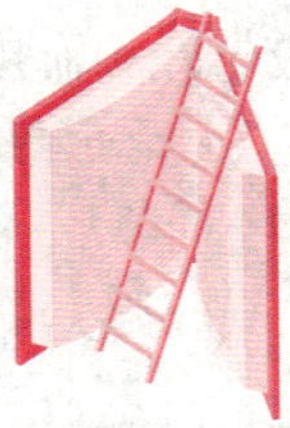

【学习目标】

1. **掌握**　冠状动脉粥样硬化性心脏病患者的身体状况、辅助检查及护理措施。

2. **熟悉**　冠状动脉粥样硬化性心脏病的概念、分类及主要护理诊断。

3. **了解**　冠状动脉粥样硬化性心脏病患者的病因。

案例分析

患者，男，76岁。高血压史10年，1个月前因劳累出现心前区压榨性疼痛，出冷汗，休息约10分钟缓解，2天前生气时再次发作，来院就诊。护理体检：T 36.4℃，P 98次/分，R 18次/分，BP 150/85mmHg。神清语明，两肺下部听诊可闻及湿啰音，双下肢无水肿。心电图示：窦性心律，V_1 ~ V_3 ST段压低，T波低平。

初步诊断：心绞痛。

问题

1. 提出该患者目前存在的主要护理问题。
2. 如何对该患者开展有效的护理？

冠状动脉粥样硬化性心脏病是指冠状动脉粥样硬化使血管管腔狭窄或阻塞，和（或）因冠状动脉功能性痉挛，导致心肌缺血缺氧或坏死而引起的心脏病，简称冠心病，亦称缺血性心脏病。

冠心病是动脉粥样硬化导致器官病变的最常见类型之一，也是严重危害人类健康的常见病。2011年WHO资料显示，我国冠心病死亡人数居世界第二位。多发生在40岁以后，男性多于女性，脑力劳动者较多。

【分型】

因冠状动脉粥样硬化病理解剖和病理生理变化不同，冠心病分为不同临床表型，

1979 年 WHO 分为 5 型：隐匿型冠心病、心绞痛型冠心病、心肌梗死型冠心病、缺血性心肌病、猝死。近年临床专家趋于将冠心病分为急性冠脉综合征（ACS）和慢性冠脉病（CAD）两大类。前者包括不稳定型心绞痛、非 ST 段抬高型心肌梗死和 ST 段抬高型心肌梗死；后者包括稳定型心绞痛和冠脉正常的心绞痛。本节仅叙述稳定型心绞痛和急性心肌梗死两型。

一、稳定型心绞痛

稳定型心绞痛亦称劳力性心绞痛，**是在冠状动脉狭窄的基础上，由于心肌负荷增加而引起的心肌急剧、暂时的缺血与缺氧**的临床综合征。

【病因】

本病的基本病因是**冠状动脉粥样硬化**；其次是重度主动脉瓣狭窄或关闭不全、肥厚型心肌病等。常因劳累、激动、饱食、寒冷等诱发。

【发病机制】

因冠状动脉粥样硬化致管腔狭窄和闭塞，引起冠状动脉血流量减少，当冠状动脉的供血与心肌的需血之间发生矛盾，冠状动脉血流量不能满足心肌代谢的需要，引起心肌急剧的、暂时的缺血缺氧时，即可发生心绞痛。

【护理评估】

（一）健康史

询问有无高血压、糖尿病、高脂血症、肥胖、吸烟等危险因素；有无劳累、激动、寒冷、饱餐等诱因。患者的日常生活习惯、工作性质和发病前的身体状况等；疼痛是首次发生还是亦或再发；诊疗经过；有无冠心病家族史。

（二）身体状况

1. 症状　典型症状为**发作性胸痛**。特点包括：①部位：位于胸骨后，可波及心前区，约手掌大小范围。常放射至左肩、左臂内侧达环指和小指，或至咽、颈、背部等。②性质：常为憋闷性、压榨性、紧缩性疼痛或不适，偶伴濒死感。发作时患者常被迫停止原来的活动。③持续时间：**多为 3～5 分钟**，很少超过 15 分钟。④缓解方式：经**休息或舌下含化硝酸甘油**缓解，多在几分钟内完全缓解。⑤诱因：常因体力劳动或情绪激动（如愤怒、焦虑、过度兴奋）而诱发，也可在饱餐、寒冷、阴雨天气、吸烟时发生。

2. 体征　一般无异常体征。心绞痛发作时常出现面色苍白、表情焦虑、皮肤湿冷或出汗、血压升高、心率增快。

（三）心理－社会状况

患者多为易激动、性格急躁、好强者，心绞痛发作时的濒死感，使患者精神紧张不安，发作后又易产生担忧和疑虑等现象。

（四）辅助检查

1. 心电图检查 ①**为诊断心绞痛最常用的方法**。发作时大多数患者可出现暂时性ST段压低，T波倒置；静息时半数患者心电图可正常。对可疑冠心病患者可采用运动负荷试验及24小时动态心电图监测，能明显提高缺血性心电图的检出率，有助于非典型发作患者的诊断。②运动负荷试验：运动中典型心绞痛，心电图改变主要以ST段压低≥0.1mv、**持续2分钟**为运动试验阳性标准。③心电图连续动态监测（又称Holter心电监测）：连续记录并自动分析24小时12导联心电图，胸痛发作相应时间缺血性ST-T改变有助于明确心绞痛诊断，亦可明确无痛性心肌缺血。

2. 放射性核素检查 核素心肌显像和负荷试验、放射性核素心腔造影、正电子发射断层心肌显影（PET-CT）。PET是目前估计心肌存活性最可靠的方法。

3. 冠状动脉造影 选择性冠状动脉造影可使左、右冠状动脉及其主要分支得到清楚的显影，具有确诊价值，**是诊断冠心病的“金标准”**，并对选择治疗方案及预后判断极为重要。

4. 其他 多层螺旋CT冠状动脉成像（CTA）、超声心动图、磁共振显像（MRI）、冠状动脉造影、冠状动脉内血管镜、冠状动脉内超声影像等。

⇄ 知识链接

冠状动脉造影及介入治疗

冠状动脉造影具有集诊断和治疗于一体的优势。冠状动脉造影是将特殊的导管经股动脉或桡动脉处穿刺后插至冠状动脉开口，选择性地将造影剂注入冠状动脉，记录显影过程，用以判断冠状动脉有无病变。在此基础上，可行冠状动脉介入治疗。经皮冠状动脉介入治疗（PCI），是指经心导管技术疏通狭窄甚至闭塞的冠状动脉管腔，从而改善心肌的血流灌注的治疗方法。包括经皮球囊冠状动脉成形术（PTCA）、冠状动脉支架植入术等。PTCA采用股动脉途径或桡动脉途径，将指引导管送至待扩张的冠状动脉口，再将相应大小的球囊沿导引钢丝送到狭窄的节段，根据病变的特点用适当的压力和时间进行扩张，达到解除狭窄的目的。冠状动脉支架植入术将以不锈钢或合金材料制成的网状带有间隙的支架置入冠状动脉内狭窄的阶段支撑血管壁，维持血流。

（五）治疗要点

1. 发作时治疗

（1）休息 发作时立刻停止活动休息，减少心肌的耗氧量。

（2）药物治疗 **硝酸酯类药物是最有效、作用最快**的终止心绞痛发作的药物。**硝酸甘油**0.5mg，舌下含服，1~2分钟内起效，作用持续30分钟左右，每隔5分钟可重复1次，连续服用不超过3次，副作用有**头痛**、**面色潮红**、**反射性心率加快**与**低血压**

等；硝酸异山梨醇 5～10mg，舌下含化 2～5 分钟起效，作用持续 2～3 小时。

2. 缓解期治疗

（1）控制危险因素，避免诱因。

（2）药物治疗　包括改善心肌缺血药和预防心肌梗死的药物。

1）改善心肌缺血的药物：①硝酸酯类：为静脉扩张药，可以降低心肌负荷，减少心肌耗氧量；扩张冠脉，增加心肌供血。常用药物有硝酸异山梨酯、单硝酸异山梨酯。此类药物的不良反应主要有头胀、头痛、面色潮红、眼睛充血、心率加快、血压下降等。②β 受体阻滞剂：能抑制 β 受体，减慢心率，减弱心肌收缩力，降低心肌耗氧量。常用药物有美托洛尔，25～100mg，每日 2 次；阿替洛尔，12.5～25mg，每日 1～2 次。③钙通道阻滞剂：通过阻断心肌和血管上的钙通道，抑制心肌收缩力，减慢心率，降低心肌耗氧量；外周血管扩张，降低血压，降低心肌负荷；扩张冠脉，解除冠脉痉挛，增加心肌供血。常用药物有地尔硫䓬 30～60mg，每日 2～3 次。

2）预防心肌梗死的药物：①抗血小板聚集药：常用药物有阿司匹林 75～150mg/d，氯吡格雷 75mg，每日 1 次。②他汀类药物：具有调节血脂，延缓斑块进展，稳定斑块及抗炎的作用。常用药物有辛伐他汀、阿托伐他汀。③ACEI 或 ARB：常用药物如卡托普利、依那普利、氯沙坦、坎地沙坦。

3. 血管重建治疗

（1）经皮冠状动脉介入治疗（PCI）　包括经皮球囊冠状动脉成形术（PTCA）、冠状动脉支架植入术等。

（2）冠状动脉旁路移植术（CABG）。

【常见护理诊断】

1. 疼痛　**与冠状动脉供血不足导致心肌缺血、缺氧有关**。

2. 活动无耐力　与组织缺血、缺氧有关。

3. 焦虑　与心绞痛引发的对疾病的担心、害怕有关。

4. 知识缺乏　与不了解心绞痛的相关知识有关。

5. 潜在并发症　急性心肌梗死。

【护理措施】

（一）发作时护理

疼痛发作时**立即停止活动；舌下含服硝酸甘油**或硝酸异山梨酯；立即吸氧 2～4L/min，同时描记心电图，立即通知医生。

（二）一般护理

应避免竞赛活动和屏气用力动作，并防止精神过度紧张和长时间工作。给予**低热量、低盐、低脂、低胆固醇、高维生素、适量纤维素和蛋白**、清淡易消化的饮食。三餐规律，**少量多餐**，避免过饱，避免刺激性食物，**戒烟限酒**，**不饮浓茶、咖啡**，肥胖者控制体重。

（三）病情观察

观察患者疼痛的部位、性质、程度、持续时间，给予心电监测，描记疼痛发作时的心电图，严密监测心率、心律、血压变化，观察患者有无**心绞痛较前加重**、**发作频繁**、**持续时间延长**、**用硝酸甘油不能缓解**、面色苍白、大汗、恶心、呕吐等，应立即通知医生。

（四）心理护理

心绞痛发作时患者常感到焦虑，而焦虑能增强交感神经兴奋性，增加心肌耗氧量，加重心绞痛。因此应给予心理安慰，要耐心倾听患者感受，理解、同情患者，适当诱导解除紧张、焦虑情绪，训练身心放松，鼓励患者树立信心，积极配合治疗。

（五）健康指导

1. 生活指导 注意劳逸结合。避免重体力活动、精神过度紧张的工作或过度劳累。必要时，**在体力活动前含服硝酸甘油预防发作**。进食低盐、低脂、低糖、高维生素、高纤维素饮食，多吃新鲜蔬菜、水果，戒烟、酒，忌辛辣、油炸食物。避免饱餐或饥饿时洗澡。

2. 疾病知识指导 指导患者了解疾病和引起胸痛的原因，告诉患者及家属预防和控制心绞痛的危险因素。指导患者按医嘱正确服药，告诉患者药物的名称、剂量、用法及不良反应，并注意观察药物疗效和不良反应，如硝酸甘油需保存在深色密封玻璃瓶内，有效期为6～24个月，定期更换。教会患者识别心绞痛和心肌梗死，须特别强调如胸痛超过15～20分钟且含服硝酸甘油无效，应立即到医院就医，最好拨打“120”急救电话，急诊就医。

二、急性心肌梗死

心肌梗死（AMI）是指在冠状动脉病变的基础上，发生冠状动脉供血急剧减少或中断，使相应**心肌严重而持久的缺血**而致心肌坏死。表现为剧烈而持久的胸骨后疼痛、血清心肌坏死标记物增高及心电图进行性改变。属于急性冠脉综合征（ACS）。

【病因】

心肌梗死的基本病因是**冠状动脉粥样硬化**，造成管腔严重狭窄和心肌供血不足。

【发病机制】

冠状动脉粥样硬化造成管腔狭窄和心肌供血不足，而侧支循环未充分建立。一旦冠状动脉灌流锐减，使心肌血供急剧减少或中断**达20～30分钟**以上，即可发生AMI。

【护理评估】

（一）健康史

询问患者有无肥胖、高脂血症、糖尿病、高血压等疾病；有无心绞痛发作史及疼痛特点；有无应激、劳累、饱餐、受凉等诱因。

（二）身体状况

1. 先兆　多数患者在发病前数日出现胸闷不适、心悸、气急、烦躁、心绞痛等，尤其以新发心绞痛、原有心绞痛加重、变异型心绞痛最为突出。及时处理先兆症状，可避免心肌梗死的发生。

2. 症状

（1）**疼痛　为最早、最突出的症状**。疼痛部位和性质与心绞痛相似，但诱因不明显，程度更重，呈难以忍受的压榨、窒息或烧灼样的疼痛，伴有大汗、烦躁不安、恐惧及**濒死感**，持续时间可长达数小时或数天，休息或含服硝酸甘油无效。少数患者疼痛可位于上腹部、咽部、颈部、背部等，容易发生误诊。心绞痛与心肌梗死的鉴别见表3－9。

表3－9　心绞痛与心肌梗死的鉴别

鉴别诊断项目	心绞痛	急性心肌梗死
疼痛		
（1）部位和性质	胸骨后部，压榨或憋闷样	相似，也可在上腹部等其他部位
（2）程度	轻	剧烈，伴有窒息感、大汗
（3）诱因	常在劳力、情绪激动时	不常有
（4）时间	短，15分钟以内	长，半小时以上
（5）硝酸甘油疗效	显著缓解	不能缓解
呼吸困难	极少	可有
血压	升高或无明显改变	降低，甚至发生休克
发热	无	常有
心电图变化	暂时性ST－T改变	特征性改变及动态演变
血清心肌坏死标志物升高	无	有

（2）**心律失常**　多发生于起病1～2周，是起病24**小时内最主要的死亡原因**。以**室性心律失常**，尤其以**室早最常见**。**频发**、**成对或**R on T**室早**及**短阵室速**，常为**室颤先兆**。**心室颤动**是早期、特别是入院前死亡的**主要原因**。

（3）低血压和休克　血压下降较常见。如疼痛缓解而收缩压仍低于80mmHg，而且患者烦躁不安、面色苍白、皮肤湿冷、脉搏细快、大汗淋漓、尿量减少（＜20ml/h）、神志迟钝甚至晕厥者，则为休克。主要是心源性休克。

（4）心力衰竭　主要是急性左心衰，在最初几天内发生，出现呼吸困难、咳嗽、咳白色泡沫痰等表现，重者出现肺水肿，随后可出现右心衰竭的表现。

（5）全身症状　主要有发热，体温一般在38℃左右，很少超过39℃，由**坏死物质被吸收**所引起。一般发生在疼痛后24～48小时，持续约1周，发热程度与梗死范围呈正相关。

（6）胃肠道症状　疼痛剧烈时常伴恶心、呕吐、上腹部胀痛、肠胀气等胃肠道症状，重症者可出现呃逆。

3. 体征 除早期血压可增高外，几乎都有血压降低；心率快，心律不齐；心尖部第一心音减弱，可闻及奔马律。

4. 并发症

（1）乳头肌功能失调或断裂 发生率约为50%。表现为心尖部听到收缩期杂音，可引起心衰。

（2）心脏破裂 少见，多为心室壁游离壁破裂，造成心包积血引起急性心脏压塞而猝死。

（3）心室壁瘤 主要见于左心室。体检心界向左侧扩大，心电图见 ST 段持续抬高，超声心动图可以确诊。室壁瘤可导致心衰、栓塞和室性心律失常。

（4）栓塞 见于起病后1～2周，为左心室附壁血栓脱落，引起**脑**、**肾**、**脾**、**四肢**等动脉栓塞。也可因下肢静脉血栓脱落导致肺栓塞，严重者可引起猝死。

（5）心肌梗死后综合征 于数周至数月出现，表现为心包炎、胸膜炎、肺炎等。

（三）心理－社会状况

因剧烈疼痛和心脏受损，可产生恐惧、濒死感；因其所处监护环境陌生、担心预后、见不到亲人等，常感到孤独和无助，恐惧、焦虑程度非常严重。

（四）辅助检查

1. 心电图检查

（1）特征性改变 ①面向**坏死区**导联出现**宽**、**深 Q 波**（**病理性 Q 波**）。②面向**损伤区**导联出现 ST **段弓背向上抬高**。③面向缺血区导联出现 T **波倒置**。④背向坏死区导联则出现 R 波增高，ST 段压低和 T 波直立并增高。

（2）动态心电图改变 ST 段抬高 AMI 心电图演变过程为：①超急期改变为起病数小时内，可无异常或出现异常高大两肢不对称 T 波。②急性期改变为数小时后，ST 段明显弓背向上抬高，与直立 T 波形成单相曲线；数小时至2日内出现病理性 Q 波，同时 R 波减低。③亚急性期改变为早期如不进行干预，ST 段抬高持续数日至两周内逐渐回到基线水平，T 波逐渐平坦或倒置。④慢性期改变为数周至数月后，T 波呈“V”形倒置，两肢对称，波谷尖锐，可永久存在。

（3）定位诊断 ST 段抬高型心肌梗死的定位可根据出现特征性改变的导联数来判断：$V_1 \sim V_3$ 导联示前间壁心肌梗死；$V_3 \sim V_5$ 导联示局限前壁心肌梗死；$V_1 \sim V_5$ 导联示广泛前壁心肌梗死；Ⅱ、Ⅲ、aVF 导联示下壁心肌梗死；Ⅰ、aVL 导联示高侧壁心肌梗死。

2. 血清心肌坏死 标记物检查见表3－10。

3. 血液及其他检查 血常规检查于发病后24～48小时后，白细胞升高至$(10 \sim 20) \times 10^9/L$，中性粒细胞增多，嗜酸性粒细胞减少或消失；**血沉增快，有助于心梗与心绞痛的鉴别**；C－反应蛋白（CRP）增高可持续1～3周。

表 3-10　血清心肌坏死标记物检查及意义

项目	升高时间	峰值时间	恢复正常时间	意义
肌红蛋白	2h	12h	24~48h	**最早**，有助于早期诊断，但特异性差
cTnI	2~4h	10~24h	7~10d	肌钙蛋白稍迟，但**最异性**，诊断**首选**
cTnT	2~4h	24~48h	10~14d	**反映心肌受损的严重程度**
CK-MB	4h 内	16~24h	3~4d	CK-MB **增高程度准确反映梗死范围**，峰值时间是否前移有助于判断溶栓效果。心肌酶测定特异性与敏感性不如心肌坏死标记物，但仍有参考价值
CK	4~6h	12h	3~4d	
AST	6~12h	24h	3~6d	
LDH	8~12h	3~6d	3~6w	

注：肌钙蛋白 I（cTnI）、肌钙蛋白 T（cTnT）、肌酸磷酸激酶同工酶（CK-MB）、肌酸磷酸激酶（CPK）、天门冬氨酸氨基转移酶（AST）、乳酸脱氢酶（LDH）。

（五）治疗要点

本病强调及早发现、及早诊断、及早治疗。治疗原则是尽快恢复心肌的血液灌注（溶栓或介入治疗），挽救濒死心肌，防止梗死扩大，缩小心肌缺血范围；保护和维持心脏功能，及时处理心律失常、心衰、休克及各种并发症。

1. 一般治疗

（1）休息　**绝对卧床休息**，环境安静，避免不良刺激，解除恐惧。

（2）吸氧　一般持续吸氧 4~6L/min。

（3）监护　急性期进行心电图、血压、呼吸监护 3~5 天。除颤仪随时备用，密切观察生命体征及心功能变化。

（4）抗凝治疗　无禁忌证者立即口服水溶性阿司匹林或嚼服肠溶性阿司匹林 150~300mg/d，连服 3 天，以后改为 75~150mg/d，长期服用。

2. 解除疼痛　哌替啶 50~100mg 肌注或吗啡 2~4mg 静注，必要时 5~10 分钟后重复。硝酸甘油 0.3mg 或硝酸异山梨醇酯 5~10mg 舌下含服或静滴。再灌注心肌能有效解除疼痛。

3. 心肌再灌注　应在发病 3~6 **小时内**，最多 12 小时内使闭塞的冠脉再通，心肌得到再灌注，使濒临坏死的心肌可能得以存活或使坏死范围缩小。

（1）急诊 PCI　有条件医院对具备 PCI 适应证者尽早实施，多可获得更好的治疗效果。

（2）溶栓疗法　无条件实施介入治疗或延误再灌注时机者，无禁忌证应立即溶栓治疗。

发病 3 **小时内**溶栓治疗血流完全**灌注率高**，**获益最大**，但≥75 岁者首选 PCI。常用药物如链激酶（SK）、尿激酶（UK）30 分钟内静滴 150 万~200 万 U、重组组织型纤溶酶原激活剂（rt-PA）如阿替普酶、组织型纤溶酶原激活剂（t-PA）衍生物如瑞替普酶、兰替普酶、替奈普酶。血栓溶解指标依据冠状动脉造影直接判断或依据：抬高的 ST 段 2 小时内回落 >50%；2 小时内胸痛消失；2 小时内出现再灌注性心律失常；血清 CK－MB 峰值前移（14 小时内）。

（3）紧急冠状动脉旁路移植术　介入治疗失败或溶栓无效又有手术指征者，争取 6～8 小时内实施该手术。

4. 心律失常处理　①发生**心室颤动立即非同步直流电除颤**。②一旦发现室性期前收缩或室性心动过速，立即静脉注射**利多卡因** 50～100mg，必要时重复或维持使用，室性心律失常反复发作者使用胺碘酮。③缓慢性心律失常，用**阿托品**肌注或静注，二度或三度房室传导阻滞者，宜用临时心脏起搏器。

5. 控制休克　发生心源性休克，应在血流动力学监测下，及时补充血容量、合理使用升压药及血管扩张剂、纠正酸中毒等。

6. 治疗心力衰竭　主要是治疗急性左心衰竭，以吗啡和利尿剂为主，亦可选用血管扩张剂减轻左心室负荷。AMI **发生后 24 小时内尽量避免使用洋地黄制剂**，右心室梗死者慎用利尿剂。

【常见护理诊断】

1. 疼痛：心前区疼痛　与心肌缺血缺氧坏死有关。

2. 活动无耐力　与心肌氧的供应失调有关。

3. 组织灌注不足　与心肌收缩力下降或收缩不协调、乳头肌功能失调或断裂有关。

4. 恐惧　与剧烈疼痛产生濒死感、活动受限及担心疾病预后有关。

5. 潜在并发症　心律失常、心力衰竭、心源性休克、乳头肌功能失调或断裂、心脏破裂、栓塞、心室壁瘤、心肌梗死后综合征、猝死。

【护理措施】

（一）监护

急性期应安置患者于冠心病监护病房（CCU），进行心电、血压、呼吸监测 3～5 天，发现频发、成对、多源或 R on T 室早及严重房室传导阻滞时，应立即通知医生。

（二）一般护理

1. 休息急性期　**24 小时内绝对卧床休息**，如无并发症 24 小时鼓励床上活动肢体，第 3 天可床边轻微活动，第 4～5 天逐渐增加活动，1 周内可步行 100～150 米，3 次/天。

2. 吸氧　鼻导管给氧，氧流量 2～5L/min。间断或持续吸氧 2～3 天。

3. 饮食　发病 4～12 小时内流质饮食，以减轻胃扩张。之后过渡到低脂、低胆固醇、清淡饮食，提倡**少量多餐**。

4. 保持大便通畅　指导患者采取通便措施，如进食清淡、易消化饮食并及时添加纤维素丰富的食物，每日清晨给予蜂蜜水；适当腹部顺时针按摩，以促进肠蠕动；并养成定时排便习惯。**嘱患者便秘时勿用力排便**，必要时含服硝酸甘油，使用开塞露或**低压灌肠**。

（三）病情观察

密切观察患者的生命体征、意识状态、尿量、皮肤黏膜的变化；观察是否出现心律失常、心力衰竭、休克等并发症，一旦发生立即通知医生。

（四）用药护理

遵医嘱尽快给予：①哌替啶 50 ~ 100mg 肌注或吗啡 5 ~ 10mg 皮下注射，注意呼吸功能的抑制。②疼痛较轻者可用可待因或罂粟碱 0. 03 ~ 0. 06g 肌注或口服。③再试用硝酸甘油或硝酸异山梨酯，要注意心率增快和血压降低，维持收缩压在 100mmHg 以上。应用吗啡或哌替啶时，注意有无呼吸抑制、脉搏加快、血压下降等不良反应。应用溶栓治疗时应严密监测出凝血时间和纤溶酶原。应用抗凝药物时应严密观察有无出血倾向。

（五）心理护理

疼痛发作时应有专人陪伴，允许患者表达内心感受，给予心理支持。向患者讲明住进 CCU 后病情在医护人员的严密监护下能得到及时的治疗，最终会转危为安，以缓解患者的恐惧心理。医护人员工作应紧张有序，避免忙乱而带给患者不信任感和不安全感。将监护仪的报警声尽量调低，以免增加患者的心理负担，影响患者休息。烦躁不安者可肌注地西泮。

（六）健康指导

1. 生活指导　指导患者保证睡眠，提倡有序、有度、有恒的有氧运动，运动方式包括步行、慢跑、太极拳、骑自行车、游泳、健美操等，防止劳累；保持乐观、平和心态，避免情绪激动；戒烟酒；给予合理饮食，肥胖者限制热量摄入，控制体重；低脂、低胆固醇饮食。

2. 疾病知识指导　向患者及家属解释预防心肌梗死的重要性，以免诱发心绞痛及心肌梗死。遵医嘱用药并注意药物副作用。应教会家属心肺复苏的基本技术以备急用。定期复查，有病情变化及时就医。

（李典琳）

第七节　感染性心内膜炎患者的护理

PPT

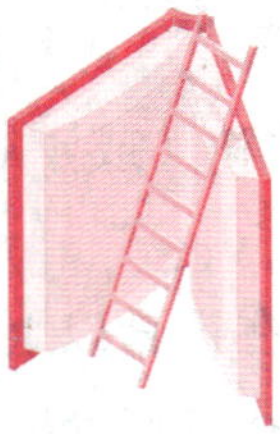

【学习目标】

1. **掌握**　感染性心内膜炎患者的身体状况、主要护理措施。

2. **熟悉**　感染性心内膜炎的治疗要点。

3. **了解**　感染性心内膜炎的概念及病因。

案例分析

患者，女，47岁。反复不规则发热半年。护理体检：T 38.2℃，P 102次/分，R 23次/分，BP 130/70mmHg。口腔黏膜可见散在出血点，听诊心脏有病理性杂音，触诊脾脏轻度肿大。血常规：白细胞数 11×10^9/L，红细胞数 4.5×10^{12}/L，血红蛋白 80g/L。心脏超声：提示有赘生物形成。入院后两次血培养结果均为金黄色葡萄球菌（+）。

初步诊断：急性感染性心内膜炎。

问题

1. 应如何指导患者休息？
2. 描述感染性心内膜炎的护理措施。

感染性心内膜炎指心内膜表面微生物感染伴赘生物形成。赘生物为大小、形状不等的血小板和纤维素团块，内有大量微生物和少量炎症细胞，**心瓣膜最常受累**。

根据病程分为急性和亚急性，临床以**自体瓣膜亚急性感染性心内膜炎常见**。

【病因】

1. 微生物感染 急性感染性心内膜炎主要由**金黄色葡萄球菌**引起。亚急性感染性心内膜炎以**草绿色链球菌感染最常见**。

2. 基础心血管病变 大多数感染性心内膜炎发生于伴器质性心脏病者。近年来风湿性心脏瓣膜病所致比例下降，人工心瓣膜、老年退行性变、经静脉吸毒及器械相关性感染性心内膜炎发病率增高。

【护理评估】

（一）健康史

询问患者有无心瓣膜病、先心病等病史；病前有无咽炎、扁桃体炎、上呼吸道感染以及其他部位化脓性感染史；近期是否拔牙，是否行扁桃体切除术及心脏手术等；有无静脉药瘾。

（二）身体状况

1. 发热 **最常见**，亚急性感染性心内膜炎起病隐匿，可伴有乏力、纳差、体重减轻等症状。急性感染性心内膜炎常有急性化脓性感染，有寒战、高热。

2. 心脏杂音 80%~85%患者心脏有病理性杂音，是基础心脏病和（或）心内膜炎导致瓣膜损害所致。

3. 周围体征 多为非特异性。包括：①瘀点多见于病程长者，在锁骨以上皮肤、口腔黏膜和结膜多见。②指（趾）甲下线状出血。③Osler结节：在指（趾）垫出现的豌豆大小的红色或紫色痛性结节。④Roth斑：视网膜上中心发白的卵圆形出血斑。⑤Janeway损害：手掌或足底直径1~4mm无痛性出血红斑，主要见于急性者。

4. 动脉栓塞 赘生物碎片脱落所致。可发生于机体的任何部位，以**脑栓塞**最为常见；左向右分流先心病或右心内膜炎时，肺栓塞多见。

5. 非特异症状 ①脾大：占15%~50%，病程超过6周者可出现。②贫血：较常见，多见于亚急性者。③杵状指（趾）。

6. 并发症

（1）心脏并发症　心力衰竭为最常见并发症，以主动脉瓣受累者最多见；其次为心肌脓肿、急性心肌梗死、心肌炎和化脓性心包炎等。

（2）细菌性动脉瘤　多见于亚急性者，受累动脉依次为近端主动脉、脑、内脏和四肢。

（3）迁移性脓肿　多见于急性患者，多发生于肝、脾、骨髓和神经系统。

（4）神经系统　可有脑栓塞、脑细菌性动脉瘤、脑出血、化脓性脑膜炎等。

（5）肾损害　可有肾动脉栓塞和肾梗死、局灶或弥漫性肾小球肾炎、肾脓肿等。

（三）心理-社会状况

因病情发作，治疗时间长及对并发症的担忧，患者易出现紧张、焦虑情绪；一旦出现并发症，可因不能预估的后果而恐慌。

（四）辅助检查

1. 血常规　白细胞计数正常或轻度升高，红细胞沉降率升高。亚急性者常见正细胞正色素性贫血。

2. 尿液检查　可见镜下血尿和轻度蛋白尿，肉眼血尿提示肾梗死。红细胞管型和大量蛋白尿提示弥漫性肾小球肾炎。

3. 血培养　是**最有价值的重要**诊断方法。药物敏感试验可为治疗提供依据。近期未接受过抗生素治疗者阳性率高达95%以上。

4. 超声心动图　**对明确诊断有重要价值**。经食管超声（TTE）可检出<5mm的赘生物，敏感性高；赘生物≥10mm时易发生栓塞。

5. 免疫学检查　可有高丙种球蛋白血症、血清中免疫复合物阳性，病程超过6周以上的亚急性感染性心内膜炎可见类风湿因子阳性。

（五）治疗要点

1. 抗生素治疗　为**最重要**治疗措施。

（1）用药原则　①早期应用：连续3~5次血培养后即可用药，**不可等待病原菌明确后再用药**。②充分用药：大剂量、长疗程应用杀菌性药物，疗程至少6~8周，旨在杀灭赘生物内的致病菌。③静脉用药为主：以保持高而稳定的血药浓度。④病原微生物不明确时，经治疗，急性者选用针对金黄色葡萄球菌、链球菌和革兰阴性杆菌均有效广谱抗生素，如采用萘夫西林、氨苄西林和庆大霉素静脉注射或滴注；亚急性者选用针对大多数链球菌的抗生素。⑤已经培养出病原微生物时，应根据药物敏感试验结果选择用药。

2. 手术治疗　严重心脏病并发症或抗生素治疗无效者，考虑手术治疗。

【常见护理诊断】

1. 体温过高 与微生物感染引起的心内膜炎有关。

2. 营养失调：低于机体需要量 与长期发热导致机体消耗过多有关。

3. 焦虑 与病情反复、病程较长、出现并发症有关。

4. 潜在并发症 心力衰竭、动脉栓塞。

【护理措施】

（一）一般护理

1. 休息 高热患者卧床休息，给予物理降温，**每4～6小时测一次体温**，并注意皮肤护理。心脏超声发现巨大赘生物者，**应绝对卧床休息，以防栓塞**。

2. 饮食护理 给予**高蛋白**、**高热量**、**高维生素**、易消化的半流质饮食或软食，注意补充蔬菜、水果，变换膳食花样和口味，促进食欲，补充高热引起的机体消耗；鼓励患者多饮水，做好口腔护理。

（二）病情观察

严密观察体温、脉搏、心率（律）及血压等；观察心脏杂音变化；观察皮肤黏膜非特异性体征；监测有无栓塞征象等。

（三）正确采集血标本

未经治疗的亚急性患者，应在第1天**每间隔1小时采血1次，共3次**。如次日未见细菌生长，重复采血3次后，开始抗生素治疗。已用过抗生素者，需停药2～7天后采血。急性患者应在入院后3小时内每隔1小时采血1次，共取3次血标本后，遵医嘱开始治疗。本病的菌血症为持续性，**无需体温升高时采血**。每次采静脉血10～20ml，同时作需氧和厌氧培养，至少培养3周。

（四）抗生素应用的护理

遵医嘱应用抗生素治疗，观察药物疗效及不良反应，并及时报告医生。告知患者病原菌隐藏在赘生物内和内皮下，需要坚持大剂量、全疗程、时间长的抗生素治疗才能杀灭，要严格按时间、剂量准确地用药，以确保维持有效的血药浓度。

（五）健康指导

1. 生活指导 嘱患者平时要注意防寒保暖，预防感染；加强营养，适当锻炼，提高机体抵抗力；保持良好口腔卫生习惯，定期牙科检查是预防本病的最有效措施。

2. 疾病知识指导 向患者及家属讲解本病的病因、致病菌侵入的途径，指导患者勿挤压痤疮、疖、痈等感染灶，减少病原菌入侵机会；若患者需要**拔牙、扁桃体摘除等手术以及泌尿、生殖、消化道侵入性检查或其他外科手术前，应告知医生，以预防性使用抗生素**；教会患者自我监测体温变化及识别栓塞征兆，定期门诊随访。

（高秀霞）

第八节 心肌病患者的护理

PPT

【学习目标】

1. **掌握** 心肌病患者的护理措施。
2. **熟悉** 心肌病患者的身体状况、治疗要点。
3. **了解** 心肌病患者的病因及辅助检查。

案例分析

患者，男，42岁。劳累后出现心悸、气短5年，1周前因天气转凉，出现咳嗽、呼吸困难、咳痰，端坐呼吸3天。护理体检：T 37.3℃，P 114次/分，R 26次/分，BP 95/70mmHg。神志清，端坐位，叩诊心界两侧扩大，心尖部可闻及收缩期杂音，心率114次/分，律齐，肝脾无肿大，双下肢凹陷性水肿。心脏彩超：双侧心腔扩大，心室壁变薄，室壁运动减弱。

临床初步诊断：扩张型心肌病。

问题

1. 列出该患者的主要护理诊断。
2. 描述健康指导的内容。

原发性心肌病简称心肌病，是一组由于不同病因引起心肌病变所导致心脏功能进行性障碍的病变。按病因可分为遗传性、混合性、获得性心肌病。临床上常见的有扩张型心肌病（DCM）、肥厚型心肌病（HCM）、限制型心肌病（RCM），其中以**扩张型心肌病最常见**。本病预后不良，多死于心力衰竭和严重心律失常。

知识链接

心肌病的分类

目前心肌疾病分为三类。

1. 遗传性心肌病：包括肥厚型心肌病、糖原贮积症、离子通道病（包括长QT综合征、短QT综合征、Brugada综合征等）。
2. 混合性心肌病：包括扩张型心肌病、限制型心肌病。
3. 获得性心肌病：包括感染性心肌病、围生期心肌病、心动过速心肌病。

一、扩张型心肌病

扩张型心肌病（DCM）是一类以左心室或双心室扩大伴收缩功能障碍为特征的心肌病，是临床心肌病**最常见**的类型。

【病因】

病因目前尚不明确。以**病毒感染最常见**，尤其是与柯萨奇病毒B感染关系最为密切。

【护理评估】

（一）健康史

询问有无病毒感染史、家族遗传史、长期大量饮酒史、应用抗肿瘤药物史等。

（二）身体状况

1. 症状　起病缓慢，常因出现充血性心力衰竭的症状和体征时就诊，如极度乏力、心悸、气急甚至端坐呼吸，并逐渐出现水肿、肝大等。部分患者可发生栓塞甚或猝死。

2. 体征　**主要为心脏扩大**。常可闻及第三、第四心音，心率快时呈奔马律，常合并各种类型的心律失常。

（三）心理－社会状况

因病程长，治疗效果差，使患者逐渐失去劳动能力而感到烦躁不安。随时可能出现的猝死危险，使患者常感到焦虑、恐惧等。

（四）辅助检查

1. 心电图　可见房颤、传导阻滞等心律失常。可有ST－T改变，全导联低电压等。

2. X线检查　心影明显增大，心/胸比>50%，肺淤血。

3. 超声心动图　是**诊断DCM最常用的重要检查方法**。早期可有左心室轻度扩大，后期各心腔均扩大；室壁运动减弱，提示心肌收缩力下降。

4. 其他　心脏MRI、心肌核素显影、心内膜－心肌活检、心导管检查等有助于诊断。

（五）治疗要点

1. 病因治疗　控制感染、戒烟限酒、改善不良生活方式等。

2. 防治心衰　疾病早期时即应实施干预治疗，包括β受体阻断剂、ACEI或ARB，延缓病情发展。出现心衰时按心衰指南治疗。

3. 预防栓塞　栓塞是DCM常见并发症，对合并房颤或其他有血栓形成风险的患者，应长期口服华法林抗凝。

4. 心律失常及猝死的防治　房颤治疗详见本章第三节相关内容，药物不能控制者可考虑植入心脏复律除颤器（ICD），预防心脏性猝死。

【护理措施】

（一）一般护理

1. 休息与体位　症状轻者可适当参加轻体力活动，但应避免劳累；症状明显伴有心衰者应绝对卧床休息。

2. 饮食护理　给予营养丰富、高蛋白、高维生素、低脂低盐饮食；避免浓茶、咖啡等刺激性饮料，以免诱发心律失常；戒酒。

（二）病情观察

注意观察有无呼吸困难、晕厥、栓塞症状的发生，一旦发现应及时通知医生；急性期患者应安置于监护病房，监测患者心率、心律、脉搏、血压、呼吸等生命体征，必要时进行心电监护。

（三）用药护理

DCM 易发生洋地黄中毒，应密切观察；应用阿司匹林、华法林者，需注意出血倾向。

（四）心理护理

说明心肌病的演变过程及预后，与患者沟通、交流，了解其心理情况，消除患者恐惧不安等消极情绪。鼓励患者，树立战胜疾病信心，配合治疗和护理。

（五）健康教育

1. 生活指导　保持室内空气流通，防寒保暖，预防上呼吸道感染，饮食上给予高蛋白、高维生素的清淡饮食。

2. 疾病知识指导　指导 DCM 患者症状较轻时可以适当参加轻体力活动，但要避免劳累，避免和延缓心衰发生，遵医嘱服药，定期门诊复查。一旦症状加重应立即就诊，防止病情恶化。

二、肥厚型心肌病

肥厚型心肌病（HCM）是以心室壁非对称性肥厚为解剖特征，并累及室间隔（心室肥厚，尤其是室间隔肥厚），使心室腔变小，以左心室血液充盈受阻、舒张期顺应性下降为基本病态的心肌病。本病是青少年运动猝死的常见原因。

【病因】

为常染色体显性遗传，常有明显家庭史。儿茶酚胺代谢异常、细胞内钙调节异常、高血压、高强度运动等均可为本病发病的促进因子。

已发现至少 18 个致病基因和 500 种以上变异，约占病例一半，最常见基因突变是 β－肌球蛋白重链与肌球蛋白结合蛋白 C 的基因编码。

【护理评估】

（一）健康史

询问有无家族遗传史；能否除外心瓣膜病、冠心病、高心病等。

（二）身体状况

1. 症状　绝大多数患者可有**劳力性呼吸困难**，部分患者可有胸痛、心悸等；部分患者运动时出现晕厥。是青少年和运动员猝死的主要原因。

2. 体征 可见心脏轻度增大，可闻及第四心音，有流出道梗阻者可在**胸骨左缘第3、4肋间听到粗糙的喷射性收缩期杂音**。

（三）心理－社会状况

本病随时可能出现猝死危险，患者常出现紧张、恐惧、抑郁、绝望心理。

（四）辅助检查

1. 心电图 主要表现为左室肥大，倒置T波，有病理性Q波。

2. X线检查 心影正常或左室增大。

3. 超声心动图 是主要诊断手段，可示室间隔非对称性肥厚，**舒张期室间隔厚度达15mm或与左室后壁之比≥1.3**，间隔运动低下。

4. 其他 心脏MRI、心血管造影、心导管检查等有助于诊断。心内膜活检见心肌细胞肥大、排列紊乱。

（五）治疗要点

1. 药物治疗 是基础。①减轻左室流出道梗阻：β**受体阻滞剂（美托洛尔）**、钙通道阻滞剂（维拉帕米、地尔硫䓬）。②**避免使用增强心肌收缩力的药物如洋地黄，禁用硝酸酯类，以免加重左室流出道梗阻**。

2. 非药物治疗 ①严重流出道梗阻者，考虑行室间隔切除术。②无水乙醇化学消融术。③右心室心尖起搏治疗，有望减轻左室流出道梗阻。

【常见护理诊断】

1. 活动无耐力 与心肌病变导致的心肌收缩能力减退，心排血量降低有关。

2. 恐惧 与病程长、治疗效果差，有猝死的危险有关。

3. 知识缺乏 缺乏相关的疾病预防及保健知识。

4. 潜在并发症 栓塞、晕厥、猝死、心力衰竭、心律失常。

【护理措施】

（一）一般护理

1. 休息与体位 症状轻者可适当参加轻体力活动，但应避免劳累；症状明显伴有心衰者应绝对卧床，HCM**患者应避免劳累、提取重物、突然起立或屏气、情绪激动等，以防晕厥及猝死发生**。

2. 饮食护理 给予营养丰富、高蛋白、高维生素、低脂低盐饮食；避免浓茶、咖啡等刺激性饮料，以免诱发心律失常；戒酒。

（二）病情观察

注意观察有无呼吸困难、晕厥、栓塞症状的发生，一旦发现应及时通知医生；急性期患者应安置于监护病房，监测患者心率、心律、脉搏、血压、呼吸等生命体征，必要时进行心电监护。

（三）用药护理

HCM患者使用β受体阻滞剂和钙通道拮抗剂时应注意监测心率，防止心动过缓；避免应用洋地黄类药物及减轻心脏负荷的药物以免加重左心室流出道梗阻，导致病情加重。

（四）心理护理

说明心肌病的演变过程及预后，与患者沟通、交流，了解其心理情况，消除患者恐惧不安等消极情绪。鼓励患者，树立战胜疾病信心，配合治疗和护理。

（五）健康教育

1. 生活指导　保持室内空气流通，防寒保暖，预防上呼吸道感染，饮食上给予高蛋白、高维生素的清淡饮食。

2. 疾病知识指导　告知HCM患者应避免剧烈运动，屏气，以免诱发晕厥和猝死；有晕厥史或猝死家庭史者应避免单独外出活动，防止意外发生；遵医嘱服药，定期门诊复查，一旦症状加重应立即就诊，防止病情恶化。

三、限制型心肌病

限制型心肌病（RCM）主要特征是心室的舒张充盈受阻。以心脏间质纤维化增生为其主要病理变化，即心内膜及心内膜下有数毫米的纤维性增厚，心室内膜硬化，扩张明显受限。本病可为特发性或与其他疾病如淀粉样变性，伴有或不伴有嗜酸性粒细胞增多症的心内膜心肌疾病并存，多见于热带和温带地区，我国仅有散发病例。

【病因】

限制型心肌病属于混合性心肌病，部分与心肌淀粉样变有关，部分为特发性。主要病理改变为心肌纤维化、炎症细胞浸润和心内膜瘢痕形成，导致心室壁僵硬、舒张受限，静脉回流受阻。

【护理评估】

（一）健康史

询问有无病毒感染史、家族遗传史、长期大量饮酒史、应用抗癌药物等。

（二）身体状况

1. 症状　**发热、全身倦怠为初始症状，白细胞增多，特别是嗜酸性粒细胞增多较为特殊。逐渐出现心悸、呼吸困难、水肿等**右心衰竭表现。**以后其表现酷似缩窄性心包炎，有人称之为缩窄性心内膜炎。**

2. 体征　颈静脉怒张、肝大、水肿、腹水。

（三）心理－社会状况

因病程长，症状重，治疗效果差，使患者常感到焦虑、恐惧等。

（四）辅助检查

1. 心电图　限制型心肌病主要表现是**窦性心动过速，心房肥大，T波低平或倒置**。

2. 超声心动图 限制型心肌病显示左心室肥厚，心房扩大。

（五）治疗要点

本病预后较差，只能对症治疗。心力衰竭对常规治疗反应不佳，往往成为难治性心力衰竭。糖皮质激素治疗也常无效。栓塞并发症较多，可考虑使用抗凝药物。近年用手术剥离增厚的心内膜，收到较好效果。

【常见护理诊断】

1. 活动无耐力 与心肌病变导致的心肌收缩能力减退，心排血量降低有关。

2. 恐惧 与病程长、治疗效果差，有猝死的危险有关。

3. 知识缺乏 缺乏相关的疾病预防及保健知识。

4. 潜在并发症 栓塞、心律失常、猝死、心力衰竭。

【护理措施】

（一）一般护理

1. 休息与体位 症状轻者可适当参加轻体力活动，但应避免劳累；症状明显伴有心衰者应绝对卧床。

2. 饮食护理 给予营养丰富、高蛋白、高维生素、低脂低盐饮食；避免浓茶、咖啡等刺激性饮料，以免诱发心律失常；戒酒。

（二）病情观察

注意观察有无呼吸困难、晕厥、栓塞症状的发生，一旦发现应及时通知医生；急性期患者应安置于监护病房，监测患者心率、心律、脉搏、血压、呼吸等生命体征，必要时进行心电监护。

（三）用药护理

心衰治疗易发生洋地黄中毒，应密切观察；应用阿司匹林、华法林者，需注意出血倾向。

（四）心理护理

说明心肌病的演变过程及预后，与患者沟通、交流，了解其心理情况，消除患者恐惧不安等消极情绪。鼓励患者，树立战胜疾病信心，配合治疗和护理。

（五）健康教育

1. 生活指导 保持室内空气流通，防寒保暖，预防上呼吸道感染，饮食上给予高蛋白、高维生素的清淡饮食。

2. 疾病知识指导 指导患者症状较轻时可以适当参加轻体力活动，但要避免劳累，避免和延缓心衰发生；遵医嘱服药，定期门诊复查，一旦症状加重应立即就诊，防止病情恶化。

（张　霞）

第九节　心包疾病患者的护理

PPT

【学习目标】

1. **掌握**　心包炎患者的身体状况、护理措施。
2. **熟悉**　心包炎患者的治疗要点、主要护理诊断。
3. **了解**　心包炎的分类及病因。

案例分析

患者，男，49 岁。以“心前区疼痛 15 天，加重伴呼吸困难 1 天”入院。患者 15 天前受凉感冒后出现心前区剧烈疼痛，呈刺痛，向左肩部放射，咳嗽、深呼吸时胸痛加重，近 1 天来自觉胸痛略有减轻，但呼吸困难明显。护理体检：神清语利，口唇略有发绀，颈静脉怒张，双肺呼吸音粗，可闻及湿性啰音，心尖搏动弱，心界向两侧扩大，心率 112 次/分，律齐，未及杂音，双下肢无水肿。X 线示心影向双侧扩大。心脏彩超：可见液性暗区。

临床初步诊断：急性心包炎。

问题

1. 列出该患者的常见护理诊断。
2. 护士应采取哪些主要护理措施？

心包疾病是由感染、肿瘤、代谢性疾病、自身免疫病、尿毒症、外伤等所致的心包病理性改变。按病程分为急性（<6 周）、亚急性（6 周 ~6 个月）、慢性（>6 个月）；按病因分为感染性、非感染性。本节主要讨论急性和慢性缩窄性心包炎。

一、急性心包炎

急性心包炎是心包脏层和壁层的急性炎症。

【病因】

1. 感染性　病毒（最常见）、细菌、真菌、寄生虫等感染引起。

2. 非感染性　急性非特异性心包炎、自身免疫疾病、肿瘤、外伤或放射线损伤等。

【护理评估】

（一）健康史

询问患者有无感染病史；有无肿瘤、尿毒症、心肌梗死等疾病。

（二）身体状况

1. 纤维蛋白性心包炎

（1）症状　以**心前区疼痛为主要症状**，多位于胸骨后，可放射到颈部、左肩、左臂、左肩胛骨，疼痛性质呈压榨性或锐痛，与**呼吸运动有关**，**常因咳嗽**、**深呼吸**、**变化体位**、**吞咽而加重**。

（2）体征　**心包摩擦音是典型的体征**，多位于心前区，**以胸骨左缘第3、4肋间最为明显，前倾坐位时深吸气最为明显**。

2. 心包积液

（1）症状　**呼吸困难为最突出症状**，重者可呈端坐呼吸，身躯前倾、呼吸浅速、面色苍白、发绀。

（2）体征　心尖搏动减弱或消失；心浊音界向两侧扩大，随体位改变而改变；心率快，心音低钝、遥远；大量心包积液可使收缩压下降，而舒张压变化不大，故**脉压减小**，可累及静脉回流，出现颈静脉怒张、肝大、腹水、下肢水肿等。

3. 心脏压塞　心包积液快速增加可引起急性心脏压塞，出现气促、心动过速、血压下降、大汗淋漓、四肢冰凉，严重者可导致急性循环衰竭、休克等；若体液积聚较慢，可出现亚急性或慢性心脏压塞，表现为**体循环淤血**、**颈静脉怒张**、**静脉压升高**、**奇脉**（吸气时脉搏明显减弱或消失，呼气时复原的现象）。

（三）心理－社会状况

因症状明显患者感到紧张、焦虑；出现晕厥时，患者感到恐惧。

（四）辅助检查

1. 心电图　常有窦性心动过速，常规导联（除aVR外）呈ST段弓背向下型抬高，数天后ST段回到基线，T波低平或倒置。心包积液时可有QRS低电压。

2. X线检查　**心影向两侧扩大呈烧瓶状**，肺部无明显充血现象，**是心包积液有力证据**。

3. 超声心动图　**诊断心包积液迅速可靠**。

4. 心包穿刺　能迅速缓解心脏压塞，同时对积液进行相关检查以确定病因。

（五）治疗要点

1. 病因治疗　如应用抗生素、抗结核药物、非甾体药物、化疗药物等。

2. 对症治疗　呼吸困难者给予半卧位、吸氧，疼痛者应用镇痛剂。

3. 心包穿刺　可解除心脏压塞和大量渗液引起的压迫症状。

4. 心包切开引流或心包切除术。

二、缩窄性心包炎

缩窄性心包炎是被纤维化或钙化的心包厚实地包围，使心室舒张期充盈受限而产生一系列循环障碍的疾病。

【病因】

以结核性心包炎最为常见，其次为急性非特异性心包炎及化脓性、肿瘤性、创伤性、放射性、自身免疫性、尿毒症等心包炎。

【护理评估】

（一）健康史

询问有无结核性心包炎、急性非特异性心包炎、化脓性或创伤性心包炎病史，并了解患者患病的时间及治疗情况。

（二）身体状况

1. 症状　**常见症状为劳力性呼吸困难**，主要与心排血量降低有关。可伴疲乏、上腹胀满或疼痛、食欲不振等。

2. 体征　有颈静脉怒张、肝大、腹水、下肢水肿、心率增快，可见 Kussmaul 征；可有奇脉。

（三）心理－社会状况

因病情反复发作、对并发症的担忧而产生焦虑、恐惧。

（四）辅助检查

心电图示 QRS 低电压、T 波低平或倒置；X 线检查可见心影偏小、正常或轻度增大；超声心动图诊断价值较心包积液低，可见心包增厚、室壁运动减弱，室间隔矛盾运动；CT 和心脏 MRI 对诊断优于超声心动图。

（五）治疗要点

心包切除术是缩窄性心包炎的唯一治疗措施。

【常见护理诊断】

1. 气体交换受损　与心包积液及肺淤血有关。
2. 心前区疼痛　与心包纤维蛋白性炎症有关。
3. 体液过多　与体循环淤血有关。
4. 焦虑、恐惧　与疼痛及呼吸困难有关。
5. 潜在并发症　心脏压塞。

【护理措施】

（一）一般护理

1. 休息与体位　急性心包炎应卧床休息、吸氧，取半卧位以减轻呼吸困难；心包压塞者常采取强迫前倾坐位，为患者提供可趴伏的床上小桌；缩窄性心包炎应卧床休息，避免情绪激动或过度劳累，有胸腔积液、腹腔积液者应取半卧位。加床档保护患者，以防坠床。

2. 饮食护理　给予高热量、高蛋白、高维生素、易消化的半流质饮食，限制钠盐摄入，保持大便通畅。

（二）病情观察

密切观察和记录患者生命体征，了解患者心前区疼痛、呼吸困难的变化；密切观察心包压塞的表现，做好心包穿刺的准备工作；应用利尿剂治疗的患者，应准确记录出入量，观察水肿部位皮肤情况及有无乏力等低钾血症的表现。

（三）用药护理

遵医嘱用药如抗生素、抗结核、抗肿瘤药物等；非甾体抗炎药及激素，应注意观察其不良反应。

（四）心包穿刺术的护理

（1）术前准备　解释说明手术意义、风险、打消患者顾虑，争取患者的配合；术前备好抢救药品；进行心电监护。

（2）术中配合　嘱患者取坐位。告知**患者术中避免咳嗽或深呼吸；抽液时随时夹闭胶管防止气体进入心包腔；抽液速度要缓慢，第一次抽液量不宜超过** 200ml；抽出液为鲜血时，应立即停止抽液；密切观察患者有无心脏压塞征出现；记录液体量、性质，按要求留取标本送检。

（3）术后护理　术后 2 小时连续心电监护，密切观察患者面色、呼吸、血压、心率变化，常规应用抗生素 3～5 天以预防感染。心包引流者做好引流管护理，待**心包引流液 $<25ml/d$ 时可拔管**。

（四）心理护理

减轻患者心理压力，陪护人员应守护在旁，给予安慰和解释，消除不良心理因素，取得患者的配合。术前做好解释工作，减轻患者不安情绪。

（五）健康教育

1. 生活指导　嘱患者注意休息，避免活动劳累，解除患者思想顾虑。

2. 疾病知识指导　教会患者正确服药并观察疗效、副作用；大多数心包炎患者可以治愈，结核性心包炎病程较长，鼓励患者检查治疗；急性非特异性心包炎易复发，部分患者可发展为慢性缩窄性心包炎；说明手术治疗重要性，尽早接受手术治疗。注意定期复查。

（高秀霞）

第十节　循环系统常用诊疗技术及护理

PPT

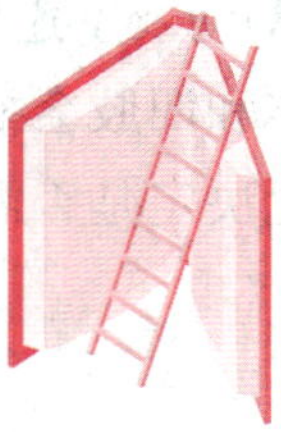

【学习目标】

1. **掌握**　循环系统常用诊疗技术的操作中护理。
2. **熟悉**　循环系统常用诊疗技术的操作后护理。
3. **了解**　循环系统常用诊疗技术的适应证和禁忌证。

一、心脏电复律的护理

心脏电复律是在极短时间内向心脏通以高压强电流，使心肌瞬间同时除极，消除异位性快速心律失常，使之转复为窦性心律的方法。因最早用于消除室颤，故也称心脏电除颤。

【适应证】

心室颤动和扑动为心脏电除颤绝对适应证；心房颤动和扑动伴血流动力学障碍者考虑电复律；药物及其他方法治疗无效或有严重血流动力学障碍的室上速、室速、预激综合征伴快速心律失常者。

【禁忌证】

房颤病史长者，心脏明显扩大，或有巨大左心房及左心房内有新鲜血栓形成或近3个月有栓塞史；心房颤动或扑动伴高度房室传导阻滞；伴病态窦房结综合征的异位性快速性心律失常；洋地黄中毒、严重低血钾时暂不宜电复律（心室颤动除外）。

【操作前准备】

1. 患者准备　向患者说明电复律目的、必要性，解除其顾虑，取得患者及家属的同意；遵医嘱停用洋地黄类药物1～2天，给予改善心功能、纠正低钾血症和酸中毒的药物；复律前1～2天口服奎尼丁，服药前做心电图，观察QRS波时限及QT间期变化；复律术前禁食6小时，排空膀胱，建立静脉通道。

2. 环境准备　环境安静、整洁、温度及湿度适宜。

3. 用物准备　除颤仪、电极片、心电监护仪、导电糊、纱布、心电图机、麻醉药物及各种心肺复苏所需的设备及药品。

【操作中护理】

患者**仰卧于绝缘的硬板床上**，松开衣领，有义齿者取下，开放静脉通道；清洁电击处的皮肤，连接好心电导联线；术前做全导联心电图，选择一个R波较高的导联测试电复律仪的同步性能；遵医嘱用地西泮 0.3～0.5mg/kg 缓慢静注，至患者角膜反射开始消失的深度，麻醉过程中严密观察患者呼吸，有呼吸抑制时可给予吸氧；充分暴露患者前胸，将两电极板表面均匀涂上导电糊或包以生理盐水浸润的纱布，分别置于**胸骨右缘第 2～3 肋间和心尖部**，两电极板之间的距离**不应小于** 10cm，与皮肤紧密接触并施加一定压力，两电极板同时放电（心室颤动用 200～360J；心房颤动及室速用 100～200J；心房扑动用 50～100J；室上速用 100～150J）。此时患者身体和四肢会抽动一下，通过心电示波器可观察患者的心律是否转为窦性；根据患者情况决定是否需要再次电复律。

【操作后护理】

患者卧床休息 1 天，清醒后 2 小时内避免进食，以防止恶心、呕吐；心电监护 24 小时，注意心率、心律变化，密切观察病情变化如神志、瞳孔、呼吸、血压、皮肤及肢体的活动情况；有栓塞史或左房内血栓者，继续抗凝 1 周，给予奎尼丁或其他抗心律失常药物治疗；及时发现患者有无因电击而诱发的心律失常及栓塞、皮肤灼伤、肺水肿等并发症；协助医生给予处理。

二、心脏起搏治疗的护理

心脏起搏是通过心脏起搏器发放脉冲电流，刺激心脏，替代正常心脏起搏点，控制心脏按脉冲电流的频率有效地搏动的一种介入治疗方法。

【适应证】

1. **心脏传导阻滞**　二度Ⅱ型房室传导阻滞、完全性房室传导阻滞，合并临床症状者。

2. **病态窦房结综合征**　心室率常低于 50 次/分，有明确的临床症状者。

3. 反复发作的颈动脉窦性晕厥伴心率缓慢者。

4. 外科手术前的“保护性”应用。

5. **心脏病的诊断**　如判断预激综合征的类型、房室结的功能，协助心脏电生理检查等。

【操作前护理】

1. **环境准备**　安装临时起搏器可在床旁进行，植入永久性起搏器应在心导管室进行。

2. **患者准备**　向患者及家属介绍其病情、植入心脏起搏器的意义、手术的过程及术中如何配合等；遵医嘱备皮，青霉素皮试；手术前 6 小时禁食，紧急临时起搏者随时可以手术；术前半小时镇静；术前停用抗凝剂。

3. **用物准备**　起搏器、心电监护仪、心肺复苏器械及药品。

【操作中护理】

协助患者取平卧位，常规皮肤消毒、铺无菌巾，暴露穿刺部位；协助手术医生将起搏器电极插入心腔。埋藏式起搏器常选择头静脉、锁骨下静脉和颈静脉穿刺；临时起搏器常选择股静脉穿刺。

【操作后护理】

术后平卧位，**避免压迫手术侧肢体**，安装永久性起搏器者应**绝对卧床休息** 1 ~ 3 **天**，术侧肢体不宜过度外展和上举，避免用力咳嗽，防止电极导管脱落或移位。永久性起搏者术后伤口处局部沙袋压迫 6 小时，定期更换敷料，一般术后 7 天拆线。监测体温变化，术后遵医嘱给予抗生素 3 ~ 5 天。持续心电监护 24 小时，观察有无并发症、有无起搏信号异常，若有应及时通知医生；定期随访，测试起搏器功能。

三、心电监护的护理

心电监护是通过显示屏连续观察心脏电活动情况的一种无创的监测方法。

【适应证】

1. 心肺复苏　分析心脏骤停的原因和指导治疗（如除颤等）；监测体表心电图可及时发现心律失常；复苏成功后应监测心律、心率变化，直至稳定为止。

2. 心律失常高危患者　心电监护是发现严重心律失常、预防猝死和指导治疗的重要方法。

3. 危重症　心电监护急性心肌梗死、心肌炎、心肌病、心力衰竭、心源性休克、严重感染、预激综合征和心脏手术后等。对接受了某些有心肌毒性或影响心脏传导系统药物治疗的患者，亦应进行心电监护。此外，各种危重症伴发缺氧、电解质和酸碱平衡失调（尤其钾、钠、钙、镁）、多系统脏器衰竭。

4. 某些诊断、治疗操作　如气管插管、心导管检查，心包穿刺时，均可发生心律失常导致猝死，必须进行心电监护。

【操作前准备】

用物准备：心电监护仪、电极片数个。

【方法及过程】

1. 向患者解释心电监护的目的，解除顾虑。
2. 连接电源，打开电源开关，检查心电监护仪性能。
3. 安放电极片。常用部位如下。右上：右锁骨中线第二肋间；左上：左锁骨中线第二肋间；左下：左腋中线第五肋间。
4. 根据情况，选择适当的导联、振幅和报警上、下限。
5. 遵医嘱记录监护参数。
6. 停止心电监护时，先向患者说明，取得合作。
7. 关机，断开电源。
8. 取下患者胸部电极片，协助患者穿衣。
9. 整理床单位及用物。

【操作后护理】

1. 观察心率、心律波形，发现异常及时报告医生。
2. 患者更换体位时，妥善保护导联线。
3. 注意保暖。

四、冠状动脉造影术的护理

冠状动脉造影术是将心导管经皮穿刺从股动脉送入左、右冠状动脉开口部进行造影的检查技术，是**目前诊断冠心病最为可靠的方法**。它可提供冠状动脉病变的部位、性质、范围、侧支循环状况的准确资料，有助于选择最佳治疗方案。

【适应证】

疑有冠心病而不能确诊者。

【禁忌证】

严重的心功能不全及肝肾功能不全；不能耐受手术；造影剂过敏者。

【方法】

将心导管经皮穿刺插入股动脉、肱动脉或桡动脉，推送至主动脉根部，使导管顶端进入左、右冠状动脉开口，注入造影剂使其显影。

【护理】

1. 术前护理 除与心导管检查术相同外，术前需训练床上排尿及连续咳嗽动作；术前6小时禁食、禁水；备好术中用药。

2. 术后护理 术后穿刺部位按压15~20分钟以彻底止血，加压包扎，沙袋压迫6小时，术侧肢体制动12小时；观察足背动脉搏动、皮肤温度；持续心电监护；观察有无穿刺部位出血等。

（高秀霞）

答案解析

目标检测

一、A1型题（以下每一道考题下面有A、B、C、D、E五个备选答案，请从中选择一个最佳答案）

1. 心源性呼吸困难由轻到重最早出现的是
   A. 劳力性呼吸困难
   B. 阵发性夜间呼吸困难
   C. 端坐呼吸
   D. 心源性哮喘
   E. 吸气性呼吸困难

2. 左心衰患者出现呼吸困难最典型的是
A. 劳力性呼吸困难　B. 阵发性夜间呼吸困难
C. 端坐呼吸　D. 吸气性呼吸困难
E. 心源性哮喘

3. 心动过缓是指心率每分钟少于
A. 40 次　B. 50 次　C. 60 次
D. 70 次　E. 80 次

4. 最常见的心律失常类型是
A. 窦性心律失常　B. 室性期前收缩　C. 室上性心动过速
D. 室性心动过速　E. 心房颤动

5. 最严重的心律失常类型是
A. 期前收缩　B. 室性心动过速　C. 心房颤动
D. 心室颤动　E. 房室传导阻滞

6. 二尖瓣狭窄最早出现的症状是
A. 劳力性呼吸困难　B. 咳嗽、咯血　C. 咳粉红色泡沫痰
D. 肝淤血　E. 声音嘶哑

7. 感染性心内膜炎最常见的并发症是
A. 心力衰竭　B. 心律失常　C. 心房颤动
D. 心肌梗死　E. 脑栓塞

二、A2 型题（以下每一道考题下面有 A、B、C、D、E 五个备选答案，请从中选择一个最佳答案）

8. 患者，男，61 岁。因情绪激动引起胸骨后压榨性疼痛，向左肩、臂放射，诊断为急性心肌梗死，该患者最早最突出的症状是
A. 心源性呼吸困难　B. 心源性水肿　C. 心前区疼痛
D. 心源性晕厥　E. 心律失常

9. 患者，女，68 岁。既往有风心病病史。近 1 个月来经常于活动后出现呼吸困难，休息后缓解。昨夜突然咳粉红色泡沫痰，强迫端坐位。该患者发生了
A. 支气管哮喘　B. 支气管肺炎　C. 支气管扩张症
D. 急性右心衰竭　E. 急性左心衰竭

三、A3/A4 型题（病例组型选择题，以下提供若干案例，每个案例下设若干考题。请根据各考题题干所提供的信息，在每题下面的 A、B、C、D、E 五个备选答案，请从中选择一个最佳答案）

（10～12 题共用题干）

患者，女，68 岁。入院诊断：慢性心衰，遵医嘱服用地高辛 0.25mg/d，氢氯噻嗪 50mg/d，用药 2 周后患者出现恶心、呕吐，且每一次窦性搏动后出现两次过早搏动。

10. 最可能出现的情况是

A. 肾功能衰竭　B. 心衰加重　C. 洋地黄中毒

D. 血钾过低　E. 慢性胃炎

11. 患者出现最严重的反应是

A. 食欲不振　B. 心律失常　C. 黄视、绿视

D. 恶心、呕吐　E. 头痛、眩晕

12. 此时护士应立即

A. 报告护士长　B. 给予止吐药　C. 心电图检查

D. 血液生化检查　E. 暂停地高辛并报告医生

（13～15 题共用题干）

患者，男，55 岁。患高血压病 10 年，未予重视。头痛、头晕明显时服药，症状消失时停药。近 2 日由于劳累，出现剧烈头痛、头晕。急诊入院，测血压 190/120mmHg，确诊为原发性高血压。

13. 该患者主要的护理诊断是

A. 疼痛　B. 焦虑　C. 知识缺乏

D. 活动无耐力　E. 有受伤的危险

14. 护士向患者讲述应用降压药的注意事项，不正确的是

A. 改变体位时不宜过快

B. 联合用药可增强疗效

C. 不可以随意增减药量或停药

D. 服药期间出现头晕立即取坐位

E. 治疗有效时血压应在 140/90mmHg 以下

15. 护士对其进行健康教育正确的是

A. 不限烟酒

B. 可以自行增减药量

C. 不参加体育锻炼，以免加重病情

D. 服药期间可以不采用非药物治疗

E. 合理饮食、情绪平稳、遵医嘱用药

（16～18 题共用题干）

患者，女，52 岁。高血压病史 12 年。昨日夜间突发呼吸困难，咳粉红色泡沫痰，面色发绀。

16. 该患者应立即采取的体位是

A. 仰卧位　B. 侧卧位　C. 俯卧位

D. 半卧位　E. 坐位双腿下垂

17. 给该患者吸氧应经过

A. 蒸馏水湿化　B. 生理盐水湿化

C. 10%~30% 的乙醇湿化 D. 20%~30% 的乙醇湿化
E. 50%~70% 的乙醇湿化

18. 该患者吸氧的方式为
A. 面罩吸氧 B. 加压吸氧 C. 鼻导管吸氧
D. 高压氧舱吸氧 E. 经呼吸机吸氧

（19~20 题共用题干）

患者，男，60 岁。患原发性高血压 10 年，冠心病心绞痛 2 年。近 1 个月来胸骨后或心前区疼痛发作频繁，持续时间延长，硝酸甘油疗效差。2 小时前因情绪激动引发胸骨后压榨性疼痛，30 分钟不缓解，伴有大汗、焦虑，急诊入院。

19. 此时患者最主要的护理诊断是
A. 疼痛 B. 焦虑 C. 体液不足
D. 体液过多 E. 活动无耐力

20. 此时患者可能发生
A. 气管炎 B. 食管炎 C. 胸膜炎
D. 高血压心脏病 E. 急性心肌梗死

四、思考题

1. 简述慢性心力衰竭的心功能分级。
2. 心绞痛与急性心肌梗死的疼痛特点有哪些不同？
3. 试述心肌梗死的护理措施。

（张 霞）

书网融合……

微课 1　　微课 2　　自测题

第四章 消化系统疾病患者的护理

第一节 概 述

PPT

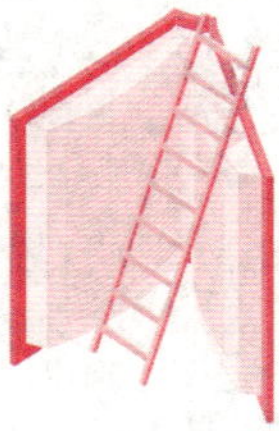

【学习目标】

1. **掌握** 消化系统疾病患者的护理措施。
2. **熟悉** 消化系统疾病患者的身体状况及辅助检查。
3. **了解** 消化系统疾病的病因。

案例导入

患者，男，46岁，司机。反复上腹部疼痛不适十余年，餐后明显。近半个月再次发作，2天前出现呕吐，餐后明显，呕吐物为隔夜宿食，吐后症状有所缓解。

问题

1. 该患者出现呕吐最可能的病因是什么？
2. 如何对该患者开展有效的护理？

消化系统是由消化管和消化腺组成见图4-1。主要生理功能是摄取和消化食物、吸收营养及排出食物残渣。

1. 消化管 指从口腔到肛门之间的一条粗细不等的连续管道。包括口腔、咽、食管、胃、小肠（十二指肠、空肠、回肠）和大肠（盲肠、阑尾、结肠、直肠、肛管）。临床上通常把十二指肠以上的消化道称上消化道，把空肠及以下的部分称为下消化道。

2. 消化腺 包括大消化腺、小消化腺两种。大消化腺包括唾液腺、胰和肝，它们都以导管与消化道相通。小消化腺是消化管壁内的许多小腺体，如胃腺和肠腺等，其分泌的消化液直接排入消化管道内，对食物进行化学性消化。

消化系统疾病的常见症状有恶心与呕吐、腹痛、腹泻与便秘等。

一、恶心与呕吐

恶心是一种欲吐的感觉，伴上腹特殊不适感，常为呕吐先兆，也可单独发生。呕

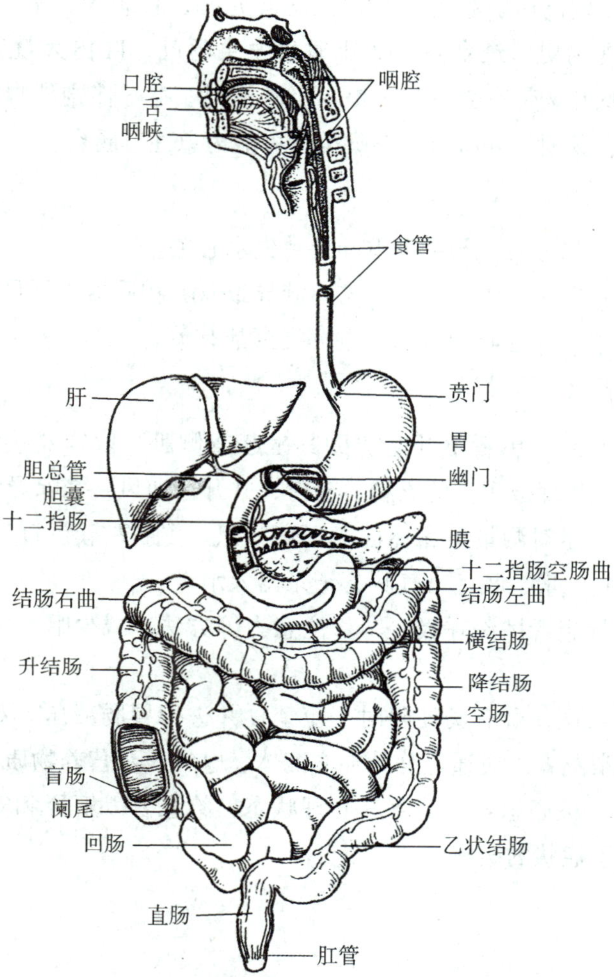

图 4－1　消化系统

吐是指胃内容物或部分肠内容物通过食管逆流入口腔的反射性动作。呕吐可排出进入胃内的有毒物质，对机体有益。但频繁呕吐又可引起水、电解质紊乱及营养障碍，对机体不利。

【病因】

依病变的部位不同，呕吐可分为中枢性呕吐和周围性呕吐。

1. 中枢性呕吐　①颅内压增高，如脑炎、脑出血等。②前庭神经功能障碍，如内耳眩晕症、晕动病等。③其他，如妊娠反应、尿毒症、低钾与低钠血症、代谢性酸中毒及某些药物也可引起。

2. 周围性呕吐　①胃源性呕吐，如胃炎、胃癌、幽门梗阻等。②反射性呕吐，如急性胰腺炎、肝炎、胆囊炎、胆结石、尿路结石等。

【特点】

胃源性呕吐常先恶心，后呕吐，吐后患者感到轻松，而反射性呕吐也先有恶心，但吐后不轻松。颅内高压引起的呕吐常无恶心先兆，且顽固，呈喷射性。食物中毒引起者常有进不洁食物史。**进食6～12小时后发生呕吐，吐出大量带有酸腐味的宿食，提示幽门梗阻**。呕吐物带有粪臭味，提示小肠梗阻。呕吐伴剧烈腹痛，可能为胆石症、胰腺炎、阑尾炎、肠梗阻等所致。伴腹泻者可能为急性胃肠炎。

【常见护理诊断】

1. 有体液不足的危险 与频繁呕吐导致失水有关。

2. 营养失调：低于机体需要量 与呕吐导致营养物质摄入不足、丢失过多有关。

3. 活动无耐力 与呕吐导致水、电解质紊乱有关。

【护理措施】

1. 减轻不良刺激 患者呕吐时协助其坐起或侧卧，取容器接呕吐物，防止误吸。吐毕给患者漱口，清理被污染的衣物、被褥，并开窗通风，消除异味。

2. 病情监测 定时测量生命体征，观察意识、皮肤黏膜湿度、弹性，记录呕吐次数、呕吐物的性质、量、颜色、气味，记录出入水量。

3. 止吐 指导患者用深呼吸、转移注意力等方法，减少呕吐发生。遵医嘱给予止吐药或针刺止吐。

4. 维持体液平衡 疑有肠梗阻时，应禁食并进行胃肠减压。对呕吐频繁、不能进食或水、电解质紊乱者，应通过静脉补充液体、电解质及营养物质。

5. 心理支持 关心患者，了解其心理状态，给患者以解释和安慰，使患者保持稳定的情绪，有利于症状的缓解。

二、腹痛

腹痛可因腹腔内脏器病变所致，也可由腹壁或腹腔外器官病变引起。按其发生急缓，可分为急性腹痛和慢性腹痛。

【病因】

1. 急性腹痛 ①腹腔脏器的急性炎症，如胃炎、胆囊炎、阑尾炎、肠炎、胰腺炎等。②急性胃、肠穿孔引起的弥漫性腹膜炎。③空腔脏器梗阻或扩张，如胆道结石、胆道蛔虫、肠梗阻、泌尿系统结石等。④腹腔脏器破裂，如肝、脾破裂及异位妊娠输卵管破裂等。

2. 慢性腹痛 ①腹腔脏器的慢性炎症及溃疡，如消化性溃疡、胃炎、肝炎等。②恶性肿瘤，如胃癌、肝癌、胰腺癌、结肠癌等。③肠道寄生虫病。④胃肠神经官能症。

3. 其他 如腹型过敏性紫癜、糖尿病酮症酸中毒、痛经等。

【特点】

隐痛、钝痛多为慢性病变；锐痛、绞痛多为急性病变。阵发性绞痛，常见于空腔脏器梗阻，如机械性肠梗阻、胆石症等；持续性疼痛常见于腹腔脏器炎症、出血、实质脏器肿大等。先发热，后腹痛，压痛较轻，无明显腹肌紧张，以内科腹痛居多；先腹痛，后发热，腹痛或压痛部位固定，程度较重，常伴腹膜刺激征，以外科腹痛较多；妇产科腹痛以下腹和盆腔内疼痛为主，常伴白带增多、阴道流血或停经史。

【常见护理诊断】

1. 疼痛　与腹腔脏器炎症、平滑肌痉挛、缺血、溃疡及腹膜受刺激有关。

2. 恐惧　与突发剧痛、紧急手术、担心预后有关。

【护理措施】

1. 休息与体位　急性腹膜炎时可取侧卧位，两腿屈曲，以松弛腹壁，缓解疼痛；急性胰腺炎时取坐位稍前倾，可使腹痛缓解。

2. 饮食护理　急腹症患者入院后应暂禁食。对于慢性腹痛患者，应进食营养丰富、易消化、富含维生素的饮食。

3. 病情监测　监测生命体征，注意有无脱水、电解质紊乱及休克表现，腹部症状、体征变化。如出现血压下降、腹膜刺激征，提示病情加重，应及时报告医生。

4. 用药护理　遵医嘱给予止痛药物，亦可给予针灸止痛。除急腹症外，对疼痛局部可热敷。一切诊断不明或治疗方案未确定的急腹症患者禁用吗啡、哌替啶等麻醉性镇痛药，以免掩盖病情。

5. 心理护理　应安慰、关心患者，对患者的反应表示认同，必要时可给予握手、按摩等肢体语言，消除患者的紧张、恐惧心理，使患者精神放松，情绪稳定，增强对疼痛的耐受性。

三、腹泻与便秘

一般成人每天排便 1～3 次，每天排便超过 3 次或每周少于 3 次，视为排便异常，如腹泻、便秘。

腹泻是指排便次数增多，粪质稀薄或有黏液、脓血或未消化的食物。按发生急缓和病程长短，分为**急性腹泻和慢性腹泻，超过 2 个月的属慢性腹泻**。

便秘指排便间隔时间延长，一般每 2～3 天或更长时间排便一次，致使粪便干硬并有排便困难。按病程或起病方式可分为急性便秘和慢性便秘；按有无器质性病变，可分为器质性便秘和功能性便秘。

【病因】

1. 急性腹泻　①细菌性和非细菌性食物中毒。②急性传染病，如细菌性痢疾、肠道病毒感染等。③饮食不当，如过食生、冷、油腻食物。④肠道变态反应。

2. 慢性腹泻　①胃源性疾病，如慢性萎缩性胃炎、胃切除术后等。②肠源性疾病，如肠结核、溃疡性结肠炎等。③胰源性疾病，如慢性胰腺炎等。④肝胆源性疾病，如肝硬化、阻塞性黄疸等。⑤消化系统恶性肿瘤。⑥其他，如甲状腺功能亢进症、尿毒症、胃肠神经官能症等。

3. 器质性便秘 ①胃肠道梗阻，如幽门梗阻、结肠肿瘤或肠外病变压迫肠道等。②直肠肛门疾患，如直肠炎、肛裂等引起肛门括约肌反射性痉挛而致便秘。③药物、毒物中毒，如铋剂、抗胆碱药物、镇静剂等的应用可能引起便秘；铅、砷、汞、磷等中毒也可引起便秘。④神经系统或其他系统性疾病，如脑炎、脑肿瘤、糖尿病、甲状腺功能减退症等。

4. 功能性便秘 ①食物中缺乏纤维素、水分。②生活规律改变，如长期卧床等。③排便动力缺乏，如肥胖、多胎妊娠等所致的腹肌衰弱。④老年性肠平滑肌无力。⑤肠动力紊乱，如肠易激综合征（便秘型）等。

【特点】

急性腹泻起病急骤，**排便次数可达每天 10 次以上**，易引起水、电解质紊乱及酸碱平衡失调；慢性腹泻起病缓慢，反复发作，**病程超过** 2 **个月**，常导致营养缺乏、贫血。进食后不久即腹泻，排水样或粥样稀便，可能为食物中毒、肠道变态反应引起。粪便中含黏液、脓血，可由炎症、癌症引起。腹泻伴腹痛，便后腹痛缓解，提示结肠病变；便后腹痛不能缓解，提示小肠病变；腹泻伴里急后重，提示直肠病变。

急性便秘多有腹痛、腹胀、恶心、呕吐等症状；慢性便秘常因肠道毒素吸收出现口苦、食欲缺乏、头晕、乏力等轻度全身症状。粪便坚硬，排便时可出现左腹部或下腹部痉挛性疼痛与下坠感，严重者可出现肛门疼痛或肛裂。长期便秘易导致痔疮形成。中老年人，特别是经产妇女，由于其腹肌、盆底肌肌张力下降，易形成慢性习惯性便秘。便秘伴呕吐、腹痛、腹胀，常见于各种原因引起的肠梗阻。便秘与腹泻交替，常提示为肠结核、溃疡性结肠炎、肠易激综合征。伴腹部包块，常见于肠道肿瘤、肠结核。

【常见护理诊断】

1. 腹泻 与肠道炎症、饮食不当有关。

2. 有体液不足的危险 与严重腹泻导致失水有关。

3. 营养失调：低于机体需要量 与长期腹泻、消化吸收障碍有关。

4. 便秘 与肠道疾病或食物中纤维素含量过少、体液摄入不足、运动量过少、长期卧床、精神紧张等有关。

【护理措施】

（一）腹泻

1. 休息与体位 起病急，全身症状明显者，应卧床休息，注意腹部保暖；可用热敷，以减弱肠蠕动，减少排便次数，缓解疼痛。

2. 饮食护理 应摄取营养丰富、少渣、低脂、易消化饮食，避免生冷、辛辣、富含纤维素食物及刺激性强的调味品，以免刺激肠蠕动而加重腹泻。急性腹泻应根据病情或医嘱给予禁食，逐渐摄入流质、半流质或易消化软食。

3. 病情观察 注意生命体征、神志、尿量变化，及早发现水、电解质紊乱和酸碱失衡和休克。正确采取粪便标本，及时送检。

4. 保持肛周皮肤清洁　排便频繁时，可使肛周皮肤损伤，故排便后可用温水清洗肛周，保持其清洁干燥，亦可涂凡士林以保护肛周皮肤。

5. 保持体液平衡　一般可口服补液，严重腹泻伴呕吐或禁食者应静脉补液，注意补液速度，尤其是老年人，因老年人易因腹泻发生脱水，也易因补液过快而发生心力衰竭。

（二）便秘

1. 休息与活动　要求患者适当增加活动量，促进直肠供血与肠蠕动。为卧床患者腹部做顺时针按摩，以增加腹内压，促进排便。

2. 饮食护理　增加高纤维素和水的摄入，确保**每日液体摄入** 2000～3000ml，每日清晨可饮一杯温开水，多食蔬菜、水果，忌食咖啡、酒等辛辣刺激性食物。

3. 培养患者定时排便习惯　指导患者养成定时排便的习惯，建议患者于每天早餐后排便，因早餐后易形成胃－结肠放射，易建立条件反射。即使无便意，也应坚持，日久便可形成定时排便的习惯。

4. 用药护理　可给予开塞露、硫酸镁等简易通便。症状缓解后，及时停药，以防产生药物依赖。

5. 辅助排便　以上方法无效时，可给予灌肠等方法辅助排便。

（王　睿）

第二节　胃炎患者的护理

PPT

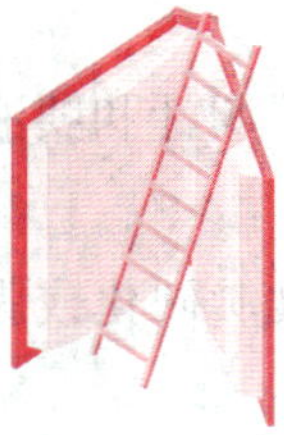

【学习目标】

1. **掌握**　急、慢性胃炎患者的身体状况、护理措施。
2. **熟悉**　急、慢性胃炎的病因、发病机制。
3. **了解**　急、慢性胃炎的分类。

案例导入

患者，女，26 岁，已婚，职员。因上腹痛伴恶心呕吐 3 小时就诊，患者 3 小时前进食大量冷饮后出现上腹痛，伴恶心呕吐，呕吐物为咖啡渣样胃内容物，无胆汁。护理体检：急性病容。上腹部压痛明显，肝脾肋下未触及。B 超示肝、胆、胰、脾、肾无异常，血淀粉酶正常。

问题

1. 该患者最可能的诊断是什么？
2. 如何对该患者开展有效的护理？

一、急性胃炎 微课1

急性胃炎是由多种病因引起的急性胃黏膜炎症。发病急，病程一般较短，常表现为各种上腹部症状。主要病理改变为胃黏膜充血、水肿、糜烂（可伴有浅表溃疡）和出血。

本病为常见病、多发病，各年龄组均可发病，无性别差异，在我国以夏秋两季发病率较高。

【病因与发病机制】

1. 理化因素 物理因素如进食过冷、过热、粗糙食物及暴饮暴食等；化学因素主要包括药物（水杨酸盐类、非甾体消炎药、肾上腺皮质激素及某些抗癌药）、浓茶、烈酒及强酸（硫酸、盐酸、硝酸、石炭酸等）、强碱（氢氧化钠、氢氧化钾等）或其他腐蚀剂。理化因素直接损伤胃黏膜或通过抑制前列腺素的合成，削弱前列腺素对胃黏膜的保护作用，引起上皮细胞损害、黏膜出血和糜烂。

2. 急性应激 在各种严重脏器疾病、严重创伤、大面积烧伤、大手术、颅脑病变和休克、严重精神心理因素应激下，机体的生理性代偿功能不足以维持胃黏膜微循环的正常运行，使胃黏膜缺血、缺氧和黏液分泌减少、局部前列腺素合成不足，导致胃黏膜屏障破坏和 H^+ 反弥散进入黏膜，引起胃黏膜糜烂和出血。

3. 急性感染 某些细菌、病毒或其毒素可造成胃黏膜的急性炎症，如 α－溶血性链球菌、葡萄球菌或大肠杆菌可引起急性化脓性胃炎，幽门螺杆菌感染也可引起急性胃炎。

4. 胆汁和胰液的反流 部分胃切除术后可引起胆汁和胰液反流，胆汁和胰液中的胆盐、磷脂酶 A 和其他胰酶破坏残胃黏膜，产生多发性糜烂。

5. 其他 如胃内异物、胰腺癌放疗后引起的物理性损伤，由于动脉硬化或腹腔动脉栓塞治疗后血管闭塞等，均可导致急性胃炎的发生。

【病理】

主要病理变化为胃肠黏膜呈急性炎症反应，黏膜充血、水肿、分泌物增加，可有点状出血和不同程度的糜烂。胃黏膜固有层见到以中性粒细胞为主的炎症细胞浸润。

【护理评估】

（一）健康史

详细询问患者是否服用非甾体抗炎药（如阿司匹林、吲哚美辛等是最常引起黏膜炎症的药物），是否服用某些抗肿瘤药、铁剂和氯化钾口服液等；是否遭受严重脏器病变、严重创伤、大面积烧伤、大手术及不良精神心理因素等；有无大量饮酒等致病因素。

（二）身体状况

多数患者症状不明显。有症状者主要表现为上腹痛、饱胀不适、恶心、呕吐和食欲减退等。临床上急性糜烂出血性胃炎患者多表现为突发呕血和（或）黑便而就诊，是上消化道出血的常见病因之一。大量出血引起晕厥或休克，伴贫血。上腹部压痛则是常见体征，无肌紧张及反跳痛，肠鸣音多亢进。

（三）心理－社会状况

因起病急，上腹部不适，或有呕血和（或）黑便，使患者紧张不安，尤其是急应激导致的出血，患者及家属常出现焦虑、恐惧等心理。

（四）辅助检查

1. 血液检查 白细胞总数可轻度增加，中性粒细胞百分比轻度升高。但沙门菌属感染者白细胞总数可正常或轻度减少。病毒感染引起者白细胞总数多轻度减少，淋巴细胞百分比稍增高。糜烂出血性胃炎患者红细胞计数可正常或减少，血红蛋白可正常或减少。

2. 粪便检查 外观水样便或呈稀糊状便，也可带有少量黏液，偶可见少量脓血。镜检可见不消化食物成分、少量黏液、少量白细胞和红细胞。少数大便隐血试验（＋）。

3. 胃镜检查 **胃镜检查是最可靠的确诊方法**。一般应在**大出血后 24～48 小时内进行**。胃黏膜充血、水肿、渗出；急性糜烂性胃炎可见胃黏膜糜烂、出血或一过性浅表溃疡。

【治疗要点】

针对病因和原发病采取治疗措施。

1. 一般治疗 祛除病因，卧床休息，给予清淡、易消化的流食或半流质食物，必要时暂禁食。

2. 对症治疗 呕吐严重时，给予甲氧氯普胺 10mg 肌内注射。上腹痛较剧烈者肌注阿托品（每次 0.5mg）或山莨菪碱（每次 10mg）或口服颠茄片（8mg，3 次/天）。止泻可选用十六角蒙脱石，每次 1 袋，2～3 次/天，冲服。如持续呕吐或脱水明显，则需静脉补充 5%～10% 葡萄糖生理盐水及应用纠正电解质紊乱、酸中毒等药物。

3. 抗菌治疗 对于感染性腹泻，可适当选用有针对性的抗菌药。一般选用小檗碱 0.1～0.3g，3 次/天，口服，或庆大霉素 8 万 U/d，肌内注射，或吡哌酸及其他抗菌药物。

4. 急性糜烂出血性胃炎 常用抑制胃酸分泌药物，如 H_2 受体拮抗剂、质子泵抑制剂和黏膜保护剂。出血严重的给予止血药物治疗。

【护理措施】

（一）一般护理

1. 休息与活动 患者应注意休息，减少活动，急性应激引起者卧床休息。

2. 饮食护理 进食应定时、有规律、忌暴饮暴食。一般可给予少渣、温凉、半流质饮食。如有少量出血可给予牛奶、米汤等以中和胃酸，有利于胃黏膜的修复。急性大出血或呕吐频繁时应禁食，可静脉补充营养。

（二）病情观察

观察患者有无上腹痛、恶心、呕吐和食欲减退等消化不良的表现。密切注意上消化道出血的征象，如有无呕血和（或）黑粪等，同时监测粪便隐血检查，以便及时发现病情变化。

（三）上消化道出血的护理

具体措施详见本章第八节。

（四）用药护理

禁用或慎用阿司匹林、吲哚美辛等对胃黏膜有刺激的药物。必要时指导患者正确服用抑酸剂和胃黏膜保护剂以预防疾病的发生。

（五）心理护理

紧张、焦虑可使血管收缩，胃黏膜缺血，诱发或加重病情，所以护理人员应向患者耐心说明有关急性胃炎的基本知识，说明及时治疗和护理能获得满意疗效，帮助患者寻找并去除发病因素，控制病情进展，从而安心配合治疗，减轻紧张、焦虑心理，利于疾病康复。

（六）健康指导

向患者及家属介绍急性胃炎的护理要点和预防方法。根据患者的具体情况进行指导，如避免使用对胃黏膜有刺激性的药物，必须使用时可同时服用制酸剂；嗜酒者应戒酒，因乙醇具有亲脂性和溶脂性能，可破坏黏膜屏障，引起上皮细胞损害、黏膜出血和糜烂；进食要有规律，避免过冷、过热、辛辣等刺激性食物及浓茶、咖啡等饮料。

二、慢性胃炎

慢性胃炎是由各种病因引起的胃黏膜慢性炎症性病变，是一种常见病，任何年龄均可发病，但随年龄增长发病率逐渐升高。按病变部位可分为慢性胃窦炎（B 型胃炎）和慢性胃体炎（A 型胃炎），其中**慢性胃窦炎最常见**，发病与幽门螺杆菌感染密切相关。按炎症细胞浸润的程度，可分为慢性非萎缩性胃炎和慢性萎缩性胃炎。

【病因与发病机制】

慢性胃炎的病因与发病机制尚未完全阐明，可能与下列因素有关。

1. 幽门螺杆菌感染 是慢性胃炎最主要的病因。

2. 自身免疫 壁细胞损伤后能作为自身抗原刺激机体产生壁细胞抗体和内因子抗体，破坏壁细胞，使胃酸分泌减少乃至缺失，还可影响维生素 B_{12} 吸收，导致恶性贫血。

3. 理化因素　长期饮浓茶、酒、咖啡，食用过热、过冷、过于粗糙的食物，可损伤胃黏膜；服用大量非甾体抗炎药可破坏黏膜屏障。

4. 十二指肠液反流　十二指肠液中的胆汁和胰液会削弱胃黏膜的屏障作用，使其易受胃酸和胃蛋白酶的损害。

5. 其他因素　胃黏膜的退行性变，使黏膜营养不良、分泌功能下降和屏障功能减退。此外，心力衰竭、肝硬化门静脉高压、尿毒症以及营养不良等也使胃黏膜易于受损。

⇄ 知识链接

化生

在慢性胃炎的进展中，胃腺细胞转化为肠腺样，称肠腺化生；胃体腺转化为胃窦幽门腺的形态为假性幽门腺化生。胃小凹处上皮常可发生增生，增生的上皮和肠化上皮发育异常，为不典型增生。β 胡萝卜素、维生素 C、维生素 E、叶酸、锌、硒等可帮助逆转。

【护理评估】

（一）健康史

询问患者有无恶性贫血；是否长期摄食粗糙或刺激性食物、酗酒、高盐饮食；是否经常服用非甾体抗炎药等药物；有无慢性右心衰竭等疾病。

（二）身体状况

慢性胃炎病程迁延，缺乏特异性症状。部分患者有消化不良的表现，表现为上腹部隐痛、进食后饱胀、嗳气、食欲减退、恶心、呕吐等，少数患者有呕血和黑便。本病多无明显体征，可有上腹部轻压痛。A 型胃炎消化道症状少，有明显厌食和体重减轻，伴贫血，少数为恶性贫血；B 型胃炎消化道症状明显，有时似消化性溃疡，可有上消化道出血。

（三）心理－社会状况

慢性胃炎病程迁延，易使患者产生烦躁、焦虑等不良情绪。

（四）辅助检查

1. 胃镜及胃黏膜活组织检查　**胃镜检查**并同时取活组织作病理组织学检查是**诊断慢性胃炎的最可靠方法**。内镜下非萎缩性胃炎可见红斑（点、片状或条状）、黏膜粗糙不平、出血点/斑、黏膜水肿、渗出等基本表现。内镜下萎缩性胃炎有两种类型，即单纯萎缩性胃炎和萎缩性胃炎伴增生。前者主要表现为黏膜**红白相间/白相为主**、血管显露、色泽灰暗、皱襞变平甚至消失；后者主要表现为黏膜呈颗粒状或结节状。活组织检查可进一步明确，活组织检查宜在多部位取材且标本要足够大（达到黏膜肌层），胃窦小弯、大弯、胃角及胃体下部小弯是常用的取材部位。

2. 幽门螺杆菌（HP）检测 检测幽门螺杆菌侵袭性的方法主要包括快速尿素酶试验、胃黏膜组织切片染色镜检及细菌培养等。可在内镜检查时作快速尿素酶检查以增加诊断的可靠性。根除幽门螺杆菌治疗后，可在胃镜复查时重复上述检查，亦可采用非侵入性检查，该检查主要有^{13}C或^{14}C尿素呼气试验、粪便幽门螺杆菌抗原检测及血清学检查（定性检测血清抗幽门螺杆菌IgG抗体）。

3. 自身免疫性胃炎的相关检查 检测血PCA和IFA有助于自身免疫性胃炎的诊断，如为自身免疫性胃炎PCA多呈阳性，伴恶性贫血时IFA多呈阳性。血清维生素B_{12}浓度测定及维生素B_{12}吸收试验有助恶性贫血诊断。

4. 血清素检查 胃体萎缩者血清促胃液素G17水平显著升高、胃蛋白酶原Ⅰ和（或）胃蛋白酶原Ⅰ/Ⅱ比值下降；胃窦萎缩者血清促胃液素G17水平下降、胃蛋白酶原Ⅰ和胃蛋白酶原Ⅰ/Ⅱ比值正常；全胃萎缩者则两者均低。

5. X线钡餐检查 萎缩性胃炎可见胃黏膜皱襞相对平坦、减少。慢性非萎缩性胃炎X线钡餐下表现为胃黏膜纹理增粗、迂曲，可呈锯齿状，胃窦部出现激惹征。

【治疗要点】

治疗原则是消除病因，缓解症状，控制感染。

1. 一般治疗 消除病因，祛除各种可能致病的因素，包括建立良好饮食习惯，细嚼慢咽，少吃冷热酸甜食物；禁烟酒、咖啡、浓茶，减少食盐摄入；停服某些刺激胃黏膜的药物，如阿司匹林等非甾体抗炎药；积极治疗口、鼻、咽部的慢性疾病。

2. 药物治疗

（1）保护胃黏膜 常用的药物有胶体次枸橼酸铋、硫糖铝、十六角蒙脱石、氢氧化铝凝胶等。

（2）促胃肠动力及抗胆汁反流药 可选用甲氧氯普胺、多潘立酮、西沙必利、莫沙必利、考来烯胺、硫糖铝、熊去氧胆酸等。

（3）抗幽门螺杆菌 ①三联用药：质子泵抑制剂（PPI）外加两种抗生素，如克拉霉素、阿莫西林、喹诺酮类、甲硝唑、呋喃唑酮。②四联用药：PPI+铋剂+两种抗生素，可用于治疗失败者。

（4）抑制胃酸分泌或中和胃酸 常用的药物有PPI质子泵抑制剂如雷贝拉唑、兰索拉唑、奥美拉唑；H_2受体拮抗剂如西咪替丁、雷尼替丁、法莫替丁；中和胃酸药如碳酸氢钠（小苏打）、氢氧化镁、氢氧化铝凝胶、胃舒平等。

（5）其他 对胃酸缺乏或消化不良者，可给予1%稀盐酸（0.5~2ml）和胃蛋白酶20~30ml，餐前服；伴有消化不良者可加用胰酶片、多酶片等助消化药；补充铁剂、维生素B_{12}、叶酸。

3. 手术治疗 慢性萎缩性胃炎伴中、重度不典型增生时，结合临床情况可做内镜下黏膜切除术或其他手术治疗。

【常用护理诊断】

1. 疼痛：上腹痛 与胃黏膜炎症病变等有关。

2. 营养失调：低于机体需要量 与胃黏膜的炎性病变所致的食物摄入减少、吸收障碍有关。

3. 焦虑 与呕血、黑便及慢性胃炎病程迁延不愈有关。

4. 知识缺乏 缺乏急、慢性胃炎的病因、病情进展及自我护理知识。

【护理措施】

（一）一般护理

1. 休息与体位 急性发作或伴有上消化道出血时应嘱患者卧床休息。病情缓解后，可进行正常活动，但应避免过度劳累。

2. 饮食护理

（1）饮食原则 指导患者养成良好的饮食卫生习惯，饮食应定时定量、少量多餐、细嚼慢咽。给予高热量、高蛋白、高维生素、易消化的饮食，避免摄入过冷、过热、粗糙坚便和辛辣刺激性食物，戒烟酒。

（2）食物选择 向患者及家属说明合理饮食的重要性，指导患者及家属根据病情选择易消化的食物。高胃酸患者应避免食用肉汤、鸡汤及酸性食物，以免引起胃酸过多；胃酸低者可用刺激胃酸分泌的食物，如食醋、山楂等。

（二）病情观察

观察患者腹部疼痛的部位、性质及呕吐物与粪便的颜色、量、性状；用药前后患者症状是否改善，监测患者营养状况，及时发现病情变化。

（三）对症护理

腹痛明显且诊断明确的患者，可用热水袋热敷胃部，以解除痉挛，减轻腹痛。指导患者避免精神紧张，采用转移注意力、做深呼吸等方法缓解疼痛。

（四）用药护理

遵医嘱应用根除幽门螺杆菌感染治疗以及应用抑制胃酸分泌药物、胃黏膜保护剂等注意观察药物的疗效及副作用，详见本章“消化性溃疡患者的护理”。多潘立酮的不良反较少，偶可引起惊厥、肌肉震颤等锥体外系症状，口服用药时应饭前给药。莫沙必利可有腹泻、腹痛、口干等不良反应，在应用2周后，如果消化道症状无改善，应停止服用。

（五）心理护理

护理人员应主动安慰患者，说明本病经过正规治疗可以好转。对于异型增生，应定期随访，防止癌变，及时发现病情变化，及时治疗和处理，使患者树立治疗信心，积极配合治疗，消除患者焦虑、恐惧心理。

（六）健康指导

1. 生活指导 向患者及家属说明饮食治疗的意义，切实遵循饮食治疗的计划和原则，养成良好的饮食卫生习惯。

2. 疾病知识指导 向患者及家属讲解有关病因和预后，指导患者避免诱发因素，定期门诊复查。指导患者遵医嘱按时服药，并向患者介绍药物的不良反应，如有发生应及时就诊。

（王　睿）

PPT

第三节　消化性溃疡患者的护理

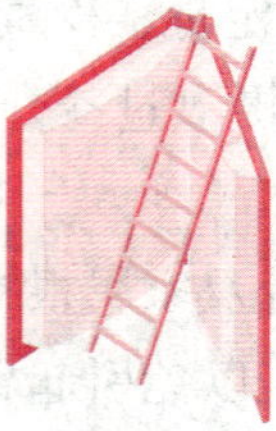

【学习目标】

1. **掌握**　消化性溃疡患者的身体状况、治疗和护理措施。

2. **熟悉**　消化性溃疡患者的病因、并发症及常用检查方法。

3. **了解**　消化性溃疡的发病机制和特殊类型的消化性溃疡。

案例导入

患者，男，46岁，已婚，职员。近5年来无明显原因间断上腹胀痛，空腹时明显，进食后可自行缓解。近2周腹痛加重，服中药治疗无效。4小时前突觉上腹胀痛，伴恶心、头晕，先后排2次柏油样便，共约600g；并呕吐咖啡样液2次，约220ml。护理体检：T 36.5℃，P 106次/分，R 22次/分，BP 90/60mmHg。神志清晰，面色稍苍白，四肢湿冷，皮肤黏膜无出血点和蜘蛛痣，巩膜无黄染，心肺无异常。腹平坦，腹壁静脉无曲张，腹软，上腹部有压痛，无腹肌紧张和反跳痛，肝脾肋下未触及，移动性浊音（-），肠鸣音9次/分，下肢无肿胀。辅助检查：血Hb 85g/L，WBC 6.5×10^9/L，PLT 210×10^9/L，大便潜血强阳性。

问题

1. 该患者最可能的护理诊断有哪些？
2. 如何对患者开展有效的护理？

消化性溃疡主要指发生在胃和十二指肠的溃疡，即胃溃疡（GU）和十二指肠溃疡（DU）。因溃疡形成与胃酸/胃蛋白酶的消化作用有关而得名。消化性溃疡是一种常见病、多发病，呈全球性分布。本病可发生于任何年龄，但中年最为常见，临床上十二指肠溃疡较胃溃疡多见，两者之比（2~3）∶1，**十二指肠溃疡好发于青壮年**，而胃溃疡多见于中老年，胃溃疡发病年龄比十二指肠溃疡晚 10 年。男性患病多于女性。其发作有明显的季节性，秋冬和冬春之交发生率远比夏季多。

【病因与发病机制】

消化性溃疡的病因和发病机制尚未完全明了。目前认为，胃、十二指肠黏膜损害因素增强和（或）保护因素削弱，是消化性溃疡发生的基本原理。

1. 幽门螺杆菌（Hp）感染 **幽门螺杆菌感染是慢性胃炎的主要病因**。多数消化性溃疡患者黏膜可检出幽门螺杆菌，杀灭幽门螺杆菌可促进溃疡愈合。一般认为，幽门螺杆菌可产生细胞毒素和尿素酶，尿素酶分解尿素产生氨，细胞毒素和氨均可破坏黏膜屏障，导致上皮细胞损伤。

2. 胃酸和胃蛋白酶 在损害因素中，胃蛋白酶的蛋白水解作用和胃酸都对胃和十二指肠有侵袭作用，胃酸的作用占主导地位。

3. 非甾体抗炎药 可损伤胃、十二指肠黏膜，最终导致消化性溃疡发生。

4. 保护因素削弱 正常情况下，胃黏膜有诸多保护因素使其不受或减少损害。但十二指肠液反流、吸烟、酗酒，可使保护因素削弱。在此情况下，即使胃酸正常，也可发生溃疡。

5. 饮食不当 长期食用粗糙、过热、过冷、刺激性食物，或暴饮、暴食、不规则进食等均可损害胃、十二指肠黏膜，导致溃疡的发生与复发。

【护理评估】 微课 2

（一）健康史

询问患者是否长期服用阿司匹林、吲哚美辛等非甾体药物；有无慢性胃炎、肝硬化等病史；有无长期饮浓茶、咖啡、食用过冷或过热等食物；有无家庭聚集现象。

（二）身体状况

1. 症状

（1）上腹痛 **慢性**、**周期性**、**节律性**上腹痛是消化性溃疡的主要症状。病程历时几年、十几年，甚至更长。发作与缓解相交替，发作期可数周或数月，缓解期也长短不一。

（2）胃肠道症状 表现为反酸、嗳气、恶心、呕吐等消化不良症状，以胃溃疡多见。

（3）全身症状 表现为失眠、多汗等自主神经功能失调症状，也可有消瘦、贫血等症状。

2. 体征 溃疡活动期可有剑突下固定而局限的压痛点，缓解期则无明显体征。胃溃疡和十二指肠上腹痛特点见表 4－1。

表 4-1 胃溃疡和十二指肠溃疡上腹痛特点

鉴别点	胃溃疡	十二指肠溃疡
疼痛的部位	中上腹或剑突下偏左	中上腹或中上腹偏右
疼痛的时间	常在进餐后 0.5~1 小时发生，持续 1~2 小时至下餐前逐渐缓解，故称餐后痛	常在空腹时发生，进餐后缓解，故称空腹痛或饥饿痛；常发生夜间痛
疼痛的性质	多呈灼痛、胀痛或饥饿样不适感	多呈灼痛、胀痛或饥饿样不适感
疼痛的节律性	进食→疼痛→缓解	疼痛→进食→缓解

此外，患者常伴有反酸、胃灼热、嗳气、恶心、呕吐等消化不良症状。

3. 并发症

（1）出血　**是消化性溃疡最常见的并发症**。约 50% 的非静脉曲张破裂性上消化道出血由消化性溃疡所致。出血引起的临床表现取决于出血的速度和量。轻者表现为黑便、呕血；重者出现周围循环衰竭，甚至低血容量性休克。

（2）穿孔　**是消化性溃疡最严重的并发症**。溃疡病灶向深部发展穿透浆膜层则并发穿孔。急性溃疡穿孔常位于十二指肠前壁或胃前壁，发生穿孔后胃肠内容物渗入腹膜腔而引起急性弥散性腹膜炎。急性穿孔引起突发的剧烈腹痛，多自上腹开始迅速蔓延至全腹，腹肌强直，有明显压痛和反跳痛，肝浊音界缩小或消失，肠鸣音减弱或消失，部分患者出现休克。

（3）幽门梗阻　多由十二指肠球部溃疡或幽门管溃疡引起。急性梗阻多因炎症水肿和幽门部痉挛所致，梗阻为暂时性，随炎症好转而缓解。慢性梗阻主要由于溃疡愈合后瘢痕收缩所致梗阻，呈持久性。幽门梗阻使胃排空延迟，患者可感**上腹饱胀不适**，疼痛于餐后加重，且有反复大量呕吐，**呕吐物为酸腐味的宿食**，大量呕吐后疼痛可暂缓。严重频繁呕吐可致脱水和低氯低钾性碱中毒，常继发营养不良表现。体检时可见胃型和胃蠕动波，清晨空腹时检查腹部有振水音以及抽出胃液量超过 200ml 是幽门梗阻的特征性表现。

（4）癌变　少数胃溃疡可发生癌变，十二指肠球部溃疡一般不发生癌变。**对 45 岁以上有长期胃溃疡病史者**，经严格溃疡治疗 4~6 周症状无好转，粪便隐血试验持续阳性者，应进一步行胃镜检查和随访，以确定是否癌变。

4. 特殊类型的溃疡

（1）复合溃疡　指胃和十二指肠同时发生的溃疡。占消化性溃疡的 5%~7%，十二指肠溃疡往往先于胃溃疡出现。幽门梗阻发生率较高。

（2）幽门管溃疡　其上腹痛的节律性不明显，对抑酸药物治疗反应较差，呕吐较多见，较易发生幽门梗阻、出血和穿孔等并发症。

（3）球后溃疡　指发生在球部远段十二指肠的溃疡，一般指位于十二指肠乳头近端的溃疡，约占消化性溃疡的 5%，夜间腹痛和背部放射痛多见，易并发出血、穿孔，内科治疗效果差。

（4）多发性溃疡　指胃和（或）十二指肠同时有 2 个以上的溃疡。

（5）巨大溃疡　指直径大于2.5cm的溃疡，巨大溃疡易发生慢性穿透或穿孔，对药物治疗效果差、愈合慢。巨大溃疡应注意与恶性溃疡鉴别。

（6）老年消化性溃疡　表现不典型，易误诊为胃癌。

（7）无症状性溃疡　占十二指肠溃疡的15%，多以出血、穿孔并发症首发。

（三）心理－社会状况

消化性溃疡病程长，有周期性、节律性发作的特点，若不进行正规有效的治疗，常会反复发作，从而影响患者正常的工作和休息，使患者产生焦虑、烦躁等负性情绪。注意评估患者工作或生活是否有压力，了解患者家庭经济状况和社会支持情况。

（四）辅助检查

1. 胃镜检查　**是确诊消化性溃疡的首选方法**。在内镜直视下可确定溃疡的部位、大小、形态和数目，并可取活检做病理检查和Hp检测，还可明确溃疡分期。

2. X线钡餐检查　溃疡X线征象有直接和间接两种：龛影是直接征象，对溃疡有确诊价值；间接征象包括局部压痛、胃大弯侧痉挛性切迹、十二指肠激惹和球部畸形，特异性有限。

3. Hp检测　Hp检测已成为消化性溃疡的常规检测项目，其方法见慢性胃炎。

（五）治疗要点

消化性溃疡的治疗原则为去除病因、缓解症状、促进溃疡愈合、防治并发症和预防复发。

治疗药物包括降低胃酸的药物、保护胃黏膜药物及根除幽门螺杆菌治疗的药物。对于大量出血经内科治疗无效、急性穿孔、瘢痕性幽门梗阻、胃溃疡疑有癌变及正规治疗无效的顽固性溃疡者可选择手术治疗。

【常见护理诊断】

1. 疼痛：腹痛　与胃、十二指肠黏膜受侵蚀、刺激有关。

2. 营养失调：低于机体需要量　与疼痛致摄入减少及消化吸收不良有关。

3. 焦虑　与病情反复、病程迁延有关。

4. 知识缺乏　缺乏消化性溃疡相关知识。

5. 潜在并发症　出血、穿孔、幽门梗阻、癌变。

⇄ 知识链接

消化溃疡药物治疗发展

自20世纪70年代以来，消化溃疡药物治疗经历了H_2RA、PPI和根除Hp三次里程碑式的进展，使溃疡愈合率达到95%左右，相应的外科手术大幅度减少。

【护理措施】

（一）一般护理

1. 休息与体位 溃疡活动期，应卧床休息，保持环境安静、舒适，保证患者充足的睡眠。溃疡缓解期，应鼓励患者做适当的运动，以不感到劳累和诱发疼痛为原则，应避免餐后剧烈活动。

2. 饮食护理

（1）进餐方式 饮食上要强调进餐的规律性，使胃酸分泌有规律。在溃疡活动期，嘱患者少食多餐，少食可避免胃窦部过度扩张引起促胃液素分泌增加，以减少胃酸对病灶的刺激。进餐时注意细嚼慢咽，咀嚼可增加唾液分泌，多餐具有稀释和中和胃酸的作用。

（2）食物选择 选择营养丰富，易于消化的食物。症状较重的患者以面食、稍加碱的软米饭或米粥等偏碱性食物为主。脱脂牛奶具有中和胃酸作用，安排在两餐间饮用。脂肪摄取应适量。避免食用机械性刺激强的食物（指生、冷、硬、粗纤维多的蔬菜、水果，如葱头、韭菜、芹菜等）和化学性刺激强的食物（如浓肉汤、咖啡、浓茶和辣椒、酸醋等调味品）。

（二）病情观察

观察患者疼痛部位、性质、时间和规律，监测患者生命体征和腹部体征，若出现疼痛加剧或疼痛的节律性发生变化，或者出现呕血与黑便时，应及时告知医生，做好抢救配合工作。

（三）对症护理

当发生急性穿孔和瘢痕性幽门梗阻时，应遵医嘱做好手术前准备，行外科手术治疗。急性幽门梗阻时，做好呕吐物的观察与处理，指导患者暂禁食，行胃肠减压，保持口腔清洁，遵医嘱静脉补充液体及相关药物应用。消化道大量出血时，应做好抢救准备。

（四）用药护理

遵医嘱用药，注意观察疗效及药物的不良反应。

1. 抑制胃酸药物 指碱性抗酸药、H_2 受体拮抗剂、质子泵抑制剂。

（1）H_2受体拮抗剂 可抑制基础及刺激的胃酸分泌，疗效好，价格适中，临床广泛应用。目前常用药物有：西咪替丁，每次 200mg 餐前服，400mg 睡前服，4～6 周为 1 个疗程。雷尼替丁每次 150mg，2 次/天，口服，连用 4～8 周。法莫替丁每次 20mg，2 次/天，口服，连用 8 周。

（2）质子泵抑制剂（PPI） 临床常用药物有奥美拉唑、兰索拉唑、泮托拉唑、雷贝拉唑，1 次/天，口服。

2. 保护胃黏膜药物 硫糖铝、前列腺素类药物、胶体铋。

3. 根除幽门螺杆菌治疗 药物根除幽门螺杆菌可以降低溃疡的复发率。目前常用

“三或四联疗法”，即以胶体铋剂或质子泵抑制剂为基础加上克拉霉素、阿莫西林、甲硝唑和呋喃酮等抗生素中的两种。以质子泵抑制剂加克拉霉素和甲硝唑的方案根除率最高。一般抗溃疡治疗结束 4 周后要常规复查幽门螺杆菌是否已被根除。

4. 抗 Hp 药物　常用于抗 Hp 的药物包括氨苄西林（阿莫西林）、克拉霉素、甲硝唑、替硝唑、呋喃唑酮等。由于尚无单一药物能有效根除 Hp，因此采用联合用药。目前推荐以 PPI 或铋剂为基础加上两种抗菌药物组成的三联方案，见表 4－3。

表 4－3　抗 Hp 的三联方案

质子泵抑制剂或胶体铋剂	抗菌药物
奥美拉唑　20mg　bid 7d	阿莫西林　1000mg　bid 7d
枸橼酸铋钾　240mg　bid 7d	克拉霉素　500mg　bid 7d
	甲硝唑　400mg　bid 7d
以上任选 1 种	以上任选 2 种

三联根除 Hp 方案失败者，可用 PPI 40mg/d ＋枸橼酸铋钾 480mg/d ＋阿莫西林 2000mg/d ＋克拉霉素 1000mg/d 组成的四联方案，用药 1 周。

（五）心理护理

积极与患者沟通，向患者说明紧张焦虑的心理可增加胃酸的分泌，诱发和加重溃疡。指导患者学会放松技术，学会自我调节不良情绪，保持乐观情绪，促进溃疡的愈合。

（六）健康指导

1. 生活指导　指导患者生活要有规律，应养成良好的饮食卫生习惯，戒烟戒酒，避免摄入刺激性食物。指导患者保持乐观的情绪，避免过度紧张与劳累。

2. 疾病知识指导　向患者及家属讲解引起和加重溃疡的病因、诱因及溃疡的防治知识。指导患者遵医嘱正确、规律用药，观察药物疗效及副作用。注意慎用或勿用阿司匹林、吲哚美辛、泼尼松等药物。定期复查，指导患者了解消化性溃疡其并发症的相关知识和识别方法，若出现上腹疼痛节律发生改变或加剧，或者出现呕血、血便时，应立即就医。

第四节　溃疡性结肠炎患者的护理

PPT

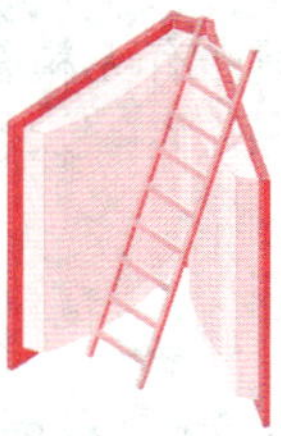

【学习目标】

1. **掌握**　溃疡性结肠炎患者的身体状况、治疗原则和护理措施。

2. **熟悉**　溃疡性结肠炎患者的护理诊断和常用检查方法。

3. **了解**　溃疡性结肠炎的护理诊断。

案例导入

患者，女，40岁，已婚，职员。近1年来无明显原因出现腹泻，每日4~5次，为少量脓血便，伴左下腹疼痛，呈阵发性绞痛，间断口服小檗碱和诺氟沙星治疗，腹泻时轻时重，大便均为黏液脓血和脓血便。腹泻重时，每日8~9次，且伴里急后重感，今为进一步诊治就诊。护理体检：T 37.5℃，P 88次/分，R 20次/分，BP 110/70mmHg。神志清晰，皮肤黏膜无皮疹、出血点和蜘蛛痣，巩膜无黄染，浅表淋巴结未触及，心肺无异常。腹平软，腹壁静脉无曲张，左下腹有压痛，无腹肌紧张和反跳痛，肝脾肋下未触及，全腹未触及肿块，移动性浊音（-）。下肢无肿胀。辅助检查：纤维结肠镜提示乙状结肠、直肠黏膜弥漫性充血、水肿，可见大小不等溃疡3个，最大约3cm×2cm溃疡表面覆盖黏液脓血，大便培养未见异常病原体。

问题

1. 该患者主要的护理诊断是什么？
2. 如何进行有效护理？

溃疡性结肠炎是一种原因未明的结肠和直肠的慢性非特异性炎症性疾病。病变主要限于大肠黏膜与黏膜下层。主要临床表现为**腹痛、腹泻、黏液脓血便及里急后重**。病情轻重不等，多呈反复发作的慢性过程。本病可发生于任何年龄，以20~40岁多见，男女发病率无明显差别。

【病因】

溃疡性结肠炎的病因尚未完全明确，可能是以下因素作用所致。

1. 免疫因素 研究认为溃疡性结肠炎患者的肠黏膜存在异常的上皮细胞，分泌异常黏液糖蛋白，削弱正常防御功能，影响肠黏膜屏障的完整性，使一般不易通过正常肠黏膜的抗原进入肠黏膜，继发一系列免疫反应与炎症变化。

2. 感染因素 多种微生物参与了溃疡性结肠炎的发生与发展。

3. 遗传因素 本病直系亲属发病率显著高于普通人群，而配偶的发病率不增加。

4. 环境因素 本病发病有明显地域差异，可能与饮食、吸烟或其他不明确的环境因素有关。

【护理评估】

（一）健康史

评估患者免疫功能是否正常；详细询问患者家族中有无类似病例；有无精神、神经、应激等因素；生活是否有规律，有无饮酒、吸烟等不良嗜好。

（二）身体状况

1. 症状

（1）消化系统表现 主要表现为腹泻、黏液脓血便和腹痛。①腹泻和黏液脓血便：

大多数患者有腹泻症状。黏液脓血便是本病活动期的重要表现。排便次数及血便的程度反应病情轻重，轻者每日排便 2 ~ 4 次，粪便呈糊状，混有黏液、脓血，便血轻或无；重者腹泻次数每日可达 10 余次，大量脓血，粪便甚至呈血水样。②腹痛：轻度、中度腹痛，常局限于左下腹或下腹部，亦可涉及全腹，有**疼痛→便意→便后缓解的规律**，常伴有里急后重。若并发中毒性巨结肠可有持续性剧烈腹痛。③其他症状：腹胀、食欲减退、恶心、呕吐等。

（2）全身症状　活动期常有发热，重型患者常有高热、贫血、消瘦、水与电解质紊乱、低蛋白血症及营养不良。

（3）肠外症状　可有外周关节炎、结节性红斑、坏疽性脓皮病、口腔黏膜复发性溃疡等。

2. 体征　患者呈慢性病容，精神差，重者呈消瘦、贫血貌。轻、中度患者仅有左下腹轻压痛，重度患者压痛明显，甚至有腹膜刺激征。若出现反跳痛、腹肌紧张、肠鸣音减弱等，应警惕中毒性结肠扩张、肠穿孔的发生。

3. 并发症

（1）中毒性巨结肠　表现为病情急剧恶化，毒血症明显。常因低钾、钡餐灌肠、使用抗胆碱能药物或阿片类制剂而诱发，预后差。

（2）其他并发症　如直肠结肠癌变、大出血、肠梗阻、肠穿孔等。

4. 临床分型　临床上按其病程、程度、范围及病期进行综合分型。其中按病情程度分为轻、中、重度。轻度者腹泻 <4 次/日，便血轻或无，无发热，贫血轻或无。重度者腹泻 >6 次/日，明显黏液脓血便，伴发热，有贫血。中度介于轻度与重度之间。

（三）心理 – 社会状况

本病病程长，病情反复发作，进行性加重，需长期用药，无特效治疗方法，尤其是排便次数的增加，易使患者对治疗失去信心，产生抑郁、烦躁、消极等心理。

（四）辅助检查

1. 血液检查　红细胞、血红蛋白减少，血清清蛋白降低。活动期的标志是白细胞计数增高、红细胞沉降率增快和 C – 反应蛋白增高。

2. 粪便检查　肉眼检查可见黏液、脓血，显微镜检可见红细胞和脓细胞，病原学检查阴性。

3. 结肠镜检查　对**本病诊断有重要价值**，可直接观察病变黏膜并进行活检，镜下可见黏膜粗糙，呈细颗粒状。

4. X 线钡剂灌肠检查　当有息肉形成时，可见多发性充盈缺损。重度或暴发型病例不宜做钡剂灌肠检查，以免加重病情或诱发中毒性巨结肠。

（五）治疗要点

治疗原则控制急性发作，缓解病情，减少复发，防治并发症。以药物治疗为主，应用氨基水杨酸制剂、糖皮质激素、免疫抑制剂等。

【常见护理诊断】

1. 腹泻 与结肠、直肠炎症有关。

2. 疼痛：腹痛 与肠道炎症、溃疡有关。

3. 营养失调：低于机体需要量 与长期腹泻及吸收障碍有关。

4. 有体液不足的危险 与频繁腹泻有关。

5. 焦虑 与频繁腹泻、疾病迁延不愈有关。

6. 有皮肤完整性受损的危险 与频繁腹泻刺激肛周皮肤有关。

【护理措施】

（一）一般护理

1. 休息与活动 轻症者注意休息，减少活动量，防止劳累；重症者应卧床休息，保证睡眠，减少肠蠕动，减轻腹泻和腹痛症状。

2. 饮食护理 指导患者食用质软、易消化、**少纤维素**、**富含营养与足够热量**的食物，以利于吸收，减轻对肠黏膜的刺激并供给足够的热量，以维持机体代谢的需要。避免食用冷饮、水果、多纤维的蔬菜及其他刺激性食物，**忌食牛乳和乳制品**。急性发作期患者，应进流质或半流质饮食，病情严重者应禁食，遵医嘱给予静脉高营养，以改善全身状况。应注意给患者提供良好的就餐环境，避免不良刺激，以增进患者食欲。

（二）病情观察

观察生命体征，注意腹痛部位、性质、程度、时间、规律、伴随症状等；观察腹泻、腹部压痛、肠鸣音情况，若出现鼓肠、肠鸣音消失、腹痛加剧等情况，要考虑中毒性巨结肠的发生，应及时报告医生，积极抢救。

（三）对症护理

1. 腹痛的护理 除注意观察腹痛的部位、性质等有无变化外，应指导患者采取缓解腹痛的方法，参见本章第一节腹痛护理。

2. 腹泻的护理 协助排便，尽量将患者床位安排在离卫生间较近处，或室内留置便器。协助患者做好肛门及周围皮肤的护理，如擦拭轻柔，便后清洗肛门，必要时给予护理软膏涂擦，以防皮肤破损。

（四）用药护理

遵医嘱用药，注意观察疗效及药物不良反应。**首选柳氮磺吡啶**（SASP）是治疗本病的首选药物，**适用于轻**、**中型或重型**，应现用现配，防止药效降低。应用柳氮磺吡啶时，应注意有无恶心、呕吐、头痛、皮疹、白细胞减少、再生障碍性贫血等；应用糖皮质激素（重症）者，用药期间要注意激素的不良反应，不可随意停药，防止反跳现象。

（五）健康指导

1. 生活指导 指导患者合理休息，注意劳逸结合；合理饮食，摄入足够的营养，避免多纤维、刺激性食物，忌生、冷、硬、辛辣食品。调节好情绪，避免心理压力过大。

2. 疾病知识指导　向患者及家属讲解引起和加重溃疡的病因、诱因及溃疡的防治知识。指导患者遵医嘱正确、规律用药，观察药物疗效及副作用。注意慎用或勿用阿司匹林、吲哚美辛、泼尼松等药物。定期复查，指导患者了解消化性溃疡及其并发症的相关知识和识别方法，若出现上腹疼痛节律发生改变或加剧，或者出现呕血、黑便时，应立即就医。

（张向辉）

第五节　肝硬化患者的护理

PPT

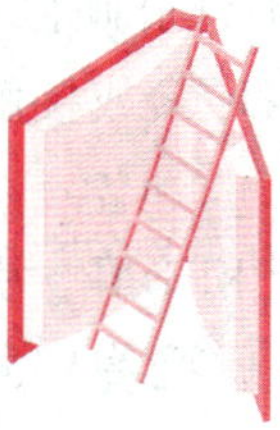

【学习目标】

1. **掌握**　肝硬化患者的身体状况和护理措施。
2. **熟悉**　肝硬化患者的并发症和辅助检查。
3. **了解**　肝硬化的病因和发病机制。

案例分析

患者，男，59岁。2小时前进食后出现恶心、呕吐，呕出混杂食物的鲜红血液约400ml，伴头晕、心悸，即来院就诊，入院后再次呕血200ml，次晨排柏油样大便2次。护理体检：T 36.5℃，P 96次/分，R 20次/分，BP 100/70mmHg。慢性病容，前胸可见数个蜘蛛痣，无腹肌紧张和反跳痛。辅助检查：总蛋白46g/L，白蛋白26.5g/L，球蛋白21g/L，A/G 1.2∶1，血清总胆红素29μmol/L，谷丙转氨酶128U/L，尿素氮8.2mmol/L，肌酐96mmol/L。肝炎标志物测定示HBsAg阳性。B超示门静脉高压，脾大，中等量腹水。临床初步诊断：肝硬化。

问题

1. 该患者目前主要的护理诊断有哪些？
2. 如何对该患者开展有效的护理？

肝硬化是一种常见的慢性肝病，由一种或多种病因长期或反复作用，在肝细胞广泛坏死基础上肝结缔组织弥漫性增生及纤维隔形成，导致再生结节和假小叶形成。早期临床上可无明显症状；后期临床以肝功能减退和门静脉高压为主要表现。世界范围内的年发病率为（25～400）/10万，发病高峰年龄在35～50岁，男性多见，出现并发症时死亡率高。我国肝硬化发病年龄多在21～50岁，男女比例为（3.6～8）∶1，中年男性肝硬化最为突出。

【病因】

引起肝硬化的病因很多，在我国目前仍以**病毒性肝炎最常见**，欧美国家以酒精中毒多见。

1. 病毒性肝炎 主要为乙型、丙型和丁型肝炎病毒感染，占60%~80%，通常经过慢性肝炎阶段演变而来，乙型和丙型或丁型肝炎病毒的重叠感染可加速发展至肝硬化。甲型和戊型病毒性肝炎不发展为肝硬化。

2. 酒精中毒 在我国约占15%，近年来有上升趋势。肝硬化与饮酒量和时间长短成正比，长期大量饮酒（一般为每日摄入酒精80g达10年以上），乙醇及其代谢产物（乙醛）的毒性作用，引起酒精性肝炎，继而可发展为肝硬化。

3. 胆汁淤积 持续肝内、外胆道阻塞时，可能引起原发性或继发性胆汁性肝硬化。

4. 肝静脉回流受阻 慢性充血性心力衰竭，缩窄性心包炎，肝静脉和（或）下腔静脉阻塞，肝脏长期淤血、缺氧，细胞变性、纤维化，最终演变为淤血性肝硬化。

5. 药物或工业毒物 长期服用异烟肼、双醋酚汀、甲基多巴、四环素或接触四氯化碳、磷等，可引起中毒性肝炎，最终演变为肝硬化。

6. 遗传或代谢障碍 由于遗传或先天性酶缺陷，致其代谢产物沉积于肝，引起肝细胞坏死和结缔组织增生，如肝豆状核变性（铜沉积）、血色病（铁质沉着）α_1－抗胰蛋白酶缺乏症、半乳糖血症和酪氨酸代谢紊乱症等。

7. 营养障碍 长期食物中营养不足或不均衡、多种慢性病引起消化吸收不良、肥胖或糖尿病等，导致肝细胞坏死、脂肪肝，最终可发展为肝硬化。

8. 免疫紊乱 自身免疫性肝炎可进展为肝硬化。

9. 血吸虫病 长期或反复感染血吸虫，虫卵沉积于汇管区，虫卵及其毒性产物刺激结缔组织增生，形成不明显的再生结节，故又称为血吸虫病肝纤维化。

10. 隐源性肝硬化 发病原因一时难以确定，占5%~10%。

【发病机制】

以上原因通过不同途径引起肝细胞弥漫性炎性变性、坏死，网状纤维支架塌陷；肝细胞再生，肝内胶原纤维增生，再生结节出现和假小叶形成。上述病理改变造成血管床缩小、闭塞和扭曲，血管受到再生结节挤压，肝内门静脉、肝静脉和肝动脉三者分支之间失去正常关系，肝脏逐渐变形、变硬而成肝硬化。

【护理评估】

（一）健康史

患者有无肝炎或者输血史、心力衰竭、胆管疾病史；有无长期接触化学毒物、使用肝损害药物或长期大量饮酒史；有无慢性肠道感染、消化不良、消瘦、黄疸或出血史。

（二）身体状况

1. 症状 肝硬化的起病隐匿，可潜伏数年至10年以上，病程发展缓慢，其临床表现可分为**肝功能代偿期与失代偿期**，但两期分界并不明显或有重叠现象。肝功能代偿期可无症状或症状较轻，常缺乏特异性，以疲劳乏力、腹部不适、食欲减退及消化不良为主。可有恶心、厌油、腹部胀气、隐痛及腹泻等症状。症状多间歇出现，常因劳累或伴其他病而加重，经休息或助消化药可缓解。患者营养状态尚可，脾脏常轻、中度肿大，肝功能检查结果可正常或轻度异常。**肝功能失代偿期症状显著，主要为肝功能减退和门静脉高压两类临床表现**。也可发生多种并发症。

（1）肝功能减退

1）全身症状　一般情况及营养状况较差，乏力、消瘦、精神不振、皮肤干枯粗糙或水肿、面色黑黄（肝病面容）、舌炎、口角炎、贫血、不规则低热等。其中体重下降往往随病情进展而逐渐明显。

2）胃肠道症状　食欲明显减退，恶心、厌食、腹胀，餐后常加重，对脂肪和蛋白质耐受性差，进油腻食物易引起腹泻，多与门静脉高压时胃肠道淤血、消化吸收障碍和肠道菌群失调有关。腹胀亦常见，与胃肠积气、腹水和肝脾大等有关，腹水量大时，腹胀成为患者最难忍受的症状。部分患者有腹痛，多为肝区隐痛。

3）黄疸　皮肤、巩膜黄染，尿色深，大多数患者为轻度黄疸，少数有中、重度黄疸。肝功能衰竭时，黄疸常持续性加重。

4）出血倾向　常有鼻衄、牙龈出血、皮肤瘀点、瘀斑和胃肠黏膜糜烂出血、女性月经过多等。主要与肝脏合成凝血因子减少、脾功能亢进致血小板减少和毛细血管脆性增加有关。

5）内分泌失调　肝脏是多种激素转化降解的重要器官。肝功能减退，对雌激素的灭活作用减弱，导致血液中雌激素增多。男性患者有性欲减退、睾丸萎缩、毛发脱落及乳房发育等；女性患者有月经失调、闭经、不孕等症状。雌激素增多可在面、颈、上胸、背、两肩及上肢等上腔静脉引流区域出现**蜘蛛痣及肝掌**。肝硬化时肾上腺皮质功能减退，促黑色生成激素增加。皮肤色素沉着、面色黑黄晦暗无光。抗利尿激素增多时造成水钠潴留，使尿量减少、水肿同时促进腹腔积液形成。

（2）门静脉高压　**门静脉高压征的三大临床表现是脾大、侧支循环的建立与开放及腹水**。

1）**脾大**　常为中度脾大，少数可达脐下，中等硬度，表面光滑，边缘圆钝，可触及脾切迹。如发生脾周围炎可出现左上腹疼痛及触痛。脾功能亢进患者外周血象表现为红细胞、白细胞和血小板三者减少，可有贫血、易并发感染及出血表现。

2）**侧支循环的建立与开放**　门静脉压力增高，来自消化器官和脾脏等的回心血流受阻，迫使门静脉系统与体循环之间建立侧支循环。常见侧支循环有：①食管下段和胃底静脉曲张：由门静脉系的胃冠状静脉与腔静脉系的食管静脉、奇静脉等吻合形成。门静脉压力显著增高、粗糙尖锐或坚硬食物损伤、腹内压力突然增高等可致曲张静脉破裂，引起大出血，临床表现为呕血、黑便，出血量大者可发生失血性休克。是肝硬化合并上消化道出血的重要原因。②腹壁和脐周静脉曲张：门静脉高压时脐静脉与脐旁静脉重新开放并扩大，在脐周腹壁可见迂曲的静脉，以脐为中心向四周伸展，呈"海蛇头"状。若脐静脉显著曲张、血流增多，可在该处听到连续性的静脉杂音。③痔静脉扩张：为门静脉系的直肠上静脉与下腔静脉系的直肠中、下静脉交通，可扩张为痔核。如破裂时可引起便血。

3）**腹水　是肝硬化失代偿期最突出的表现**，是肝硬化进入晚期的标志。大量腹水时腹部膨隆或呈蛙腹状，腹壁绷紧发亮，致患者行动不便。腹压升高可引起脐疝，亦可使膈肌抬高，出现呼吸困难和心悸。部分患者可有胸水，以右侧较常见，多为腹水通过横膈淋巴管进入胸腔所致，称为肝性胸水。中等量以上的腹水在体检时存在移动性浊音。

肝硬化腹水形成机制：①门静脉高压时内脏血管床静水压增高，组织液回吸收减少，促使液体漏入腹腔是腹水形成的决定性因素。②低蛋白血症，肝脏合成白蛋白能力下降而发生低蛋白血症，血浆胶体渗透压下降，致血管内液体进入组织间隙，在腹腔可形成腹水。③由于肝脏对激素的灭活作用减弱，导致继发性醛固酮和抗利尿激素增多，水、钠重吸收增加。④有效循环血容量不足，肾血流量下降，致使肾排钠、排尿量减少。门静脉回流受阻侧支循环血流方向见图4－2。

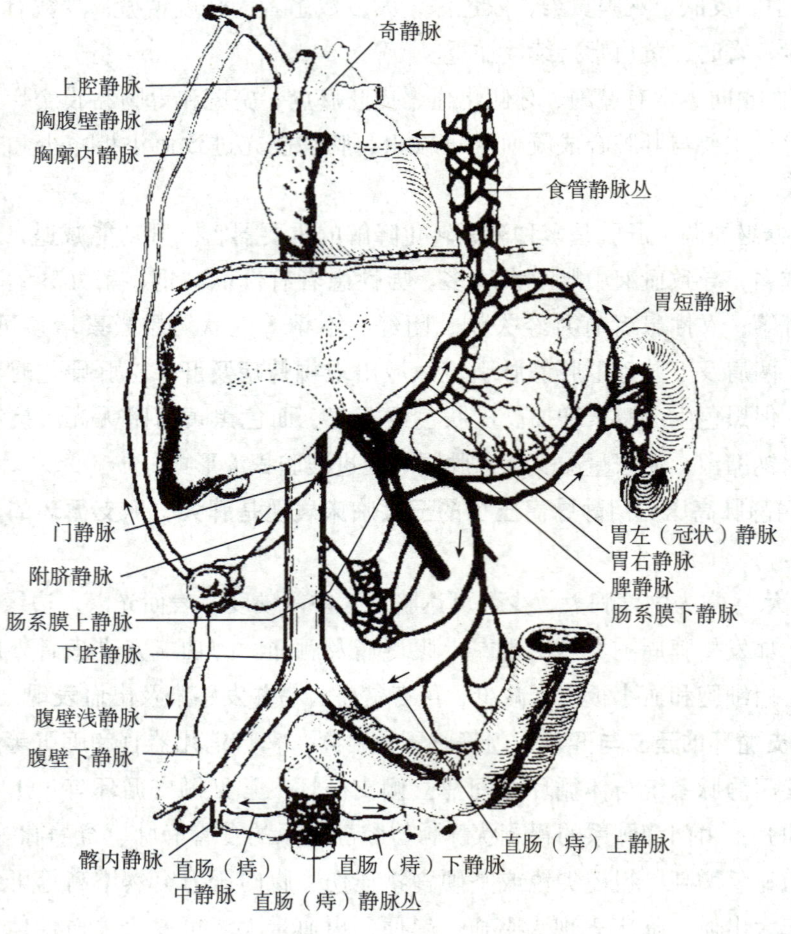

图4－2　门静脉回流受阻侧支循环血流方向示意图

2. 体征　肝脏早期肿大，表面光滑；晚期缩小质硬，表面呈结节状。

3. 并发症

（1）上消化道出血　上消化道出血是肝硬化**最常见的并发症**。出血主要由食管静脉曲张破裂造成，亦可由急性胃黏膜病变、并发消化性溃疡所致。除表现呕血、柏油样便外，大量出血时可出现周围循环不足，甚至出血性休克。

（2）肝性脑病　是**最严重的并发症，也是最常见的死亡原因**。主要临床表现为性格行为失常、意识障碍、昏迷。详见本章第六节。

（3）感染　肝硬化患者抵抗力低下，易并发感染。常见的感染有肺部感染、胆道感染、肠道及尿路感染、败血症和自发性细菌性腹膜炎（简称自发性腹膜炎）。自发性腹膜炎是肝硬化常见的一种严重的并发症，其发病率颇高。病原菌多为来自肠道的革兰阴性菌。临床表现为发热、腹痛、短期内腹水迅速增加，体检发现轻重不一的全腹压痛和反跳痛。血常规检查白细胞升高。部分患者上述临床表现不典型，而表现为肝功能迅速恶化，发生低血压或休克，可诱发肝性脑病，应予警惕。

（4）肝肾综合征　又称功能性肾衰竭。主要见于伴有腹水的晚期肝硬化或急性肝功能衰竭患者。发病机制主要是全身血流动力学的改变，表现为内脏血管床扩张，心输出量相对不足和有效血容量不足，肾素－血管紧张素－醛固酮系统和交感神经系统被进一步激活，最终导致肾皮质血管强烈收缩、肾小球滤过率下降。主要表现为自发性少尿或无尿、氮质血症、稀释性低钠血症和低尿钠，肾脏无重要病理改变。

（5）原发性肝癌　多在大结节性或大小结节混合性肝硬化基础上发生。患者出现肝脏迅速增大、持续性肝区疼痛、质地坚硬如石、表面结节状、血性腹水、发热，血清甲胎蛋白升高及B超或CT提示肝占位性病变时应高度怀疑此病。必要时行肝动脉造影检查。

（三）心理－社会状况

肝硬化是慢性疾病，其病程长，进入失代偿期后，患者不但身体、精神上承受巨大痛苦，而且会逐渐失去工作和生活能力，易产生焦虑、悲观等心理。家属对患者的关心和医疗保障费用不足，会使患者产生抑郁、绝望等心理。

（四）辅助检查

1. 血液检查　代偿期多正常，失代偿期出现脾功能亢进时，红细胞、白细胞和血小板减少。感染时白细胞增高。

2. 肝功能检查　代偿期轻度异常，失代偿期血清白蛋白降低，球蛋白升高，A/G降低或倒置；血清胆红素升高，结合胆红素及非结合胆红素均升高，以结合胆红素升高为主；血清总胆固醇及胆固醇下降；血清转氨酶轻、中度增高，肝细胞严重坏死时，则AST活力常高于ALT；凝血酶原时间延长，且注射维生素K亦不能纠正。

3. 免疫学检查　免疫球蛋白IgA、IgG、IgM可升高，以IgG增高最明显。病毒性肝炎所致肝硬化，可检出相应血清标记物如HBV－M或HCV－M或HDV－M阳性。自身免疫性肝炎所致肝硬化，可检出抗核抗体、抗线粒体抗体、抗平滑肌抗体等。

4. 腹水检查 一般为**漏出液**，如并发自发性腹膜炎时可转变为渗出液。若为渗出液，应做细菌培养及药敏试验；若为血性，还应进一步做细胞学检查及血甲胎蛋白测定。

5. 肝纤维化检查 Ⅲ型前胶原氨基末端肽（PⅢP）、Ⅳ型胶原、透明质酸、层黏连蛋白等，上述指标升高及其程度可反映肝纤维化存在及其程度，但要注意这些指标会受肝脏炎症、坏死等因素影响。

6. 影像学检查

（1）腹部B型超声检查 对门脉高压诊断较为准确。肝被膜增厚，肝脏表面不光滑，肝实质回声增强，粗糙不匀称；脾大、门静脉及脾静脉的管径增宽等提示门静脉高压的超声图像，还能检出体检难以检出的少量腹水。

（2）X线检查 食管吞钡检查可显示食管及胃底静脉曲张。食管下段静脉曲张时呈虫蚀样或蚯蚓状充盈缺损，胃底静脉曲张时呈菊花瓣样充盈缺损。

（3）CT、MRI检查 肝硬化时可见肝脏各叶比例失常，呈结节样改变，肝门增宽、脾大、腹腔积液。CT对肝硬化的诊断价值与B超相似，但对肝硬化合并原发性肝癌的诊断价值则高于B超，必要时可配合MRI检查。

7. 内镜检查 食管-胃底静脉曲张是诊断门静脉高压的最可靠指标。纤维或电子胃镜能清楚显示食管和胃底静脉曲张的部位与程度；腹腔镜可直接观察肝脏表面、色泽、边缘及脾脏情况，并可在直视下采集肝活组织标本，对明确诊断很有帮助。

8. 肝穿刺活组织检查 具有确诊价值，经皮肝穿刺活组织检查，发现假小叶形成可确诊。

（五）治疗要点

本病无特效治疗，在早期主要针对病因或相关因素，并加强一般治疗，阻止肝硬化进一步发展，使病情缓解；失代偿期主要采用综合治疗，改善肝功能，防治各种并发症。

1. 一般治疗 休息和营养支持治疗是肝硬化的治疗基础。代偿期注意劳逸结合，可服用抗纤维化药物（如秋水仙碱），失代偿期应加强支持治疗，病情重、进食少、营养状况差的患者，可静脉补充葡萄糖液及其他营养素。注意维持水、电解质和酸碱平衡，尤其注意钾盐的补充。必要时，酌情输入氨基酸、白蛋白、血浆、鲜血等。

2. 药物治疗 目前无特效药物，常选用

（1）维生素类 维生素C、维生素E、维生素K、维生素B族及叶酸等。

（2）保护肝细胞药物 多烯磷脂酰胆碱、还原型谷胱甘肽、水飞蓟素片、齐墩果酸等。治疗原发病，以防止起始病因所致的肝脏炎症坏死，即可一定程度上起到防止肝纤维化发展的作用。对病毒复制活跃的病毒性肝炎、肝硬化患者可予抗病毒治疗，详见病毒性肝炎的治疗。

（3）极化液 10%葡萄糖液500ml，加入10%氯化钾10～15ml、普通胰岛素8～

12U，1 次/天，静脉滴注。

（4）抗纤维化中药　丹参、桃仁、黄芪、冬虫夏草、汉防己甲素等均可选用。

3. 腹水的治疗

（1）限制水钠摄入　限制盐在 1 ~ 2g/d，每日进水量限制在 1000ml 左右。如有显著低钠血症，则应限制在 500ml 以内。钠应限制在 10 ~ 20mmol/d（相当于氯化钠 0.6 ~ 1.2g）。

（2）利尿　应用利尿剂增加水钠排出，这是治疗腹水最常使用的方法。利尿剂的使用原则为联合、间歇、交替用药。常用的**保钾利尿剂有螺内酯和氨苯蝶啶**，常用的**排钾利尿剂有氢氯噻嗪和呋塞米**。一般用量和用法是：螺内酯，每次 20 ~ 40mg，每日 3 次口服；氨苯蝶啶，每次 25 ~ 50mg，每日 3 次口服；氢氯噻嗪，每次 25 ~ 50mg，每日 3 次口服；呋塞米，每次 20mg，每日 2 ~ 3 次口服，必要时呋塞米 20mg，肌内注射或静脉注射。临床常用的利尿剂为螺内酯和呋塞米。前者为保钾利尿剂，单独长期大量使用可发生高钾血症；后者为排钾利尿剂，单独应用应同时补钾。目前主张两药合用，既可加强疗效，又可减少不良反应；合用时注意保持螺内酯和呋塞米 100mg：40mg 的比例。另外，联合应用 1 种保钾利尿剂和 1 种排钾利尿剂，其利尿作用逐渐减弱时，可停用数日，然后再继续使用或换用另 1 组利尿剂。推荐应用体重减轻程度评价利尿剂疗效，**利尿治疗以每天体重减轻不超过 0.5kg 为宜**。无论采取上述何种方案，均需密切监测，避免水、电解质紊乱及肾衰竭、肝性脑病等。

（3）导泻　利尿剂治疗效果不佳时，可口服甘露醇或使用中药导泻，通过胃肠道排出水分。尤其适用于并发上消化道出血、稀释性低钠血症和肾功能不全的患者。

（4）提高血浆胶体渗透压　有显著低蛋白血症时（<25g/L），可定期多次输注白蛋白、血浆，可提高血浆胶体渗透压，促进腹水消退。腹腔穿刺大量放腹水时，每放 1L 腹水输注 6 ~ 8g 白蛋白。

（5）大量排放腹水加输注白蛋白　**每次放腹水在** 4000 ~ 6000ml，同时输注白蛋白 40 ~ 60g。此法对大量腹水患者，疗效比单纯加大利尿剂剂量效果要好，对部分难治性腹水患者有效。但应注意不宜用于有严重凝血障碍、肝性脑病、上消化道出血等情况的患者。

（6）腹水浓缩回输　腹水浓缩回输是治疗难治性腹水的较好方法。通过浓缩装置，将抽出腹水经浓缩处理（超滤或透析）后再经静脉回输，起到清除腹水，保留蛋白，提高血浆胶体渗透压，增加有效血容量的作用。对难治性腹水有一定疗效。感染性或癌性腹水不能回输。

4. 并发症的治疗　出现上消化道出血、肝性脑病、肝肾综合征、感染等并发症时采取相应的治疗措施。

【常见护理诊断】

1. 营养失调：低于身体需要量　与肝功能减退、门静脉高压引起食欲减退、消化和吸收障碍有关。

2. 有皮肤完整性受损的危险 与营养不良、水肿、皮肤干燥、瘙痒及长期卧床有关。

3. 体液过多 与肝硬化所致门静脉高压、低蛋白血症及水钠潴留有关。

4. 有感染的危险 与机体抵抗力低下有关。

5. 活动无耐力 与肝硬化所致的营养不良有关。

6. 焦虑 与担心疾病的预后有关。

7. 潜在并发症 上消化道出血、肝肾综合征、肝性脑病、原发性肝癌、感染。

【护理措施】

（一）一般护理

1. 休息与体位 休息是保护肝脏的重要措施之一，可以减轻肝脏代谢的负担，有助于肝细胞修复和改善腹水、水肿。代偿期可参加轻体力劳动；失代偿期患者应卧床休息，可适当运动，活动量以不感到疲劳为度。无大量腹水者采取平卧位，抬高下肢以增加肝肾血流量，改善肝细胞的营养，提高肾小球的滤过率，减轻水肿。大量腹水者宜取半卧位。避免使腹内压突然剧增的因素。

2. 饮食护理 肝功能代偿期时给予**高热量**、**高蛋白**、**高维生素**、易消化饮食，蛋白质以优质蛋白为主。血氨升高时应限制或禁食蛋白质，待病情好转后逐渐增加摄入量，且以植物蛋白为主，如豆制品等。多食新鲜蔬菜和水果，避免进食刺激性强、粗纤维多和较硬的食物，嘱患者戒烟、戒酒。必要时遵医嘱静脉补充营养。

（二）病情观察

注意观察生命体征、尿量等情况，准确记录24小时液体出入量，定期测量腹围和体重，以观察腹水消长情况。密切监测营养状况、血清电解质和酸碱度的变化，及时发现并纠正水、电解质紊乱和酸碱失衡。注意有无呕血和黑便；有无精神异常；有无腹痛、腹胀、发热及短期内腹水迅速增加；有无少尿、无尿及恶心等表现，及早发现并发症。若出现异常，应立即报告医生并协助处理。

（三）腹水护理

1. 轻度腹水 尽量取平卧位，抬高下肢，以增加肝、肾血流量，改善肝细胞营养，提高肾小球滤过率，减轻水肿。大量腹水者取半卧位，以使膈肌下降，有利于呼吸，减轻呼吸困难和心悸，同时应避免使腹内压突然剧增的因素。阴囊水肿者可用托带托起阴囊，以利水肿消退。

2. 限制水、钠摄入 遵医嘱限制钠的摄入（氯化钠1.2～2.0g/d）；进水量限制在每日1000ml左右，如有显著低钠血症，则应限制在每日500ml以内。向患者介绍各种食物的成分，尽量少食高钠食物，如咸肉、酱菜及罐头食品等。准确记录24小时液体出入量，定期测量腹围和体重，以观察腹水消长情况。密切监测营养状况、血清电解质和酸碱度的变化，及时发现并纠正水、电解质紊乱和酸碱失衡。注意有无呕血和黑便；有无精神异常；有无腹痛、腹胀、发热及短期内腹水迅速增加；有无少尿、无尿及恶心等表现，及早发现并发症。若出现异常，应立即报告医生并协助处理。

（四）心理护理

向患者介绍肝硬化的相关知识，并关心、体贴患者帮助其保持良好的心理，树立治疗信心和勇气。

（五）健康指导

1. 生活指导 向患者及家属说明饮食治疗的意义及原则，建议患者食用营养丰富、易消化吸收的食物，避免摄入粗糙和坚硬的食物，以免诱发消化道出血。戒烟戒酒，保持粪便通畅。生活起居有规律，保证足够的休息和睡眠。

2. 疾病知识指导 教会患者及家属及早发现病情变化，注意观察有无并发症发生，若患者出现消化道出血或性格、行为改变等，应及时就诊。遵医嘱服药，切忌滥用护肝药物，以免服药不当而加重肝脏负担和肝功能的损害。教会患者观察药物疗效和不良反应。

⇄ 知识链接

肝移植时机的选择

对于良性终末期肝病，选择适当的手术时机是手术成功的关键，最好的时机是患者肝功能刚进入失代偿期，此时患者无康复机会，且能耐受手术。一般认为，良性终末期肝病在出现下列情况之一时，即应考虑肝移植手术。①出现一种或多种并发症：如食管－胃底静脉曲张破裂出血、顽固性腹水、肝肾综合征、自发性腹膜炎及严重凝血功能障碍等。②严重影响生活质量，如难以控制的瘙痒、严重嗜睡、严重慢性疲劳和进行性营养不良等。③对于乙型病毒性肝炎所致暴发性肝功能衰竭，病死率高，应行紧急肝移植。

（张　霞）

PPT

第六节　肝性脑病患者的护理

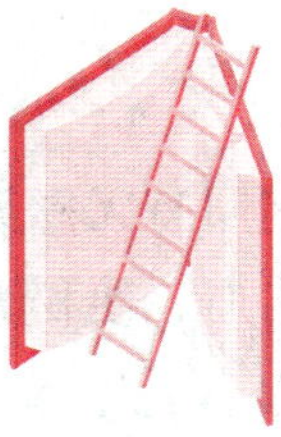

【学习目标】

1. **掌握**　肝性脑病患者的身体状况及护理措施。
2. **熟悉**　肝性脑病患者的常见护理诊断。
3. **了解**　肝性脑病的发病机制。

案例分析

患者，男，58岁。近2年出现腹胀，皮肤、巩膜黄染，经医院检查示“肝硬化腹水”，持续服保肝、利尿药。1天前因进食大量肉类食物后，出现意识障碍。护理体检：T 36.8℃，P 96次/分，R 20次/分，BP 100/70mmHg。嗜睡，营养欠佳，面色黝黑，颈部和前胸可见数个蜘蛛痣，巩膜黄染，有特殊肝臭味，可见肝掌。心肺无异常，腹膨隆，腹壁静脉曲张，无腹肌紧张和反跳痛，肝肋下未触及，脾肋下3cm，移动性浊音（+），肠鸣音6次/分。扑翼样震颤（+），双下肢指凹性水肿，病理反射未引出。辅助检查：总蛋白48g/L，白蛋白28.5g/L，球蛋白22g/L，谷丙转氨酶138U/L，血氨42.2μmol/L。肝炎标志物测定示HBsAg阳性。B超示门静脉高压，中等量腹水。

问题

1. 提出该患者目前存在的主要护理诊断。
2. 如何对该患者开展有效的护理？

肝性脑病（HE）又称肝性昏迷，是严重肝病引起的、以代谢紊乱为基础的中枢神经系统功能失调的综合征，其主要临床表现是**意识障碍、行为失常和昏迷**。肝性脑病有急性、慢性之分。

【病因】

引起肝性脑病的原发病有各型肝硬化（尤其病毒性肝硬化）、重症病毒性肝炎、重症中毒性肝炎、药物性肝病、妊娠期急性脂肪肝、门-体静脉分流术后、原发性肝癌及其他弥漫性肝病的终末期，以肝硬化患者发生肝性脑病最多见，约占70%。肝性脑病特别是门体分流性脑病常有明显**诱因，多为上消化道出血、高蛋白饮食、大量排钾利尿、放腹水，使用安眠、镇静、麻醉药、便秘、尿毒症、感染或手术创伤等**。

【发病机制】

尚未完全明确，目前主要有以下学说：氨中毒学说、神经递质变化学说、色氨酸学说，其中**氨中毒学说是重要的发病机制**。由于肝功能严重损害，不能将血液中有毒的代谢产物解毒或由于门腔静脉分流后，有毒物质绕过肝脏直接进入体循环，引起中枢神经系统功能紊乱。

【护理评估】

（一）健康史

询问患者有无慢性肝病史，尤其是肝硬化病史及其诊治过程；询问有无感染、上消化道出血、大量排钾利尿、大量放腹水、高蛋白饮食、上消化道出血、便秘、低钾性碱中毒；有无使用麻醉剂和安眠镇静药、手术等诱发因素。

（二）身体状况

肝性脑病发生在严重肝病和（或）广泛门体分流的基础上，临床上主要表现为高级神经中枢的功能紊乱（如性格改变、智力下降、行为失常、意识障碍等）以及运动和反射异常（如扑翼样震颤、肌阵挛、反射亢进和病理反射等）。根据意识障碍程度、神经系统体征和脑电图改变，可将肝性脑病的临床过程分为5期。分期有助于早期诊断、预后估计及疗效判断。

根据意识障碍程度、神经系统表现和脑电图改变，可将肝性脑病分为5期。

0期（潜伏期）　**无行为、性格的异常**，无神经系统病理体征，**脑电图正常**。在心理测试或智力测试时有轻微异常。

一期（前驱期）　**轻度性格改变和行为失常**，焦虑、欣快激动、淡漠少言、睡眠倒错、健忘等轻度精神异常，应答准确，可出现吐词不清且缓慢像醉酒一样。可有扑翼震颤。**脑电图多数正常**。此期历时数日或数周，症状不明显，易被忽视。

二期（昏迷前期）　**以意识错乱、睡眠障碍、行为失常为主要表现**。衣冠不整或随地便溺，定向力和理解力均减退，对时间、地点、人的概念混乱，不能完成简单的计算和智力构图（如搭积木、用火柴杆摆五角星等），言语不清，书写障碍。睡眠时间倒错明显，昼睡夜醒，甚至有幻觉、恐惧、狂躁。神经体征表现为腱反射亢进、肌张力增高、踝阵挛及Babinski征阳性、不随意运动等，扑翼震颤存在。**脑电图异常**，呈现特征性δ波，每秒4～7次。

三期（昏睡期）　**以昏睡和精神错乱为主要表现**，各种神经体征待续或加重，大部分时间呈昏睡状态，可被唤醒，醒后可应答，但答非所问。常有神志不清和幻觉。扑翼样震颤仍可引出。**脑电图异常**，呈异常δ波。

四期（昏迷期）　**意识完全丧失**，不能被唤醒。浅昏迷时，对痛觉刺激和不适体位尚有反应，腱反射亢进，肌张力仍高，扑翼样震颤无法引出。深昏迷时，各种反射消失，肌张力降低，瞳孔散大，可出现阵发性惊厥。**脑电图异常**，呈现明显异常δ波，每秒<4次。

以上各期无明显分界，前后期表现可重叠，随病情变化程度可减轻或加重。肝功能严重损害的患者常有明显黄疸、出血倾向、肝臭，易继发各种感染，并发肝肾综合征和脑水肿。

（三）心理－社会状况

由于本病常在各类肝病的基础上发生，随病情发展，患者逐渐失去劳动能力和生活自理能力，给家庭带来沉重经济和生活负担。患者清醒时可出现焦虑、抑郁、悲观、绝望等心理。

（四）辅助检查

1. 血氨测定　慢性肝性脑病尤其是门体分流性脑病**血氨常增高**，急性肝性脑病血氨多正常。

2. 脑电图检查　**前驱期正常，昏迷前期到昏迷期明显异常**。正常人的脑电图呈α波，每秒8～13次。肝性脑病患者的脑电图表现为节律变慢。1～3期患者表现为δ波或三相波，每秒4～7次；昏迷时表现为高波幅的δ波，每秒少于4次。脑电图的改变特异性不强，尿毒症、呼吸衰竭、低血糖亦可有类似改变。

3. 诱发电位 是大脑皮质或皮质下层接收到由各种感觉器官受刺激的信息后所产生的电位，其有别于脑电图所记录的大脑自发性电活动。诱发电位检查多用于轻微肝性脑病的诊断和研究。

4. 心理智能测验 木块图试验、数字连接试验及数字符号试验（DST）联合应用，适合于肝性脑病的诊断和轻微肝性脑病的筛选。该方法简单，无需特殊器材，其缺点是受教育程度、年龄的影响。受教育层次比较低者和老年人在进行测试时较为迟钝，影响结果。

5. 影像学检查 急性肝性脑病患者进行头部CT或MRI检查时可发现脑水肿。慢性肝性脑病患者则可发现有不同程度的脑萎缩。

（五）治疗要点

去除诱因，维护肝功能，促进氨代谢清除及调节神经递质。

【常见护理诊断】

1. 急性意识障碍 与血氨增高，干扰脑细胞能量代谢而引起大脑功能抑制有关。

2. 营养失调：低于机体需要量 与肝功能减退、消化吸收障碍、蛋白质摄入受限等有关。

3. 有受伤的危险 与肝性脑病致精神异常、烦躁不安有关。

4. 照顾者角色困难 与患者意识障碍、病程长、照顾者缺乏相关知识等有关。

5. 有皮肤完整性受损的危险 与黄疸导致皮肤瘙痒有关。

6. 知识缺乏 缺乏预防肝性脑病发生的知识。

【护理措施】

（一）一般护理

1. 体位 安置患者于重症监护室，绝对卧床休息。

2. 环境 提供安静、舒适的环境并保持室内空气新鲜、流通。要求有专人护理，限制探视。对躁动不安的患者应做好防护，必要时可加装床边护栏，使用约束带等，防止发生坠床情况。

3. 饮食护理 每天供给热量1200～1600kcal，防止因维持正氮平衡而热量不足时，蛋白质分解加强，氨基酸生成及产氨增多。热量供应以碳水化合物为主，以此减少体内蛋白质分解，促进氨转化为谷氨酰胺，有利于血氨的下降。限制或暂停蛋白质的摄入。昏迷患者应禁止蛋白质摄入，待意识恢复，病情好转后可逐渐恢复蛋白质摄入。宜进食植物蛋白，因其含支链氨基酸较多，且所含非吸收性纤维被肠菌酵解产酸有利于氨的排出。限制蛋白质饮食的同时应尽量保证热能供应和各种维生素补充。

4. 消除诱因 协助医生积极消除本病的诱发因素，指导患者避免其他诱发因素。

（1）限制蛋白质摄入 避免摄入大量蛋白质导致肠道内产氨过多。

（2）积极预防和控制上消化道出血　上消化道出血会使肠道产氨过多，使血氨增高而诱发 HE。出血停止后应及时灌肠导泻清除积血。

（3）防治感染　感染会加速组织分解代谢，产氨增多而加重肝性脑病

（4）避免快速利尿和大量放腹水　及时处理严重的呕吐、腹泻，以防止有效循环血容量的降低和水、电解质紊乱及酸碱失衡。

（5）避免输液过多过快　以免引起低钾血症、低钠血症、脑水肿等加重 HE。

（6）慎重用药　避免应用安眠镇静药及麻醉药，以免导致大脑功能受抑制，发生脑细胞缺氧，降低脑组织对氨的耐受。

（7）防止便秘，减少毒物的吸收　便秘时会延长氨与其他有毒物质与结肠黏膜接触的时间，增加氨等物质的吸收。口服硫酸镁导泻，使用生理盐水或弱酸溶液（生理盐水加白醋）灌肠可以清除肠道内有毒物质。由于肥皂水等碱性溶液可促进氨的吸收，因此应禁止使用。

（二）病情观察

观察肝性脑病的早期征象，观察患者生命体征及瞳孔变化。定期监测患者肝肾功能、电解质、血氨、凝血因子和血糖。观察患者原发肝病的症状、体征。

（三）昏迷患者的护理

1. 协助患者取仰卧位，头偏向一侧。
2. 保持呼吸道通畅，可予吸氧。
3. 做好皮肤、口腔、眼的护理。保持床单、被褥清洁、干燥，协助患者定时翻身防止压疮。定时进行口腔清洁。对眼睑不能完全闭合的患者，应用眼药膏涂满眼睛，并用生理盐水纱布覆盖，防止角膜损伤。
4. 有尿潴留者，应给予留置导尿并详细记录尿量及颜色等。
5. 经常帮助患者做肢体被动运动，防止肌肉萎缩以及肢体静脉血栓形成。

（四）用药护理

遵照医嘱用药，并观察药物疗效及不良反应。由于氨中毒是肝性脑病的主要原因，因此减少氨的吸收和促进氨的排出是药物治疗的主要手段。

（1）减少肠道氨的生成和吸收　①导泻：口服或鼻饲 33% 硫酸镁 30～60ml 或甘露醇 100～200ml。②灌肠：生理盐水 100ml + 白醋 100ml 保留灌肠，或生理盐水 500ml + 乳果糖 500ml。③乳果糖：乳果糖是一种合成的双糖，口服后在小肠不会被分解，到达结肠后可被乳酸杆菌、粪肠球菌等细菌分解为乳酸、乙酸而降低肠道的 pH 值，使肠道细菌所产的氨减少，并促进血液中的氨渗入肠道排出。用法：10～20ml，3 次/天，口服。④乳梨醇：作用同乳果糖。用法：其剂量为每日 30～40g，分 3 次口服。⑤对于乳糖酶缺乏者也可试用乳糖，可酸化肠道，产生气体，促进肠蠕动。用法：30g，3 次/天，口服。⑥口服抗生素：可抑制细菌生长，减少氨的生成。常用的抗生素有新霉素、甲硝唑、利福昔明等。新霉素 1～2g，3 次/天口服；甲硝唑 0.4g，2 次/天，口服；利

福昔明每日2g。

（2）促进体内氨的代谢，降低血氨 L－鸟氨酸－L－门冬氨酸　每日20g静脉推注。鸟氨酸－α－酮戊二酸，其降血氨机制与L－鸟氨酸－L－门冬氨酸相同，但其疗效不如前者。谷氨酸钠或钾、精氨酸等药物理论上具有降血氨作用，这类药物对水电解质、酸碱平衡有较大影响，故近年临床已很少使用。

（3）纠正氨基酸代谢紊乱　支链氨基酸250ml静脉滴注，1～3次/天。

（4）GABA/BZ复合受体拮抗剂　氟马西尼，可以拮抗内源性苯二氮䓬所致的神经抑制。其用量为0.5～1mg静脉注射；或1mg/h持续静脉滴注。

（五）心理护理

本病常发生于各种肝病的基础上，病情重，病程长，患者逐渐失去工作和生活自理能力，经济负担沉重，患者易产生焦虑、抑郁、悲观、恐惧等心理问题。

（六）健康指导

1. 生活指导　坚持合理的饮食原则，控制蛋白质的摄入，避免粗糙食物，戒烟酒。

2. 疾病知识指导　向患者及家属介绍肝性脑病的有关知识，避免本病的诱发因素。教会家属识别肝性脑病的先兆症状，以便及时就诊。指导患者遵照医嘱合理用药，了解药物的主要不良反应，并注意观察。

（玄耀均）

第七节　急性胰腺炎患者的护理

PPT

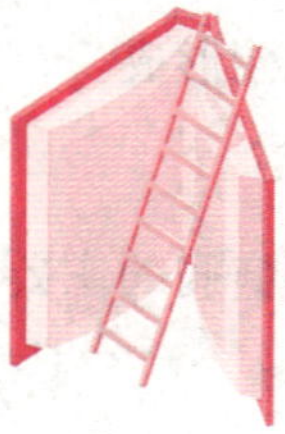

【学习目标】

1. **掌握**　急性胰腺炎患者的身体状况及护理措施。
2. **熟悉**　急性胰腺炎患者的护理诊断及辅助检查。
3. **了解**　急性胰腺炎的病因。

案例分析

患者，男，36岁。3天前患者大量饮酒后出现腹痛，呈持续性绞痛，伴阵发性加重，向后背部放射，伴恶心、呕吐，呕吐物为胃内容物和胆汁，急诊入院。护理体检：T 38.5℃，P 112次/分，R 21次/分，BP 85/55mmHg。精神差，腹部膨隆，腹肌紧张，全腹有压痛、反跳痛，移动性浊音（+），肠鸣音减弱。辅助检查：血WBC 22.5×10^9/L，中性粒细胞百分比92%，血糖13.8mmol/L，血钙1.51mmol/L。腹部X线平片未见膈下游离气体，未见液气平面。

问题

1. 提出该患者目前存在的主要常见护理诊断。
2. 如何对该患者开展有效的护理？

急性胰腺炎（AP）是多种病因导致胰酶在胰腺内被激活而发生自身消化的化学性炎症，是常见的急腹症之一。本病 80% 病情较轻，以胰腺水肿为主，预后好；重者胰腺出血坏死，临床较少见，可出现休克和多脏器功能衰竭等严重并发症，病情凶险，死亡率高。不同国家和地区发病率不同，总的趋势是发病率逐渐增加，急性胰腺炎各个年龄段都可发病，但以 20～50 岁者多见，女性多于男性约 2∶1 。

【病因】

1. 胆道疾病　由于 70%～80% 的人胆胰管共同开口于十二指肠壶腹部，胆石症、胆道感染、胆管肿瘤及胆道蛔虫病会造成 Oddi 括约肌炎性狭窄或痉挛，使胰管流出道不畅，胰管内高压，造成胰腺腺泡破裂，胆汁、胰液及被激活的胰酶渗入胰实质中，具有高度活性的胰蛋白酶进行“自我消化”，发生胰腺炎。

2. 大量饮酒、暴饮暴食　大量饮酒发生胰腺炎的机制是：①乙醇通过刺激胃酸分泌，使胰泌素与缩胆囊素分泌，促使胰腺外分泌增加。②刺激 Oddi 括约肌痉挛和十二指肠乳头水肿，胰液排出受阻，使胰管内压增加。③长期大量饮酒者常有胰液内蛋白含量增高，易沉淀而形成蛋白栓，致胰液排出不畅。暴饮暴食使短时间内大量食糜进入十二指肠，引起乳头水肿和 Oddi 括约肌痉挛，同时刺激大量胰液与胆汁分泌。胰液和胆汁排泄不畅，引发急性胰腺炎。

3. 胰管阻塞　胰管蛔虫、结石、肿瘤或痉挛等可使胰管阻塞和胰管内压升高，导致胰腺腺泡破裂，胰液与消化酶渗入胰腺间质，引起急性胰腺炎。

4. 内分泌与代谢障碍　任何引起高钙血症的原因，如甲状旁腺肿瘤、维生素 D 过多等，均可引起胰管钙化、管内结石导致胰液引流不畅，甚至胰管破裂，高血钙还可刺激胰液分泌增加和促进胰蛋白酶原激活。任何原因的高血脂，因胰液内脂质沉着或来自胰外脂肪栓塞并发胰腺炎。

5. 其他　感染因素：①可继于某些传染病，如急性流行腮腺炎、甲型流感、传染性单核细胞增多症、Echo 病毒、柯萨奇病毒和肺炎衣原体感染等。②手术与创伤：胰胆或胃手术、腹部钝挫伤等可直接或间接损伤胰腺组织与胰腺的血液供应引起胰腺炎。③某些药物：如噻嗪类利尿药、糖皮质激素、硫唑嘌呤、四环素、磺胺类等可直接损伤胰腺组织，可使胰液分泌或黏稠度增加，引起急性胰腺炎。④十二指肠球后穿透性溃疡、遗传因素、精神因素等亦可诱发本病。

【发病机制】

各种致病因素导致胰管内高压，腺细胞内 Ca^{2+} 水平显著上升，溶酶体在腺细胞内激活酶原，活化的胰酶消化胰腺自身。①损伤腺细胞，激活炎症反应使血管通透性增加、大量炎性渗出。②胰腺微循环障碍使胰腺出血、坏死。

【护理评估】

（一）健康史

询问患者有无急、慢性胆道系统疾病及胰腺、十二指肠疾病史；有无酗酒、暴饮暴食的不良习惯；有无腹部手术史与创伤史、内分泌与代谢疾病及急性传染病病史；是否服用过硫唑嘌呤、噻嗪类利尿剂及糖皮质激素等药物。

（二）身体状况

1. 症状

（1）腹痛　**本病的主要表现和首发症状**，多为突发性中上腹或左上腹持续性剧痛。疼痛性质多样，可钝痛、绞痛、钻痛或刀割样疼痛，常向腰背部呈带状放射，进食可加重疼痛，不能为一般解痉剂缓解，取弯腰抱膝位可减轻疼痛。多在大量饮酒或饱餐后发生。水肿型腹痛3～5天可缓解，坏死型病情发展较快，腹部剧痛延续较长，由于渗液扩散，可引起全腹痛。

（2）恶心、呕吐及腹胀　多在起病后出现恶心、呕吐，呕吐物为食物或胆汁，呕后腹痛不减轻。同时有腹胀，甚至出现麻痹性肠梗阻。

（3）发热　多为中等度以上热，一般持续3～5天。发热不退或逐渐上升、白细胞升高者，提示继发感染，如胰腺脓肿或伴有胆道感染等。

（4）低血压或休克　可见于出血坏死型胰腺炎。休克主要表现为烦躁、冷汗、口渴、四肢厥冷、脉搏细弱、呼吸浅快、尿量减少、血压下降、意识障碍。

（5）水、电解质紊乱及酸碱失衡　出血坏死型胰腺炎，发病短时间内即可出现严重的脱水及电解质紊乱，甚至少尿或无尿。

2. 体征

（1）急性水肿型　中上腹压痛，肠鸣音减少。

（2）出血坏死型　腹部膨隆，因腹膜后出血刺激内脏神经引起麻痹性肠梗阻，腹胀明显，呈现“球状腹”。皮肤瘀斑：脐周皮肤出现蓝紫色瘀斑（Cullen征）或两侧腰部出现暗灰蓝色瘀斑（Grey－Turner征），此为胰酶、坏死组织及出血渗入腹壁所致。压痛、反跳痛及腹肌紧张，腹部包块，部分出血坏死型胰腺炎由于炎症包裹黏连，渗出物积聚在小网膜囊，或脓肿形成，或发生假性胰腺囊肿，在上腹可触及界限不清的压痛性包块。可叩出移动性浊音。肠鸣音减弱或消失。

3. 并发症

（1）胰腺脓肿　常于起病2～3周后出现。此时患者高热伴中毒症状，腹痛加重，可扪及上腹部包块。

（2）胰腺假性囊肿　常在病后3～4周形成，系由胰液和液化的坏死组织在胰腺内或其周围包裹所致。体检常可触及上腹部包块，大的囊肿可压迫邻近组织产生相应症状。

（3）全身并发症　常有急性呼吸衰竭、急性肾衰竭、心力衰竭、消化道出血、胰性脑病、败血症及真菌感染、高血糖等并发症。

（三）心理 – 社会状况

由于该病起病急，腹痛剧烈，患者常表现为腹痛不止，烦躁不安。因对疾病了解不足和担心预后，可出现紧张、恐惧甚至感到死亡的威胁。

（四）辅助检查

1. 血液检查　白细胞计数多升高，中性粒细胞百分比升高，严重者可出现核左移。

2. 血、尿淀粉酶测定　血清淀粉酶在发病后 2～12 小时开始增高，48 小时开始下降，持续 3～5 天。血清淀粉酶大于 350 U/L 应考虑本病，大于 500 U/L 即可确诊。尿淀粉酶在发病后 12～24 小时开始增高，48 小时达高峰，下降缓慢，1～2 周渐降至正常。

3. 血清脂肪酶测定　脂肪酶对急性胰腺炎诊断的特异性强，敏感性高，起病后 24～72 小时开始上升，持续 7～10 天才降至正常，对病后就诊较晚的急性胰腺炎患者有诊断价值。

4. 生化检查　可出现血钙降低，低血钙和病情严重程度呈正相关。血钙小于 1.5mmol/L 时提示病情严重。暂时性血糖升高，持久的空腹血糖高于 10mmol/L 反映胰腺坏死，提示预后不良。高胆红素血症，可见于少数临床患者，多于发病后 4～7 天恢复正常。

5. C – 反应蛋白（CRP）　CRP 是组织损伤和炎症的非特异性标志物，有助于评估与监测急性胰腺炎的严重性，在胰腺坏死时 CRP 明显升高。

6. 影像学检查

（1）腹部 B 型超声　为常规初筛检查。急性胰腺炎 B 超可见胰腺肿大，胰内及胰周围回声异常；亦可了解胆囊和胆道情况；后期对脓肿及假性囊肿有诊断意义，但因患者腹胀常影响其观察。

（2）CT 和 MRI　可区分水肿型和出血坏死型胰腺炎。

（五）治疗要点

急性胰腺炎治疗的两大任务为：寻找并去除病因；控制炎症。治疗原则为缓解腹痛，减少胰腺分泌，防治并发症。多数患者属于轻症急性胰腺炎，经 3～5 天积极治疗可治愈。重症急性胰腺炎必须采取综合性治疗措施，积极抢救。

【常见护理诊断】

1. 疼痛：腹痛　与胰腺及其周围组织炎症、水肿或出血坏死有关。

2. 体温过高　与胰腺炎症、坏死、并发感染等有关。

3. 有体液不足的危险　与呕吐、禁食、胃肠减压、脱水或出血有关。

4. 恐惧　与起病急、腹痛剧烈及缺乏疾病相关知识有关。

5. 潜在并发症　急性肾损伤、急性呼吸窘迫综合征、糖尿病等。

【护理措施】

（一）一般护理

1. 体位 患者应绝对卧床休息，从而降低基础代谢率，增加脏器血流量，促进组织的修复和体力的恢复。协助患者取弯腰屈膝侧卧位，可以减轻疼痛。必要时可加防护栏，防止烦躁不安患者坠床受伤。

2. 禁食、禁饮 多数患者需**禁食 1～3 天**，减少食物和胃酸刺激胰液分泌，减轻呕吐和腹胀等症状。向患者及家属解释禁食、禁饮的意义，若感到口渴可以含漱或湿润嘴唇。禁食期间一般不能饮水，静脉补充足量液体，**每日需补液 3000ml 以上**，胃肠减压时每日补液量需适当增加。腹痛基本缓解后，可逐步给予少量低糖低脂饮食，逐渐恢复正常饮食，避免刺激性强、产气过多的食物，切忌暴饮暴食和酗酒。

（二）病情观察

密切观察患者体温、脉搏、呼吸、血压、意识及尿量；了解患者腹痛部位、性质、加重与缓解的因素；观察记录胃肠减压引流物的量及内容物；观察患者皮肤弹性，及时判断脱水程度，准确记录 24 小时出入液量；密切监测患者血清和尿液淀粉酶、血清电解质、血钙、血糖的变化。

（三）用药护理

遵照医嘱用药，注意药物的使用方法，观察药物疗效和不良反应。阿托品副作用为口干、心率加快、青光眼加重、排尿困难。西咪替丁：静脉给药时速度不宜过快；奥曲肽：用药后在注射部位有疼痛或针刺感；抑肽酶：可产生抗体，可能过敏；加贝酯：静脉点滴速度不宜过快，勿将药液注入血管外，多次使用时应更换注射部位，药液应新鲜配制。

（四）心理护理

需要多观察、安慰、关心患者，向患者以及家属介绍本病的相关知识，让其了解腹痛的原因、缓解腹痛的方法，介绍急性胰腺炎的治疗及护理，消除患者的疑惑，缓解其紧张、焦虑的情绪，帮助患者树立战胜疾病的信心。

（五）健康指导

1. 生活指导 指导患者建立良好的饮食习惯，规律进食，避免酗酒、暴饮暴食，避免进食刺激性食物。腹痛基本缓解后，可先进食少量低糖、低脂饮食，逐渐过渡到正常饮食，但应避免产气多、高脂肪、高蛋白质食物。

2. 疾病知识指导 向患者及其家属介绍急性胰腺炎发生的原因、诱因及疾病发展过程。指导患者积极治疗胆道疾病，如胆石症、胆道感染、胆道蛔虫症等，去除引起急性胰腺炎的病因。

⇄ 知识链接

胃肠外营养

胃肠外营养（又称静脉营养），是通过周围静脉或中心静脉输入能量及各种营养素的一种营养支持方法。它与临床常用的静脉输液有本质区别，静脉输液除了补充液体外，只能提供一小部分热量和部分电解质，而胃肠外营养可以按照患者的需要，输入所需的全部营养物质，包括热能、氨基酸、脂肪、各种维生素、电解质和微量元素等。胃肠外营养可分为部分肠外营养（PPN）和全胃肠外营养（TPN）两种，全胃肠外营养亦称全静脉营养。

（玄耀均）

第八节　上消化道出血患者的护理

PPT

【学习目标】

1. **掌握**　上消化道出血患者的身体状况及护理措施。
2. **熟悉**　上消化道出血患者常见护理诊断。
3. **了解**　上消化道出血的病因。

案例分析

患者，男，37岁。3年来反复周期性发作上腹痛，疼痛多在餐后3～4小时及夜间出现，进食后可缓解。近3日来解柏油样便6次，自觉心慌，家人发现其面色苍白，四肢湿冷。测量血压80/50mmHg，脉搏130次/分，立即送急诊室。临床初步诊断：十二指肠溃疡、上消化道出血。

问题

1. 描述该患者病情观察的内容。
2. 如何对患者开展有效护理？

上消化道出血是内科常见的急症，指屈氏韧带以上的消化道出血，包括食管、胃、十二指肠、胰腺、胆道病变引起的出血。上消化道大出血一般指在**数小时内出血量超过1000ml或循环血容量的20%**，其主要临床表现为**呕血和（或）黑便**，可伴有血容量减少而引起的失血性周围循环衰竭。

【病因】

临床上以**消化性溃疡最常见**，其次为食管－胃底静脉曲张破裂出血、急性糜烂性出血性胃炎和上消化道肿瘤。其他病因有：

1. 食管疾病　如食管贲门黏膜撕裂伤、食管损伤（器械检查、放射性损害和异物；强酸或强碱等化学制剂损伤）、食管炎、食管癌等。

2. 胃十二指肠疾病　如消化性溃疡、急性糜烂性出血性胃炎、息肉、血管瘤、异物或放射性损伤等。

3. 胆道出血　如胆管或胆囊结石、胆道蛔虫病、胆管或胆囊癌、胆道术后损伤，肝癌、肝脓肿或肝血管瘤破裂进入胆道。

4. 胰腺疾病累及十二指肠　如胰腺癌或急性胰腺炎同时伴有脓肿破溃。

5. 全身性疾病　病变可弥散于全消化道，如过敏性紫癜、血友病、再生障碍性贫血、原发性血小板减少性紫癜、白血病、弥散性血管内凝血以及其他凝血机制障碍等疾病。

【护理评估】

（一）健康史

询问患者有无消化性溃疡、肝硬化、胃溃疡、胰腺及胆道疾病史；有无饮食不当、过劳过累、精神紧张、长期嗜酒或服用损害胃黏膜的药物；有无重大创伤、手术、休克、严重感染等病史；有无全身血液系统疾病、急性感染性疾病。

（二）身体状况

上消化道出血的身体状况主要取决于出血量、出血的速度、出血部位及性质，与患者的年龄及循环功能的代偿能力相关。

1. 呕血与黑便　**是上消化道出血的特征性表现**。出血部位在幽门以上，出血量少则可无呕血，出血量大者则常有呕血。出血速度慢，呕血多呈咖啡色或棕褐色。短期内大量出血，血液未经胃酸充分混合即呕出，则为鲜红色或有血块。黑便呈柏油样，黏稠而发亮，是由于血红蛋白中铁与肠道内硫化物作用形成硫化铁所致；当出血速度快、出血量大时，血液在肠道内推进速度快，粪便可呈暗红甚至鲜红色。

2. 失血性周围循环衰竭　急性失血由于血容量迅速减少而导致周围循环衰竭。表现为头晕、心悸、乏力、晕厥、肢体冷感、心率快、血压低等。严重患者呈休克状态。

3. 贫血　急性大量失血后均有失血性贫血，但出血早期，血液中血红蛋白浓度、红细胞计数与血细胞比容可无明显变化。在出血后，组织液渗入血管内部，血液被稀释，一般情况下需经过3～4小时及以上才会出现贫血，出血后24～72小时血液稀释到最大限度。贫血程度与外周失血量和出血前有无贫血基础、出血后液体平衡状况等因素有关。在出血24小时内网织红细胞计数可见升高，出血停止后逐渐降至正常。

4. 发热　上消化道大量出血后，部分患者在24小时内出现发热，一般不超过38.5℃，持续3～5天后降至正常。发热的机制可能是循环衰竭导致体温调节中枢功能受影响。

5. 氮质血症　在上消化道出血后，大量血液蛋白质的消化产物在肠道被吸收，血液中尿素氮浓度可暂时增高，称为肠源性氮质血症。一般在出血后数小时血尿素氮开始上升，24～48 小时达高峰，一般不超过 14.3mmol/L（40mg/dl），3～4 日后可恢复正常。氮质血症多是由于循环血容量降低，肾前性功能不全所致。

（三）心理－社会状况

由于大量呕血、黑便以及周围循环衰竭的表现，患者常有紧张、恐惧甚至感到死亡的威胁，存在就医求治的迫切心情，希望医护人员救助以满足安全需要。反复出血的患者会因工作能力下降、经济负担过重产生悲观情绪。

（四）辅助检查

1. 实验室检查　测定红细胞、白细胞、血小板计数，血红蛋白、血细胞比容、便潜血试验等，有助于估计失血量和有无活动性出血。

2. 胃镜检查　是上消化道出血病因、部位和出血情况的**首选检查方法**。它不仅能直视病变、取活检，对于出血病灶可以进行及时而准确的止血治疗。**内镜检查多在出血后 24～48 小时内进行检查**。

3. X 线钡餐造影检查　有助于发现肠道憩室及较大的肿瘤，但在急性消化道出血期间不宜选择该项检查，其敏感性低，可能影响之后的内镜血管造影检查以及手术治疗。

（五）治疗要点

消化道大出血病情急、变化快，抗休克治疗、迅速补充血容量治疗应放在一切医疗措施的首位。

1. 积极补充血容量　可用平衡液或葡萄糖盐水甚至胶体扩容剂，尽快恢复和维持有效循环血容量改善周围循环，防止微循环障碍引起脏器功能衰竭。

2. 止血　在治疗原发病的基础上，根据消化道不同部位病变进行止血措施。

3. 手术治疗　消化道大量出血经内科治疗无效者考虑手术治疗。

【常见护理诊断】

1. 体液不足　与上消化道出血有关。

2. 活动无耐力　与失血后贫血、急性期禁食等因素有关。

3. 有受伤的危险　与出现气囊长时间压迫食管－胃底黏膜、气囊阻塞气道、血液或分泌物反流入气管的现象有关。

4. 恐惧　与上消化道大出血威胁生命有关。

5. 潜在并发症　急性失血性休克。

【护理措施】

（一）一般护理

1. 体位　大出血时取卧位、抬高下肢，保持呼吸道畅通，避免呕血时吸入引起窒息，必要时给予患者吸氧。

2. 饮食 少量出血无呕吐者可适当进流质食物。大量出血者暂时禁食，**出血停止以后 24 ~ 48 小时**，给予温凉流质、半流质及容易消化的软食，少量多餐。食管－胃底静脉曲张破裂出血者，止血后限制蛋白质和钠的摄入，避免粗糙、坚硬、刺激性食物。

（二）病情观察

密切监测患者生命体征，心率、血压、呼吸、脉搏以及尿量和神志的变化。观察呕血、黑便、血便的情况；定期复查血红蛋白浓度、红细胞计数、血细胞比容等；必要时进行中心静脉压测定；对老年患者根据实际情况进行心电监护。

（三）用药护理

尽快建立有效的静脉通道，配合医生进行输血、输液及各种止血治疗，观察治疗效果以及药物的不良反应。

1. 使用血管加压素，滴注速度应准确（0.4 ~ 0.9U/min），严密观察不良反应并防止药物外渗。

2. 应用生长抑素时，首剂 250μg 缓慢静注，之后以 250μg/h 持续静滴。生长抑素的人工合成制剂奥曲肽，常用首剂 100μg 缓慢静注，后以 25 ~ 50μg/h 持续静滴。应用时需注意使用的连续性，用输液泵调节滴注速度。

3. 根据药物性质及患者心肺功能调节输液、输血速度。

4. 肝病患者忌用吗啡、巴比妥类药物。

（四）心理护理

突然大量呕血，常使患者及家属极度恐惧。在护理过程中观察患者的心理变化，耐心解答患者或家属的提问，帮助患者消除紧张、恐惧心理，保持稳定情绪，更好地配合治疗及护理。

（五）健康指导

1. 生活指导 嘱患者生活要有规律，劳逸结合，保持乐观心态，保证充足的休息。注意养成良好的饮食卫生习惯，进食丰富营养、容易消化、无刺激性的食物，避免坚硬、粗糙、油炸食物，避免食用过冷、过热、产气过多的食物。合理饮食是避免诱发上消化道出血的重要环节。

2. 疾病知识指导 向患者介绍引起上消化道出血的病因、诱因、表现、相关治疗、护理知识，减少再次出血的危险。指导患者及家属学会识别早期出血征象，一旦发生，在进行应急处理后，立即到医院治疗。

（张　霞）

第九节　消化系统常用诊疗技术及护理

PPT

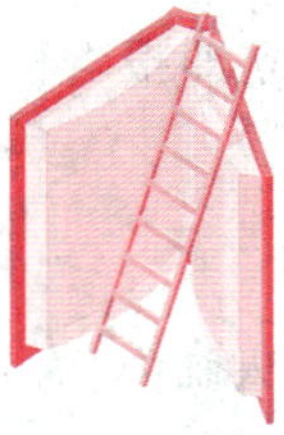

【学习目标】

1. **掌握**　消化系统常用诊疗技术的操作中护理。
2. **熟悉**　消化系统常用诊疗技术的操作后护理。
3. **了解**　消化系统常用诊疗技术的适应证和禁忌证。

一、纤维胃镜检查术的护理

【目的】

诊断胃、十二指肠疾病；明确上消化道出血的部位和性质；对急性胃出血在内镜直视下作止血处理，对胃息肉进行摘除。

【方法】

1. 检查前一晚或检查当天清理胃肠道。
2. 咽喉部麻醉。
3. 胃镜插入、观察，必要时摘取标本活检。
4. 检查完毕后按要求对内镜及其附件进行清洁、消毒和保养。

【术前准备】

1. 向患者讲解检查的目的及过程，教给患者检查中的配合方法，以减轻患者的恐惧、焦虑心理。

2. 检查前禁食、禁药、禁烟 12 小时，有幽门梗阻者检查前 2～3 天进流质饮食，检查前 1 晚洗胃。钡剂会影响胃镜的观察，因此检查前 3 日内不宜做钡餐检查。

3. 遵医嘱检查前半小时皮下注射阿托品，以达到止吐、减少分泌，使平滑肌松弛的作用。

4. 帮助患者摘除口腔内的假牙，协助医师进行患者咽喉部的麻醉。使用口含麻醉液时，应嘱患者头尽量向后仰，使咽喉部充分麻醉，5 分钟后再吐出药液或咽下。使用喷雾法麻醉咽部时，应在患者发“啊”音的同时喷药，并嘱患者每次喷药后作吞咽动作，以麻醉咽喉下部，减少呕吐反射及疼痛。

5. 检查前应了解患者近期的肝功能和乙肝五项、HIV 情况，以便于防护，避免交叉感染。

【术中护理】

1. 协助患者取左侧卧位，头稍向后仰，两腿屈曲，放松腰带和领扣。

2. 胃镜到达咽喉部时应嘱患者做吞咽动作，以助胃镜顺利通过，恶心时可嘱患者做深呼吸。

3. 检查过程中，应观察患者面色、呼吸、脉搏等，如有异常应立即报告检查者，停止检查并做相应处理。

【术后护理】

1. 待患者吞咽反射恢复后，再让患者进食、进水，以免将液体吸入肺内。

2. 检查后若出现咽部症状，可含喉片或温水，以减轻疼痛。告知患者这种症状1～2天后会自行消失，以减轻患者恐惧心理。

3. 检查后数日内，严密观察是否有穿孔、出血、感染等并发症的发生。

（王　睿）

二、结肠镜检查术的护理

【目的】

明确下消化道出血的部位和性质；诊断直肠、结肠疾病；结肠疾病的治疗及手术定位；结肠息肉的摘除。

【方法】

1. 清洁肠道。

2. 术前用药　检查前可肌注阿托品或口服654－2（消旋山莨菪碱）以解除肠道痉挛，患者过度焦虑、精神紧张或耐受性差时，可口服地西泮。

3. 插镜观察，必要时摘取标本活检。

4. 检查完毕后按要求对内镜及其附件进行清洁、消毒和保养。

【术前准备】

1. 向患者解释检查的目的及过程，指导患者检查中的配合方法，以减轻患者的恐惧、焦虑心理。

2. 检查前2～3天进少渣饮食，检查前一天进流质饮食，检查当天空腹或仅饮少量糖水。

3. 检查前一天晚上服泻剂，以清洁肠道，也可检查当天清洁灌肠。

（1）泻剂灌肠　常选用蓖麻油或硫酸镁，检查前晚服蓖麻油25～30ml或硫酸镁25g，同时饮水800～1000ml；术前1～2小时内以37℃左右清水800～1000ml清洁灌肠1～2次。灌肠插管要轻揉，以免损伤黏膜而混淆诊断。忌用液体石蜡，因其可损伤内镜。

（2）单纯口服药物导泻法　可避免灌肠的麻烦和痛苦，减少黏膜充血与损伤，可采用大承气汤，检查前晚和次晨各服一次，同时多饮水；番泻叶泡水代茶饮，睡前服即可；甘露醇 250ml 于术前 2 小时口服，然后饮水 500～1000ml，甘露醇在大肠内被细菌分解产生可燃气体“氢”，如行高频电凝时有引起爆炸的危险。

4. 必要时遵医嘱术前半小时给予肌注阿托品或地西泮，以使患者镇静、缓解肠道痉挛。

5. 检查前应了解患者近期的肝功能和乙肝五项、HIV 情况，以便于防护，避免交叉感染。

【术中护理】

1. 协助患者取左侧卧位，双腿屈曲。

2. 嘱患者在插入结肠镜时进行深呼吸，以减轻腹部不适感。

3. 检查过程中，应观察患者面色、呼吸、脉搏，如有异常应立即报告检查者，停止检查并作相应处理。

【术后护理】

1. 作好肛门清洁护理。

2. 患者进少渣饮食 3 天，注意观察大便颜色，必要时连续 3 次便潜血试验，以了解有无活动性出血。

3. 密切观察生命体征，如有剧烈腹痛、腹胀、面色苍白、血压下降、脉率及心率加快等表现提示肠穿孔，大便次数较多提示肠出血。应及时报告医师，采取抢救措施。

（王　睿）

三、腹腔穿刺术的护理

【目的】

腹腔穿刺术是用腹腔穿刺针经皮穿刺进入腹腔的技术。常用于检查腹腔积液的性质，协助病因诊断；排除积液，缓解腹水所致的呼吸、循环压迫症状；施行腹水回输术；进行腹腔内注入药物治疗。

【适应证】

1. 抽取腹腔积液进行实验室检查，以寻找病因。

2. 对大量腹水患者，可抽放腹水，以缓解胸闷、气短等症状。

3. 腹腔内注射药物，以协助治疗疾病。

4. 施行腹水浓缩回输术。

5. 人工气腹，辅助 X 线诊断或治疗（如肺结核空洞或大咯血治疗）。

6. 诊断性（如腹部创伤时）或治疗性（如重症急性胰腺炎时）腹腔灌洗。

【禁忌证】

1. 有肝性脑病先兆者，禁忌腹腔穿刺放腹水。

2. 存在广泛性腹膜粘连。

3. 卵巢囊肿、包虫病（棘球蚴病）。

4. 大量腹水伴有严重电解质紊乱者。

5. 妊娠。

【操作前准备】

1. 患者准备 向患者说明穿刺的目的、过程以及注意事项；将备好的用物携至床旁，用屏风遮挡患者；协助患者排去小便，测量腹围；做普鲁卡因皮试。评估患者腹胀、呼吸困难的程度及全身状况；阅读B超检查报告；评估穿刺部位皮肤的完整性。

2. 用物准备 治疗盘、1%普鲁卡因注射液1支、腹腔穿刺包一个，内有腹腔穿刺针、洞巾、纱布、血管钳、注射器、7~8号注射针头、无菌手套、中单、多头腹带、油布、盛水桶、皮尺、胶布等。

【术中护理】

1. 术前嘱患者排尿。

2. 安置患者于舒适的体位，一般坐在靠背椅上，体弱者可取半卧位或左侧卧位，暴露腹部，注意保暖。

3. 根据已确定的穿刺部位，协助术者做皮肤消毒、局部浸润麻醉、戴手套、铺洞巾。

4. 常规消毒皮肤，戴无菌手套，铺消毒洞巾。用2%利多卡因或1%普鲁卡因行局部浸润麻醉。

5. 术者选择适宜的穿刺点（**左髂前上棘与脐连线的中、外1/3处，脐水平线与腋前线或腋中线交点处，脐与耻骨联合连线中点上方**1.0cm、**偏左或偏右**1.5cm**处**）见图4-3。

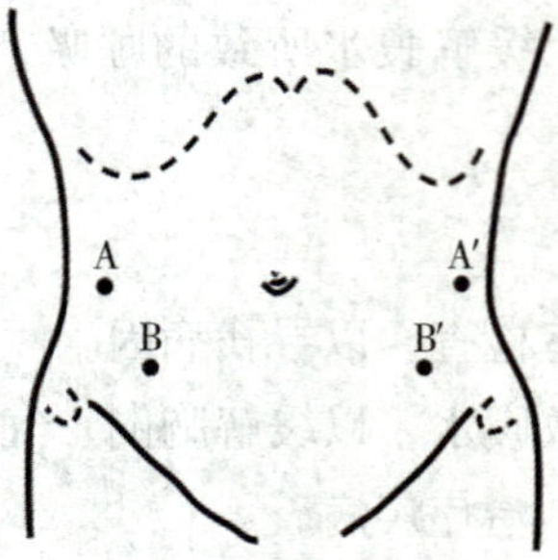

图4-3 腹腔穿刺体位及穿刺点

6. 先将穿刺针上的胶皮管用血管钳夹住，术者穿刺进针后，胶皮管连接注射器，松开血管钳，抽出腹水，并将抽出液放入消毒试管中以备送检。

7. 术中密切观察患者的反应，如发现头晕、恶心、心慌、脉搏增快、出汗、面色苍白、血压下降等应终止放液，做相应处理。

8. 放液时速度不可过快、放液量不宜过多，**首次放液不超过** 1000ml，随着腹水的流出，将腹带自上而下逐渐束紧，以防腹内压骤降而发生虚脱或休克。

9. 放液后拔出穿刺针，覆盖无菌敷料，按压片刻，再用胶布固定。

10. 放液胶管液体外流不畅时，可稍变动患者的体位或将穿刺针稍做移动。

【术后护理】

嘱患者平卧休息 8～12 **小时**，继续观察患者有无不良反应，穿刺点有无溢液，同时警惕诱发肝性脑病；术后穿刺处如有腹水外溢，可用火棉胶涂抹，及时更换敷料，防止伤口感染。

（玄耀均）

四、三（四）腔二囊管应用的护理

三（四）腔二囊管压迫术是利用三（四）腔二囊管的气囊压力直接压迫胃底和食管下段静脉以使出血停止的技术，目的是治疗门静脉高压引起的食道静脉、胃底静脉曲张破裂出血。

【适应证】

凡食道静脉、胃底静脉曲张破裂出血者均适用。

【禁忌证】

无绝对禁忌证。

【术前准备】

1. 患者准备　向患者做好解释，讲明插管的目的、方法、注意事项，取得其配合。如有活动义齿应取下，以免误咽。

2. 用物准备　双囊三腔管、纱布、棉签、50ml 注射器、止血钳、治疗碗、血压计、蝶形胶布、滑轮牵引架、胃肠减压器、砂袋、线绳、吊瓶、液状石蜡。用前先检查气囊是否漏气，管腔是否通畅，并分别标记出三个腔的通道。试测气囊的注气量，一般胃囊注气量 200ml 左右，压力为 40～45mmHg；食道气囊注气 100ml 左右，压力为 30～40mmHg，试好后将胃囊、食道气囊气体抽尽，用止血钳夹紧导管开口处。在胃管、胃气囊、食管气囊涂液状石蜡备用。

【术中护理】

1. 嘱患者侧卧位或平卧位头偏向一侧，颌下铺无菌巾。

2. 棉签沾水清洁插管侧鼻腔，并涂以液状石蜡以润滑鼻腔。

3. 将三腔管的远端从患者鼻腔插入，达咽喉部时，嘱其吞咽唾沫，以利三腔管顺利送入。将三腔管插至 65cm 处时，能通过胃管腔抽出胃液，即表示管端已达幽门。

4. 用注射器按原预测好的气量，向胃囊注入空气，注气毕用止血钳将此管夹住，以免漏气。将三腔管向外牵拉，直至感觉有弹性阻力，表明胃气囊已压于胃底贲门部。用0.5kg重的物品（500ml盐水瓶加水250ml），通过滑轮装置牵引固定三腔管。使牵引方向顺身体纵轴与鼻唇部呈40°。

5. 食管气囊可根据患者情况，确定注气，如需注气按原测定食管气囊气量注入空气80～100ml，压迫食管下1/3，然后用止血钳夹住开口处。

6. 用注射器吸出全部胃内容物。

【术后护理】

1. 密切观察应用效果和患者出血情况，注意P、BP、肠鸣音的变化，观察三腔管双气囊是否有压力及管腔有无滑出，如有新鲜出血及时报告医生，并协助处理。

2. 每4小时测量气囊压力一次，并每2小时抽吸胃内容物一次，观察出血量及性质以判断出血程度。

3. 每隔12～24小时放气或缓解牵引一次，以免发生缺血坏死。一般放气30分钟后可再充气，放气前口服液体石蜡20ml。

4. 口腔护理，刷牙、漱口4次/天或用呋喃西林液清洗口腔，防止发生口腔感染及坠积性肺炎。

5. 建立重症护理记录单，详细记录三腔管留置期间的病情变化，准确记录出入量，并严格交接班。

6. 在出血停止24小时后，应在放气状态下再观察24小时，如无再出血时方可拔管。拔管时，放松牵引，先将食管囊的气放出，再将胃囊的气放出，然后口服20～30ml液状石蜡，随后将管缓慢退出，以防损伤黏膜。

【注意事项】

1. 注射空气时，必须先向胃囊注气，再向食道囊充气，以免向外牵引时滑出。

2. 胃气囊充气要足，以防牵引三腔管时，由于胃气囊充气少，而致胃气囊进入食道，压迫气管，引起窒息。若发生窒息，应立即拔除三腔管。

3. 食管气囊压力不宜过高，防止压迫食管黏膜发生溃疡。

4. 三腔管压迫期限为72小时，如有继续出血，可适当延长压迫时间。

5. 如需较长时间压迫，应每日两次向鼻腔滴入液体石蜡，以免三腔管黏附于鼻黏膜上。

（玄耀均）

目标检测

答案解析

一、A1 型题（以下每一道考题下面有 A、B、C、D、E 五个备选答案，请从中选择一个最佳答案）

1. 胃溃疡患者上腹部疼痛的典型节律是
   A. 疼痛－进食－缓解　B. 进食－缓解－疼痛　C. 缓解－疼痛－进食
   D. 进食－疼痛－缓解　E. 疼痛－进食－疼痛
2. 消化性溃疡患者服用制酸剂宜在
   A. 饭前 1～2 小时　B. 饭后 1～2 小时　C. 两餐之间
   D. 每日清晨一次　E. 进餐时与食物同服
3. 我国肝硬化的主要病因为
   A. 乙醇中毒　B. 胆汁淤积　C. 慢性充血性心力衰竭
   D. 病毒性肝炎　E. 以上都不对
4. 幽门梗阻患者呕吐物特征为
   A. 混有胆汁　B. 混有隔夜宿食　C. 有粪臭味
   D. 混有血液　E. 混有胰液
5. 消化性溃疡最常见的并发症是
   A. 癌变　B. 幽门梗阻　C. 穿孔
   D. 出血　E. 感染
6. 肝硬化失代偿期最突出的临床表现是
   A. 腹水　B. 肝掌　C. 低热
   D. 出血　E. 蜘蛛痣
7. 肝硬化内分泌失调引起的表现为
   A. 营养障碍　B. 出血　C. 肝掌
   D. 贫血　E. 肝大
8. 出现呕血常提示上消化道出血量至少
   A. 5ml　B. 50ml　C. 250ml
   D. 400ml　E. 800ml
9. 呕血和黑便最常见的原因是
   A. 食管炎　B. 胃炎　C. 胃癌
   D. 消化性溃疡
   E. 肝硬化食管－胃底静脉曲张破裂
10. 诊断早期原发性肝癌最有价值的检查项目是
   A. 甲胎蛋白　B. 超声　C. 碱性磷酸酶
   D. γ－谷氨酰转肽酶　E. 肝血管造影

二、A2 型题（以下每一道考题下面有 A、B、C、D、E 五个备选答案，请从中选择一个最佳答案）

11. 患者，女，40 岁。乙型肝炎 15 年，肝硬化 5 年入院。患者睡觉的时经常会将皮肤抓破。该患者皮肤瘙痒的原因是

A. 慢性肾功能不全　B. 转氨酶增高
C. 血浆白蛋白降低　D. 胆红素增高
E. 药物过敏

12. 患者，女，51 岁。因“牙龈反复出血”就诊。查体：面色灰暗，颈部及胸部有蜘蛛痣。实验室检查：血红蛋白 75g/L，白细胞 4.0×10^9/L，血小板 57×10^9/L，白蛋白 35g/L，球蛋白 33g/L。该患者最可能的诊断是

A. 再生障碍性贫血　B. 脾功能亢进
C. 慢性胃溃疡　D. 白血病
E. 肝硬化

13. 患者，女，57 岁。腹痛，发热 3 天。查体：体温 38.2℃，面部有毛细血管扩张；心率 125 次/分，律齐，双肺无异常，全腹压痛，肝肋下未及，脾肋下 4cm，移动性浊音（+）。实验室检查：白细胞 2.8×10^9/L，腹水培养有大肠埃希菌。患者发热、腹痛的原因最可能为

A. 急性肠炎并脓毒症　B. 急性胰腺炎并穿孔
C. 肝硬化并发结核性腹膜炎　D. 肝硬化并发自发性腹膜炎
E. 肝癌破裂继发腹膜炎

三、A3/A4 型题（病例组型选择题，以下提供若干案例，每个案例下设若干考题。请根据各考题题干所提供的信息，在每题下面的 A、B、C、D、E 五个备选答案，请从中选择一个最佳答案）

（14～15 题共用题干）

患者，男，40 岁，司机。上腹部胀痛，饥饿时加重，进食后可缓解，伴有夜间痛。2 天前无诱因出现黑色稀便，每日排便 4 次，每次约 300 克。查体：贫血面容，皮肤及黏膜无黄染，肝脾未触及肿大。

14. 为明确诊断首选的检查是

A. X 线钡餐　B. 腹部超声　C. 血常规
D. 胃镜　E. 胃液分析

15. 该患者最可能的诊断是

A. 慢性胃炎并发出血　B. 胃溃疡并发出血
C. 十二指肠溃疡并发出血　D. 胃癌并发出血
E. 肝硬化并发出血

（16～18 题共用题干）

患者，男，52 岁。腹胀、腹痛，反酸嗳气半年。3 天来反复呕吐，呕吐物为酸性宿食。

16. 该患者的原发病最可能是

A. 胃炎　B. 胃溃疡　C. 十二指肠溃疡　D. 慢性胰腺炎　E. 慢性胆囊炎

17. 目前该患者最可能合并

A. 上消化道出血　B. 穿孔　C. 幽门梗阻　D. 癌变　E. 急性胃黏膜病变

18. 该患者的饮食护理正确的是

A. 禁食　B. 流食　C. 软食　D. 普食　E. 视病情选择流食或禁食

（19～20 题共用题干）

患者，男，50 岁。晚餐后突然出现中上腹持续剧烈疼痛，伴恶心、呕吐。查体：上腹部压痛，腹肌紧张，血清淀粉酶明显增高，诊断为急性胰腺炎。

19. 该患者首选的处理措施为

A. 禁食、胃肠减压　B. 适当补钙、补钾　C. 外科手术准备　D. 屈膝侧卧位　E. 应用抗生素

20. 该措施的目的是

A. 减轻疼痛　B. 预防感染　C. 减轻恶心呕吐　D. 减少胰液分泌　E. 补充营养

四、思考题

1. 简述上消化道出血量的评估内容。
2. 简述肝硬化的并发症。最常见的并发症是什么？最严重的并发症是什么。
3. 试述消化性溃疡的护理措施？

（张　霞）

书网融合……

微课 1　微课 2　自测题

第五章 泌尿系统疾病患者的护理

泌尿系统由**肾脏**、**输尿管**、**膀胱**、**尿道及血管**、**淋巴和神经组成**。主要功能是生成和排泄尿液，并调节水、电解质、酸碱平衡，从而维持内环境的相对稳定。此外，肾脏还具有内分泌功能。引起泌尿系统疾病的病因很多，如变态反应、感染、代谢异常、先天性疾病、药物、毒素、创伤、肿瘤、结石及肾血流减少等。其病理过程复杂，一般病程较长，若病情持续发展，最终均可发展为肾功能衰竭，严重威胁患者的生命。

第一节 概 述

PPT

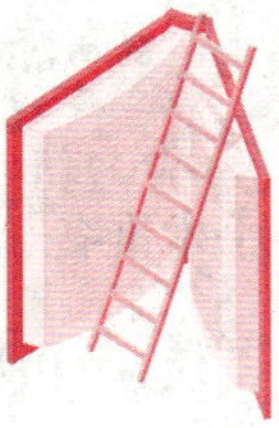

【学习目标】

1. **掌握** 泌尿系统疾病患者的身体状况及护理措施。
2. **熟悉** 泌尿系统疾病患者的常见护理诊断。
3. **了解** 泌尿系统疾病的病因及发病机制。

泌尿系统疾病的常见症状体征**有肾性水肿**、**肾性高血压**、**尿异常和膀胱刺激征**等。

一、肾性水肿 微课1 微课2

肾性水肿是指肾脏病变引起人体组织间隙过多的液体积聚而导致的组织肿胀。是肾小球疾病最常见的症状。按发生机制可分为两类。①**肾炎性水肿**：如急、慢性肾小球肾炎引起的水肿，主要是由于肾小球滤过功能下降，而肾小管重吸收功能相对正常，导致尿量减少，血容量升高，毛细血管压升高，**水钠潴留**而引起。②肾病性水肿：如肾病综合征引起的水肿，**主要是由于长期大量蛋白尿导致低蛋白血症，血浆胶体渗透压降低**，液体从血管内进入组织间隙，产生水肿。此外，有效血容量减少可激活肾素-血管紧张素-醛固酮系统，使抗利尿激素分泌增多，进一步加重水肿。

【护理评估】

（一）健康史

询问患者有无急、慢性肾小球肾炎、肾病综合征、肾衰竭等肾脏疾病；既往有无心脏、肝脏疾病及内分泌系统疾病等；有无感染、摄取钠盐过多等诱发因素。

（二）身体状况

1. 水肿的特点 肾炎性水肿多**从眼睑**、**颜面**部开始，平卧时加重，晨起时较明显，重者可波及全身，**指压凹陷不明显**；肾病性水肿一般较严重，在重力的作用下，多从**下肢**开始，下午较明显，常为**全身性、体位性和凹陷性**。

2. 伴随症状　肾炎性水肿常伴血尿、**蛋白尿**（1～3g/d），由于水钠潴留，常伴有**血压升高**，重者可发生心力衰竭。肾病性水肿蛋白尿＞3.5g/d，重者可出现胸腔、腹腔和心包积液。

（三）心理－社会状况

水肿带来的生活不便和身体不适易使患者产生紧张和焦虑情绪；当水肿加重尤其是出现胸腔或腹腔积液时，患者会因呼吸困难、腹胀等出现烦躁、抑郁、悲观甚至恐惧心理。

（四）辅助检查

根据尿常规、尿蛋白定量、血电解质、肾功能、影像学检查等可判断水肿的类型及原因。

【常见护理诊断】

1. 体液过多　与肾小球滤过功能下降致水钠潴留、大量蛋白尿致血浆胶体渗透压下降有关。

2. 有皮肤完整性受损的危险　与皮肤水肿、营养不良有关。

【护理措施】

（一）一般护理

1. 休息与体位　严重水肿的患者**应卧床休息**，以增加肾血流量和尿量，减轻水肿。眼睑、面部水肿者，**头部应稍抬高**；下肢水肿者，**休息时抬高下肢**；阴囊水肿者，用**吊带托起阴囊**；胸腔积液者，宜取半卧位，以利于呼吸。水肿减轻后，患者可起床活动，但应避免劳累。

2. 环境　提供适宜环境，温湿度适宜，**穿着衣服要柔软、宽松**，被褥要平整、干燥、清洁，避免刺激皮肤。

3. 饮食护理　①**限制钠盐和水的摄入**：轻度水肿，**每日尿量超过 1000ml，钠盐摄入少于 3g/d，一般不需严格限水**。严重水肿或少尿者，无盐饮食，严格限制水的摄入。②调节蛋白质的摄入：**以富含必需氨基酸的优质蛋白为主**，肾功能不全者宜低蛋白饮食，具体按照肾小球滤过率（GFR）来调整摄入量，严重水肿伴有低蛋白血症者，若无氮质血症，可给予 1.0g/(kg·d) 的**正常量的优质蛋白**。③**充足热量饮食**：低蛋白饮食的患者，摄入的热量不应低于 126kJ/(kg·d)，以免引起负氮平衡，加重肾脏负担。

（二）病情观察

观察内容为：①监测患者尿量变化，**准确记录 24 小时液体出入量**；定期测量患者体重，观察水肿的消长情况。②观察有无急性心力衰竭和高血压脑病的表现。③观察皮肤有无红肿破损和化脓等，**加强皮肤护理**，以免发生压疮。

（三）用药护理

长期使用利尿剂应观察有无低钾、低钠、低氯性碱中毒等表现。**利尿治疗不能过快、过猛**，以免引起有效循环血容量不足，出现恶心、直立性眩晕、口干等症状。此外，呋塞米可引起耳鸣、眩晕以及听力丧失，**应避免同时使用具有耳毒性和肾毒性的氨基糖苷类抗生素**。

（四）健康指导

1. 生活指导 指导患者合理休息，减轻肾脏负担；讲解控制蛋白饮食的重要性，教会患者根据病情做好盐和水的摄入量，指导患者认识高钠食品如各种腌制品，添加防腐剂、味精的食品以及发酵食品等。

2. 疾病知识指导 告知患者水肿的原因，水肿与水钠潴留的关系；教会患者通过正确测量24小时出入量或体重等方法观察水肿变化；患者要严格按照医嘱使用利尿剂，不得随意更改剂量。

二、肾性高血压

肾性高血压为继发性高血压，主要是由肾脏实质性病变和肾血管病变引起的血压升高，前者多见。**按发病机制可分为容量依赖型高血压和肾素依赖型高血压。前者的发生与水钠潴留致血容量增加有关**，见于急、慢性肾炎和大多数可导致肾功能不全的疾病，**限制水钠摄入或增加水钠排出可明显降低血压。后者为肾素-血管紧张素-醛固酮系统兴奋所致**，一般降压药物效果差，**限制水钠摄入或使用利尿剂后反而可使病情加重**，可应用血管紧张素转换酶抑制剂、血管紧张素Ⅱ受体阻断剂和钙通道阻滞剂降压，多见于肾血管疾病和少数慢性肾衰竭晚期患者。肾实质性高血压中，80%以上为容量依赖型，仅10%左右为肾素依赖型，有部分病例同时存在两种因素。

【护理评估】

（一）健康史

询问患者有无急、慢性肾小球肾炎，慢性肾衰竭等肾实质性疾病；有无肾动脉狭窄等肾血管疾病；既往有无原发性高血压病史。

（二）身体状况

重点评估**高血压的程度和发展速度**。急性肾小球肾炎患者，多为一过性轻、中度高血压；慢性肾小球肾炎患者，多有轻重不等的高血压，部分患者血压（特别是舒张压）呈持续性中度以上程度升高；个别慢性肾衰竭患者可表现为恶性高血压；肾血管性高血压患者，高血压程度较重，容易进展为急进性高血压。

（三）心理-社会状况

头痛、头晕患者可出现焦虑，原发病治疗效果不显著，对治疗失去信心，可出现抑郁，短期内血压升高，患者容易出现焦虑、情绪低落甚至恐惧心理。

【常见护理诊断】

1. 头痛 与血压增高有关。

2. 潜在并发症 高血压脑病。

【护理措施】

参考第三章第五节原发性高血压患者的护理。

三、尿异常

尿异常包括尿量异常，蛋白尿、血尿、脓尿、菌尿、管型尿等。

1. 尿量异常 尿量异常包括少尿、无尿、多尿和夜尿多。**正常成年人每日尿量为1000~2000ml**，尿量可以反映肾脏的排泄情况，排出一天的代谢废物，**尿量不应少于500~600ml，如每日尿量少于400ml或每小时尿量少于17ml称为少尿；少于100ml/d为无尿或尿闭；每日尿量超过2500ml称为多尿；夜间尿量超过白天尿量或夜间尿量超过750ml称为夜尿增多**。引起少尿和无尿的原因有肾前性因素（如血容量不足）和肾后性因素（如尿路梗阻）；**多尿分为肾性和非肾性两类**。前者见于各种原因所致的肾小管功能不全；后者多见于糖尿病、尿崩症和溶质性利尿（如应用甘露醇）等。**夜尿增多提示肾小管浓缩功能减退**。

2. 蛋白尿 **每日尿蛋白含量持续超过150mg**，蛋白质定性试验呈阳性反应，称蛋白尿。见于肾小球病变、肾小管病变，其中以肾小球病变引起的蛋白尿最常见；**若持续超过3.5g/L，称大量蛋白尿，见于肾病综合征**。

3. 血尿 新鲜尿沉渣**每高倍视野的红细胞计数超过3个**或1小时尿红细胞计数超过10万，称为**镜下血尿**；尿外观呈血样或洗肉水样，称肉眼血尿，主要见于泌尿系统疾病，如肾小球肾炎、肾盂肾炎、泌尿系统结石、结核、肿瘤等；也可由全身性疾病，如血液病和风湿病等引起。

4. 白细胞尿 白细胞尿也称作脓尿，**新鲜离心尿液每高倍镜视野的白细胞计数超过5个**，或1小时新鲜尿液白细胞计数超过40万，称为白细胞尿，见于泌尿系统感染。

5. 菌尿 菌尿中段尿标本涂片镜检**每高倍视野均可见细菌**，或尿培养菌落计数超过10^5/ml，称为菌尿，见于泌尿系统感染。

6. 管型尿 管型是蛋白质、细胞或其他碎片在肾小管腔中凝聚而形成的一种圆柱状物。肾小管上皮细胞分泌的蛋白，由于浓缩和在酸性环境中凝固形成透明管型。若同时伴有红、白细胞凝聚在内，称为细胞管型；若有退行性变的细胞碎屑，则形成颗粒管型；蜡样和脂肪管型是细胞颗粒管型再度退化后形成的。正常人尿中偶见透明和颗粒管型；**白细胞管型是活动性肾盂肾炎的特征**；上皮细胞管型见于急性肾小管坏死；**红细胞管型见于急性肾小球肾炎；蜡样管型见于慢性肾衰竭**。尿中颗粒管型增多，常提示肾脏实质受损害，慢性肾功能衰竭患者尿中发现宽大而长的颗粒管型。

【护理评估】

（一）健康史

评估患者有无休克，脱水，大出血等肾前性因素导致的血容量不足；有无肾小球肾炎、尿路感染、肾衰竭等肾性因素引起的滤过障碍；有无尿路结石、前列腺疾病等引起的尿路梗阻，称为肾后性少尿、无尿；有无糖尿病、尿崩症等全身性疾病；是否使用利尿剂；有无剧烈运动、发热及饮酒等诱因。

（二）身体状况

1. 少尿、无尿和多尿　**重点评估水电解质平衡状况**，少尿和无尿患者可引起低钠血症、高钾血症及代谢性酸中毒等，常伴有水肿和高血压；多尿可引起高钠血症、低钾血症及脱水等；夜尿增多时，尿比重多数较低。

2. 蛋白尿和管型尿　可伴水肿、高血压、血尿、贫血及肾功能减退。

3. 血尿　肉眼血尿根据出血量多少而呈不同颜色。**尿三杯实验**可反映血尿来源，**初始血尿见于尿道疾病，终末血尿见于膀胱或后尿道疾病，全程血尿提示病变在膀胱以上**。

4. 白细胞尿和菌尿　询问患者有无发热，以及尿频、尿急及尿痛等膀胱刺激征。

（三）心理－社会状况

尿量异常、蛋白尿可使患者焦虑不安，肉眼血尿患者可能出现恐惧等心理

（四）辅助检查

血常规、尿常规、肾功能、血清电解质及泌尿系统影像学检查等，有助于病因诊断。

【常见护理诊断】

1. 体液过多　与肾小球滤过率下降、尿量减少有关。
2. 有体液不足的危险　与肾衰竭、尿量过多有关。
3. 恐惧　与血尿、多系统严重症状有关。

【护理措施】

（一）一般护理

1. 休息与环境　提供良好的休息环境，保证患者充分休息。对于多尿患者，床旁备便器等以提供方便，蛋白尿、血尿、菌尿、白细胞尿患者要注意个人卫生，以防止或控制感染。

2. 饮食　**少尿、无尿患者要限制饮水**，进干食，避免食用含钾高的食物，如有氮质血症应限制蛋白质摄入并保证足够的热量；多尿患者补足水分，低钾血症应补充钾盐；血尿、菌尿、白细胞尿患者如无其他禁忌证，应**多饮水以冲洗尿路，预防或控制感染**。

（二）病情观察

尿量异常应记录 24 小时出入量，关注水、电解质平衡情况及血压变化等，伴有水肿参照“肾性水肿”进行护理。

（三）健康指导

1. 生活指导　指导患者预防感染，避免着凉，合理休息，尿量异常者严格遵守饮食计划。

2. 疾病知识指导　向患者介绍尿异常的病因及相关伴随症状，教会患者检查病情变化，正确留取尿标本。

四、膀胱刺激征

膀胱刺激征是指膀胱颈和膀胱三角区受**物理或化学刺激**使膀胱紧张度增加，而引起的**尿频**、**尿急及尿痛**，**可伴有排尿不尽感和下腹坠痛**。主要原因为**泌尿系统感染**导致**尿液酸性化**，或非感染性炎症直接刺激而引起。**尿频是指单位时间内排尿次数增多，而尿量正常**；尿急是指有尿意后即迫不及待需要排尿，难以控制；尿痛指排尿时伴有会阴或下腹部疼痛。

【护理评估】

（一）健康史

询问患者**有无尿路感染**、肾结核、前列腺增生、膀胱肿瘤、泌尿系统畸形、结石等疾病；有无留置导尿管或尿路器械检查史；有无糖尿病、妊娠、妇科炎症等；有无经常憋尿的习惯；发作以来使用抗生素情况等。

（二）身体状况

尿路感染患者除膀胱刺激征外，**肾盂肾炎常伴有发热、腰痛和肾区叩击痛**；膀胱炎伴有下腹坠痛和耻骨上膀胱区压痛；尿道炎可有尿道烧灼感、尿道口红肿以及渗出物等。膀胱结石时，可出现尿痛伴血尿、排尿困难或尿流突然中断。膀胱肿瘤时，可出现尿频、尿急、尿痛伴有血尿。前列原增生时，可出现尿痛、尿急伴排尿困难，断断续续。

（三）心理 – 社会状况

反复发作可给患者带来不适，起病急，临床表现明显，患者常感到紧张、焦虑和烦躁不安；涉及外阴、性生活等方面的询问时，患者常有害羞感和精神负担。

（四）辅助检查

尿液检查、肾功能检查、尿细菌学检查及泌尿系影像学检查等，可明确病因。

【常见护理诊断】

1. 排尿障碍：尿频、尿急、尿痛　与尿路感染或其他理化因素刺激膀胱有关。

2. 焦虑　与疾病引起不适有关。

【护理措施】

（一）一般护理

1. 休息与活动 保持环境清洁、舒适，减少对患者的刺激，急性发作期尽量卧床休息，取屈曲位，尽量勿久站立或坐直。指导患者从事感兴趣的活动或听音乐，可分散患者注意力，减轻焦虑，缓解膀胱刺激征。

2. 饮食护理 给予清淡、易消化及营养丰富的饮食，禁食辛辣刺激性食物。鼓励患者**多饮水、勤排尿，以冲洗尿路**，促进细菌和炎性分泌物的排泄，减轻膀胱刺激征。**摄水量**>2000ml/d，必要时可静脉补液，**保证尿量在**1500ml/d **以上**，且每2～3小时排尿1次。避免睡前饮水量过多，以免影响休息。

（二）病情观察

观察患者有无发热、全身症状等；观察患者有无膀胱刺激征；观察尿痛的部位、性质和程度等；注意监测尿液的颜色、透明度、尿量等变化。

（三）用药护理

嘱患者按疗程服用**抗生素和碳酸氢钠**，不可随意停药。**碳酸氢钠可碱化尿液**，缓解膀胱刺激征，**膀胱刺激征明显者，遵医嘱给予阿托品等抗胆碱药物**。

（四）皮肤护理

加强个人卫生，增加会阴清洗次数，内衣裤选用吸汗透气的棉质布料，勤换洗，减少肠道细菌侵入尿路而引起感染的机会。女患者月经期间尤需注意会阴部清洁。

（五）健康指导

1. 生活指导 **指导患者多饮水、勤排尿**；清淡饮食，避免辛辣；放松心情，注意休息。

2. 疾病知识指导 向患者讲解膀胱刺激征产生的原因，教会患者通过转移注意力，服用碳酸氢钠、阿托品等方法缓解症状。

（杨立鑫）

第二节　尿路感染患者的护理

PPT

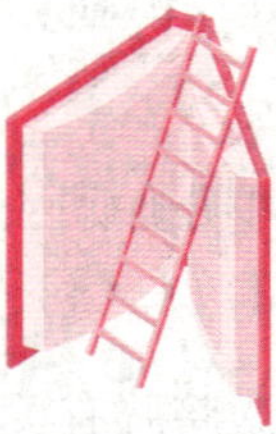

【学习目标】

1. **掌握**　尿路感染患者的身体状况、护理措施。

2. **熟悉**　尿路感染患者的病因、辅助检查、常见护理诊断及治疗要点。

3. **了解**　尿路感染的发病机制。

案例分析

患者，女，28 岁。腰酸、乏力 2 天，排尿次数增加、排尿不尽感，伴尿急、发热、恶心 1 天。查体：T 39℃，神清，心肺无异常，腹软，两肾区叩击痛，双下肢无水肿。血常规：白细胞 $16 \times 10^9/L$；尿常规：尿蛋白（+）；尿沉渣：白细胞 7/HP，红细胞 (0～1)/HP。

问题

1. 该患者有哪些临床表现？
2. 如何对患者开展有效护理？

尿路感染简称尿感，是指肾盂、肾盏、膀胱、尿道的感染性炎症，为**最常见的泌尿系统疾病**。分为上尿路感染和下尿路感染。上尿路感染是指肾盂、肾盏、肾小管及输尿管的炎症，通常称肾盂肾炎。下尿路感染是指膀胱、尿道的感染，以膀胱炎多见。临床上、下尿路感染不易分开，常统称为尿路感染。尿感常见于女性，以育龄妇女、女婴、老年妇女及老年男性多见，女：男比例为 10：1。

【病因】

病原体以细菌常见，其中大肠埃希菌最常见，约占 80% 以上。其次还有变形杆菌、产气杆菌、厌氧杆菌、铜绿假单胞菌、葡萄球菌、病毒、支原体、真菌等。

【发病机制】

1. 感染途径　①**上行感染：最常见**。细菌由尿道进入膀胱，经输尿管逆行进入肾盂，再侵入肾实质。②**血行感染**：细菌从体内感染灶侵入血流，到达肾引起肾盂肾炎。**致病菌以金黄色葡萄球菌最常见**，病变多为双侧。③**直接感染**：外伤或肾脏邻近器官发生感染时，细菌直接侵袭。④**淋巴系统感染**：少见，主要是细菌可由输尿管周围淋巴管到达肾实质，引起感染。

2. 易感因素　①**尿路梗阻：是最重要的上行易感因素**，由于尿路梗阻，尿道不断冲洗的作用减弱，细菌容易增长和滋生繁殖。如尿路结石、尿道异物、肿瘤、前列腺肥大、妊娠子宫压迫输尿管、尿道狭窄、膀胱－输尿管反流等。②尿路器械的使用：是引起尿感的易发因素，如导尿或留置导尿管、膀胱镜检查、逆行肾盂造影等会对尿道黏膜有所损伤，导致细菌进入膀胱或上尿道引起感染。③**女性尿道：女性尿道短，细菌易于侵入膀胱，故易引起感染**。④机体免疫功能低下：如糖尿病、慢性肝脏病、慢性肾脏病、晚期肿瘤及长期使用肾上腺皮质激素（如强的松等）、免疫抑制剂者，机体抵抗力下降，易引起尿感。⑤尿路畸形：如多囊肾、肾发育不全、马蹄肾及其他的肾、肾盂、输尿管畸形等，尿路易受细菌侵袭引起尿感。⑥其他：妇科炎症、细菌性前列腺炎等均可引起尿路感染。

【护理评估】

（一）健康史

询问患者有无感染、外伤、尿路结石、膀胱肿瘤、前列腺增生等；有无妇科炎症、细菌性前列腺炎、留置导尿管等；有无长期使用免疫抑制剂、是否患有慢性疾病如糖尿病等；询问患者月经生育史、性生活情况，既往有无类似情况发生及就诊情况。

（二）身体状况

1. 症状

（1）**急性膀胱炎** 一般无明显全身感染症状，**典型的膀胱刺激征表现即尿频、尿急、尿痛、排尿不适等**。常有白细胞尿，少数患者有血尿，极少患者有肉眼血尿。

（2）**急性肾盂肾炎** 以急性细菌性感染的全身表现和膀胱刺激征为突出表现。起病急，常伴有寒战、高热（体温多在38℃以上）、头痛、乏力、恶心呕吐等全身症状。多伴有膀胱炎，可有膀胱刺激症状，少数患者可有肉眼血尿，大部分病例有腰痛并向会阴部、大腿内侧放射，肾区有压痛或叩击痛，少数患者症状可不明显。

（3）**慢性肾盂肾炎** 临床表现复杂多样，但全身表现一般较轻，或无全身表现，膀胱刺激症状及尿改变也不太典型。**当炎症广泛损害肾实质**，可因肾缺血而出现高血压，也可因肾实质严重破坏而发展至尿毒症。常见有反复膀胱刺激征、血尿，伴腰痛、腰酸等症状。部分患者面容憔悴，倦怠，食欲减退，低热，体重下降。后期可有高血压、贫血及夜尿增多等。

（4）隐匿性细菌尿 **部分患者无尿路感染症状，但有真性细菌尿**，即尿培养菌落数在10^5/ml以上，称为无症状性细菌尿。常见于妊娠妇女、产妇及女婴。

2. 体征 急性肾盂肾炎患者常有痛苦面容，肾区叩击痛。

（三）心理－社会状况

尿路感染以青年女性多见。由于缺乏相关知识，急性发病后因害怕累及生殖系统引起性生活和生育等方面的不良后果，或因病情反复发作担心预后，患者易产生紧张不安、焦虑、烦躁等不良心理反应。

（四）辅助检查

1. 血常规 急性期白细胞计数和中性粒细胞升高。慢性期红细胞、血红蛋白降低。

2. 尿常规检查 急性期尿镜检见大量白细胞或成堆脓细胞，有时可见白细胞管型。慢性期尿镜检白细胞数≥5/HP。

3. 尿细菌学检查

（1）尿涂片镜检 可采用未经沉淀的清洁中段尿一滴，涂片作革兰染色，用油镜找细菌，如平均每高倍视野1个细菌，即为有意义的细菌尿。

（2）**尿细菌定量培养** **是确诊的依据**。一次清洁中段尿定量培养菌落数≥10^5/ml即为真性菌尿，10^4～10^5/ml者为可疑阳性；如为＜10^4/ml，则可能为污染。如临床上无症状，则要求2次清洁中段尿定量培养均≥10^5/ml，且为同一菌种。此外，膀胱穿刺尿培养有细菌生长也提示真性菌尿。

4. 影像学检查　尿路感染急性期不宜做静脉肾盂造影，可做B超检查协助判断尿路有无结石、梗阻等。X线静脉肾盂造影检查的目的是寻找能用外科手术纠正的易感因素。

5. 其他检查　**肾功能检查判断肾盂肾盏有无损害。**

（五）治疗要点

去除易患因素，合理使用抗菌药物，有效控制症状。急性尿路感染的治疗，主要针对革兰阴性杆菌选用敏感的抗菌药物；获得尿培养结果后，根据结果选用有效药物，常见的药物有磺胺类、喹诺酮类、氨基糖苷类和第三代头孢类药物。若已经考虑为肾功能损伤者，避免使用肾毒性药物。**急性膀胱炎初诊治疗一般为3天，疗程完毕7天后复查**。**急性肾盂肾炎抗菌药物治疗一般为10～14天**。慢性尿路感染，最重要的治疗措施是寻找病因，去除易感因素，解除尿流不畅和尿路梗阻，提高机体免疫力，并按药物敏感试验选2种以上抗菌药物联合应用，疗程适当延长。

【常见护理诊断】

1. 体温过高　与细菌引起泌尿系统感染有关。

2. 排尿异常　与细菌及其代谢产物刺激膀胱颈和膀胱三角区有关。

3. 焦虑　与起病急、全身症状明显、病情反复发作有关。

4. 知识缺乏　缺乏预防及收集尿标本的知识。

【护理措施】 微课3

（一）一般护理

1. 休息　增加睡眠和休息时间，不宜过度劳累，高热患者监测体温，体温超过39℃时采取有效的物理降温。

2. 饮食护理　给予**高热量**、**高蛋白**、易消化的清淡饮食。多饮水，每天＞2500ml达到冲洗膀胱作用。

（二）病情观察

密切观察体温和尿液的变化。观察有无膀胱刺激征、腰痛的情况及伴随症状。若高热持续不退，常提示病情加重，应及时报告医生并协助处理。

（三）用药护理

遵医嘱用药，向患者解释药物的作用、剂量疗程及注意事项，注意观察药物疗效及不良反应。如口服磺胺类药物期间，应多饮水，同时服用碳酸氢钠，以增强疗效，减少磺胺结晶的形成。尿路感染的疗效评价标准为①**见效：治疗后复查菌尿转阴**。②**治愈：完成抗菌药物疗程后，菌尿转阴，于停用抗菌药物后1周和1个月分别复查1次，如无细菌尿，或虽有细菌尿，但仅为重新感染，则可认为原先的尿感已治愈**。③治疗失败：治疗后仍持续有细菌尿或复发。

（四）尿细菌学检查的护理

向患者解释检查的意义和方法。作尿细菌定量培养时需注意：**①在应用抗生素之前或停用抗生素5日后留取尿标本。②取清晨第一次（尿液在膀胱内停留6~8小时以上）的清洁、新鲜的中段尿送检。③留取尿标本时，应严格执行无菌操作，充分清洗会阴部，消毒尿道口，用无菌试验留取中段尿，并在1小时内作细菌培养，或加防腐剂冷藏保存。④尿标本中勿混入消毒药液**。女性患者留尿时，注意避开月经期，防止阴道分泌物及经血混入。

（五）心理护理

向患者解释本病的特点及规律，说明紧张情绪不利于尿路刺激征的缓解，指导患者放松心态，转移注意力，消除紧张情绪及恐惧心理，积极配合治疗。对反复发作、迁延不愈的患者，应与患者分析其原因，明确疾病久治不愈的根源所在，共同制订护理计划，克服急躁情绪，保持良好心态，树立战胜疾病的信心。

（六）健康指导

1. 疾病知识指导 向患者及家属讲解引起和加重尿路感染的相关因素。积极治疗并消除尿感的易感因素；尽量避免尿路器械检查，如必须使用，应严格无菌技术，并防止损伤；与性生活有关的反复发作者，性生活后立即排尿，必要时遵医嘱预防用药；有膀输尿管反流者，养成“二次排尿”的习惯，即每一次排尿后数分钟再排尿一次。告知患者遵医应用抗菌药物是最重要的治疗措施，坚持完成疗程是治愈的关键。患者按时、按量及按疗程服药，勿随意停药或减量，并遵医定期随访，以达到彻底治愈目的，避免因治疗不彻底而演变为慢性肾盂肾炎。如有肾功能损害的早期表现如恶心、呕吐和厌食等，应立即就诊。

2. 生活指导 指导患者保持良好的生活习惯，嘱患者平时多饮水，**勤排尿（2~3小时排尿一次）**，不留残尿，注意外阴部清洁。注意劳逸结合及饮食营养均衡，增强机体抵抗力。

（杨立鑫）

第三节 慢性肾小球肾炎患者的护理

PPT

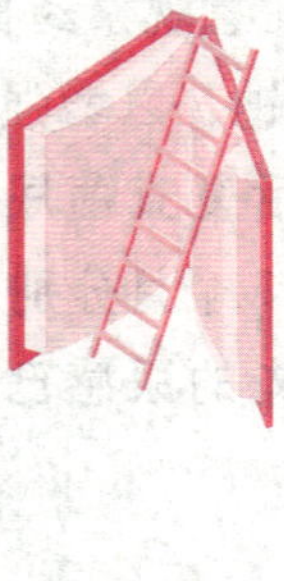

【学习目标】

1. **掌握** 慢性肾小球肾炎患者的身体状况、护理措施。
2. **熟悉** 慢性肾小球肾炎患者的辅助检查、常见护理诊断及治疗要点。
3. **了解** 慢性肾小球肾炎患者的病因、发病机制。

案例分析

患者，男，65岁。蛋白尿（+++）持续10年，乏力、恶心呕吐5个月。查体：血压升高，血压180/110mmHg，贫血，心肺听诊均正常，血肌酐明显升高。

临床初步诊断：尿毒症。

问题

1. 患者为什么会出现尿毒症？
2. 如何对患者开展有效护理？

慢性肾小球肾炎简称慢性肾炎，是多种原因引起的肾小球免疫介导性炎症。病情迁延、病变缓慢进展，最终将发展成慢性肾功能衰竭的一组肾小球疾病。**以水肿、高血压、蛋白尿、血尿及肾功能损害为基本表现**。疾病表现呈现多样化，病情时轻时重，个体间差异性较大。以**青中年男性居多**。

【病因及发病机制】

多数患者病因不明，与链球菌感染并无明确关系，与急性肾小球肾炎无明确关系，仅有15%~20%从急性肾炎转变而至。原发性肾小球免疫因素在发病过程中起重要作用。随病情进展，非免疫因素也促进了慢性肾炎的发生和发展，最终导致肾功能不可逆性损害形成肾衰竭，甚至发生尿毒症。

1. 免疫反应 包括体液免疫和细胞免疫。抗原、抗体在血液循环中形成免疫复合物或血液循环中的游离抗体与肾小球固有抗原结合形成免疫复合物所形成的炎症。

2. 炎症反应 免疫反应可导致炎性细胞和炎症介质的释放，从而引起肾炎的发生。

3. 非免疫非炎症损伤 大量蛋白尿、高血压、高蛋白饮食、高磷饮食可导致或促进肾小球硬化。低密度脂蛋白可刺激系膜细胞增生并促进肾小球硬化。

【护理评估】

（一）健康史 微课4

询问患者在发病前有无呼吸道感染、皮肤感染、风湿热、关节炎及急性肾炎等病史；有无感染、劳累、妊娠、应用肾毒性药物等诱因；有无家族史及过敏史；既往有无类似症状发生、诊疗经过及用药情况等。

（二）身体状况

多隐匿起病，无症状尿异常期较长。临床表现差异较大，症状轻重不同，**蛋白尿、血尿、高血压及水肿为其基本临床表现，其中蛋白尿为必有表现**。早期患者可有乏力、疲倦、腰膝酸痛及食欲减退等。**水肿多为眼睑明显**。多数患者有轻重不等的高血压，部分患者以高血压为突出表现，甚至出现高血压脑病和高血压心脏病。随着病情进展可出现夜尿增多，肾功能减退，**最后出现慢性肾衰竭而出现相应的临床表现**。

（三）心理－社会状况

患者常因病程迁延，反复发作，长期服药，疗效不佳，药物副作用大，预后不良而产生焦虑、悲观和恐惧等心理。

（四）辅助检查

1. 尿常规 蛋白尿为慢性肾炎必有的表现，**尿蛋白（+）～（+++），尿蛋白定量为（1～3）g/24h**；尿液内可出现各种管型，以颗粒管型、透明管型为主。

2. 血常规 早期多正常或轻度贫血，晚期可见明显贫血。

3. 肾功能检查 **肾功能减退患者可见内生肌酐清除率明显下降**、血肌酐及尿素氮明显升高。

4. B超检查 双肾有结构紊乱、缩小等改变。

5. 肾活组织检查 **可明确病理类型**。

（五）治疗要点

治疗原则为保护肾脏功能，防治并发症，延缓病情发展，改善或缓解临床症状。具体治疗措施如下。①积极控制高血压：选择对肾脏有保护作用的降压药，首选血管紧张素转换酶抑制剂（如卡托普利、贝那普利）和血管紧张素Ⅱ受体阻断剂（如氯沙坦）。**降压原则为蛋白尿＞1g/24h，血压控制在125/75mmHg以下；蛋白尿＜1g/24h，血压控制在130/80mmHg以下。②应用抗血小板药：可延缓肾功能衰退，常用双嘧达莫或小剂量阿司匹林。③避免加重肾损伤因素：如感染、劳累、妊娠及应用肾毒性药物等**。

【常见护理诊断】

1. 体液过多 与肾小球滤过率下降有关。

2. 营养失调：低于机体需要量 与患者有贫血、低蛋白血症及摄入不足有关。

3. 有感染的危险 与机体抵抗力下降、免疫功能减退有关。

4. 焦虑 与患者感到明显不适及对治疗效果担忧有关。

【护理措施】

（一）一般护理

1. 休息与活动 慢性肾炎患者在保证充足睡眠与休息的基础上，适当活动。对有明显水肿、大量蛋白尿、血尿、高血压或合并各种并发症患者，应限制活动。

2. 饮食护理 肾功能减退者，**应给予优质低蛋白、低磷饮食，改善或缓解肾小球高压、高滤过状态**。同时注意补充多种维生素及锌，因锌有刺激食欲的作用。

⇄ 知识拓展

优质蛋白质、非优质蛋白质

优质蛋白质是指富含必需氨基酸的动物蛋白，如鸡蛋、牛奶、鱼类、瘦猪肉、牛肉、羊肉、鸡肉等。非优质蛋白质是指含非必需氨基酸较多的植物蛋白，如花生、豆类及其制品等。

3. 皮肤护理　**水肿患者长期卧床应防止压疮，每2小时翻身1次**，用50%乙醇溶液按摩受压部位，或用温毛巾湿敷体表水肿部位；尽量减少各种注射和穿刺。

（二）病情观察

密切观察患者的生命体征尤其是血压的变化。准确记录24小时液体出入量，监测患者肾功能的变化，及时发现肾衰竭及尿毒症的产生。监测体重及腹围以便于观察水肿的消长情况。

（三）用药护理

使用利尿剂时注意观察有无低钾、高钾等电解质的紊乱；使用降压药时，嘱患者活动时动作缓慢，防止直立性低血压；应用抗血小板凝集药物时，注意观察有无出血倾向，定期监测出凝血时间；应用激素或免疫抑制剂时，注意观察有无继发感染、上消化道出血、水钠潴留、血压升高、肝功能损害及骨质疏松等。

（四）心理护理

注意观察患者心理活动，及时发现患者不良情绪，主动与患者沟通，鼓励患者说出其内心感受，对患者提出的问题给予耐心解答，与家属共同做好患者的疏导工作。

（五）健康指导

1. 疾病知识指导　向患者及家属讲解慢性肾炎治疗的关键在于防止或延缓肾功能进行性减退。指导患者及家属学会观察水肿和尿量等变化，学会如何控制饮水量，自我监测血压等。注意个人卫生，预防呼吸道和泌尿道感染。定期复查，发现异常及时就诊。

2. 生活指导　指导患者严格按照饮食计划进餐。嘱患者加强休息，保持良好的心态，以延缓肾功能减退。

（杨立鑫）

第四节　肾病综合征患者的护理

PPT

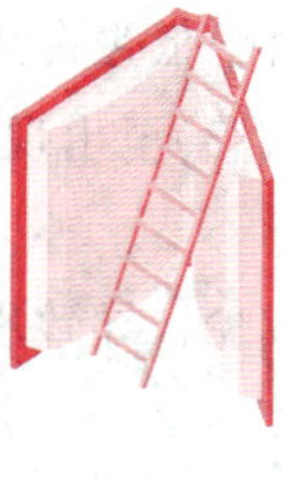

【学习目标】

1. **掌握**　肾病综合征患者的身体状况、护理措施。
2. **熟悉**　肾病综合征患者的辅助检查、常见护理诊断及治疗要点。
3. **了解**　肾病综合征患者的病因、发病机制。

案例分析

患者，男，20岁。因双下肢水肿、蛋白尿入院。实验室检查：尿蛋白（+++），胆固醇轻度升高，血清蛋白20g/L。

临床初步诊断：肾病综合征。

问题

1. 该患者出现水肿的原因是什么？
2. 如何对患者进行有效的护理？
3. 常产生的并发症是什么？

肾病综合征是由肾小球疾病引起的一组临床综合征。主要表现为**大量蛋白尿（尿蛋白每日超过3.5g）、低蛋白血症（血浆清蛋白低于30g/L）**、水肿和高脂血症为基础特征的临床综合征，其中前两项为诊断的必备条件。

肾病综合征分为原发性和继发性两大类。原发性肾病综合征是原发于肾本身的肾小球疾病，包括急性肾炎、急进性肾炎、慢性肾炎、原发性肾小球肾病等，**为免疫介导性炎症所致的肾损害。继发性肾病综合征是指继发于全身性或其他系统疾病**，如系统性红斑狼疮、糖尿病及过敏性紫癜等。本节仅讨论原发性肾病综合征。

【护理评估】

（一）健康史

询问患者有无急、慢性肾炎等病史；有无系统性红斑狼疮、糖尿病、过敏性紫癜等病史；有无发热、咳嗽、咳痰、皮肤感染、尿路刺激征、劳累等诱因；有无家族史。

（二）身体状况

1. 大量蛋白尿 是肾病综合征的**起病根源。主要由于肾小球滤过功能受损**，血浆清蛋白通透性增加，超过肾小管重吸收量。**肾病综合征患者尿蛋白量>3.5g/d**，严重者可达数十克。

2. 低蛋白血症 肾病综合征患者有大量蛋白从尿中排出，造成血浆总蛋白下降，**以清蛋白下降为主，一般低于30g/L。**

3. 水肿 是肾病综合征的**首发症状，也是最突出的体征。主要由于低蛋白血症所致血浆胶体渗透压明显下降**。一般为全身性，程度严重，多呈凹陷性，甚至出现胸水、腹水等。

4. 高脂血症 **低蛋白血症可引起肝内脂蛋白合成增加**，而分解减少，导致患者出现高脂血症，血清中胆固醇、甘油三酯明显增高。

5. 并发症

（1）感染 **是肾病综合征常见并发症，与大量蛋白丢失、低蛋白血症所致蛋白质营养不良**、免疫功能紊乱及应用糖皮质激素治疗有关。**患者常易发生呼吸道感染、泌**

尿系统感染及皮肤感染等。此外，由于应用糖皮质激素治疗，其感染的临床征象常不明显，若治疗不及时或不彻底，感染仍是导致肾病综合征复发、疗效不佳甚至死亡的主要原因之一，应予以高度重视。

（2）血栓、栓塞 **肾病综合征患者由于血液浓缩及高脂血症，使血液黏稠度增加。其中以肾静脉血栓最为常见**。其次为肺血栓、栓塞，下肢静脉、下腔静脉、冠状血管血栓和脑血管血栓也可发生。血栓、栓塞并发症是直接影响肾病综合征治疗效果和预后的重要原因。

（3）急性肾损伤 肾病综合征患者由于组织间水肿严重，**有效血容量不足，而致肾血流量下降，诱发肾前性氮质血症**。

（4）蛋白质及脂肪代谢紊乱 ①长期低蛋白血症可导致营养不良，小儿生长发育迟缓。②免疫球蛋白减少造成机体免疫力低下而易发生感染。③内分泌激素结合蛋白减少可引起内分泌紊乱。④高脂血症可增加血液黏稠度，易致血栓、栓塞并发症及心血管系统并发症的发生，可促进肾脏病变的慢性进展。

（三）心理-社会状况

本病为自身免疫性疾病，病程长，易反复，部分患者预后较差。患者和家属容易出现焦虑和悲观的情绪。

（四）辅助检查

1. 尿液检查 **尿蛋白定性（+++~++++），定量测定≥3.5g/d**。尿沉渣中可见红细胞管型、颗粒管型等。脂质尿为本病特征之一。

2. 血液检查 血浆总蛋白低于正常，**以清蛋白降低显著**（<30g/l），而总胆固醇、低密度脂蛋白及甘油三酯增高。

3. 肾活检 **可明确诊断肾病综合征的病理类型**，对指导治疗及预后有重要作用。

4. 肾功能检查 **肾衰竭时**，血尿素氮和血肌酐升高，**内生肌酐清除率降低**。

（五）治疗要点

治疗原则为**抑制免疫与炎症反应，对症处理，防治并发症**。主要的治疗方法如下。①抑制自身免疫反应：常用药物为泼尼松、环磷酰胺。②利尿：轻度水肿患者，可口服氢氯噻嗪或加用保钾利尿剂。③提高血浆胶体渗透压：静脉输入血浆或清蛋白，提高血浆胶体渗透压，加快吸收组织水分进入血液循环，随尿排出。④减少尿蛋白：应用卡托普利，扩张出球小动脉，改善肾小球毛细血管通透性，减少尿蛋白。

【常见护理诊断】

1. 体液过多 与低蛋白血症致血浆胶体渗透压下降等有关。

2. 营养失调：低于机体需要量 与大量蛋白尿、摄入减少及吸收障碍有关。

3. 潜在并发症 感染、急性肾衰竭、血栓、栓塞。

【护理措施】 微课5

（一）一般护理

1. 休息与活动 病情严重者，需要卧床休息，长期卧床或严重水肿者，应经常更换体位，预防压疮的产生；病情好转后，适当活动，以不感到疲劳为宜。保持病室内环境清洁、室温恒定，防止呼吸道感染。

2. 口腔护理 饭后用苏打水漱口，每日3次，预防真菌感染。

3. 饮食护理 给予足够热量，每日每公斤体重不应少于126～147kJ（30～35kcal）。**给予正常量的优质蛋白（富含必需氨基酸的动物蛋白）饮食，即**0.8～1.0g/（kg·d）。不主张应用高蛋白饮食，因为高蛋白饮食会增加肾小球高滤过，加重蛋白尿并促进肾脏病变进展。应少吃富含饱和脂肪酸（动物油脂）的食物，多吃富含多聚不饱和脂肪酸（如植物油、鱼油）及富含可溶性纤维（如燕麦、米糠及豆类）的饮食以减轻高脂血症。水肿时应低盐（<3g/d）饮食。

（二）病情观察

监测生命体征、体重及出入液量的变化。观察有无体温升高、咳嗽、咳痰、肺部啰音等，结合身体状况和辅助检查结果判断病情进展。

（三）用药护理

1. 糖皮质激素 **首选药物**。长期使用可能出现水钠潴留、高血压、糖尿病、动脉硬化、骨质疏松、继发感染、满月脸及向心性肥胖等。使用时要注意，起始量要足，撤减药要慢，维持用药要持久。

2. 免疫抑制剂 常与糖皮质激素药物合用，可减轻不良反应，增加疗效。常用药物是环磷酰胺，可出现消化道症状及白细胞减少、肝功能损害、脱发、出血性膀胱炎等不良反应。

3. 利尿剂 用药期间准确记录24小时出入液量，定期监测电解质，及时发现电解质紊乱等问题。

（四）心理护理

与患者有效沟通，让患者了解治疗过程、预后及生活中注意事项，减少悲观情绪，增加战胜疾病的信心，保持良好的精神状态配合治疗与护理。

（五）健康指导

1. 疾病知识指导 向患者讲解疾病发生发展的病因及诱因，指导患者注意个人卫生，保持室内空气清新，预防感染的发生，教会患者自己监测病情的能力。坚持遵医嘱用药，尤其使用激素时，勿擅自停药或减药，以免引起反跳现象。

2. 生活指导 指导患者注意休息，避免劳累。适当活动，以免发生肢体血栓等并发症。告知患者合理饮食的重要性。

（张　霞）

第五节　肾衰竭患者的护理

PPT

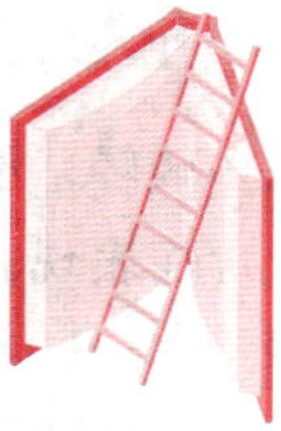

【学习目标】

1. **掌握**　慢性肾衰竭患者的身体状况及主要护理措施。
2. **熟悉**　慢性肾衰竭患者主要护理诊断。
3. **了解**　慢性肾衰竭患者的病因。

案例分析

患者，男，56岁。慢性肾炎5年伴高血压3年，近2个月食欲减退，精神萎靡，恶心、呕吐来我院就诊。护理体检：T 37.8℃，P 80次/分，R 24次/分，BP 136/90mmHg。双侧眼睑水肿明显，心肺无异常。辅助检查：血红蛋白70g/L，尿蛋白（++++），蜡样管型4个/HP，血尿素氮34mmol/L，血肌酐800μmol/L。

临床初步诊断：慢性肾衰竭。

问题

1. 说出患者的主要护理诊断。
2. 如何对该患者开展有效的护理？

一、急性肾衰竭

急性肾衰竭（ARF）是由于各种原因引起的肾功能在短时间（几小时至几天）内突然下降而出现的氮质废物滞留和尿量减少的临床综合征。主要表现为血肌酐和尿素氮升高，水、电解质紊乱和酸碱平衡失调及全身各系统并发症。

【病因】

1. 肾前性　指各种原因引起肾血流灌注不足所致的肾小球滤过率（GFR）降低，肾实质组织结构完好。包括血容量减少（如各种原因的液体丢失和出血）、有效动脉血容量减少和肾内血流动力学改变等。

2. 肾性　**是肾实质损伤所致，常见为肾缺血或肾毒性物质，如生物、化学毒素、血红蛋白、肌红蛋白等。**

3. 肾后性　特征是急性尿路梗阻，肾脏本身无原发性肾损害，见于双肾结石、双侧肾盂输尿管梗阻等。

【护理评估】

（一）健康史

详细询问患者有无严重心衰、重度感染、大出血、休克及严重脱水等病史；有无严重创伤、大面积烧伤、急性溶血、脓毒病、肾间质或肾实质病变等疾病；有无肾结石、尿路结石及双侧肾盂积水、前列腺增生、肿瘤等疾病。

（二）身体状况

临床病程典型分为三期。

1. 少尿期 典型者一般为 7～14 天，患者可出现少尿。其病情大多较轻，预后较好。但不论尿量是否减少，随着肾功能减退，临床上可出现一系列尿毒症表现，如进行性氮质血症。

（1）急性肾衰竭的全身并发症 ①消化系统症状：食欲减退、恶心、呕吐、腹胀和腹泻等，严重者可发生消化道出血。②呼吸系统症状：除肺部感染的症状外，因容量负荷过度，可出现呼吸困难、咳嗽、憋气和胸痛等症状。③循环系统症状：可出现高血压、心力衰竭、肺水肿、各种心律失常及心肌病变表现。④神经系统症状：出现意识障碍、躁动、谵妄、抽搐及昏迷等尿毒症脑病症状。⑤血液系统症状：可有出血倾向及轻度贫血现象。⑥感染：是急性肾衰竭常见而严重的并发症之一。⑦在急性肾衰竭同时或在疾病发展过程中，还可合并多功能脏器衰竭，死亡率可高达 70% 以上。

（2）水、电解质紊乱和酸碱平衡失调 表现为：①代谢性酸中毒。②高钾血症：少尿期首位死因。③低钠血症：主要由水潴留引起的稀释性低钠，还可有低血钙、高血磷等。

2. 多尿期 尿量增加的速度较快，经 5～7 天达到多尿高峰，甚至每日尿量可达 3000～5000ml 或更多，此期持续 1～3 周。**是肾功能开始恢复的标志**。多尿期尿素氮、肌酐等随尿量增多而逐渐下降，尿毒症症状也随之好转。多尿期早期仍有高钾血症，后期则易发生低钾血症。此外，此期仍易发生感染、心血管并发症和上消化道出血等。

3. 恢复期 患者尿量正常，病情稳定，各项化验指标平稳。

（三）心理 - 社会状况

因病情危重，起病急，患者会产生对于死亡和失去工作的恐惧，昂贵的医疗费用又会进一步加重患者及家属的心理负担，产生抑郁、悲观甚至绝望的心理。

（四）辅助检查

1. 血液检查 可有轻、中度贫血，血肌酐每日升高 44.2～88.4μmol/L，血 BUN 每日升高 3.6～7.1mmol/L，血清钾浓度 >5.5mmol/L，pH 值 <7.35，可有低钠、低钙及血磷升高。

2. 尿液检查 尿液外观多混浊，尿蛋白多为（+～+++），可见管型尿、少许红细胞和白细胞等。尿比重降低且固定，多在 1.015 以下，尿渗透浓度低于 350mmol/L，尿与血渗透浓度之比低于 1.1，尿钠增高，多在 20～60mmol/L。

3. 影像学检查 尿路超声显像对排除尿路梗阻和慢性肾衰竭很有帮助。必要时 CT 等检查可显示是否存在与压力相关的扩张。X 线或放射性核素检查对检查血管有无阻塞有帮助，肾血管造影可进一步确诊。

4. 肾活检　**是重要的诊断手段，可明确病因。**

（五）治疗要点

1. 积极治疗原发病　纠正可逆的病因。预防和处理高钾血症，预防感染，营养支持和透析治疗等。

2. 少尿期　保持液体平衡，一般采用“**量出为入**”的原则，**每日进水量为前一天液体总出量加**500ml。予以高糖、适量脂肪及限制蛋白质饮食。

3. 多尿期　最初1～2天仍按少尿期处理。尿量明显增加后注意水、电解质的监测，尤其是钾的平衡。

4. 恢复期　继续病因治疗，避免使用损害肾脏的药物，一般无需特殊处理。

【常见护理诊断】

1. 排尿异常　与急性肾功能受损有关。

2. 体液过多　与急性肾衰竭致肾小球滤过功能受损、水分控制差有关。

3. 有感染的危险　与饮食限制蛋白质摄入、机体抵抗力下降及透析等有关。

4. 营养失调：低于机体需要量　与限制蛋白质摄入及透析有关。

5. 潜在并发症　高钾血症、代谢性酸中毒、高血压脑病、心力衰竭、心律失常、心包炎。

【护理措施】

（一）一般护理

1. 休息与活动　患者绝对卧床休息，以减轻肾脏的负担，下肢水肿患者抬高下肢，对意识障碍者加床护栏，昏迷者按昏迷患者常规护理。当尿量增加、病情好转时，可逐渐增加活动量，以患者不感觉劳累为度。

2. 饮食护理

（1）限制蛋白质摄入　在少尿期3天内，不宜摄入蛋白质；若尿素氮太高，则给予无蛋白饮食。少尿期3～4天之后，适当摄入少量高生物效价优质蛋白质；一旦氮质血症缓解，可逐渐增加高生物效价优质蛋白质；接受透析者可适当增加。

（2）保证热量供给　低蛋白饮食的患者需注意提供足够的热量，热量供应应以糖为主，以减少体内蛋白质的消耗，保持机体正氮平衡。

（3）维持水平衡　严格限制24小时出入液量，并准确记录。补液原则是“**量出为入，宁少勿多**”。**补液量一般在前一天出量的基础上加上**500ml。

（4）减少钾的摄入　禁止食用含钾多的食物；忌用含钾药物，不输库存血。

（二）病情观察

严密监测患者的生命体征、神志、尿量、体重等的变化，记录24小时出入液量；有无急性肾衰竭的全身并发症；有无恶心、呕吐、四肢麻木、烦躁、胸闷、心率减慢及心律不齐等高钾血症表现；有无深长呼吸、恶心、呕吐、疲乏及嗜睡等酸中毒表现；有无水肿、体重增加、高血压及乏力、疲倦、意识障碍及抽搐等水潴留和低钠血症表现。监测患者生命体征、尿量、血尿素氮、血肌酐及血电解质的变化，发现异常，及时报告医生。

（三）用药护理

遵医嘱对心衰患者使用利尿剂和血管扩张剂，观察利尿、降压效果及不良反应。发生高血钾时配合医生进行紧急处理：①立即建立血管输液通道。②静脉滴注5%碳酸氢钠100～200ml，尤其适用于伴有代谢性酸中毒者；或缓慢静脉注射10%葡萄糖酸钙10ml，以拮抗钾离子对心肌及其他组织的毒性作用；或静滴25%葡萄糖300ml＋胰岛素15U，以促进糖原合成，使钾离子转入细胞内。③钠型离子交换树脂20～30g加入25%山梨醇100～200ml作高位保留灌肠。④**透析是最有效的治疗方法**。

（四）预防感染

①尽量将患者安置单人房间，做好病室的清洁消毒，减少探视人员和时间。②遵医嘱合理使用抗生素。③透析的各个环节应严格执行无菌操作。

（五）健康指导

1. 疾病知识指导 向患者及家属讲解急性肾衰竭的病因、表现、预后和早期透析治疗的重要性，以减轻其不安和恐惧的心理，指导患者保持乐观情绪，积极配合治疗和护理。

2. 生活指导 恢复期患者应合理休息，劳逸结合；加强营养，注意合理膳食，增强体质，适当锻炼；注意个人清洁卫生，注意保暖，防止受凉、受潮，注意预防呼吸道、皮肤感染；不使用对肾功能有害的药物，避免妊娠、手术、外伤等。

二、慢性肾衰竭

慢性肾衰竭（CRF）简称尿毒症，是在各种慢性肾脏疾病后期出现的肾功能减退而至衰竭，导致以代谢产物潴留及水、电解质紊乱和酸碱平衡失调为特征的临床综合征。根据肾损害的程度，将**慢性肾衰竭分为肾功能不全代偿期（肾储备能力下降期）、肾功能不全失代偿期（氮质血症期）、肾衰竭期和尿毒症期**，慢性肾衰竭分期见表5－1。

表5－1 慢性肾衰竭分期

分期	肾小球滤过率（GFR）（占正常的%）	内生肌酐清除率（Ccr）（ml/min）	血肌酐（Cr）（μmol/L）
肾功能不全代偿期	50%～80%	80～50	正常
肾功能不全失代偿期	25%～50%	50～25	高于正常＜450
肾衰竭期	10%～25%	25～10	450～707
尿毒症期	10%以下	＜10	＞707

【病因】

1. 原发性肾脏疾病 如肾小球肾炎、慢性肾盂肾炎。

2. 继发于全身疾病的肾脏病变　如糖尿病肾病、高血压肾病、系统性红斑狼疮肾病和过敏性紫癜肾。

3. 慢性尿路梗阻性肾病　如结石、前列腺肥大等。

4. 先天性疾病　如多囊肾、遗传性肾炎、肾发育不良等。

我国以慢性肾小球肾炎、糖尿病肾病、狼疮肾炎、高血压肾病等较多见。

知识链接

慢性肾衰竭的发病机制

慢性肾衰竭的发病机制目前尚未完全明了，目前主要有以下几种学说。①健存肾单位学说：肾实质疾病导致相当数量的肾单位破坏，而“健存”的肾单位排泄负荷代偿性增加，若破坏继续进行，“健存”肾单位越来越少，直至不能满足机体代谢的最低需求时，便会出现肾衰竭的表现。②矫枉失衡学说：肾衰竭时发生一系列平衡紊乱，为了矫正这些病态现象，机体进行相应调整，在调整过程中，又发生了新的损害。③其他如肾小球高压、高灌注、高滤过学说：随着肾单位破坏增加，“健存”肾单位排泄代谢废物的负荷增加，代偿性地发生肾小球毛细血管的高灌注、高压力和高滤过（即“三高”），导致肾小球硬化、通透性增加，使肾功能进一步恶化。

【护理评估】

（一）健康史

详细询问患者有无慢性肾小球肾炎、慢性肾盂肾炎、糖尿病、高血压、梗阻性肾病等病史；有无感染、血容量不足、大出血、肾毒性物质、心力衰竭、手术及创伤、水、电解质紊乱及高蛋白饮食等诱因。

（二）身体状况

慢性肾衰竭的病变十分复杂，从无明显症状到尿毒症累及人体各脏器、各系统，出现代谢紊乱，症状轻重不一。

1. 消化系统　**是最常见的症状。食欲减退、腹部不适是最早出现和最突出症状**，随着病情进展可出现恶心、呕吐、腹胀及腹泻、口腔有尿味和金属味，晚期常发生消化道出血。

2. 心血管系统　①高血压：**最常见**，多数患者存在不同程度的高血压，主要与水钠潴留有关，也与肾素活性升高有关。②心力衰竭：是最常见死因之一。其原因主要与水钠潴留、高血压有关。③尿毒症性心包炎：表现为胸痛、心前区可听到心包摩擦音，多与尿毒症毒素沉着有关。④动脉粥样硬化：患者常有高甘油三酯血症及轻度胆固醇升高，其动脉粥样硬化发展迅速，是主要的死因之一。

3. 呼吸系统　可出现尿毒症性支气管炎、肺炎及胸膜炎等。**酸中毒时，呼吸深而长。**

4. 血液系统 贫血是尿毒症必有的症状，主要原因为**肾产生促红细胞生成素（EPO）减少**，为正细胞正色素性贫血，同时伴有缺铁、营养不良等因素可加重贫血。并有出血现象，如鼻出血，严重者出现呕血及便血。

5. 精神、神经系统 早期精神萎靡，常有疲乏、失眠、注意力不集中等症状，后期出现性格改变、抑郁、记忆力下降、谵妄、幻觉及昏迷等。

6. 皮肤症状 皮肤干燥、失去光泽，尿素随汗在皮肤排出，形成尿素霜而致皮肤瘙痒，是常见症状。患者面色萎黄，轻度水肿，呈“尿毒症”面容，与贫血和尿素霜沉着于皮肤有关。

7. 肾性骨病 又称肾性骨营养不良症。常出现纤维囊性骨炎、肾性骨软化症及骨质疏松症和骨硬化症等，可引起骨痛、行走不便和自发性骨折。肾性骨病是由于缺乏活性维生素 D_3，继发于甲状旁腺功能亢进、营养不良、代谢性酸中毒等因素引起。

8. 内分泌失调 患者常有性功能障碍，女性患者性欲减退、闭经、不孕，男性患者性欲缺乏和阳痿。

9. 继发感染 与机体免疫功能低下和白细胞功能异常有关。

10. 水、电解质紊乱和酸碱平衡失调 ①水肿或脱水：多尿、夜尿多、畏食、呕吐、腹泻，可引起脱水；晚期尿少引起水钠潴留，出现水肿。②高血钾或低血钾：因利尿、呕吐及腹泻可致低血钾；终末期患者因尿少常发生高血钾。③酸中毒：与肾脏对酸碱平衡的调节能力下降，酸性代谢产物在体内潴留有关。④低钙血症与高磷血症：因尿磷排除减少导致高磷血症；低钙血症主要与钙摄入不足、活性维生素 D_3 缺乏、高磷血症有关。

（三）心理-社会状况

慢性肾衰患者因预后不佳，治疗费用昂贵，尤其是需要进行长期透析或做肾移植手术时，患者及家属心理压力大，可出现抑郁、悲观和绝望等心理。

（四）辅助检查

1. 血液检查 红细胞计数下降；血红蛋白浓度降低，多在 80g/L 以下；白细胞计数升高或降低；血小板正常或减少。

2. 尿液检查 夜尿增多；尿比重降低，**固定在** 1.010～1.012。尿沉渣中有红细胞、白细胞、颗粒管型，**蜡样管型对诊断有意义**。

3. 肾功能检查 **内生肌酐清除率降低**，血肌酐及血尿素氮增高。

4. 血生化检查 血浆白蛋白降低、血钙降低、血磷增高及 pH 降低等。

5. 影像学检查 B 超、X 线、CT 等显示**双肾缩小**。

（五）治疗要点

1. 治疗原发疾病和纠正加重肾衰的可逆因素是关键 如防止水与电解质紊乱、感染、尿路梗阻、心力衰竭等。饮食选用优质蛋白质如鸡蛋、牛奶、瘦肉、鱼类等，应保证供给充足的热量，并补充多种维生素，限盐。**每日液体入量以前一天出液量加不显性失水（呼吸、二便等）500ml 来计算**。

2. 对症治疗

（1）控制高血压　容量依赖型高血压患者，限水钠、配合利尿药等综合治疗；对肾素依赖型高血压，**应首选血管紧张素转换酶抑制剂**。

（2）应积极控制感染，避免使用肾毒性药物。

（3）纠正水、电解质紊乱和酸碱平衡失调。

（4）对症治疗　纠正贫血，重组促红细胞生成素为治疗的特效药；治疗肾性骨病，骨化三醇疗效甚佳。

（5）替代治疗　采用透析疗法或肾移植。

【常见护理诊断】

1. 体液过多　与肾小球滤过功能降低导致水钠潴留或补液不当等因素有关。

2. 营养失调：低于机体需要量　与长期限制蛋白质摄入、消化功能紊乱、水电解质紊乱及贫血等因素有关。

3. 有感染的危险　与机体免疫功能低下、白细胞功能异常及透析有关。

4. 有皮肤完整性受损的危险　与水肿、皮肤瘙痒、凝血障碍及机体抵抗力低下有关。

5. 活动无耐力　与心脏病变、贫血、水电解质紊乱和酸碱平衡失调有关。

【护理措施】

（一）一般护理　微课6

1. 休息与活动　根据病情指导患者休息与活动，症状不明显、病情稳定者，可在护理人员或亲属陪伴下活动，以不出现疲乏、心慌、气喘及头晕为度。症状明显，病情加重者，应绝对卧床休息，并提供安静的休息环境，协助患者做好各项生活护理。

2. 饮食护理　原则上是给予优质蛋白质、高热量、高维生素及易消化饮食，尽量少摄入植物蛋白，如花生、豆类及其制品，因其含非必需氨基酸较多。主食最好采用小麦淀粉。饮食原则是优质低蛋白、高钙、低磷、低脂。有高钾血症时，限制含钾高的食物。

知识链接

常见含钾高的食物

常见含钾高的食物及其钾的含量（mg/100g）如下。

1. 蔬菜类：南瓜（445）、苦苣菜（350）、韭菜（241）、藕（293）、青萝卜（248）；莴笋叶、空心菜、甘蓝、芥蓝等的含钾量超过300；鸡毛菜、娃娃菜、塌棵菜、花椰菜等含钾量超过200。

2. 菌藻类：此类食物钾含量都比较高，如白蘑菇（350），干制的香菇、茶树菇、海带、木耳等含钾量可达700～3000。

3. 水果类：水果类食物中的钾含量普遍较蔬菜类低，常见含钾量高的有樱桃番茄（262）、榴莲（261）、酸木瓜（260）、香蕉（208）。

4. 干果类：此类食物中的钾含量相对较高，如无花果干（898）、桂圆（891）、干小枣（486）。

3. 皮肤护理 指导患者注意个人卫生，勤洗澡、勤换内衣、勤剪指（趾）甲，忌用肥皂和乙醇，保护好水肿部位的皮肤；皮肤瘙痒时遵医嘱应用止痒剂，嘱患者切勿用力搔抓，以免被抓破或擦伤而引起皮肤感染。

4. 口腔护理 尿毒症患者口中常有尿素臭味，且易发生牙龈肿胀、口腔炎，每日早晚用3%过氧化氢溶液擦洗口腔，进食后必须漱口，防止口腔感染。

（二）病情观察

加强巡视，严密监测患者的生命体征、意识状态；准确记录24小时出入液量，每日定时测量体重；观察有无液体量过多的表现，如短期内体重迅速增加、血压升高、意识改变及心率加快等；有无各系统症状，如尿毒症性肺炎、高血压脑病、心力衰竭等；有无电解质代谢紊乱和代谢性酸中毒表现；有无感染的征象，如体温升高、寒战、疲乏无力、咳嗽、咳性脓痰、尿路刺激征及白细胞计数增高等。

（三）用药护理

遵医嘱用药，观察药物疗效及不良反应。使用红细胞生成素时，注意观察患者有无头痛、高血压及癫痫发作等不良反应，定期查血常规。**输血宜用新鲜血液，禁用库存血**。使用骨化三醇治疗肾性骨病时，要随时监测血钙、血磷的浓度，防止内脏、皮下、关节、血管钙化和肾功能恶化。必需氨基酸疗法主要用于低蛋白饮食的肾衰患者和蛋白质营养不良难以解决的患者。宜口服给药，若静脉输入，应注意控制输液速度。输液过程中若有恶心、呕吐应给予止吐剂，同时减慢输液速度。切勿在氨基酸液内加入其他药物，以免引起不良反应。

（四）少尿、高钾血症的护理

1. 观察生化检验报告和心电图情况，发现血钾增高和心律失常及时报告医生。

2. 采集血钾标本时针管要干燥，采血部位结扎勿过紧，血取出后沿试管壁注入，以防溶血，使检测的血钾偏高。

3. **忌输库存血，因库血含钾高，库存血贮存5～8天，每1000ml血液的血浆中含有22mmol/L的钾。**

4. **忌进食含钾量高的食物和药物，如橘子、香蕉、葡萄、白菜及钾盐青霉素等。**

（五）防治感染

由于慢性肾衰竭患者机体抵抗力差，极易发生感染。常见的是呼吸道和尿路感染，其次是皮肤和消化道感染，应积极配合医生做好感染的防治工作。尽量将患者安置在单人病室，病室定时通风和进行空气消毒，减少探视；协助患者做好个人卫生，保持皮肤清洁，床铺、衣物干燥平整、柔软，以免损伤水肿的皮肤而引起感染；严格遵守无菌操作原则，注意保持口腔及会阴部皮肤的卫生清洁；卧床患者应定期翻身、拍背，指导有效咳痰；要求患者尽量避免去公共场所；及时发现呼吸道、尿路、皮肤等感染表现，遵医嘱使用抗生素，并协助医生进行相应处理。

（六）心理护理

护理人员应以热情、关切的态度去接近患者，使其感受到真诚和温暖。与患者及家属建立有效的沟通，鼓励家属理解并接受患者的改变，介绍本病的治疗进展，耐心解答患者的疑问，积极为患者排忧解难，使他们能正确对待疾病，保持乐观情绪，树立战胜疾病的信心，提高生活质量，积极配合治疗和护理。

（七）健康教育

1. 疾病知识指导　向患者及家属讲解慢性肾衰竭的知识，使其理解本病虽然预后较差，但只要坚持积极治疗，消除或避免加重病情的各种因素，可以延缓病情，提高生存质量，使患者树立治疗信心。指导患者注意个人卫生，保持口腔、皮肤、会阴部的清洁。皮肤瘙痒时切勿用力搔抓，以免破损引起感染；注意保暖，避免受凉。女性患者尽量避免妊娠。

2. 生活指导　强调合理饮食的重要性。严格遵循饮食治疗的原则，尤其是合理摄入蛋白质和限制钠、钾摄入。适当活动，增强机体抵抗力。注意劳逸结合，根据病情和活动耐力安排适当的活动，避免劳累和重体力活动。

（贾　鹏）

第六节　泌尿系统常用诊疗技术及护理

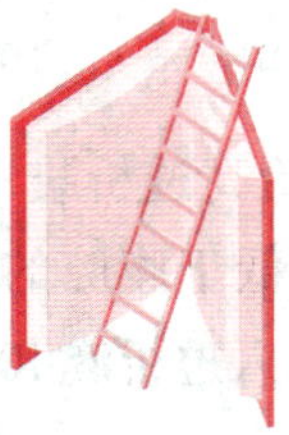

【学习目标】

1. **掌握**　泌尿系统常用诊疗技术的操作中护理。
2. **熟悉**　泌尿系统常用诊疗技术的操作后护理。
3. **了解**　泌尿系统常用诊疗技术的适应证和禁忌证。

一、腹膜透析的护理

腹膜透析（PD）简称腹透，是一种向患者腹腔内输入透析液，利用患者腹膜作为透析膜，借助重力作用，使体内潴留的水、电解质与代谢废物经超滤和渗透作用进入腹腔，而透析液中的某些物质经毛细血管进入血液循环补充体内需要，以达到清除体内代谢产物和多余水分目的的血液净化方法。腹膜透析方法有持续循环式腹膜透析（CCPD）、间歇性腹膜透析（IPD）、持续性不卧床性腹膜透析（CAPD）和夜间间歇性腹膜透析（NIPD）等。腹膜透析操作简单、容易掌握，对血管和心脏的影响甚少。下面重点介绍持续性不卧床性腹膜透析。

【适应证】

1. 急性肾衰竭　指征为：明显尿毒症综合征，包括心包炎、肺水肿、严重脑病、高钾血症、严重代谢性酸中毒、容量负荷过重且对利尿治疗无效者；**无尿 2 天以上者**。

2. 慢性肾衰竭 当内生肌酐清除率下降接近 5～10ml/min，**血肌酐高于** 707mmol/L，**出现严重代谢性酸中毒**。二氧化碳结合力小于 13mmol/L，高度水肿或伴有肺水肿，水钠潴留性高血压，心包炎，明显贫血时，应开始透析。

3. 急性药物或毒物中毒 凡分子量小、水溶性高、与组织蛋白结合率低、能通过透析膜析出的毒物所致的中毒，可采取透析治疗。如巴比妥类、砷、汞、毒蕈碱、四氯化碳等中毒。

【禁忌证】

腹膜炎、腹膜广泛粘连、腹部大手术、结肠造瘘或粪瘘、全身性血管疾病、腹腔巨大肿瘤、妊娠晚期、肠梗阻、肠麻痹及不合作者。

【操作前准备】

1. 患者准备 ①向患者说明腹膜透析的目的、方法、意义及注意事项，消除顾虑，取得患者的合作。②评估患者的生命体征，了解患者的心、肺、肝功能等。③备皮，做普鲁卡因皮试。④术前禁食，排空膀胱。

2. 用物准备 准备好手术器械、透析硅胶管、透析液及相关用药。透析液要用干燥恒温箱**加热至** 37°C。

3. 腹腔插管 国内常选在脐下中上 1/3 交界处，通过手术将透析硅胶管的一端放入腹腔最低处的膀胱直肠凹陷内，另一端通过皮下隧道引出，以备透析用。插管后 1～2 周需进行消毒隔离，防止感染，并保持透析管通畅。

【操作过程与护理配合】

1. 操作过程 打开透析管的包扎，酒精消毒后与透析袋连接，抬高透析袋，使透析液在 10 分钟内流入腹腔，然后夹紧管口，1 小时后将透析袋放在低于腹腔的位置，将腹腔内透析液引流入透析袋，更换透析袋，如此反复多次，**每天可灌入透析液** 10000～12000ml。

2. 透析护理 ①连接各种管道前要严格消毒和无菌操作。②监测并记录患者的生命体征、体重及透析液每一次进出腹腔的时间、液量和颜色。③定期进行电解质及糖的检查，若出现脱水或水潴留、高钠、高糖、低钾、高钾等并发症症状，及时报告医生处理。

【操作后护理】

1. 一般护理 透析完毕，封闭透析管，以无菌敷料覆盖，**每周更换 2 次**。给予易消化、高热量、高维生素饮食。因腹膜透析会造成大量蛋白质丢失，故蛋白质摄入控制在 1.2～1.5g/(kg·d) 为宜，其中 50% 以上为优质蛋白质。保护透析管通畅，避免牵拉、扭曲、挤压、碰撞。

2. 并发症观察与护理

（1）引流不畅或透析管堵塞 主要为单向阻滞，即液体可进入，但流出不畅，发生双向阻滞者较少。其发生与纤维蛋白、大网膜或血块堵塞、透析管移位、受压、扭曲、腹膜粘连等有关。处理方法是：①鼓励患者走动，变换体位。②腹部按摩，使用泻药增强肠蠕动。③腹膜透析管内注入肝素、尿激酶、生理盐水，溶解堵塞的纤维块。④调整透析管的位置或重新置管。

（2）腹痛　与透析液灌注或排出过快、透析管位置不适、高渗透析液、温度过低、透析液酸碱度不当、腹膜炎等有关。处理方法是：①适当调整透析管的位置及透析液的温度、流速、酸碱度和渗透压。②如果有腹膜炎，可用 1000ml 透析液连续冲洗腹腔 3～5 次、暂时改为 IPD，腹膜透析液中加入肝素及抗生素，也可全身应用抗生素。若经过 2～4 周后感染仍无法控制，应考虑拔除透析管。

（3）其他并发症　如脱水、低血压、腹腔出血、肠粘连等，遵医嘱给予相应处理。

3. 监测并记录　患者生命体征、体重的变化情况、24 小时出入水量及水肿消长情况等。

4. 定期　送引流液做各种检查；定期查肾功能、生化等指标。

二、血液透析的护理

血液透析（HD）简称血透，是临床常用的血液净化技术。利用半透膜原理，将患者血液与透析液同时引入装有半透膜的透析器，通过弥散、对流、吸附清除血液中的有害物质；通过超滤和渗透清除体内潴留过多的水分；同时补充机体需要的物质，纠正体内电解质紊乱，维持酸碱平衡。血液透析技术是维持急、慢性肾功能衰竭患者生命的重要手段之一。

【适应证】

同腹膜透析。

【禁忌证】

严重休克或低血压、心肌梗死、心力衰竭，严重心律失常、严重出血或感染、恶性肿瘤晚期、极度衰弱患者，以及精神病不合作者等，均不宜作血液透析。

【操作前准备】

患者准备

（1）心理准备　对第一次施行血液透析者，应详细解释透析的目的、操作过程及手术和透析配合等，以缓解患者的恐惧感。

（2）检查准备　需按要求抽血检查肾功能及电解质等，并测量体重、生命体征。

（3）建立血液通路　血液通路即血液从人体内引出至透析器，再返回到体内的通道，是进行血液透析治疗的必备条件。血液通路的种类有永久性的血液通路（代表性的如：动－静脉内瘘）和临时性血液通路（如：动－静脉外瘘、人工血管和导管等）之分。

1）动－静脉外瘘：通常是切开前臂的桡动脉和头静脉并分别插管，在皮肤外将两用硅胶管连接成“U”字形，形成动静脉体外分流。外瘘手术简单，术后能立即使用，但外接导管易滑脱、出血，且长期留置易发生感染和血栓，所以主要用于急诊患者的短期透析。如需维持性血液透析，则需使用动－静脉内瘘。

2）动－静脉内瘘：用外科手术将桡动脉与头静脉作直接吻合，形成皮下动静脉内瘘。一般在吻合术 2 周后就能使用。每次透析前用 2 根穿刺针穿刺内瘘血管，将动脉血引入透析器，然后从静脉端回流入体内，亦可用有 Y 型分支的单针穿刺。内瘘如保护得当，可长期使用。

【操作中护理】

1. 操作过程 ①将动－静脉瘘打开接上透析器，将血液和透析液分别引入透析器中由半透膜隔开的血区和透析液区，让两者紧贴半透膜发生弥散和渗透。②透析开始时血液速度由慢到快，需 15 分钟左右才能使血流量达到 200ml/min 以上。③血流量稳定后设定好各种报警阈值。

2. 透析中的护理 ①因一次透析约需 7 小时，应定时帮助患者翻身，或将床头摇高或摇低，以增加舒适度及防止压疮。②透析液温度维持在 38～40℃。③压力与流速：控制静脉压及透析液压不超过 300mmHg；透析液流速 500～600ml/min；血液流速100～300ml/min。④严密观察患者的意识状态及生命体征：密切观察血流量、静脉压及透析液颜色等。如发生分层、凝血，提示肝素用量不足，一般加大肝素剂量即可；透析液颜色变红说明发生了破膜，应立即停止透析并更换装置。准确记录透析时间、脱水量、肝素用量等。

【操作后护理】

1. 一般护理 透析结束后，对动－静脉内瘘或外瘘进行适当处理，消毒皮肤并包裹，对透析器进行清洁；测量生命体征、体重，并与透析前比较。留取血标本做血肌酐、尿素氮、血钾、血钠、血氯、血钙、血磷及二氧化碳结合力检查，了解透析效果。

2. 饮食护理 血液透析患者的营养问题极为重要，营养状况直接影响患者的长期存活及生活质量的改善。蛋白质的摄入量为 1.2～1.4g/(kg·d)，50% 以上为优质蛋白；能量的供给为 147～167kJ/(kg·d)，其中脂肪供能占 35%～40%，其余由碳水化合物供给；限制含钠、钾、磷的食物，钠的摄入量每日 1～2g，注意锌及多种维生素的补充。透析期间特别要限制入水量，体重增长以不超过 4%～5% 为宜。

3. 常见并发症的观察与护理

（1）低血压 是常见并发症之一。表现为恶心、呕吐、胸闷、面色苍白、出汗、意识障碍等。可能与脱水过多过快、血容量不足、心源性休克、过敏反应等有关。一旦发生，立即减慢速度，协助患者平卧、抬高床尾、吸氧，静脉注射 10% 氯化钠 10～20ml 或 50% 葡萄糖 40～60ml，必要时输新鲜全血或使用升压药，同时监测血压，若血压不升，应停止透析。

（2）失衡综合征 可发生在透析结束前或透析后。表现为头痛、恶心、呕吐、抽搐、昏迷等。处理时应注意最初几次透析时间应短，不超过 4 小时。发生失衡综合征时遵医嘱静注高渗糖、高渗钠，应用镇静剂等。

（3）致热源反应　常于透析后1小时左右患者出现畏寒、发热、头痛、恶心、呕吐，系内毒素进入体内所致。预防及处理措施是：①严格无菌操作，做好透析前后器械及透析器的消毒。②出现致热原反应时，立即停止透析，并遵医嘱应用异丙嗪、地塞米松等。

（4）出血　多为肝素应用不当、血小板功能不良及高血压等有关。可表现为牙龈出血、消化道出血、甚至颅内出血等，一旦发生，应立即协助医师处理。

（5）其他　过敏反应、心绞痛、心律失常、栓塞、溶血等。

（贾　鹏）

答案解析

目标检测

一、A1型题（以下每一道考题下面有A、B、C、D、E五个备选答案，请从中选择一个最佳答案）

1. 形成肾炎性水肿的主要原因是
   A. 蛋白质合成障碍　B. 低蛋白血症　C. 高脂血症
   D. 循环血容量不足　E. 肾小球滤过率降低
2. 无尿是指24小时尿量少于
   A. 50ml　B. 100ml　C. 200ml
   D. 300ml　E. 400ml
3. 肾源性水肿早期常发生于
   A. 腹部　B. 眼睑　C. 背部
   D. 骶尾部　E. 脚踝部
4. 肾源性水肿患者每日液体摄入量宜控制在前一日尿量加
   A. 100ml　B. 400ml　C. 500ml
   D. 1000ml　E. 2500ml
5. 肾源性水肿患者增加卧床时间的目的是
   A. 稳定情绪　B. 增强体力　C. 促进血液循环
   D. 减轻心脏负荷　E. 减轻肾脏负担，加强利尿作用
6. 肾源性水肿患者的护理措施，不妥的是
   A. 一律低蛋白饮食　B. 定期对病室消毒　C. 定期测量血压
   D. 保持皮肤清洁　E. 严格记录24小时出入液量
7. 少尿是指24小时尿量少于
   A. 1000ml　B. 500ml　C. 400ml
   D. 200ml　E. 100ml

8. 多尿是指24小时尿量超过
A. 400ml B. 1000ml C. 1500ml
D. 2000ml E. 2500ml
9. 膀胱内尿液不能控制而自行排出称为
A. 排尿困难 B. 尿失禁 C. 尿潴留
D. 尿频 E. 尿急
10. 肾盂肾炎最常见的感染途径是
A. 血行感染 B. 直接蔓延 C. 上行感染
D. 下行感染 E. 淋巴道感染
11. 肾盂肾炎最常见的致病菌是
A. 原虫 B. 厌氧菌 C. 粪链球菌
D. 葡萄球菌 E. 大肠埃希菌
12. 应用抗生素治疗急性肾盂肾炎的疗程一般为
A. 1～4d B. 4～8d C. 10～14d
D. 14～18d E. 18～22d

二、A2型题（以下每一道考题下面有A、B、C、D、E五个备选答案，请从中选择一个最佳答案）

13. 患者，女，28岁。因发热伴尿频、尿急、尿痛2日就诊，为明确诊断应首先检查
A. 血常规 B. 膀胱镜 C. 肾脏B超
D. 阴道涂片检查 E. 尿细菌培养
14. 患者，女，30岁。突发寒战、高热伴尿频、尿急、尿痛。查体：右肾区叩击痛（+），无水肿，尿白细胞（++），红细胞（+），最可能的诊断是
A. 急性肾小球肾炎 B. 急性肾盂肾炎 C. 肾结核
D. 肾结石 E. 肾癌
15. 患者，男，40岁。确诊慢性肾小球肾炎8年。近1周出现恶心呕吐，头晕乏力，心悸气短。实验室检查：血红蛋白90g/L，血pH 7.25，血尿素氮24mmol/L，血肌酐530.4μmol/L。该患者目前处于
A. 肾功能代偿期 B. 肾贮备能力下降期
C. 氮质血症期 D. 肾衰竭期
E. 尿毒症期
16. 患者，男，48岁。确诊慢性肾功能衰竭，出现酸中毒后给予5%碳酸氢钠100ml静脉滴注。护士发现患者突然手足搐搦，此时首要的抢救措施是
A. 静脉注射10%葡萄糖酸钙 B. 肌注苯妥英钠
C. 肌注地西泮 D. 口服碳酸钙
E. 稳定情绪

三、A3/A4 型题（病例组型选择题，以下提供若干案例，每个案例下设若干考题。请根据各考题题干所提供的信息，在每题下面的 A、B、C、D、E 五个备选答案，请从中选择一个最佳答案）

（17～18 题共用题干）

患者，女，30 岁，已婚。寒战高热伴尿频、尿急、尿痛 2 天，肾区叩击痛（+）。

17. 做清洁中段尿细菌培养，采集标本正确的是
    A. 大量饮水后留取尿液　　B. 用清水清洗尿道口
    C. 停用抗生素 3 天后留取尿液　　D. 留取晨起第一次尿液
    E. 留取尿液在 1 小时后作细菌培养
18. 清洁中段尿细菌培养的阳性标准是尿细菌含量
    A. $\geqslant 10^2$/ml　　B. $\geqslant 10^3$/ml　　C. $\geqslant 10^4$/ml
    D. $\geqslant 10^5$/ml　　E. $\geqslant 10^6$/ml

（19～20 题共用题干）

患者，女，33 岁。7 年前发现蛋白尿一直未正规治疗。一周前出现头晕乏力，恶心呕吐。查体：血压 190/120mmHg，水肿，尿蛋白（++），血肌酐 360μmol/L。B 超示双肾缩小。

19. 为进一步明确诊断还需检查
    A. 血常规　　B. 心电图　　C. 血清电解质
    D. 静脉肾盂造影　　E. 内生肌酐清除率
20. 该患者最有可能的诊断是
    A. 急性肾功能衰竭　　B. 慢性肾功能衰竭　　C. 急性肾盂肾炎
    D. 慢性肾盂肾炎　　E. 慢性肾小球肾炎

四、思考题

1. 简述肾源性水肿的特点。
2. 简述慢性肾小球肾炎的临床表现。
3. 简述慢性肾功能衰竭患者的饮食护理。

（贾　鹏）

书网融合……

微课 1　微课 2　微课 3　微课 4　微课 5　微课 6　自测题

第六章 血液系统疾病患者的护理

血液系统由血液和造血器官组成。血液由血浆及悬浮在其中的血细胞（红细胞、白细胞及血小板）组成。造血器官由骨髓、胸腺、肝脏、脾脏和淋巴结等构成，其中**红骨髓**是成人主要的造血器官，红骨髓中的**造血干细胞**能分化成各种血细胞。红细胞中的**血红蛋白能运输** O_2**和** CO_2，白细胞主要功能是参与人体**免疫防御**系统，血小板主要功能是参与机体的**凝血和止血**系统。原发或主要累及血液和造血器官的疾病，称为血液系统疾病（简称血液病），包括各类红细胞疾病、白细胞疾病和出血性疾病。共同特点表现为骨髓、脾脏、淋巴结等造血器官的结构和功能异常，外周血中的血浆和血细胞成分的病理性改变，机体免疫功能下降以及出、凝血机制的功能紊乱。近年来随着医学的不断发展，不断涌现新治疗手段，如造血干细胞移植、联合化学治疗、免疫调节剂及单克隆抗体、重组 DNA 技术的应用等。

血液系统疾病常见症状和体征有**贫血**、**出血或出血倾向**、**发热**等。

PPT

第一节 概 述

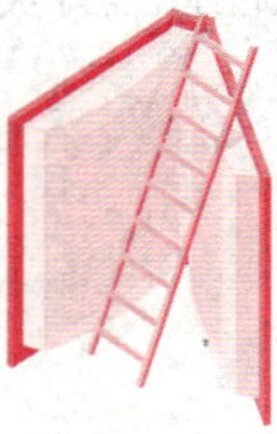

【学习目标】

1. **掌握** 血液系统疾病患者的身体状况和护理措施。
2. **熟悉** 血液系统疾病患者的主要护理诊断和辅助检查。
3. **了解** 血液系统疾病患者的病因。

案例分析

患者，女，46 岁。因全身乏力伴面色苍白 1 月余，平日月经量多，来院就诊。护理体检：T 36.2℃，P 96 次/分，R 22 次/分，BP 120/70mmHg。辅助检查：红细胞 3.0×10^{12}/L，白细胞 6.0×10^{9}/L，血红蛋白 76g/L，血小板 180×10^{9}/L。

临床初步诊断：缺铁性贫血。

问题

1. 描述该患者存在的症状及体征。
2. 如何对患者开展有效的护理？

一、贫血

贫血是指人体外周**血红细胞容量减少**，低于正常范围下限的一种常见的临床症状。由于红细胞容量测定较复杂，**临床上常以血红蛋白（Hb）浓度来代替**。我国血液病学家认为在我国海平面地区，**成年男性** Hb＜120g/L，**成年女性（非妊娠）** Hb＜110g/L，**孕妇** Hb＜100g/L **为贫血**。贫血是血液病最常见的症状。

贫血有多种分类方法。根据贫血的进展速度分为急性和慢性；根据血红蛋白浓度分为轻、中、重、极重度贫血；根据贫血的病因和发病机制分为红细胞生成减少性、红细胞破坏过多性和红细胞丢失过多（出血）性贫血；根据红细胞形态分为正细胞性、大细胞性、小细胞低色素性贫血；根据骨髓红系增生情况分为增生性和增生不良性贫血。一般多依据血红蛋白浓度将贫血进行分度见表 6－1。

表 6－1　贫血的分度

贫血分度	血红蛋白浓度（g/L）	临床表现
轻度	＞90	症状轻微
中度	60～90	活动后有心悸、气促
重度	30～59	静息状态下仍有心悸、气促
极重度	＜30	可并发心绞痛、心力衰竭等贫血性心脏病

【病因】

1. 红细胞生成减少　见于造血原料不足和骨髓造血功能障碍所致的疾病，如**缺铁性贫血、巨幼细胞贫血、再生障碍性贫血、造血系统肿瘤**等。

2. 红细胞破坏过多　见于各种溶血，如遗传性球形红细胞增多症、红细胞葡萄糖－6－磷酸脱氢酶缺乏症、自身免疫性溶血性贫血、脾功能亢进症等。

3. 急、慢性失血　见于外伤、消化性溃疡出血、痔疮出血、功能性子宫出血等。

【护理评估】

（一）健康史

询问有无引起贫血的常见疾病，如缺铁性贫血、巨幼细胞贫血、再生障碍性贫血、白血病、遗传性球形红细胞增多症、自身免疫性溶血性贫血、消化性溃疡、痔疮、功能性子宫出血等。

（二）身体状况

1. 一般表现　**最早、最常见的症状是疲乏、软弱无力。贫血最突出的体征是皮肤黏膜苍白，常见于口唇、甲床**、睑结膜、舌及脸颊等处。

2. 皮肤黏膜　常有黏膜损害表现如口角炎、舌炎、吞咽困难或咽下梗阻感；皮肤干燥皱缩、无光泽、毛发易脱落，指（趾）甲扁平、不光整易碎裂，重者指（趾）甲变平，甚至凹下呈勺状（反甲）。

3. 神经系统表现 常出现症状有乏力、头晕、头痛、视物模糊、耳鸣、失眠、多梦、注意力不集中及记忆力减退等。

4. 循环系统表现 最主要的表现是心悸、气短，活动后加重。长期或严重贫血者会引起心律失常、心脏扩大甚至全心衰竭等贫血性心脏病的表现。

5. 呼吸系统表现 呼吸加快、呼吸困难等，多见于中度贫血及以上的患者。

6. 消化系统表现 食欲减退、腹胀、大便性状和规律的改变等，少数有异食癖等。

7. 泌尿系统表现 少尿、无尿、血红蛋白尿、急性肾功能损伤等。

8. 内分泌紊乱表现 女性可表现为月经失调或闭经，男性可表现为男性特征的减弱。

（三）心理－社会状况

缺氧所致的疲乏和不适，可引起患者产生烦躁、易怒、恐惧等心理；治疗费用高、预后差，导致患者及家属因经济压力大而烦恼。

（四）辅助检查

1. 血液检查 **血红蛋白值和红细胞计数可以确诊有无贫血及贫血分度；网织红细胞可反映骨髓增生情况和判断贫血疗效**；血涂片可判断贫血的类型和性质。

2. 骨髓检查 包括骨髓活检和骨髓细胞涂片分类检查。可反映骨髓细胞的增生情况、骨髓细胞成分及形态变化等。

【常见护理诊断】

1. 活动无耐力 与贫血引起全身组织缺氧有关。

2. 营养失调：低于机体需要量 与铁需要量增加、摄入不足、吸收障碍或丢失过多有关。

3. 有感染的危险 与贫血致机体抵抗力下降有关。

【护理措施】

（一）一般护理

1. 休息与活动 根据贫血程度、发生速度及基础疾病等，协助患者制定休息与活动计划。轻、中度贫血患者，活动量以不感到疲劳、不加重症状为度，鼓励患者生活自理，增加卧床休息时间；重度贫血伴贫血性心脏病且明显缺氧者，应卧床休息，必要时给予氧气吸入。

2. 饮食护理 鼓励患者多进食高蛋白、高维生素、高热量、易消化的食物。造血原料缺乏者应补充相应的造血原料，如**缺铁性贫血应补充瘦肉、动物血、肝、蛋黄、豆类、海带、香菇、黑木耳等含铁丰富的食物**。纠正不良的饮食习惯，保证营养的全面。

（二）病情观察

观察及判断病情，寻找贫血的病因。观察患者的面色、皮肤和黏膜，以及自觉症状如心悸、头晕、气急等有无改善。监测血常规等生化指标以判断药物的疗效。

（三）用药治疗

缺铁性贫血最主要的是**病因治疗**，同时口服或注射铁剂。口服铁剂易引起恶心、呕吐等胃肠道刺激症状，宜**饭后服用**，从小剂量开始。为避免牙齿及舌质被染黑，口服**液体铁剂时要使用吸管**，将药液吸至舌根部咽下，再喝温开水并漱口。服铁剂期间大便会变成黑色，应向患者说明以消除顾虑。口服铁剂时**不宜与浓茶、咖啡、牛乳等同时服用**，还应避免同时服用抗酸药（碳酸钙和硫酸镁）以及 H_2受体拮抗剂，为促进铁的吸收，**可服用维生素** C、**乳酸或稀盐酸**等酸性药物或食物。注射铁剂时，为避免药液溢出引起皮肤染色，不要在皮肤暴露部位注射，应采用“Z”型注射法或留空气注射法。为减少或避免局部疼痛与**硬结**，注射铁剂应采取深部肌内注射并应经常更换注射部位。应用铁剂会引起局部肿痛外，尚可发生面部潮红、恶心、头痛、肌肉酸痛、关节痛和淋巴结炎、荨麻疹等过敏反应，严重者可发生过敏性休克，所以首次用药须用0.5ml的试验剂量进行肌内注射，同时备好肾上腺素，做好急救准备。铁剂治疗1周后**网织红细胞**开始上升，网织红细胞数增加可作为治疗有效的早期指标，8～10周血红蛋白恢复正常后，患者仍需继续服用铁剂3～6**个月**或待血清铁蛋白超过50μg/L后才能停药，**目的是补足体内贮存铁，以免复发**。

（四）对症护理

对于重度及以上的贫血患者应遵医嘱给予输全血或输浓缩红细胞，以缓解患者贫血症状。呼吸困难的患者遵医嘱给予氧气吸入，注意保暖。

（五）心理护理

做好必要的心理疏导和解释工作，热情服务，讲明各种诊疗的自的、意义、方法，鼓励患者正视疾病，积极配合治疗和护理。

（六）健康教育

1. 生活指导 指导患者合理饮食，纠正不良的饮食习惯。

2. 疾病知识指导 向患者及家属解释有关贫血的知识，避免一切损害造血系统的物质，发现问题应及时就医并治疗，指导患者正确用药，防止复发。

二、出血

出血是指机体凝血和止血功能障碍导致的自发性多部位出血和（或）血管损伤后出血不止的一种症状。

【病因】

1. 血小板减少或功能异常 如再生障碍性贫血、特发性血小板减少性紫癜、白血病等。

2. 血管异常 如过敏性紫癜、遗传性出血性毛细血管扩张症等。

3. 凝血功能障碍 如血友病、严重肝病、尿毒症性凝血异常等。

【护理评估】

（一）健康史

询问患者出血的主要表现，发生的部位、急缓及范围；有无明确的原因或诱因；有无内脏及颅内出血的危险因素、早期表现及严重程度；出血的主要伴随症状和体征；有无家族史等。

（二）身体状况

1. 出血部位 **皮肤、黏膜出现瘀点、瘀斑**，多见于血管性疾病、血小板异常等；皮下软组织血肿、关节腔和内脏出血，见于凝血机制障碍；鼻出血、呕血、便血及月经过多，见于各种出血倾向性疾病；**最严重的是颅内出血**。

2. 出血量分度 见表6－2。

表6－2 出血量分度、出血量及伴随症状和体征

出血量分度	出血量（ml）	伴随症状和体征
轻度出血	<500	无明显症状
中度出血	500～1000	收缩压 <90mmHg
重度出血	>1000	收缩压 <60mmHg，心率 >120 次/分

3. 伴随症状 有出血倾向的患者多伴有口腔黏膜血疱；消化道出血时多伴呕血和黑便；血液系统恶性肿瘤多伴有贫血、肝脾淋巴结肿大及骨髓疼痛；颅内出血多伴有突然的呼吸急促、喷射性呕吐、颈项强直、视物模糊；失血性休克时多伴头晕、乏力、心动过速、血压下降、大汗淋漓。

（三）心理－社会状况

反复出血、大出血的患者易产生焦虑、抑郁、恐惧等心理变化。

（四）辅助检查

出、凝血时间测定及血块回缩试验、血小板计数、毛细血管脆性试验（束臂试验）等有助于病因诊断。

【常见护理诊断】

1. 皮肤完整性受损 与凝血、止血机制障碍所致皮肤、黏膜出血有关。

2. 恐惧 与反复出血尤其是大出血有关。

3. 潜在并发症 颅内及内脏出血。

【护理措施】

（一）一般护理

1. 休息与活动 保持环境安静，出血局限于皮肤黏膜的轻度出血者，可适当活动，避免剧烈运动；血小板计数 $<50\times10^9$/L 者，应限制活动，增加休息时间；**血小板计数 $<20\times10^9$/L 者，绝对卧床休息**。

2. 饮食护理 给予**高热量、高蛋白、高维生素**、易消化软食或半流质少渣饮食；禁食粗糙、过硬的食物，防止口腔黏膜及消化道出血；保持大便通畅，以防用力大便使腹压增加引起内脏出血甚至颅内出血。

（二）病情观察

严密观察各种出血伴随症状，及时处理，如出现大出血、失血性休克、脑出血等危急情况时，立即报告医生，配合抢救。

（三）出血的护理

保持皮肤清洁，剪短指甲防止搔抓；用软毛刷刷牙，忌用牙签剔牙，以防牙龈出血；用液状石蜡涂抹口唇以防干裂；**禁止挖鼻，也不可用力擤鼻涕**，可涂液体石蜡以保持鼻黏膜湿润；鼻腔少量出血可用0.1%肾上腺素棉球填塞压迫止血，也可局部冷敷；大量出血时用碘伏纱条作后鼻孔填塞术；肢体出血时，可局部压迫止血，抬高患肢，限制活动；尽量少用注射药物以减少注射和穿刺，必须注射时，操作要轻柔，选用小针头的输液器，不拍打静脉、不挤压皮肤，操作后要延长按压时间。若患者**突然出现头痛、视物模糊、呼吸急促、喷射性呕吐、双侧瞳孔不等大、对光反射消失等，提示颅内出血**，应立即通知医生，做好抢救配合。**立即为患者去枕平卧，头偏向一侧，保持呼吸道通畅、吸氧，迅速建立2条静脉通道，遵医嘱快速静滴20%甘露醇**、50%葡萄糖液、地塞米松、呋塞米等，**以降低颅内压**，同时进行输全血或成分血。

（四）心理护理

向患者介绍成功的病例，增强患者战胜疾病的信心，多关心患者，给予必要的解释与疏导，缓解患者焦虑情绪。若患者出血突然加重，护士要保持镇静，立即通知医生，及时清除血迹、安抚患者并配合医生抢救。

（五）健康指导

1. 生活指导 指导患者避免剧烈运动及一切可能引起出血的因素，如挖鼻、赤脚走路等。

2. 疾病知识指导 告知患者不可随意用药，以防药物引起出血，一旦出现出血征象立即就医。

三、感染

发热是感染常见的症状，指血液病由于白细胞数减少和（或）功能缺陷，以及贫血或营养不良等致机体抵抗力下降，易受病原微生物侵袭而发生的症状。是血液病常见的死亡原因之一。

【病因】

1. 成熟白细胞减少和（或）质量改变 如各类型白血病、淋巴瘤、再生障碍性贫血。

2. 贫血或营养不良。

【护理评估】

（一）健康史

详细询问患者有无白血病、再生障碍性贫血、淋巴瘤、粒细胞缺乏症等病史；有无化疗；长期使用免疫抑制剂和糖皮质激素等药物；有无急性上呼吸道感染、过度疲劳、受凉、皮肤黏膜损伤等因素。

（二）身体状况

1. 感染部位 **最常见部位在口腔、咽峡、牙龈等处**，其次以肺部感染、皮肤感染、皮下组织化脓性感染、肛周脓肿及肛周炎等较常见，女性以尿路感染多见，最严重为败血症。

2. 伴随症状和体征 口腔溃疡者可伴有口腔黏膜溃烂；细菌性咽－扁桃体炎患者可伴有咽、扁桃体肿大充血；泌尿系统感染患者可伴有尿频、尿急、尿痛；白血病患者可伴有肝、脾、淋巴结肿大；败血症患者可伴有高热、寒战。

（三）心理－社会状况

反复发热常导致患者焦虑和抑郁。

（四）辅助检查

血常规和骨髓象检查可协助病因的诊断。感染部位的排泄物、分泌物及渗出物进行培养加药敏试验可协助明确致病菌。

【常见护理诊断】

1. 有感染的危险 与白细胞减少，机体抵抗力低下有关。

2. 体温过高 与感染有关。

【护理措施】

（一）一般护理

1. 环境与休息 保持病室整洁，经常开窗通风，室温维持在20～24℃，湿度以50%～60%为宜。患者应注意卧床休息，取舒适体位。

2. 饮食护理 鼓励患者进食高热量、高蛋白、高维生素、清淡易消化的饮食。鼓励患者多饮水，每日饮水量至少在2000ml以上，必要时遵医嘱给予静脉补液，防止脱水并注意维持水、电解质平衡。若患者有慢性心力衰竭、重度贫血，则需严格控制补液速度和液体入量。

（二）病情观察

观察有无感染的症状和体征，注意监测体温并记录体温变化和热型；协助医生做好各种标本的采集和送检。

（三）降温护理

高热患者给予物理降温，**禁用酒精擦浴或温水擦浴**，以免血管扩张加重出血，一般选用局部冰敷。必要时遵医嘱给予药物降温，慎用解热镇痛药，以免诱发出血。降温过程中，密切监测体温变化，及时更换衣物，防止受凉，并给予液体补充，避免发生虚脱。

（四）用药护理

遵医嘱使用抗生素等药物，注意观察药物疗效及不良反应。

（五）心理护理

讲解感染的原因及防治措施，增强患者战胜疾病的信心，多关心患者，给予必要的解释与疏导，缓解患者焦虑情绪。

（六）健康指导

1. 生活指导　患者要养成良好卫生习惯，做到进餐前后和晨起睡前用漱口液漱口，饭前便后要洗手。

2. 疾病知识指导　向患者及家属说明发热可能的原因，介绍降温措施和饮食要求，使他们能做好感染的预防和自我护理。

（于长颖）

第二节　再生障碍性贫血患者的护理

PPT

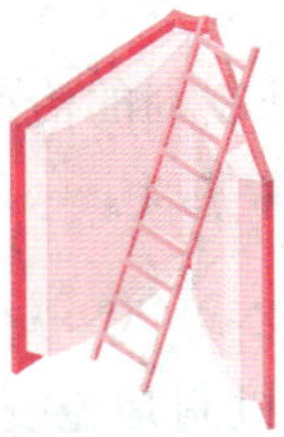

【学习目标】

1. **掌握**　再生障碍性贫血患者的身体状况及护理措施。

2. **熟悉**　再生障碍性贫血患者的辅助检查及护理诊断。

3. **了解**　再生障碍性贫血患者的病因及治疗要点。

案例分析

患者，男，50 岁。在油漆厂工作，近 1 个月来自觉头晕、心慌、胸闷、乏力，偶有鼻出血，到医院就诊。护理体检：T 38℃，P 94 次/分，R 26 次/分，BP 100/65mmHg，面色苍白，睑结膜苍白，肝、脾、淋巴结无肿大。辅助检查：红细胞 3×10^{12}/L，血红蛋白 58g/L，白细胞 3×10^{9}/L，血小板 40×10^{9}/L。

临床初步诊断：再生障碍性贫血。

问题

1. 提出该患者目前存在的主要护理问题。
2. 如何对该患者开展有效的护理？

再生障碍性贫血（AA）简称再障，是由各种原因引起骨髓造血功能衰竭、造血干细胞减少及功能障碍的一类贫血。临床表现为进行性贫血、感染、出血及外周血中全血细胞减少。我国再障的年发病率为0.74/10万人。

再障按病因可分为原发性再障和继发性再障，按病程及表现分为急性再障和慢性再障，按患者的病情、血象、骨髓象及预后分为重型再障和非重型再障。虽然各年龄组均可发病，但以青壮年多见。

【病因】

病因不明确。

1. 病毒感染 如**肝炎病毒**、**微小病毒**B19、EB**病毒**、**流感病毒**、**风疹病毒**等导致机体免疫异常。其中以病毒性肝炎与再障的关系较明确，主要与丙型肝炎有关。

2. 药物 **是再障最常见的病因**，药物有抗生素如**氯霉素**、磺胺药、四环素、链霉素、异烟肼等；抗肿瘤药如氮芥、环磷酰胺等；解热止痛药如保泰松、吲哚美辛、安乃近等；抗甲状腺药如他巴唑、卡比马唑、甲基硫氧嘧啶等；抗惊厥药如苯妥英钠、三甲双酮等；其他药物如氯丙嗪、米帕林、氯唑、甲苯磺丁脲、乙酰唑胺等。其中**引起再障以氯霉素最常见**。

3. 化学因素 主要为有机磷农药、染发剂、苯及其衍生物如油漆、某些居室装修用物等，其中**苯是重要的骨髓抑制毒物**。药物和化学物质主要损害骨髓造血微环境及造血干细胞。

4. 物理因素 X线、γ射线等可阻碍DNA的复制，使造血干细胞数量减少，对骨髓微环境也有损害。

5. 遗传因素 临床资料表明具有HLA－Ⅱ型抗原的患者对免疫抑制剂的治疗反应较好，有些患者对氯霉素具有易感性，说明再障的发病可能与遗传因素有关。

【发病机制】

再障的发病机制目前尚未完全明确，近年来认为AA的主要发病机制是免疫异常，但可能与下列三种机制有关。①造血干细胞缺陷（**“种子”学说**）：各种病因损伤造血干细胞，导致造血干细胞质与量的改变，使骨髓各系造血细胞明显减少，引起外周全血细胞减少。②造血微环境受损（**“土壤”学说**）：骨髓微环境由巨噬细胞、网状组织及微血管构成。正常微环境是造血干细胞再生、分化的必备条件，骨髓微环境受损影响造血细胞的生长与发育。③免疫异常（**“虫子”学说**）：研究发现骨髓体外培养时，再障患者骨髓或血中的淋巴细胞能抑制红细胞、粒细胞生长，说明再障发生可能与免疫机制有关。

【护理评估】

（一）健康史

询问患者有无病毒感染；服用或接触易导致再障的药物和化学物质，如氯霉素、磺胺药、异烟肼、环磷酰胺、保泰松、吲哚美辛、安乃近、有机磷农药、染发剂、油漆、某些居室装修用物等；有无接触各种射线；是否有家族遗传史。

（二）身体状况

主要表现与全血细胞减少有关，**主要为进行性贫血、出血、反复感染，而肝、脾、淋巴结多无肿大**。

1. 重型再生障碍性贫血（SAA） 较少见，起病急，病情重，进展快，预后差，常于数月内死亡。**以严重感染和出血为早期和主要表现**，重型再障患者1/3～1/2在数月至1年内死亡，**死亡原因为颅内出血和严重感染**。

（1）感染 常为全身多部位感染，以皮肤感染、呼吸道感染常见，严重者出现败血症、脓毒血症。

（2）出血 多为不同程度的皮肤黏膜及内脏出血，如皮肤出血点或瘀斑、鼻衄、牙龈出血、眼结膜出血、呕血、便血、尿血等，**严重者可出现颅内出血，是本病死亡的主要原因之一**。

（3）贫血 多呈进行性加重，面色苍白、头晕、乏力、心悸和气短等明显。

2. 非重型再生障碍性贫血（NSAA） 此型多见，起病较缓慢，病程长，经治疗后病情可缓解或治愈。部分患者病情恶化，表现同急性再障，预后较差。

（1）**贫血 多为首发和主要表现**。

（2）出血 较轻且容易控制，常为**皮肤、黏膜出血**。

（3）感染 较轻，常为呼吸道感染，出现较晚，治疗后较易控制。

（三）心理－社会状况

因反复出现贫血、出血、感染发热等表现，患者常感紧张不安；重型再障患者因病情凶险，感到生命受到威胁引起恐惧、惊慌等，对治疗失去信心；非重型再障患者因长期使用激素和免疫抑制剂引起的身体变化常感到自卑；骨髓移植等所需的高额费用常使患者及家属产生巨大的心理压力。

（四）辅助检查

1. 血液检查 **全血细胞均减少**。呈**正常细胞正常色素性贫血**；网织红细胞绝对值低于正常；白细胞计数减少，以中性粒细胞减少为主；血小板减少，出血时间延长。再障诊断指标应符合下列三项中的两项：①血红蛋白 $<100g/L$。②中性粒细胞绝对值 $<1.5\times10^9/L$。③血小板 $<50\times10^9/L$。若三系细胞减少未达上述标准时不能诊断为再障。

2. 骨髓检查 为**确诊的主要依据**。**重型再障骨髓增生低下或极度低下，粒、红细胞明显减少**，脂肪滴增多，淋巴细胞增多，**无巨核细胞**。非重型再障骨髓增生减低或呈灶性增生，三系细胞均由不同程度减少，淋巴细胞相对性增多。

（五）治疗要点

1. 去除病因 早期治疗，避免再次接触放射性物质、苯及其衍生物等有害因素，**禁用对骨髓有抑制作用的药物**。

2. 免疫抑制药 重型再障常选用**抗胸腺细胞球蛋白**（ATG）或**抗淋巴细胞球蛋白**（ALG），抑制患者T淋巴细胞或非特异性自身免疫反应。环孢素可选择性地作用于异常T淋巴细胞，部分缓解骨髓抑制，是再障治疗的一线药物，各型再障均可使用，但应注意该药物所致肝、肾功能损害及脱发等不良反应。

3. 雄激素 是治疗非重型再障的首选药物，**可刺激肾脏产生更多的促红细胞生成素**，对骨髓有直接刺激红细胞生成作用。常用丙酸睾酮衍生物康力龙（司坦唑醇），需治疗3～6个月才能判断疗效，判断指标为网织红细胞或血红蛋白升高；还可用去羟甲基睾酮，但对肝有损害，需定期查肝功能。

4. 造血生长因子 **主要用于重型再障**，在免疫抑制剂治疗的同时或以后使用。如促红细胞生成素（EPO）、粒细胞集落刺激因子（G－CSF）、粒－巨噬细胞集落刺激因子（GM－CSF）等，疗程3个月以上为宜。

5. 对症治疗 包括控制感染、控制出血和纠正贫血。

（1）控制感染 做好个人卫生及环境的清洁、消毒，减少感染机会；发生感染时及时使用有效抗生素，必要时输注白细胞混悬液。

（2）控制出血 根据患者不同出血方式，选用不同的止血方法，皮肤、黏膜出血可用糖皮质激素，内脏出血可输浓缩血小板。

（3）纠正贫血 严重贫血可输全血或浓缩红细胞。

6. 造血干细胞移植 包括骨髓移植、外周血干细胞移植、胎肝细胞输注、脐血输注等。最佳移植对象为年龄40岁以下、未接受输血、未发生感染的患者。

知识链接

造血干细胞移植

造血干细胞移植是指对患者的造血和免疫系统进行预处理后，将正常供体或自体一定数量的造血干细胞移植到患者体内，重建造血和免疫系统的一种治疗方法。这是一种可以根治部分血液系统恶性肿瘤疾病的现代化治疗方法。

【常见护理诊断】

1. 有感染的危险 与粒细胞减少有关。

2. 活动无耐力 与贫血、感染等有关。

3. 组织完整性受损 与血小板减少有关。

4. 恐惧 与出血、病情恶化、预后不良有关。

5. 潜在并发症 颅内出血。

【护理措施】

（一）一般护理 微课1

1. 休息与活动 急性期患者需卧床休息，慢性轻、中度贫血者应适当休息，避免劳累。病情稳定后，与患者及家属共同制定日常活动计划，指导患者适度活动，**重度以上贫血**（Hb<60g/L）**要以卧床休息为主**；病室内定期空气消毒，限制探视。

2. 饮食护理　应给予高热量、高蛋白、高维生素、清淡易消化饮食。

（二）病情观察

注意观察患者的生命体征变化，定期检查血常规，了解白细胞、红细胞、血小板的变化，观察患者有无头晕、头痛、心悸、气促、体温升高、全身皮肤黏膜出血等症状。**当血小板低于 20×10^9/L 时嘱患者卧床休息**，禁止头部剧烈活动，以防颅内出血。如患者一旦出现头痛、呕吐、视物模糊、意识障碍等**颅内出血**征兆，应立即报告医生联系，配合抢救。

（三）用药护理

1. 免疫抑制药　如抗胸腺细胞球蛋白（ATG）和抗淋巴细胞球蛋白（ALG）等，其不良反应是血清病（如猩红热样皮疹、关节痛、发热等）、超敏反应和出血加重等。用药前做过敏试验，用药期间应予以保护性隔离，加强支持疗法，防止出血及感染，密切观察药物反应。

2. 雄激素　如**丙酸睾丸酮**、司坦唑、达那唑、去羟甲基睾丸酮等，雄激素为油剂，不易吸收，注射部位常可形成**硬块**，甚至发生无菌性坏死，故需**深部缓慢分层注射**，并注意轮换注射部位；雄激素长期使用可出现须毛增多、痤疮、女性患者出现闭经及男性化、**肝损害**、水肿等不良反应，但停药后不良反应可逐渐消失，应加强观察，并**定期检查肝功能**。药物治疗需 6 个月可见疗效，有效者网织红细胞于 1 个月左右开始上升，随后血红蛋白开始上升，红细胞于 3 个月后开始上升，而血小板需要较长时间才上升。

（四）输血护理

输新鲜血为佳。在输血前应进行双重核对，详细核对血袋及领血单上患者的姓名、住院号、血型、Rh 因子、血量、血液成分、有效期限、血袋号码及血交叉等。经核对无误后，待血温度回到室温后，仍应再次双重核对，无误后给予输血。输血时滴速不宜过快，开始 10 分钟少于 20 滴/分的滴速，观察一段时间后如无不良反应可调整在 40～60 滴/分；年龄较大或有心血管疾病者滴速宜慢，通常 1 个单位的血液制品最好在 2 小时内输完。注意有无输血反应，如患者出现呼吸困难、寒战、发热、头痛、恶心、呕吐、烦躁不安等不良反应，应立即停止输血，并报告医生进行处理。应及时记录开始输血时间、输血时间的长短、血袋号码、血液制品及量、输血后有无不良反应及其处理情况等。

（五）骨髓移植护理

移植前向患者解释骨髓移植的必要性、要求、操作方法和配合事项，以消除其顾虑和心理排斥情绪；做好进层流室前清洁工作，包括患者剃发、沐浴、修甲、消毒液漱口、服肠道抗生素等，所进饮食和一切用品均需消毒；移植时观察有无输血反应和栓塞现象；移植后关心患者，帮助患者度过移植关，严密观察有无并发感染或移植物抗宿主反应。

（六）心理护理

与患者建立信任关系，向患者介绍再障的疾病特点，有关药物不良反应，鼓励患者增强康复信心，积极配合治疗，鼓励患者坚持完成疗程。鼓励家属关心体贴患者，积极参与患者的治疗与护理，使患者感到温暖和关怀，消除不良情绪，增加治疗信心。

（七）健康教育

1. 生活指导 长期接触对骨髓造血有害物质（如放射性物质、农药、苯及衍生物等）的人员加强卫生宣教，提高对工作环境危害的认识，增强自我保健意识，严格遵守规章制度及操作规程，定期检查血常规。指导患者加强营养，注意个人卫生，注意个人日常生活中的自我照顾，劳逸结合，学会调理情绪，保持心情舒畅，避免皮肤黏膜损伤，预防各种出血及感染。

2. 疾病知识指导 向患者介绍本病的知识，说明坚持用药的重要性、长期性，坚持按医嘱用药。避免服用对造血系统有损害的药物，特别是氯霉素。嘱患者定期复查血常规和肝功能，出现病情变化时应及时就诊。

（于长颖）

第三节　出血性疾病患者的护理

PPT

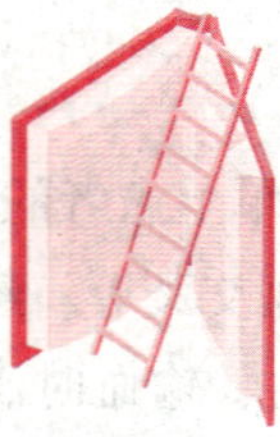

【学习目标】

1. **掌握** 出血性疾病患者的身体状况和护理措施。
2. **熟悉** 出血性疾病患者的护理诊断。
3. **了解** 出血性疾病患者的病因和辅助检查。

案例分析

患者，女，50岁，皮肤黏膜反复出血1年，月经量增多5天。护理体检：贫血貌，皮肤散在瘀斑，血红蛋白75g/L，白细胞8.0×10^9/L，血小板25×10^9/L，骨髓增生活跃，红系、粒系形态正常，巨核细胞数量增多。

临床初步诊断：特发性血小板减少性紫癜。

问题

1. 如何对患者开展有效的护理？
2. 如何对患者进行健康指导？

一、特发性血小板减少性紫癜

特发性血小板减少性紫癜（ITP）又称为**自身免疫性血小板减少**，是一组免疫介导的血小板过度破坏所致的出血性疾病。**以广泛皮肤黏膜及内脏出血、血小板减少、骨髓巨核细胞发育成熟障碍、血小板生存时间缩短及血小板膜糖蛋白特异性自身抗体出现**为特征。临床发病率为（5～10）/10万人口，65岁以上的老年人发病率增多。

【病因】

该病为自身免疫性疾病，具体病因不明，可能与下列因素有关。

1. 感染　80%急性患者在发病2周左右有上呼吸道感染史，慢性患者常因感染而加重病情。ITP发病与病毒感染有密切关系，病毒感染后ITP患者血液中可发现抗病毒抗体或免疫复合物。

2. 免疫因素　正常血小板平均寿命为7～11日，患者体内有异常免疫所产生的抗血小板抗体，与血小板结合后，使ITP患者血小板寿命明显缩短，为1～3日。此抗体不仅导致血小板破坏，同时影响巨核细胞成熟，使血小板生成减少。

3. 肝和脾因素　肝、脾不但是抗血小板抗体产生的主要部位，也是血小板被破坏的主要场所。患者行脾脏切除术后，多数血小板计数上升，表明脾脏是血小板破坏的重要场所。

4. 其他因素　慢性型多见于女性，且多发生在40岁以前，可能与雌激素抑制血小板生成及促进单核－巨噬细胞对抗体结合血小板的吞噬破坏。毛细血管脆性增高也可加重出血。

【发病机制】

1. 抗血小板抗体　约75%ITP患者可检测到血小板相关自身抗体（PAIg），后者多为IgG、IgA，也可是IgM。抗体通过Fab片段与血小板膜糖蛋白（GpⅡb/Ⅲa等）结合，带有抗体的血小板接触到单核－巨噬细胞表面的FC受体，易被吞噬破坏。另外，抗血小板抗体对巨核细胞分化也有抑制作用。

2. 血小板生成时间缩短　ITP患者血小板生存可缩短至2～3天或更短，经放射性核素了解到ITP患者血小板易在脾脏被滞留；脾脏可产生抗血小板抗体，脾内的巨噬细胞参与血小板的破坏过程。

【护理评估】

（一）健康史

详细询问患者的年龄、性别，起病前7～14天是否有呼吸道感染史；女性患者应询问月经史和生育史，如有无月经过多、经期延长等；有无服用对血小板有影响的药物等。

（二）身体状况

1. 急性型　半数以上发生于**儿童**，**起病前1～2周多有上呼吸道感染史**，病程多为自限性，一般在4～6周恢复，治愈后很少复发。本病起病急骤，可出现畏寒、发热、全身皮肤黏膜出血如瘀点、紫癜及大小不等的瘀斑；鼻、牙龈及口腔黏膜出血常见，并可出现内脏出血如消化道、泌尿道出血、眼结合膜下出血等；**严重者可出现颅内出血**，引起剧烈头痛、意识障碍、瘫痪及抽搐、双侧瞳孔不等大，**是本病死亡的主要原因**。

2. 慢性型 主要见于成人。**40岁以下女性多见，易反复发作**，少有自行缓解，治疗效果差，常可持续数周、数月或迁延数年。一般无前驱症状，起病缓慢隐匿，表现为皮肤、黏膜出血，如瘀点、瘀斑及外伤后不易止血，鼻出血、牙龈出血很常见；**女性以月经过多较常见**。

（三）心理－社会状况

由于反复发作的广泛出血或出血不止，可引起患者焦虑、恐惧。随着病情迁延，可使患者脾气粗暴、固执，易迁怒于他人等心理反应。

（四）辅助检查

1. 血液检查 血小板数量减少，急性型血小板常低于$20\times10^9/L$，慢性型血小板常在$(30\sim80)\times10^9/L$，失血多时可出现红细胞和血红蛋白的减少，白细胞计数多正常，嗜酸性粒细胞可增多。

2. 骨髓象 **急性型骨髓巨核细胞数量增多或正常**，慢性型巨核细胞显著增多，巨核细胞发育成熟障碍。

3. 其他 出血时间延长、血块回缩不良、**束臂试验阳性**；血小板寿命明显缩短；血小板相关抗体（PAIg）阳性和血小板相关补体（PAC_3）增高，缓解期可恢复正常。

（五）治疗要点

1. 一般治疗 出血严重者应卧床休息，限制活动，避免外伤。当血小板低于$20\times10^9/L$时，要严格卧床休息，避免外伤。**禁用阿司匹林等一切影响血小板聚集的药物**，以免加重出血。

2. 糖皮质激素 **为本病首选药物**，该类药物可以**减少血小板自身抗体生成及减轻抗原抗体反应，抑制单核－吞噬细胞系统对血小板的破坏**。常用泼尼松每次10～20mg，3次/天，口服，病情急重者可静脉滴注氢化可的松或地塞米松；一般用药后数日即可改善出血症状，但不能根治，停药后易复发；待血小板接近正常后，可逐渐减量，常用小剂量5～10mg/d，维持3～6个月。

3. 脾切除 是ITP的有效疗法之一。**主要作用机制是减少血小板破坏及抗体的产生**。①适用于糖皮质激素或脾切除疗效不佳者。②有使用糖皮质激素或脾切除禁忌证。③与糖皮质激素合用以提高疗效及减少糖皮质激素的用量。

4. 免疫抑制剂 一般不作首选。当以上治疗方法无效、疗效差或不能切脾者，可加用免疫抑制剂或单独使用免疫抑制剂。主要药物有长春新碱、环磷酰胺、硫唑嘌呤、环孢素等，其中**最常用的是长春新碱**。

5. 急重症的处理

（1）输血和输血小板　**适用于危重出血者、血小板低于 20×10^9/L 者**、脾切除术前准备或其他手术及严重并发症者，输新鲜血或浓缩血小板悬液有较好的止血效果者。血小板成人按 10～20 单位给予，**血小板输注速度越快越好**。

（2）静脉注射免疫球蛋白　适用于危重型 ITP、难治型 ITP、不宜用糖皮质激素治疗的 ITP、需迅速提升血小板的 ITP 患者。剂量为 400mg/（kg·d），静滴，5 天为 1 个疗程。也可先静注免疫球蛋白 1000mg/kg，后再输注血小板，次日再用相同剂量 1 次。

（3）血浆置换　可减少循环中抗体和免疫复合物，使血小板上升。方法为 3～5 天内，连续 3 次以上。每次置换 3000ml。

【常见护理诊断】

1. 组织完整性受损　与血小板减少有关。

2. 恐惧　与反复发生出血及患者对疾病的发生、发展及预后不了解有关。

3. 潜在并发症　颅内出血。

【护理措施】

（一）一般护理

1. 休息与活动　预防和避免加重出血的因素，指导患者保持适度的安静，避免造成身体受损的活动和参加剧烈体育运动。**血小板低于 50×10^9/L，勿做较强体力活动**，可适当散步，预防各种外伤。**血小板**＞（30～40）$\times10^9$/L，出血不重，可**适当活动**。**血小板**＜（30～40）$\times10^9$/L，要少活动，**卧床休息**，保持心情平静。**血小板**＜20×10^9/L **时，绝对卧床休息，应警惕脑出血的发生**。

2. 饮食护理　应给予高蛋白质饮食；根据患者的嗜好，烹调适合患者口味的饮食，但避免热烫、粗糙及刺激性强的饮食；如有胃肠道出血则应禁食。

3. 生活护理　保持皮肤清洁，注意其干燥度、发红、皮疹、瘀点、瘀斑及有无压疮，注意肛门及会阴部清洁，大、小便后用温水擦拭，以增加舒适感，预防感染。经常修剪指甲，避免抓伤皮肤，衣着应宽松。保持口腔清洁，刷牙时不要太用力，牙刷不要太硬，若出血严重则不要使用牙刷。

（二）病情观察

注意出血部位、范围、出血量，有无内脏出血，监测血小板计数等。若患者出现视物模糊、头晕、头痛、呼吸急促、喷射性呕吐，甚至昏迷，提示脑出血可能，应迅速通知医生，并配合抢救。

（三）用药护理

长期使用糖皮质激素应观察患者有无向心性肥胖、胃肠道反应、感染或骨质疏松等不良反应，并且长期服用还易合并高血压、糖尿病等。应用免疫抑制剂期间应注意有无如骨髓造血功能抑制、末梢神经炎、出血性膀胱炎等，必要时应停药。**避免使用引起血小板减少或者抑制其功能的药物**，如**阿司匹林、双嘧达莫、吲哚美辛、保泰松**等。

（四）心理护理

向患者讲述本病为慢性病，易反复发作，帮助寻找诱因，以减少发作，增强治愈信心。安慰患者，耐心解答患者提出的各种问题，满足患者情感上的需要。指导患者尽量保持情绪稳定，以利于疾病恢复。一旦发生严重出血，护士应沉着冷静，通过熟练操作和精心护理给患者以安慰，并注意观察患者的情绪状态，及时给予帮助和指导，以消除患者的焦虑、恐惧心理。

（五）健康教育

1. 生活指导 嘱患者平时注意保暖，预防感染。可适当散步，避免一切外伤的发生。定期复查，出现出血征象应及时就诊。

2. 预防知识指导 向患者及家属介绍本病的基本知识，鼓励患者坚持服药，用药期间定期检查血小板、白细胞、血压和血糖等。服用糖皮质激素者，应告知必须按医嘱、按时、按剂量、按疗程用药，不可自行减量或停药，以免加重病情。为减轻药物的不良反应，应饭后服药，必要时可加用胃黏膜保护剂或制酸剂；不要使用阿司匹林等影响血小板功能的药物。缓解期注意锻炼身体，增强机体抵抗力。

（刘　洋）

二、血友病

血友病是一组因遗传性凝血因子缺乏而引起的出血性疾病。包括**血友病 A（FⅧ缺乏症）**、**血友病 B（遗传性 FⅨ缺乏症）**、遗传性 FⅪ缺乏症。**临床上以血友病 A 最为常见**。血友病发病率为（5～10）/10 万，血友病以阳性家族史、幼年发病、自发或轻度外伤后出血不止、血肿形成、关节出血、凝血时间延长为特征。

【病因与发病机制】

血友病为遗传性疾病，血友病 A 又称遗传性抗血友病球蛋白缺乏症或 FⅧ；血友病 B 又称遗传性 FIX 缺乏症，遗传或突变使之缺陷时，导致机体内源性途径凝血障碍及出血倾向。

血友病 A 和 B 均属 X 连锁隐性遗传性疾病。双亲均可遗传，子女均能发病。

【护理评估】

（一）健康史

详细询问患者是否有血友病家族史；了解近期有无感染，外伤或手术史；询问近期有无服用一些易导致出血的药物等。

（二）身体状况

血友病是**与生俱来**，伴随终身的疾病。

1. 出血 **是本病最主要的表现，血友病 A 出血较重，血友病 B 出血较轻**。遗传性

FⅪ缺乏症最轻。多为自发性出血或轻微外伤、小手术（如拔牙）后出血不止。出血部位以**皮下软组织及肌肉出血最常见，颅内出血是患者死亡的主要原因**。肌肉及关节腔内出血是血友病患者的特征，**负重关节，如膝、踝关节等反复出血甚为突出**，最终可导致关节肿胀、僵硬、畸形，可伴骨质疏松、关节骨化及肌肉萎缩。

2. 血肿压迫症状及体征　血肿压迫周围神经可致局部疼痛、麻木；压迫血管可致相应供血部位缺血性坏死或淤血、水肿；口腔底部、咽后壁、喉及颈部出血可致呼吸困难甚至窒息；压迫输尿管致排尿障碍。

（三）心理－社会状况

该疾病具有家族遗传性，并且出血较多，给患者造成很大的精神压力，当出现严重的并发症时会给患者及家属带来焦虑、恐惧等心理。

（四）辅助检查

1. 血液检查　红细胞、白细胞及**血小板计数正常**；**出血时间**、血块回缩试验**正常**。

2. 筛选试验　凝血时间和部分凝血活酶时间（APTT）延长，有助于血友病A的诊断及分型。

3. 确诊试验　通过凝血活酶生成试验及纠正试验，可确定血友病的诊断。

（五）治疗要点

最好的治疗方式是预防性治疗，最有效的是以补充凝血因子的替代治疗为主，及时处理局部出血。

1. 补充凝血因子　补充凝血因子是治疗血友病最为有效的措施，**目的是将患者缺乏的凝血因子提高到止血水平，以预防或治疗出血**。临床常用的因子Ⅷ制剂有新鲜血浆、凝血酶原复合物等。也可给予肾上腺糖皮质激素提高凝血因子Ⅷ浓度，减少出血倾向。给患者进行全身疗法的同时，对鼻、口腔等部位出血，可采用局部冷敷、吸收性明胶海绵压迫止血等，对活动性出血创面可谨慎采用外科止血方法。

2. 局部出血的处理　压迫止血法用于皮肤表面出血；凝血酶、巴曲酶（立止血）、止血海绵等药物加压或堵塞止血用于鼻黏膜出血；含相关凝血因子的粘贴物覆盖伤口或创面可用于出血较多的伤口或拔牙后出血不止者。休息（制动）、局部压迫、冷敷及抬高患肢是局部深层组织血肿形成和关节腔出血患者最重要的非药物性治疗措施，可使用夹板、模具、拐杖或轮椅等，使患者出血的肌肉和关节处于休息位；局部予以冰敷或冷湿敷，每4～6小时1次，每次约20分钟，直至局部肿胀或疼痛减轻。

3. 药物治疗　轻症血友病A患者可用去氨加压素治疗，常用剂量为0.3μg/kg，用生理盐水30～50ml稀释后于20～30分钟内静注，也可分次皮下注射或鼻腔滴入。遵医嘱使用达那唑、糖皮质激素、抗纤溶等药物。

【常见护理诊断】

1. 组织完整性受损　与缺乏凝血因子有关。

2. 疼痛　与深部组织血肿或关节腔积血有关。

3. 有失用综合征的危险 与反复多次关节腔出血有关。

4. 恐惧 与出血不止，危及生命有关。

5. 潜在并发症 颅内出血。

【护理措施】

（一）一般护理

1. 休息与活动 平日可适量活动，行走、慢跑时间不可过长，告诉患者关节**不可过度负重或进行剧烈的接触性运动（拳击、篮球、足球、穿硬底鞋或赤脚走路）**。

2. 饮食护理 为避免刺伤消化道黏膜，禁食带骨、刺及油炸的食物。

（二）病情观察

定期监测生命体征，观察肌肉、关节出血的情况。及时发现内脏出血尤其是颅内出血的征象，**如有无呕血、咯血、头痛、呕吐、瞳孔不等大，甚至昏迷等，一旦发现，及时通知医生**。

（三）用药护理

输注凝血因子时应取回后立即输注；输注冷冻血浆或冷沉淀物时，应先在37℃温水中解冻、融化后尽快输入。输注过程中密切观察有无输血反应。**禁忌使用抑制血小板聚集药，如阿司匹林、双嘧达莫等**。

长期使用糖皮质激素会引起身体外形的变化、胃肠道反应、诱发或加重感染等，长春新碱可引起骨髓造血功能抑制、末梢神经炎。使用免疫抑制剂、大剂量丙种球蛋白时，易出现恶心、头痛、出汗、肌痉挛、寒战及发热等，可减慢滴速，同时注意保护局部血管，预防和及时处理静脉炎。

（四）出血的护理

关节出血者宜卧床休息，并用弹力绷带加压包扎，局部冷敷，抬高患肢、制动并保持其功能位，出血停止后可作适当体疗以防关节畸形。尽量避免肌肉、静脉注射及深部组织穿刺；禁止使用静脉留置套管针，以免针刺点出血。尽量避免手术。

（五）心理护理

安慰患者要静心休养，稳定情绪。医护人员应加强与患者和家属有效沟通。告知患者因药物的不良反应所带来的身体不适，可随着停药逐渐消失，消除患者疑虑，缓解其心理压力，树立战胜疾病的信心，积极配合治疗与护理。

（六）健康指导

1. 生活指导 尽量卧床休息，保证充足的睡眠。注意保暖，预防感染。在治疗的缓解期，可进行一些简单的锻炼，但**应避免负重或剧烈的运动**。

2. 疾病知识指导 指导有关血友病的相关知识，让患者对遗传性疾病有一定的认识，并指导患者学会自我保护，避免一切外伤；教会患者和家属学会压迫止血的方法及识别出血征象，一旦发现严重的皮肤黏膜出血和内脏出血，应及时就诊。重视遗传咨询、婚前检查和产前诊断非常必要。

（张　霞）

三、弥散性血管内凝血

弥散性血管内凝血（DIC）是在许多疾病基础上，由致病因素激活凝血及纤溶系统，导致全身微血栓形成，凝血因子大量消耗并继发纤溶亢进，引起全身出血及微循环衰竭的临床综合征。

本病起病急，进展快，死亡率高，是临床急重症之一。**微血栓形成是 DIC 的基本病理变化**，其发生部位广泛，多见于肺、肾、肝、脑、心、胃肠道及皮肤、黏膜等部位。早期诊断及有效治疗是挽救患者生命的重要前提。

【病因】

1. 感染性疾病　最多见，占 31% ~43%。常见于细菌、病毒、立克次体感染等，如败血症、重症肝炎、斑疹伤寒等。

2. 恶性肿瘤　常见于急性早幼粒性白血病、淋巴瘤、前列腺癌、胰腺癌、绒毛膜上皮癌、肝癌、肾癌、肺癌及脑肿瘤等。

3. 病理产科　常见于羊水栓塞、感染性流产、胎盘早剥、死胎滞留、重症妊娠高血压综合征等。

4. 手术及创伤　富含组织因子的器官如脑、前列腺、胰腺子宫等，可因手术及创伤等释放组织因子，诱发 DIC。大面积烧伤、严重挤压伤、骨折也易致 DIC。

5. 其他　包括全身各系统多种疾病，如肺心病、恶性高血压、ARDS、急性胰腺炎、重症肝炎、溶血性贫血、血型不合输血、急进性肾炎、糖尿病酮症酸中毒、系统性红斑狼疮、中暑、脂肪栓塞等。

【发病机制】

各种病因导致组织损伤、感染、肿瘤溶解、严重创伤，启动外源性或内源性凝血途径，激活机体的凝血系统，导致弥漫性微血栓形成，后激活纤溶系统，继发纤溶亢进，最终导致广泛性出血。DIC 按病理生理可分为三期，分别是高凝期、消耗性低凝血期、继发性纤溶期。见表 6－3。

表 6－3　弥散性血管内凝血分期

分期	凝血、纤溶	血液凝固性	辅助检查
高凝期	凝血酶增高 微血栓形成	升高	凝血时间缩短 血小板粘附性增高

续表

分期	凝血、纤溶	血液凝固性	辅助检查
消耗性低凝血期	凝血系统激活的同时纤溶系统也被激活 凝血因子和血小板消耗	降低	血小板减少 纤维蛋白原减少 凝血酶原时间延长 3P 试验阳性
继发性纤溶期	纤溶系统继发性激活 纤溶酶大量生成 FDP 产生	降低	血小板明显减少，FDP 增高，纤维蛋白原明显减少 3P 试验阳性 凝血酶原时间延长

【护理评估】

（一）健康史

询问患者是否有感染性疾病，如败血症、肾综合征出血热、重症肝炎等；是否有病理产科，如羊水栓塞、感染性流产、胎盘早剥、死胎滞留、重症妊娠期高血压疾病；是否有恶性肿瘤，如急性白血病、前列腺癌、淋巴瘤等；是否有组织损伤，如大面积烧伤、毒蛇咬伤、严重创伤等；是否有全身各系统多种疾病，如肺心病、ARDS、急性胰腺炎、恶性高血压等。

（二）身体状况

除原发病的临床表现外，DIC 常见的临床表现是出血、休克或微循环衰竭、微血管栓塞和微血管病性溶血。

1. 出血 是 DIC 最常见的临床表现之一。**主要表现为自发性、多发性出血，多见于皮肤、黏膜、伤口及穿刺部位出血，严重时可遍及全身**，甚至引起咯血、呕血、血尿、便血、阴道出血等器官、组织出血，最严重时发生颅内出血。

2. 休克或微循环衰竭 由于弥漫性微血栓形成、广泛而持续出血、心肌收缩力下降及血管活性物质增多等因素导致回心血量和有效循环血量减少、心排血量降低以及循环阻力下降等。患者**多出现一过性或持续性血压下降**，早期即出现肾、脑、肺等重要器官功能不全，表现为四肢皮肤湿冷、发绀、少尿或无尿、呼吸困难、神志改变等。休克可进一步加剧组织的缺血、缺氧与坏死，从而促进 DIC 的发生与发展，形成恶性循环。

3. 微血管栓塞 分布广泛，可分为浅层组织栓塞和深部器官栓塞。

（1）浅层组织栓塞 主要发生于眼睑、四肢、胸背及会阴部等的皮肤黏膜处，主要表现为口腔、消化道、肛门等部位皮肤发绀、坏死、脱落。

（2）深部器官栓塞 主要发生于肾、脑、肺等深部器官，主要表现为急性肾衰竭、意识障碍、颅内高压综合征、呼吸衰竭等。

4. 微血管病性溶血 可表现为进行性贫血，贫血程度与出血量不成比例；大量溶血时还可出现皮肤、巩膜黄染和血红蛋白尿等。

（三）心理－社会状况

患者及家属对疾病异常恐惧，若治疗效果不佳，易出现悲观、绝望的心理。

（四）辅助检查

1. 消耗性凝血障碍的检测　**血小板计数减少；凝血酶原时间（PT）延长**、纤维蛋白原定量减少；部分凝血活酶时间（APTT）延长。

2. 继发性纤溶亢进的检测　**血浆鱼精蛋白副凝试验（3P试验）阳性**；纤溶酶及纤溶酶原激活物的活性增高；纤维蛋白原的降解产物（FDP）明显增多；D－二聚体升高或阳性。

3. 其他　外周血涂片红细胞形态常呈盔形、多角形、三角形或碎片等改变。

（五）治疗要点

1. 治疗基础疾病和消除诱因　是有效救治DIC的前提和基础。如控制感染，治疗产科疾病及外伤，纠正缺氧、休克及酸碱平衡紊乱等。

2. 抗凝治疗　是终止DIC、重建凝血－抗凝血功能平衡、减轻器官功能损伤的重要措施。**首选肝素治疗**。急性期可给予肝素钠每日（10000～30000）U/d，每6小时用量不超过5000U，根据病情连用3～5天。目前临床趋向使用低分子肝素治疗，病因一旦被消除，DIC**被控制，应及早停用肝素治疗**。其他抗凝及抗血小板聚集药物有辅助治疗价值，如复方丹参注射液、双嘧达莫、阿司匹林、低分子右旋糖酐、抗凝血酶、噻氯匹定等。

3. 补充血小板和凝血因子　对于纤维蛋白原显著降低（＜1g/L）或血小板显著减少者（$<10\times10^9/L\sim20\times10^9/L$ 或 $<50\times10^9/L$ 有明显出血倾向）可分别输注纤维蛋白原浓缩剂或血小板悬液。对于部分凝血活酶时间（APTT）显著延长者可输新鲜全血、新鲜血浆或冷沉淀物，以补充凝血因子。

4. 抗纤溶治疗　适用于DIC晚期，一般在已进行原发病有效治疗、抗凝治疗及补充血小板和凝血因子的基础上应用。常用药有氨基己酸、氨甲苯酸等。

5. 重组人活化蛋白C（APC）治疗　应用于败血症引起的DIC。

6. 其他　DIC后期，脏器功能衰竭明显而经上述治疗无效者可选用尿激酶溶栓治疗。糖皮质激素治疗一般不作常规应用。败血症等引起的DIC可用重组人活化蛋白C（APC）治疗。

【常见护理诊断】

1. 组织完整性受损　与DIC导致凝血因子被消耗、继发纤溶亢进等有关。

2. 组织灌注量改变　与弥散性血管内凝血有关。

3. 潜在并发症　急性肾衰竭、呼吸衰竭、多器官功能衰竭。

【护理措施】

（一）一般护理

1. 休息与体位　采取适当的体位，如休克时可协助患者取中凹位，注意保暖；呼吸衰竭时可协助取半坐卧位，给予氧气吸入。

2. 饮食护理 给予营养丰富、易消化的流质或半流质饮食，必要时禁食。

（二）病情观察

注意观察出血范围、严重程度等，随时关注实验室检查结果，及时向医生报告。定时监测患者生命体征及尿量、意识改变；记录 24 小时出入量；观察皮肤颜色、温度、湿度、末梢感觉；有无各器官栓塞的症状和体征，如头痛、抽搐、昏迷多为**脑栓塞**表现；突然胸痛、呼吸困难、咯血多为**肺栓塞**表现；腰痛、血尿、少尿或无尿多为**肾栓塞**表现；消化道出血多为胃肠黏膜栓塞；干性坏死、手指、足趾、鼻、颈、耳部发绀多为皮肤栓塞表现。

（三）用药护理

一旦发生 DIC 应立即通知医生，建立两条静脉通道予以抢救。遵医嘱准确给予肝素抗凝治疗，肝素治疗期间要特别注意观察患者的出血情况和监测各项实验室指标，如**定期测凝血时间**或部分凝血活酶时间（APTT），其中 APTT 为肝素应用最常用的临床监测指标。在肝素抗凝过程中，补充新鲜凝血因子，并注意观察输血反应。若肝素过量而致出血，可采用**鱼精蛋白对抗**，鱼精蛋白 1mg 可中和肝素 1mg。遵医嘱给予预防低血压的药物，维持静脉输液畅通，防止血压降低后进一步减少末梢循环血量。

（四）心理护理

缓解减轻患者紧张、焦虑情绪，对于神志清醒的患者解释病情，争取其积极配合治疗，提高战胜疾病的信心。

（五）健康指导

1. 生活指导 保证充足的睡眠时间；根据患者的饮食习惯，提供可口、易消化吸收、营养丰富的食物，少量多餐；循序渐进地增加运动量，促进身体的康复。

2. 疾病知识指导 向患者及其家属介绍疾病的基本知识。特别要向家属解释进行辅助检查的必要性，特殊治疗的目的、意义及不良反应。劝导家属要多关心和支持患者，以缓解患者的不良情绪，鼓励患者主动配合治疗，提高战胜疾病的信心。

（张　燕）

PPT

第四节　白血病患者的护理

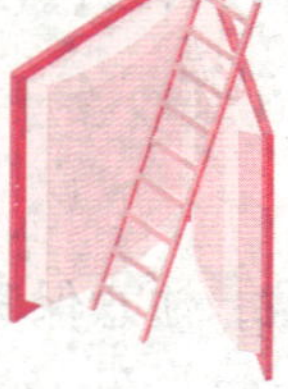

【学习目标】

1. **掌握**　白血病患者的身体状况及护理措施。
2. **熟悉**　白血病患者的主要护理诊断。
3. **了解**　白血病患者的病因。

案例分析

患者，女，39岁。发热乏力5天。护理体检：T 38.4℃，P 96次/分，R 20次/分，BP 138/80mmHg，贫血貌，皮肤散在出血点，浅表淋巴结肿大，胸骨压痛。实验室检查：血红蛋白78g/L，白细胞计数24.5×10^9/L，幼稚白细胞0.32，血小板69×10^9/L。骨髓象：骨髓增生极度活跃。

初步诊断：急性白血病。

问题

1. 列出该患者存在的症状和体征。
2. 目前存在哪些主要的护理问题？
3. 如何对该患者开展有效的护理？

白血病是一类造血干细胞的恶性克隆性疾病，因白血病细胞自我更新增强、增殖失控、分化障碍、凋亡受阻，而停滞在细胞发育的不同阶段。在骨髓和其他造血组织中，白血病细胞大量增生累积，使正常造血受抑制并浸润其他组织和器官。**临床上以进行性贫血、出血、持续发热或反复感染、组织器官浸润为特征**。

我国临床根据白血病的表现、细胞形态学、细胞化学、细胞免疫学及分子遗传学将白血病进行分类。

1. 根据白血病细胞成熟程度和白血病自然病程分类　①急性白血病（AL）：起病急，病情发展迅速，骨髓及外周血中以异常的原始及幼稚细胞为主，一般超过20%，病程仅数月。②慢性白血病（CL）：起病缓慢，骨髓及外周血中以异常的较成熟细胞为主，其次是幼稚细胞，原始细胞常不超过10%~15%。自然病程一般在一年以上。慢性白血病分为慢性淋巴细胞白血病（CLL，简称慢淋）、慢性粒细胞性白血病（CML，简称慢粒）、慢性粒单核细胞性白血病（CMML）等多种类型。

2. 按白血病细胞的形态和细胞化学特征分类　根据主要受累细胞系列将急性白血病分为急性淋巴细胞白血病（ALL，简称急淋）与急性髓系白血病（AML）两类。ALL按原始淋巴细胞的大小及形态分为L_1、L_2和L_3三个亚型；AML分为M_0至M_7八个亚型。

【病因及发病机制】

人类白血病的病因及发病机制目前尚不清楚。发病与**病毒感染、电离辐射、化学因素（苯及其衍生物、某些抗肿瘤药物、氯霉素、保泰松等）、遗传因素等有关**。

1. 生物因素　主要是病毒感染和免疫功能异常。目前已经证实人类T淋巴细胞病毒-I（HTLV-I）能引起成人T细胞白血病（ATL），已从恶性T细胞中分离出病毒，而且患者血清中检出HTLV-I抗体，它是一种C型逆转录RNA病毒。此外，EB病毒、HIV病毒与淋巴系统恶性肿瘤的关系已被认识。某些自身免疫性疾病，因其免疫功能异常而致白血病的危险度增加。

2. 遗传因素 家族性白血病约占白血病的千分之七。一个家族中偶有多个白血病患者发生。有染色体异常的遗传性疾病，如先天愚型、先天性再生障碍性贫血（Fanconi 综合征）等较易发生白血病。

3. 物理因素 包括 X、γ 射线等电离辐射。大面积和大剂量照射可使骨髓抑制和机体免疫力下降，DNA 突变、断裂和重组，导致白血病的发生。

4. 化学因素 多种化学物质或药物可诱发白血病，如苯及其衍生物、氯霉素、保泰松、烷化剂及细胞毒药物等。

5. 其他血液病 某些血液病最终可能发展为白血病，如骨髓增生异常综合征、淋巴瘤、多发性骨髓瘤、阵发性睡眠性血红蛋白尿症等。

一、急性白血病 微课2

AL 是造血干细胞的恶性克隆性疾病，发病时骨髓中异常的原始细胞及幼稚细胞大量增殖并抑制正常造血，广泛浸润肝、脾、淋巴结等各种脏器。表现为**贫血**、**出血**、**感染和浸润等征象**。

【护理评估】

（一）健康史

详细询问患者有无病毒感染史；是否接触过放射性物质或化学毒物；是否用过抗肿瘤药物及氯霉素等药物；有无家族史；是否患有其他血液系统疾病等。

（二）身体状况

起病急缓不一，急性起病者常突然高热也可以是严重的出血，缓慢起病者常为面色苍白、疲乏、低热或轻度出血。部分患者可因皮肤紫癜、月经过多或拔牙后出血难止而就医后被发现。主要表现有：

1. 发热 **半数患者以不同程度的发热为早期表现**，可伴有畏寒、出汗等。白血病本身可引起发热，但较高发热常提示有继发感染。**感染部位以口腔黏膜、牙龈、咽峡最为常见**，可表现为炎症、溃疡、坏死等。肺部感染及肛周皮肤感染亦常见，严重时可导致败血症。最常见的致病菌为革兰阴性杆菌，近年来革兰阳性杆菌感染呈上升趋势，长期应用抗生素者也可出现真菌感染，部分患者还可发生病毒感染。感染主要与成熟粒细胞缺乏、机体免疫功能下降、皮肤黏膜屏障受损、肠道菌群失调等有关。

2. 贫血 **贫血常为首发症状**，半数患者就诊时已有重度贫血，随病情发展而进行性加重。其主要原因是骨髓中白血病细胞极度增生与干扰，导致正常红细胞生成减少所致。

3. 出血 以出血为早期表现者近 40%，可发生于全身任何部位，**但以皮肤瘀点、瘀斑，牙龈出血，鼻出血及女患者月经过多较常见**。眼底出血可导致视力障碍，严重者可发生颅内出血，表现为头痛、呕吐、双侧瞳孔大小不等，甚至昏迷、死亡。急性早幼粒细胞白血病患者易并发弥散性血管内凝血而致全身广泛出血，是急性白血病中出血倾向最为明显的一种类型。出血主要原因为血小板数量减少及质量异常，其次为凝血机制障碍、白血病细胞浸润、感染及细菌毒素对血管的损伤。

4. 器官和组织浸润的表现　①**肝、脾和淋巴结**：肝、脾多为轻至中度肿大；淋巴结肿大多见于急性淋巴细胞白血病。②骨骼和关节：**胸骨下端局部压痛较多见**，是髓腔内白血病细胞过度增生所致。患者也可出现其他骨骼及关节的疼痛，尤以儿童多见。③眼部：急性粒细胞白血病患者由于眼眶骨膜受累，在眼眶部形成粒细胞肉瘤，可引起眼球突出、复视或失明。④口腔和皮肤：可有齿龈增生、肿胀；皮肤可出现蓝灰色斑丘疹、皮下结节等。⑤中枢神经系统白血病（CNSL）：指白血病细胞浸润中枢神经系统。CNSL 常发生在疾病缓解期，表现为头痛、头晕，重者可有呕吐、颈项强直、抽搐、昏迷等。CNSL 是由于化疗药物难以通过血－脑屏障，不能有效杀灭隐藏在中枢神经系统的白血病细胞而引起。⑥睾丸：睾丸受浸润，多为一侧无痛性肿大，常见于急性淋巴细胞白血病化疗缓解后的幼儿和青年，为仅次于 CNSL 髓外复发的根源。⑦其他：白血病细胞还可浸润其他组织器官，心、肺、消化道、泌尿系统等均可受累，但不一定出现相应的症状。

（三）心理－社会状况

患者明确诊断后常会感到异常恐惧，难以接受；治疗效果不佳时，易出现焦虑、愤怒甚至绝望的心理；在治疗过程中，限制探视会使患者感到孤独；化疗药物不良反应引起的身体极度不适常使患者拒绝或惧怕治疗；沉重的精神和经济负担，对患者及家属均可造成严重的影响。

（四）辅助检查

1. 血常规检查　大多数患者白细胞计数增多，超过 $10\times10^9/L$ 以上者，称为白细胞增多性白血病。部分患者白细胞计数正常或减少。低于 $1.0\times10^9/L$，称为白细胞不增多性白血病。血涂片分类检查原始和（或）幼稚细胞一般占 30%～90%，但白细胞计数低于 $1\times10^9/L$ 时，患者的外周血中很难找到原始细胞。患者有不同程度的正常细胞性贫血。约 50% 的患者血小板低于 $60\times10^9/L$。

2. 骨髓象　**是诊断白血病的主要依据和必做检查**。**增生极度或明显活跃**，细胞分类以原始细胞为主，占非红系细胞 30% 以上，而较成熟的中间阶段细胞缺如，并有少量成熟粒细胞残留，形成所谓的“裂孔”现象。正常的幼红细胞和巨核细胞减少。急非淋白血病患者细胞化学染色可见 Auer 小体。

3. 染色体和基因改变　急性白血病常伴有特异的染色体和基因改变。

4. 血液生化　血清尿酸浓度增高，尿液中尿酸排泄量增加，甚至出现尿酸结晶，主要是由于化疗后大量白血病细胞被破坏所致。

（五）治疗要点

支持治疗和多药联合化学治疗是目前白血病治疗的主要方法。急性白血病化学治疗分为诱导缓解和缓解后治疗两个阶段。

1. 对症支持治疗

（1）紧急处理　高白细胞血症是指白血病患者外周血中白细胞 $>100\times10^9/L$，此时不仅可以增加患者的早期死亡率，还可增加髓外白血病的发病率和复发率。而一旦循环血液中白细胞计数 $>200\times10^9/L$ 时，可产生白细胞淤滞症，患者表现为呼吸困难或呼吸窘迫、低氧血症、言语不清、反应迟钝、颅内出血等，预后凶险。因此当患者发生高白细胞血症时，应紧急使用血细胞分离机清除过高的白细胞，同时给以化疗药物和水化。

（2）防治感染　严重感染是白血病患者的主要死亡原因，应积极防治。接受化疗、放疗的患者宜安排在消毒隔离病房或层流病房。患者出现发热时应及时查找原因，迅速使用有效的抗生素。

（3）纠正贫血　积极争取白血病缓解是纠正贫血最有效的措施。严重贫血者可吸氧、输注浓缩红细胞，维持血红蛋白 >80g/L。

（4）控制出血　可使用止血药物、输注单采血小板悬液。

（5）防治尿酸性肾病　化疗后白血病细胞大量破坏，使血清和尿液中的尿酸浓度明显增高，尿酸结晶积聚在肾小管，引起阻塞可发生高尿酸血症肾病。因此，应鼓励患者多饮水并碱化尿液。在化疗同时给予别嘌醇每次 100mg，3 次/天口服，以抑制尿酸合成。

2. 化学药物治疗　**化疗是目前治疗白血病最主要的方法**。常用化疗药物及主要不良反应见表 6－4。

表 6－4　白血病常用化疗药物及主要不良反应

种类	药名	英文缩写	主要不良反应
抗叶酸代谢	甲氨蝶呤	MTX	口腔及胃肠道黏膜溃疡，肝损害，**骨髓抑制**
抗嘌呤代谢	巯嘌呤	6－MP	骨髓抑制，胃肠反应，肝脏损害
	氟达拉滨	FLU	神经毒性，骨骼抑制，自身免疫现象
抗嘧啶代谢烷化剂	阿糖胞苷	Ara－C	口腔溃疡，消化道反应，**脱发，骨髓抑制**
	环磷酰胺	CTX	骨髓抑制，恶心呕吐，脱发，**出血性膀胱炎**
	苯丁酸氮芥	CLB	骨髓抑制，胃肠反应
	白消安	BUS	骨髓抑制，久用可致闭经或睾丸萎缩，偶见出血、再生障碍性贫血及肺纤维化
生物碱类	长春新碱	VCR	**末梢神经炎**，便秘，脱发
	高三尖杉酯碱	HHT	骨髓抑制，心脏损害，消化道反应
	依托泊苷	VP－16	骨髓抑制，脱发，消化道反应
抗生素类	柔红霉素	DNR	骨髓抑制，心脏损害，胃肠反应
	阿霉素	ADM	同上
酶类	左旋门冬酰胺酶	L－ASP	肝脏损伤，过敏反应，高尿酸血症、高血糖、胰腺炎、氮质血症
激素类	泼尼松	P	类库欣综合征，高血压，糖尿病
抗嘧啶嘌呤代谢	羟基脲	HU	消化道反应，骨髓抑制代谢
肿瘤细胞诱导分化剂	维甲酸（全反式）	ATRA	皮肤黏膜干燥，消化道反应，头晕，关节痛，肝损害

化疗过程分为诱导缓解和缓解后治疗两个阶段。①诱导缓解：是指从化疗开始到完全缓解。主要采用联合化疗的方法，最大程度地杀灭白血病细胞，恢复机体正常造血，使患者尽早达到完全缓解。**急性淋巴细胞白血病患者的诱导缓解治疗常用VP方案**，即长春新碱（V）加泼尼松（P），儿童完全缓解率可高达80%以上，宜首选VP方案。成人急淋白血病选用VP方案完全缓解率只有50%，因此可选用VLP（VP加门冬酰胺酶）、VDP（VP加柔红霉素）或DVLP（VP加柔红霉素、门冬酰胺酶）方案，以提高缓解率。急非淋白血病患者诱导缓解治疗常用DA方案，即柔红霉素加阿糖胞苷；或使用HA方案，即高三尖杉酯碱（H）加阿糖胞苷（A）。临床验证全反式维甲酸可使急性早幼粒细胞性白血病诱导缓解，完全缓解率70%~95%。②缓解后治疗：急性白血病患者经诱导缓解治疗达到完全缓解后，体内尚有10^8~10^9的白血病细胞，且在髓外某处仍可有白血病细胞的浸润。因此，完全缓解后应进行巩固、强化治疗，以便进一步消灭残存的白血病细胞，防止病情复发，延长缓解期和无病存活期。

知识链接

捐献造血干细胞不会影响身体健康

全国每年有近三万的新增白血病患者，主要集中在青少年，因同胞兄妹少，骨髓来源缺乏，加上治疗费用的高昂，90%的白血病患者因以上原因放弃治疗，白血病已经成了一个吞噬人民生命的“黑洞”。走近这些白血病患者，我们看到的都是令人揪心的现实，听到的都是呼唤的声音。人体内的造血干细胞具有很强的再生能力。正常情况下，人体各种细胞每天都在不断新陈代谢，进行着生成、衰老、死亡的循环往复，失血或捐献造血干细胞后，可刺激骨髓加速造血，1~2周内血液中的各种血细胞恢复到原来水平。因此，捐献造血干细胞不会影响健康，多一份关爱就多一份希望，让我们携手对抗白血病！

【常见护理诊断】

1. **有感染的危险**　与正常粒细胞减少、机体免疫功能低下有关。
2. **活动无耐力**　与大量、长期的持续化疗、贫血、发热有关。
3. **预感性悲哀**　与白血病治疗效果差，病死率高等有关。
4. **潜在并发症**　化疗药物不良反应、颅内出血、尿酸性肾病。

【护理措施】

（一）一般护理

1. **休息与体位**　缓解期可适当活动，病情较重时需多卧床休息。脾大明显者可采取左侧卧位以减轻不适，尽量避免弯腰和碰撞腹部，防止发生脾破裂。

2. **饮食指导**　给予高热量、高蛋白、高维生素、清淡、易消化饮食，提供患者喜爱的饭菜和水果，保证足够的营养。可根据病情对症调理饮食，食欲不佳、消化不良者宜少量多餐，以半流质为主。进食后可适当活动，避免立即平卧。同时保证每日充足的饮水量。

（二）病情观察

密切观察患者的生命体征，每日监测患者的血常规，注意有无感染、贫血加重及颅内出血征象。每日测量慢粒白血病患者脾脏大小、质地，检查有无压痛。一旦患者有发热、咽痛、咳嗽、肛周疼痛等感染症状或出现头痛、呕吐、视物模糊等颅内出血征象时，应及时报告医生并配合救治。

（三）对症护理

1. 预防感染

（1）白血病患者应与其他病种患者分室居住，室内需定期进行消毒。限制探视者的人数及次数，医护人员及探视者在接触患者前要认真洗手，以免交叉感染。**当患者粒细胞绝对值≤0.5×10^9/L 时极易发生感染，此时应给予保护性隔离，**置患者于层流室或单人病房，执行严格的消毒隔离制度，谢绝探视。

（2）注意个人卫生，加强口腔、皮肤、肛周护理。进餐前后、睡前用漱口液漱口，软毛刷刷牙。定期沐浴，勤换衣裤。保持大便通畅，便后用 1∶5000 高锰酸钾溶液坐浴，以防肛周感染。女患者要注意会阴部的清洁卫生，应每天清洗。

（3）化疗前遵医嘱根除感染灶，化疗同时可服用肠道不易吸收的抗生素。

（4）严格执行无菌操作技术。

2. 出血、贫血的护理措施　详见本章第一节相关内容。

（四）用药护理

1. 化疗药物不良反应及护理

（1）局部反应　多数化疗药物对组织刺激性较大，多次注射后可引起静脉周围组织炎症，若药液渗漏还可导致局部组织坏死，故静脉注射化疗药物时应注意以下几个方面。①保护静脉：**化疗时应选择有弹性且直的大静脉，不宜选择较细的静脉，**血管要轮换使用，**最好采用深静脉置管供注射用，**可以最大限度地保护患者的静脉。熟练掌握静脉穿刺技术，避免穿透血管。静注药物时速度要慢，以减轻对血管壁的刺激。②**静脉炎的处理**：发生静脉炎时可用喜疗妥药膏或硫酸镁外敷，重者可采用治疗紫外线灯照射。患处抬高、避免受压，鼓励患者多活动患肢，以促进血液循环。③避免药液外渗：静脉注射化疗药物前先用生理盐水冲管，确保针头在静脉内方可注入药物；注射过程中要不时试抽回血，检查针头是否在血管内；药物输注完毕再用生理盐水冲管后拔针；拔针后用干棉球轻压血管数分钟止血，防止药液外渗。④药液外渗的护理：输注化疗药物时如发生外渗，应立即停止注射，并回抽 3～5ml 血液弃去，再根据化疗药物种类注入相应拮抗剂，如 8.4% 碳酸氢钠等，然后拔针。局部可用生理盐水加地塞米松多处皮下注射，亦可冷敷或用普鲁卡因局部封闭。

（2）消化道反应　许多化疗药物可引起恶心、呕吐、食欲不振等胃肠道反应。因此，在化疗期间应为患者提供一个安静、舒适的休息与进餐环境，避免不良刺激。饮食宜清淡、可口、营养丰富，少量多餐。避免进食高糖、高脂、豆类等食物。**避免在化疗前后2小时内进餐**。呕吐后及时清理呕吐物，保持口腔清洁，必要时可遵医嘱给止吐剂。无法正常进食者可遵医嘱经静脉补充营养。

（3）骨髓抑制　化疗药物大剂量应用均可引起严重的骨髓抑制，给患者带来不良后果。化疗过程中应定期检查血常规、骨髓象，以便观察化疗效果及骨髓抑制的情况。多数药物骨髓抑制作用最强的时间为治疗后7～14天，恢复时间多为之后的5～10天，因此，在患者化疗后2周内应加强贫血、感染和出血的预防与护理。

（4）肝功能损害　巯嘌呤、甲氨蝶呤、维甲酸等药物对肝功能有损害作用，用药期间观察患者有无黄疸，定期监测肝功能。

（5）心脏毒性　柔红霉素、高三尖杉酯碱等药物可引起心肌及心脏传导损害，用药时要缓慢滴注，同时注意观察患者心率、心律的变化，以患者无心悸为宜。如患者出现心悸、胸闷等毒性反应时立即做心电图，发现异常及时通知医生处理。

（6）口腔溃疡　阿糖胞苷、甲氨蝶呤、阿霉素、羟基脲等药物可引起口腔溃疡，应加强口腔护理。患者睡前及餐后可用生理盐水和朵贝尔液交替漱口，有溃疡时局部涂以碘甘油。厌氧菌感染可用1%～3%的过氧化氢溶液含漱。真菌感染可用1%～4%碳酸氢钠液或口泰溶液含漱后，再涂以制霉菌素甘油。溃疡疼痛严重者可在漱口液中加2%利多卡因止痛。由甲氨蝶呤引起的口腔溃疡可含漱亚叶酸钙治疗。

（7）高尿酸血症　注意观察患者尿量变化及尿沉渣检查结果，鼓励患者多饮水，保证足够的尿量，以利于尿酸的稀释和排泄。化疗期间每天**饮水量3000ml以上**。注射药物后，最好每半小时排尿一次，持续5小时，睡前排尿一次。可遵医嘱服用别嘌醇抑制尿酸的形成。

（8）其他　**长春新碱可引起末梢神经炎**、手足麻木感，停药后会逐渐消失。**环磷酰胺可引起脱发、出血性膀胱炎**，出现脱发应加强心理护理，有血尿时则停止用药。

2. 鞘内注射化疗药物的护理　鞘内注射药物时应缓慢推入，注射后局部用消毒纱布覆盖、胶布固定，嘱患者**去枕平卧4～6小时**以免发生头痛、呕吐等不良反应。

（五）心理护理

应关心、同情患者，主动与患者多接触，了解患者的心理状态和行为变化。鼓励患者表达内心的感受，如对病情的认识、治疗效果及预后的担忧，给予耐心细致的解释，消除患者的顾虑和不良信息的干扰。指导患者进行自我心理调节、转移注意力、放松疗法等，为患者提供娱乐性活动如看书报、杂志，听音乐等，使患者保持稳定的情绪状态。鼓励患者家属参与护理过程，使患者处于舒适、安全的医疗环境中，从而消除悲观情绪，增强战胜疾病的信心。

（六）健康指导

1. 生活指导　指导患者保持良好的生活方式，保证充足的休息和营养，适量活动；

多饮水，多食新鲜蔬菜、水果，保持排便通畅；保持乐观情绪，树立战胜疾病的信心；嘱患者少去公共场所，注意保暖，避免受凉，防止感冒，避免剧烈咳嗽及创伤等；做好个人卫生，经常检查口腔、咽部有无感染。空气干燥时用薄荷油滴鼻，勿用手挖鼻孔。禁用牙签剔牙，刷牙宜用软毛刷。

2. 疾病知识指导 向患者及家属介绍白血病的相关知识，指导患者避免可导致白血病复发的因素，如感染、身心过劳等；避免接触电离辐射；避免使用可引起白血病的化学物质及药物。强调遵医嘱用药、坚持治疗的重要性。嘱患者定期复查血常规和骨髓象，指导患者和家属掌握发热和鼻衄的紧急处理方法，教会患者自测体温与看化验单，**如有发热不退、贫血加重、出血倾向、骨关节疼痛或左上腹剧痛时应立即就医。**

二、慢性白血病

慢性髓系白血病（CML），又称慢性粒细胞白血病，是一种发生在多能造血干细胞上的恶性骨髓增生性疾病，主要涉及髓系。病程发展缓慢，**脾脏增大**。从慢性期、加速期，最终发展为急变期。慢性淋巴细胞白血病（CLL）是一种单克隆性成熟B淋巴细胞疾病，细胞以正常或高于正常的速率复制增殖，大量积聚在骨髓、血液、淋巴结和其他器官，最终导致正常造血功能衰竭的低度恶性疾病。

【护理评估】

（一）健康史

详细询问患者是否接触过放射性物质或化学毒物；是否用过抗肿瘤药物及氯霉素等血液毒性药物；有无病毒感染史；有无家族史；是否患有其他血液系统疾病等。

（二）身体状况

1. 慢性粒细胞白血病 **是我国最常见的慢性白血病**。本病自然病程分为慢性期、加速期和急变期。①慢性期：起病缓慢，早期患者常无自觉症状，随着病情进展可逐渐出现乏力、低热、多汗或盗汗、体重减轻等代谢亢进的表现。**脾大为最突出的体征，**可引起左上腹不适、坠胀；触诊脾脏质地坚实、表面平滑、无压痛，如发生脾梗死则有明显压痛。约半数患者有肝大，部分患者可有胸骨中下段压痛。此期一般持续1～4年。②加速期：起病后1～4年间有70%的患者进入加速期，表现为原因不明的发热、虚弱及进行性体重下降，骨骼、关节疼痛，脾脏迅速肿大，逐渐出现贫血、出血。对原来治疗有效的药物产生耐药。此期一般可持续数月至数年。③急变期：表现与急性白血病类似，常有严重的出血、贫血、感染等症状。患者预后极差，往往在数月内死亡。

2. 慢性淋巴细胞白血病 在我国较少见，患者多为老年人，男性略多于女性。起病十分缓慢，多无自觉症状，常因淋巴结肿大而就诊。早期可有疲倦、乏力，后期可出现食欲减退、低热、盗汗、消瘦等症状，晚期易发生贫血、出血和感染。淋巴结肿大以颈部、腋下、腹股沟等处为主，触诊时无压痛，质地较坚实，可移动。50%～70%

的患者有轻、中度脾大。

（三）心理－社会状况

一旦确诊为白血病，患者往往难以接受，常有愤怒、忧伤、恐惧心理。当治疗效果不佳时，易出现悲观、抑郁和绝望等情绪。化疗药物的毒副作用引起的身体极度不适常使患者十分苦恼或惧怕治疗。限制探视，使患者感到孤独寂寞。巨大的精神压力和沉重的经济负担，对患者及家庭成员均可造成严重的影响。

（四）辅助检查

1. 血液检查　慢性粒细胞白血病患者白细胞计数明显增高，常高于 $20\times10^9/L$，晚期可高达 $100\times10^9/L$。血涂片可见各阶段粒细胞，以中性中幼、晚幼及杆状核粒细胞居多，原始细胞不超过10%。慢性淋巴细胞白血病患者淋巴细胞持续增多，白细胞计数超过 $10\times10^9/L$，淋巴细胞占50%以上，其中以小淋巴细胞增多为主。慢性白血病晚期血红蛋白和血小板减少。

2. 骨髓象　**是诊断白血病的主要依据。骨髓增生明显至极度活跃**。慢性粒细胞白血病患者以粒细胞系列增生为主，其中中性中幼、晚幼及杆状核粒细胞明显增多，原粒细胞小于10%。红系细胞相对减少，巨核细胞可正常或增多，晚期减少。慢性淋巴细胞白血病患者淋巴细胞比例≥40%，以成熟淋巴细胞为主。红细胞系、粒细胞系、巨核细胞系细胞均减少。

3. 血液生化　慢性粒细胞白血病患者血清尿酸浓度增高，血清乳酸脱氢酶增高。

4. 染色体和基因改变　90%以上的慢性粒细胞白血病患者的血细胞中出现Ph染色体；约有50%的慢性淋巴细胞白血病患者染色体异常。

（五）治疗要点

慢性粒细胞白血病治疗目前首选羟基脲，其不良反应少，见效快但持续时间短，用药后两三天白细胞下降，停药后又很快回升。此外，亦可选用白消安、伊马替尼等药物。慢粒白血病急性变时按急性白血病化疗方案治疗。慢淋白血病早期一般无需治疗，进展期常用的化疗药物为氟达拉滨和苯丁酸氮芥。

⇄ 知识链接

植入式静脉输液港

植入式静脉输液港是一种完全可以植入体内的闭合静脉输液系统，可用于各种高浓度化疗药物、完全肠外营养液的输注及输血、血样的采集等。可以减少反复静脉穿刺的痛苦和难度，防止刺激性药物对外周静脉的损伤，并且患者的日常生活不受限制，不需要换药，可以沐浴。可植入体内3～5年，基本满足了白血病患者治疗3～5年的需求。

【常见护理诊断】

1. 有感染的危险　与正常粒细胞减少、机体免疫功能低下有关。

2. 活动无耐力 与贫血、化疗药物副作用及白血病引起代谢增高有关。

3. 潜在并发症 化疗药物不良反应、颅内出血、尿酸性肾病。

【护理措施】

（一）一般护理

1. 休息与体位 缓解期可适当活动，病情较重时需多卧床休息。**脾大明显者可采取左侧卧位以减轻不适，尽量避免弯腰和碰撞腹部，防止发生脾破裂。**

2. 饮食指导 给予**高热量、高蛋白、高维生素、清淡、易消化饮食**，提供患者喜爱的饭菜和水果，保证足够的营养。可根据病情对症调理饮食，食欲不佳、消化不良者宜少量多餐，以半流质为主。进食后可适当活动，避免立即平卧。同时保证每日充足的饮水量。

（二）病情观察

密切观察患者的生命体征，每日监测患者血常规，注意有无感染、贫血加重及颅内出血征象。每日测量慢粒白血病患者脾脏大小、质地，检查有无压痛。一旦患者有发热、咽痛、咳嗽、肛周疼痛等感染症状或出现头痛、呕吐、视物模糊等颅内出血征象时，应及时报告医生并配合救治。

（三）对症护理

1. 预防感染 同急性白血病患者的护理。

2. 出血、贫血的护理措施 详见本章第一节相关内容。

（四）用药护理

1. 首选羟基脲，亦可选用白消安、氟达拉滨和苯丁酸氮芥等药物治疗，定期复查血常规。说明药物副作用；白消安可出现骨髓抑制、阳痿、停经等不良反应。

2. 鞘内注射化疗药物的护理 鞘内注射药物时应缓慢推入，注毕后局部用消毒纱布覆盖、胶布固定，**嘱患者去枕平卧 4 ~6 小时以免发生头痛、呕吐等不良反应**。

（五）心理护理

及时与患者进行有效沟通，了解患者的心理反应。耐心倾听患者的诉说，鼓励其主动表达内心情感，向患者讲解长期的负性情绪可导致病情加重，引导患者正确对待疾病，积极配合治疗与护理。向患者和家属说明白血病虽然难治，但目前治疗进展快、效果好，并请一些长期生存的患者进行介绍，也可组织部分病友进行养病经验交流，帮助患者树立战胜疾病的信心。家属亲友应帮助患者建立良好的生活方式，给患者创造一个舒适、愉悦的养病环境，使患者保持良好的情绪，以利于身体的康复。

（六）健康指导

1. 生活指导 指导患者建立良好的生活方式，饮食起居有规律，保证充足的休息和营养，适量活动；多饮水，多食新鲜蔬菜、水果，保持排便通畅；保持乐观情绪，树立战胜疾病的信心。向患者介绍预防感染和出血的重要意义和方法，嘱患者少去公共场所，注意保暖，避免受凉，防止感冒。做好个人卫生，经常检查口腔、咽部有无感染。空气干燥时用薄荷油滴鼻，勿用手挖鼻孔。禁用牙签剔牙，刷牙宜用软毛刷。避免剧烈咳嗽及创伤等。

2. 疾病知识指导　向患者及家属介绍白血病的相关知识，指导患者避免可导致白血病复发的因素，如感染、身心过劳等；避免接触电离辐射；避免使用可引起白血病的化学物质及药物。强调遵医嘱用药，坚持治疗的重要性，说明白血病缓解后仍需坚持定期巩固治疗，否则易复发。嘱患者定期复查血常规和骨髓象，指导患者和家属掌握发热和鼻衄的紧急处理方法，教会患者自测体温与看化验单，如有发热不退、贫血加重、出血倾向、骨关节疼痛或左上腹剧痛怀疑脾破裂时应立即就医。

（李　丽）

第五节　血液系统常用诊疗技术及护理

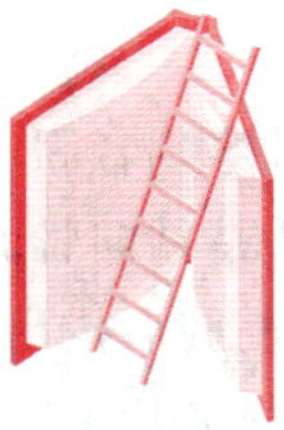

【学习目标】

1. **掌握**　血液系统常用诊疗技术的操作中护理。
2. **熟悉**　血液系统常用诊疗技术的操作后护理。
3. **了解**　血液系统常用诊疗技术的适应证和禁忌证。

一、骨髓穿刺术的护理

骨髓穿刺术是一种常用诊疗技术，目的是采集骨髓液做骨髓象检查，检查内容包括细胞学、细菌学和原虫等检查，以协助诊断血液病、传染病和寄生虫病；采集供者骨髓，以备骨髓移植。

【适应证】

1. 适用于各种血液病的诊断及鉴别诊断；观察血液病化疗后的效果和不良反应。
2. 恶性肿瘤怀疑骨髓转移者。
3. 原因不明的发热、外周血液异常等。
4. 骨髓给药或骨髓移植。

【禁忌证】

1. 各种出血性疾病如血友病等。
2. 穿刺局部感染。
3. 有明显出血倾向者。

【操作前准备】

1. 患者准备 向患者解释骨髓穿刺的目的、注意事项、操作过程，消除患者的顾虑，取得患者充分配合。

2. 环境准备 清洁、消毒，室温不低于20℃，必要时遮挡。

3. 用物准备 常规消毒治疗盘1套、骨髓穿刺包1个（内有骨髓穿刺针、2ml和10ml或20ml注射器各1支、7号针头1个、孔巾1条、纱布2块等）、消毒棉签、无菌手套、2%利多卡因、载玻片、推片、培养基、酒精灯、火柴、胶布等。

4. 实验室检查和药物过敏试验 遵医嘱查血小板及出、凝血时间。若用普鲁卡因做局部麻醉，患者术前需做皮试。

5. 医护人员准备 衣帽整齐，洗手、戴口罩。

【操作中护理】

1. 协助患者采取适当的体位，充分暴露穿刺部位。髂前上棘穿刺者取仰卧位；髂后上棘穿刺者取侧卧位或俯卧位；胸骨穿刺者取仰卧位并用枕头垫于后背处，使胸骨稍突出；腰椎棘突穿刺者取坐位，尽量弯腰，头俯屈于胸前使棘突暴露。

2. 消毒皮肤，戴无菌手套，铺无菌洞巾，用2%利多卡因或1%普鲁卡因进行局部麻醉。

3. 穿刺抽吸，将骨髓穿刺针固定器固定在距针尖1.5cm处（胸骨穿刺者固定在距针尖1.0cm处），用左手拇指和示指将穿刺部位皮肤绷紧并固定，右手持针向骨面垂直刺入。当针头接触骨质后，将穿刺针左右旋转缓缓钻刺骨质，进入骨髓腔后拔出针芯，接上无菌干燥的10ml或20ml注射器，抽吸骨髓液0.1～0.2ml滴于载玻片上，涂片，迅速送检。如需做细菌培养，可再抽取骨髓液1～2ml，并将注射器针座及培养基开启处通过酒精灯火焰灭菌，将骨髓液注入培养基中。穿刺过程中嘱患者保持固定姿势切勿翻动，并注意观察患者面色、脉搏等情况，发现异常应立即停止穿刺，并予处理。

4. 抽吸完毕后重新插入针芯，左手取无菌纱布置于针孔处，右手拔出穿刺针，随即将无菌纱布盖于针孔上并按压1～2分钟，血小板减少者至少按压3～5分钟，用碘伏消毒针孔，更换新的无菌纱布后用胶布固定。

【操作后护理】

1. **嘱患者平卧休息4小时**。

2. 向患者说明术后穿刺部位疼痛是暂时的，很快就能恢复正常。

3. 观察穿刺部位有无出血，如有血液渗出，应立即更换无菌纱布，压迫伤口直至无渗血为止。

4. 保持穿刺部位干燥，及时更换被汗液或血液浸湿的纱布。穿刺后3日内禁止沐浴，防止创口感染。

二、造血干细胞移植术的护理

造血干细胞移植（HSCT）是指对患者进行全身照射、超剂量化疗和免疫抑制预处理后，将正常供体或自体的造血干细胞经静脉输注给患者，利用造血干细胞不断自我复制和分化的能力，使之重建正常的造血和免疫功能。

造血干细胞移植按其来自健康供者还是患者自身，分为异体造血干细胞移植和自体造血干细胞移植。异体造血干细胞移植又分为同基因移植和异基因移植。按造血干细胞采集部位的不同，分为骨髓移植、外周血干细胞移植和脐血移植。

【适应证】

1. 恶性疾病

（1）急性白血病　造血干细胞移植治疗急性白血病的疗效优于普通化疗，移植的最佳时机是在患者化疗后第一次完全缓解期。

（2）慢性白血病　异基因造血干细胞移植是目前根治慢粒白血病的唯一方法，慢性期缓解后移植，无病生存率可达 50%~90%。骨髓移植能使 50% 以上的慢淋白血病患者进入完全缓解期。

（3）其他恶性疾病　恶性淋巴瘤、多发性骨髓瘤、乳腺癌、卵巢癌、睾丸癌和神经母细胞瘤等。

2. 非恶性疾病　急性再生障碍性贫血、先天性造血异常症、重型 β 海洋性贫血、重型联合免疫缺陷病、阵发性睡眠性血红蛋白尿等。

【禁忌证】

1. 65 岁以上的老年人。
2. 有严重的肺、心、肝、肾功能损害者。
3. 有严重的精神障碍者。

【操作过程】

1. 组织配型　异基因造血干细胞移植首先供、受者之间要进行严格的组织配型，只有 HLA 相合者才能进行造血干细胞移植。

2. 预处理　在移植前受者需常规接受 1 个疗程超大剂量的化疗和放疗，称预处理。预处理的目的是彻底清除患者外周血液和（或）骨髓中的免疫活性细胞，避免排斥移植物，使移植的造血干细胞得以成活。同时可以最大限度地消灭患者体内残存的恶性细胞，起到治疗和预防疾病复发的作用。预处理方案主要是使用环磷酰胺、白消安等抗肿瘤药物或联合全身放射线照射。

3. 造血干细胞的采集　根据供者造血干细胞来源的不同，可采集供者骨髓、外周血造血干细胞或脐带血造血干细胞。

4. 造血干细胞输注　将采集的正常造血干细胞经静脉输入患者体内，造血干细胞能自动定居在患者骨髓内，利用其不断自我复制和分化的能力重建患者的造血和免疫功能。

【移植前准备】

1. 供者的选择和准备

（1）供者的选择　异基因造血干细胞移植应首先选择供者，原则是以健康供者与受者 HLA 配型相合为前提，首选 HLA 配型相合的同胞兄弟姐妹供者，次选 HLA 配型相合的无血缘关系的供者。如有多个 HLA 相合的供者，以年轻、男性、巨细胞病毒阴性及与患者 ABO 血型相合者为佳。

（2）供者的准备　移植前两周对供者进行循环采血累积储存，以保证造血干细胞移植时有足够的新鲜血液提供给供者，避免发生失血性休克。另外，循环采血还可刺激骨髓造血干细胞的生长。需要采集外周血造血干细胞的供者，常在采集前 5～7 天开始皮下注射造血生长因子，以增加外周血中造血干细胞的数量。同时应做好供者心理护理，说明捐献造血干细胞的安全性及其意义，鼓励其爱心及奉献精神，解除紧张情绪。

2. 无菌层流室的准备

（1）受者入室前室内空间及其一切物品均需进行严格清洁、消毒、灭菌处理。常用方法：提前一周进行室内清洁消毒，可用肥皂水、清水、1% 的氯己定或 84 消毒液分三次仔细擦洗全室及所有暴露物品，然后用福尔马林、高锰酸钾熏蒸，密闭 24 小时后，启动层流室通风装置。

（2）消毒、灭菌处理后，在室内不同空间位置采样进行空气细菌学监测，合格后方可入住患者。

3. 患者的准备及护理

（1）心理准备　帮助患者提前熟悉环境，接受造血干细胞移植的患者需单独在无菌层流室内居住半个月至 1 个月甚至更久，易出现焦虑、恐惧等负性情绪，护士应帮助患者做好充分的心理准备。①评估患者及家属是否了解造血干细胞移植的目的、操作过程及可能出现的不良反应，是否做好入室的心理准备以及患者的经济状况等。②向患者及家属详细解释造血干细胞移植的必要性、操作步骤、具体要求、注意事项、可能出现的并发症及并发症的预防措施等，告知患者进入层流室后可能会出现的心理反应及如何应对，消除患者的疑虑。③向患者介绍参与治疗的医护人员，帮助患者熟悉无菌层流室的环境、制度，如条件允许可在层流室清洁消毒前带患者进室参观，以缓解患者压力，使其处于治疗的最佳状态。

（2）身体准备　对患者进行全面的体检和清洁消毒。①复查血象、骨髓象、血型，检查心、肝、肺、肾功能，做鼻、咽部、肛周细菌培养。彻底治疗或清除现有和潜在的感染灶。②患者入层流室前 3 天开始口服肠道不易吸收的抗生素，食用无菌饮食，餐后用生理盐水及 1∶2000 氯己定、口泰溶液交替漱口，每次便后用高锰酸钾或氯己定溶液坐浴，坐浴后在肛周涂以抗生素软膏。入室前 1 天剃毛发、剪指（趾）甲、清洁脐部。入室当日清洁灌肠，沐浴后用 1∶2000 氯己定药浴 30 分钟，用药液棉签清洁外耳道和耳郭，眼、耳、鼻滴相应抗生素液，药浴完毕后用无菌毛巾擦干，换无菌衣裤、鞋袜进入层流室。

4. 预处理的护理　超大剂量化疗和放疗后，患者常有恶心、呕吐、发热、腹泻、腮腺肿胀等症状，在无感染的情况下多在 1 周后消失。预处理期间，鼓励患者多饮水，亦可连续输液，保证24小时入液量在4000ml以上，以稀释尿中药物和尿酸浓度，避免发生出血性膀胱炎和尿酸性肾病。注意观察患者生命体征、治疗后的不良反应，准确记录液体出入量，发现异常及时报告医师。

5. 造血干细胞移植前1天行锁骨下静脉置管术。

【术中护理】

1. 造血干细胞的采集

（1）骨髓的采集　无菌条件下骨髓穿刺抽取骨髓。手术者对供者进行硬膜外麻醉后，自髂前或髂后上棘多部位穿刺抽取骨髓液，随即将采集的骨髓液置入含有肝素的保养液中混匀，再经无菌不锈钢网或尼龙网过滤后装入标准血袋。

（2）外周血造血干细胞的采集　外周血造血干细胞用血细胞分离机多次采集而获得。供者经造血刺激因子，如粒细胞集落刺激因子或粒细胞－巨噬细胞集落刺激因子动员后第6～8天，当白细胞总数 $>5\times10^9/L$ 时，即可采集外周血造血干细胞。采集量及采集次数以单个核细胞数达到所需要求而定。一般主张异基因外周血干细胞移植单个核细胞数需达到 $4\times10^8/kg$（患者体重），自体移植单个核细胞数需达到 $2\times10^8/kg$。采集的自体外周血干细胞可加入冷冻保护剂10%二甲基亚砜处理后放在－196℃液氮中储存，待患者预处理后48小时复温回输。

（3）脐带血造血干细胞的采集　脐带血采集在手术室进行。健康产妇所生胎儿娩出后，迅速结扎脐带，用采血针穿刺脐静脉收取残留于脐带和胎盘内的血液。采集的脐带血经冷冻处理后放在－196℃液氮中储存，可随时取用。

2. 造血干细胞输注的护理　造血干细胞输注在无菌层流室进行。

（1）骨髓输注的护理　异体骨髓输注应在患者预处理后再采集供者的骨髓，如供受者ABO血型相合，采集后即可用输血器经受者中心静脉导管输入，如供受者ABO血型不合，需将红细胞分离去除方可输入。自体骨髓液回输应在患者预处理前采集骨髓液，采集后加入保护液放入4℃冰箱内保存（只能保存72小时），一般于72小时内在患者预处理后，取出骨髓液于室温下放置0.5～1小时再行回输。输注前遵医嘱应用异丙嗪、地塞米松等抗过敏药物，以减少输注反应；应用呋塞米利尿，预防肺水肿。输注时开始速度要慢，观察15～20分钟，如受者无不适反应可调速到100滴/分左右，输注时间一般不超过3小时。每袋骨髓液剩最后5ml时应弃去，以防发生脂肪栓塞。同时遵医嘱从另一静脉输注适量鱼精蛋白以中和肝素。骨髓输注过程中应严密观察患者有无发热、输血反应和栓塞现象。如出现四肢麻木、腰背剧痛、酱油色尿等溶血现象时立即停止输注，积极配合医生救治。

（2）外周血造血干细胞输注的护理　异体外周血造血干细胞输注应在患者预处理后再采集供者的外周血造血干细胞，采集完毕将50～100ml的造血干细胞用生理盐水稀释到200ml后经中心静脉导管输注给受者。自体外周血造血干细胞回输应在患者预处理后48小时，将冷冻保存的造血干细胞血袋置于40℃水浴箱中，快速解冻后立即回输给患者，应在15分钟内回输1袋，以防解冻后二甲基亚砜损伤造血干细胞。外周血造血干细胞输注的同时遵医嘱从另一静脉输入等量鱼精蛋白以中和肝素。此外，还需同时输入5%碳酸氢钠、生理盐水、呋塞米、甘露醇等药物，以维持足够的尿量，以防引起血红蛋白尿。

（3）脐带血造血干细胞输注的护理　脐带血输注量一般在100ml左右，要防止输注时出现漏液现象，可采用手推注或微量泵推注。

【移植后护理】

1. 一般护理

（1）生活护理　协助患者的日常生活及活动，帮助患者与家属之间沟通和联系，可让家属隔窗探视、使用可视电话等，使患者感到亲人的爱与关怀，消除孤独感，增强治病信心。

（2）饮食护理　为患者提供高蛋白、高热量、高维生素、清淡无渣、易消化的无菌饮食，水果洗净后用1∶5000高锰酸钾液浸泡半小时，用无菌水果刀削皮后食用。尽可能满足患者的饮食要求，调节口味以增进食欲，加强营养。鼓励患者多饮水，保持大便通畅。

2. 锁骨下静脉导管的应用与护理　锁骨下静脉插管是造血干细胞移植期间保证治疗和维持营养的重要途径，护士应做好护理工作，确保输液管道畅通，能及时准确地将药物、造血干细胞及液体营养成分输入患者体内。定期检查导管有无阻塞或接头是否滑脱。每次使用前均应常规检查穿刺部位有无红肿、渗液及渗血等情况，局部消毒，更换敷料每周2～3次，每日更换输液器，每次输液均应严格执行无菌操作，以防感染。输液结束时，用肝素30～100U/ml经肝素帽注入导管以无菌纱布包裹，防止导管内凝血，避免导管污染及空气栓塞。嘱患者勿用手触摸伤口，活动时要注意防止导管受压或扭曲。

3. 病情观察　每天要询问患者有无不适，测量生命体征，听诊心肺有无异常。密切观察有无并发症，如感染、出血、移植物抗宿主病等。观察有无严重的化疗药物不良反应，如肝静脉闭塞病、出血性膀胱炎等。监测患者的血象和骨髓象，观察移植造血干细胞是否植活等。

4. 用药护理　患者接受造血干细胞移植后常使用环孢素A、甲氨蝶呤、泼尼松等药物预防或治疗移植物抗宿主病，用药期间要注意观察药物疗效及不良反应。环孢素A有肝、肾、神经毒性，还可导致齿龈增生、多毛、胃肠道反应及高血压等，应定期检查肝、肾功能，监测血压和尿量，必要时遵医嘱给护肝和预防肾损害的药物；甲氨蝶呤可致口腔及胃肠黏膜溃疡、肝损害等，除定期检查肝功能外，还要继续用漱口液每天漱口3次；大剂量糖皮质激素可诱发感染和消化道出血，应注意观察有无发热及大便颜色等。

5. 心理护理　虽然接受造血干细胞移植的患者在移植前已有一定的心理准备，但对治疗过程可能出现的并发症仍存有恐惧心理而出现失眠、焦虑等。由于患者单独居住在无菌层流室，无亲人陪护，易产生强烈的孤独感。护理人员应鼓励、关心、体贴患者，待患者如亲人，尽量满足患者的需要，如根据患者的兴趣爱好提供灭菌处理过的音像设备和书籍等。

6. 移植后并发症的预防及护理

（1）感染的预防及护理　感染是造血干细胞移植最常见的并发症之一，也是移植成败的关键。感染的主要原因有：大剂量化疗、放疗破坏了机体的天然保护屏障及免疫细胞，造成机体抵抗力极度低下；免疫抑制剂抑制了免疫系统对入侵微生物的识别和杀伤功能；锁骨下静脉置管和移植物抗宿主病也增加了感染的机会。预防及护理措施：①严格执行无菌层流室内常规灭菌制度。每日用消毒液擦洗床、家具、墙壁、地面等处；患者被服、衣物隔日高压灭菌，洗漱用具、餐饮具等每日高压灭菌；凡递入层流室的物品均需消毒灭菌，无菌包用双层包布，需要时将外层包布打开，按无菌方法递入。②医护人员要严格遵守入层流室的制度。进入层流室前应用氯已定漱口，清洁外耳道、鼻腔，沐浴，穿消毒衣裤、戴消毒的帽子、口罩，双手用消毒液浸泡后穿上无菌隔离衣、袜套、拖鞋，最后戴上无菌手套方可进入层流室。③加强对患者的护理与观察。患者的食物需经微波炉消毒后才能食用，进食前后用漱口液漱口；每日用利福平眼药水、庆大霉素或氯霉素滴眼液、阿昔洛韦滴眼液交替滴眼，用0.05%氯已定或碘伏擦拭鼻前庭、外耳道2～3次；用氯霉素滴眼液滴鼻预防鼻咽部感染；每次便后需用1%氯已定擦浴肛周；每晚用0.05%氯已定擦浴全身，女患者还应冲洗会阴部。注意观察患者有无发热、呼吸困难等感染征象，发现可疑感染灶及时向医生报告。④药物及插管护理。患者移植后感染的主要病原体包括各种细菌、真菌及病毒，尤以巨细胞病毒感染最为严重。可遵医嘱应用足量广谱抗生素预防和治疗细菌感染，应用氟康唑预防真菌感染，阿昔洛韦预防单纯疱疹病毒感染。使用筛检过的血清阴性血制品及应用更昔洛韦、免疫球蛋白预防和治疗巨细胞病毒感染引起的间质性肺炎。做好中心静脉插管的护理，定期更换中心静脉插管的三通管，不输液时用肝素及抗生素将导管封闭。⑤适当活动。当血小板回升至不易出血水平时，可指导患者在室内活动，多伸展胸部，以促进呼吸道分泌物排出。

（2）出血的预防及护理　对患者进行预防出血知识教育，如避免外伤、勿用手挖鼻孔、勿用牙签剔牙、勿用指甲搔抓皮肤等；每日监测血小板数，观察患者有无出血倾向，一旦发生头痛、呕吐、视物模糊要及时通知医生并协助救治。

（3）移植物抗宿主病（GVHD）的预防及护理　移植物抗宿主病是指供者T淋巴细胞与受者组织细胞发生免疫反应而导致的组织损伤。GVHD是异基因造血干细胞移植成功后最严重的并发症，可分为急性、慢性两种。急性GVHD一般在移植后3个月内发生，可引起皮肤、肝脏、肠道上皮细胞坏死，出现肝功能异常、黄疸、局部或全身性斑丘疹、持续性厌食和（或）腹泻等，常伴发热，重者可致死亡。慢性GVHD在移植后3个月以后发生，可以是急性GVHD的延续，亦可开始就呈慢性发作，临床症状类似自身免疫性疾病，如干燥综合征、硬皮病、皮肌炎等，轻者为局限性，预后良好，重者则多器官受累，预后较差。发生GVHD后治疗较困难，因此，尽量减少

GVHD 的危险因素是最重要的措施。单独或联用环孢素 A、甲氨蝶呤、丙种球蛋白、抗淋巴细胞球蛋白及预先清除供者骨髓中成熟 T 淋巴细胞是预防 GVHD 的常用方法。急性 GVHD 治疗首选甲泼尼龙，慢性 GVHD 常用泼尼松和环孢素 A 治疗。护理要点：①遵医嘱准确用药，注意观察各种药物不良反应，输注血制品时必须在常规照射等处理后进行。②密切观察病情变化，如皮肤有无斑丘疹、巩膜有无黄染、排便次数及性质等，发现 GVHD 可疑表现及时报告医生。③如患者发生 GVHD，应做好皮肤清洁与护理，避免患处受压或搔抓，以防感染；记录排便次数、性质及便量，记录出入量，便后清洗肛门，保持局部干燥；注意巩膜及全身皮肤黄染变化情况，以协助了解肝功能损害程度。④护理过程中须严格执行无菌操作。

（4）肝静脉闭塞病　是由于移植前使用超大剂量化疗药物导致的肝内小静脉阻塞伴小叶中心及肝窦状隙周围肝细胞损害，致窦状隙血流减慢而引起的综合征。临床表现为肝大、肝区胀痛、黄疸、腹水及体重增加，重者可伴肝性脑病、多脏器功能衰竭，死亡率较高。肝静脉闭塞病常发生在移植早期，在此期间，护士应每日为患者测量体重、腹围，注意观察患者有无腹胀、肝区疼痛、巩膜黄染等表现，并协助医生做好肝功能及凝血功能等相关检查。

（李　丽）

目标检测

答案解析

一、A1 型题（以下每一道考题下面有 A、B、C、D、E 五个备选答案，请从中选择一个最佳答案）

1. 在我国成人贫血的诊断标准是
   A. 男：Hb < 160g/L，女：Hb < 150g/L
   B. 男：Hb < 150g/L，女：Hb < 140g/L
   C. 男：Hb < 140g/L，女：Hb < 130g/L
   D. 男：Hb < 130g/L，女：Hb < 120g/L
   E. 男：Hb < 120g/L，女：Hb < 110g/L
2. 严重贫血是指血红蛋白低于
   A. 30g/L　B. 60g/L　C. 90g/L
   D. 120g/L　E. 150g/L
3. 最常见的贫血类型是
   A. 缺铁性贫血　B. 溶血性贫血　C. 巨幼细胞贫血
   D. 再生障碍性贫血　E. 白血病性贫血
4. 贫血最常见的症状是
   A. 头晕　B. 耳鸣　C. 心悸

D. 疲乏无力　　E. 食欲减退

5. 贫血患者皮肤黏膜苍白最易观察的部位是

A. 面颊　　B. 前额　　C. 口腔粘膜

D. 颈部皮肤　　E. 睑结膜、口唇、甲床

6. 再生障碍性贫血患者出血最常见的部位是

A. 皮肤黏膜　　B. 泌尿道　　C. 呼吸道

D. 消化道　　E. 颅内

7. 缺铁性贫血患儿特有的表现是

A. 乏力　　B. 心悸　　C. 气促

D. 异食癖　　E. 注意力不集中

二、A2 型题（以下每一道考题下面有 A、B、C、D、E 五个备选答案，请从中选择一个最佳答案）

8. 患者，男，40 岁。上腹部隐痛 6 年，以空腹痛明显，进食后可缓解，间有黑便，实验室检查：红细胞 $3.6\times10^{12}/L$，血红蛋白 84g/L，白细胞 $7.0\times10^{9}/L$，血小板 $150\times10^{9}/L$。该患者最有可能的诊断是

A. 巨幼细胞贫血　　B. 缺铁性贫血　　C. 地中海贫血

D. 再生障碍性贫血　　E. 溶血性贫血

9. 患者，男，46 岁。确诊再生障碍性贫血 3 个月，今晨突然头痛，伴恶心、呕吐，视物模糊。该患者最可能发生了

A. 上消化道出血　　B. 继发感染　　C. 颅内出血

D. 脑血栓形成　　E. 高血压脑病

10. 患者，女，30 岁。疲乏、无力 2 个月。查体：肝、脾、淋巴结不大。实验室检查：血红蛋白 70g/L，白细胞 $2.8\times10^{9}/L$，血小板 $40\times10^{9}/L$，骨髓增生低下，最可能的诊断是

A. 白血病　　B. 缺铁性贫血　　C. 地中海贫血

D. 巨幼细胞贫血　　E. 再生障碍性贫血

11. 患者，女，40 岁。皮肤黏膜反复出血 1 年，月经量增多 5 天。查体：贫血貌，皮肤散在瘀斑。实验室检查：血红蛋白 75g/L，白细胞 $8.0\times10^{9}/L$，血小板 $25\times10^{9}/L$，骨髓增生活跃，红系、粒系形态正常，巨核细胞数量增多。最可能的诊断是

A. 急性白血病　　B. 过敏性紫癜　　C. 脾功能亢进

D. 再生障碍性贫血　　E. 特发性血小板减少性紫癜

12. 患者，女，32 岁。发热伴牙龈出血 1 周。查体：贫血貌，胸骨压痛。实验室检查：血红蛋白 68g/L，白细胞 $18\times10^{9}/L$，血小板 $35\times10^{9}/L$。为明确诊断，应首选哪项检查

A. 骨髓象　　B. 出凝血时间　　C. 血小板计数

D. 血小板平均寿命　　E. 网织红细胞计数

13. 患者，男，42岁。患急性淋巴细胞性白血病，化疗过程中患者出现头痛、呕吐、颈强直。脑脊液检查发现白血病细胞，需鞘内注射药物，应选用

A. 阿霉素　　B. 长春新碱　　C. 环磷酰胺

D. 柔红霉素　　E. 甲氨蝶呤

三、A3/A4型题（病例组型选择题，以下提供若干案例，每个案例下设若干考题。请根据各考题题干所提供的信息，在每题下面的A、B、C、D、E五个备选答案，请从中选择一个最佳答案）

（14～16题共用题干）

患者，女，48岁。自述月经量过多，近日出现疲乏无力，心悸，气促。实验室检查：皮肤黏膜苍白，红细胞 3.0×10^{12}/L，血红蛋白75g/L，血小板 160×10^{9}/L，白细胞 6.0×10^{9}/L。

14. 该患者最可能的诊断是

A. 白血病　　B. 海洋性贫血　　C. 缺铁性贫血

D. 巨幼细胞贫血　　E. 再生障碍性贫血

15. 该患者出现贫血的原因是

A. 慢性失血　　B. 铁吸收不良　　C. 铁的摄入不足

D. 铁的需要量增加　　E. 骨髓造血功能障碍

16. 该患者根治贫血的措施是

A. 输血

B. 口服铁剂

C. 妇科治疗并补充铁剂

D. 补充含铁丰富的食物

E. 增加营养，服用保健品

（17～18题共用题干）

患者，女，24岁。近日经常感冒，发热，乏力，时有皮肤紫癜，患者担心自己患了不治之症，进食少，睡眠差。查体：扁桃体肿大，双肺无啰音，肝脾无肿大。血常规检查示全血细胞减少。

17. 该患者最可能的诊断是

A. 白血病　　B. 缺铁性贫血　　C. 过敏性紫癜

D. 再生障碍性贫血　　E. 特发性血小板减少性紫癜

18. 目前该患者最主要的心理反应是

A. 忧郁　　B. 焦虑　　C. 孤独

D. 恐惧　　E. 无能为力

（19～20题共用题干）

患者，女，39岁。发热乏力5天。查体：T 38.4℃，贫血貌，皮肤散在出血点，

浅表淋巴结肿大，胸骨压痛。实验室检查：血红蛋白 78g/L，白细胞计数 24.5×10^9/L，幼稚白细胞 0.32，血小板 69×10^9/L。

19. 该患者最可能的诊断是

A. 淋巴结炎　　B. 溶血性贫血　　C. 急性白血病

D. 再生障碍性贫血　　E. 血小板减少性紫癜

20. 治疗该患者应首选

A. 化疗　　B. 放疗　　C. 手术治疗

D. 支持治疗　　E. 糖皮质激素治疗

四、思考题

1. 简述缺铁性贫血患者口服铁剂的注意事项。
2. 简述贫血的分度。
3. 简述白血病的护理措施。

（李　丽）

书网融合……

微课 1　　微课 2　　自测题

第七章 内分泌与代谢疾病患者的护理

内分泌系统是由垂体、甲状腺、甲状旁腺、松果体、性腺、胰岛、肾上腺、胸腺等固有腺体和分布于心、脑、肾、肺、胃、肠等器官的内分泌组织与细胞所分泌的激素组成。其主要功能是合成和释放激素，与神经和免疫系统共同调节人体的新陈代谢、生长发育、脏器功能、生殖衰老等生命现象，以适应外环境及维持人体内环境的相对稳定。内分泌与代谢疾病的发生受遗传、自身免疫、先天缺陷等内在因素的影响，也与感染、药物、放射线、营养、精神刺激等外在因素相关。内分泌与代谢疾病与全身联系密切，发病后可累及多个脏器及系统，可以影响到患者的正常活动。

内分泌与代谢疾病常见症状有身体外形改变、消瘦、生殖发育及性功能异常、肥胖、进食或营养异常等。本节重点介绍身体外形改变与消瘦。

第一节 概 述

PPT

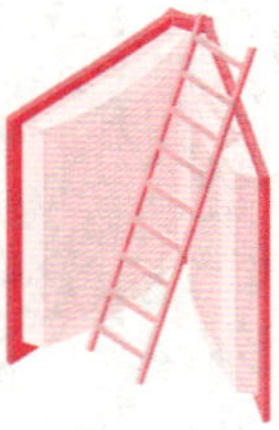

【学习目标】

1. **掌握** 内分泌与代谢疾病患者的护理评估及护理措施。
2. **熟悉** 内分泌与代谢疾病患者的主要护理诊断。
3. **了解** 内分泌与代谢疾病患者的病因。

案例分析

患者，男，45岁。多饮、多尿、多食及消瘦4年。近1个月余自感口干加重，四肢消瘦，乏力，来院就诊。护理体检：T 37.1℃，P 98次/分，R 18次/分，BP 122/82mmHg。神志清，两肺听诊无异常，心脏及腹部无显著体征。双下肢无水肿。

临床初步诊断：2型糖尿病。

问题

1. 该患者存在哪些内分泌系统疾病的症状及体征？
2. 列出该患者的主要护理诊断。

一、身体外形改变 微课1

身体外形改变是指机体在面容、身高、体型、体态、毛发、皮肤黏膜及色素等方面的异常变化。是内分泌和代谢异常导致的能够影响患者生理、心理状态的一组临床征象。

【病因】

1. 内分泌疾病　多种内分泌疾病均可引起身体外形的改变，常见有**巨人症**、**呆小症**、侏儒症、肢端肥大症、甲状腺功能减退症、甲状腺功能亢进症、库欣综合征（Cushing 综合征）、嗜铬细胞瘤等。

2. 代谢性疾病　如痛风、坏血病等。

3. 营养性疾病　如肥胖症、身材矮小等。

【护理评估】

（一）健康史

详细询问引起患者身体外形改变的原因，如既往有无激素类药物服用史及家族成员中有无糖尿病、高血压、生长发育异常等疾病史；了解患者的饮食习惯、运动参与程度等情况。

（二）身体状况

1. 体型和身高异常　可表现为身材过高或过矮。身高超过正常人平均值的 40% 以上为身材过高，一般认为成年**男性身高超过** 200cm、**女性超过** 185cm **为巨人症**，巨人症是由于发育成熟前腺垂体功能亢进所致；**成年男性身高低于** 145cm、**女性低于** 135cm **为身材矮小，常见于侏儒症和呆小症，侏儒症为患者在身体发育成熟前生长激素分泌减少所致，其智力不受影响；呆小症为患者在身体发育成熟前，其甲状腺激素合成不足影响神经系统发育及骨骼生长，表现为身材矮小及伴有智力障碍**。

2. 毛发异常　表现为毛发质地及分布改变，具体可出现多毛、毛发稀疏或脱落、发质干燥枯黄等情况，如 Cushing 综合征患者由于雄激素分泌增多常有体毛增多的情况，甲状腺功能减退症患者常有头发干燥、稀疏、睫毛和**眉毛脱落（主要为眉梢）**的表现。

3. 面容异常　如甲状腺功能减退症患者表现的“**黏液性水肿面容**”、甲状腺功能亢进症患者的“**甲亢面容**”、Cushing 综合征患者表现的“满月面容”、肢端肥大症患者的“肢端肥大症面容”等特殊面容。

4. 其他表现　如皮肤紫纹、皮肤黏膜色素沉着、痤疮等。

（三）心理－社会状况

身体外形改变可导致患者发生心理障碍，如自卑、焦虑、抑郁等。

（四）辅助检查

1. 激素测定　如甲状腺激素等激素检查评估腺体功能。

2. 影像学检查 如通过超声、CT、MRI 等检查进行定位诊断。

【常见护理诊断】

自我形象紊乱与疾病引起身体外形的改变等因素有关。

【护理措施】

（一）一般护理

1. 休息 适当休息与活动，以不感到疲劳为度。

2. 饮食 寻找疾病发生的原因并提供合理的膳食，补充适宜的营养。

（二）心理护理

与患者交谈时态度温和，无过激语言，耐心倾听患者诉说，给予患者真挚的心理支持。同时促进社交活动，增加病友间交流。防止发生意外，必要时求助心理医生。

（三）健康指导

1. 生活指导 注意自我修饰，加强心理调整，合理营养，适当运动，积极参与社交活动。

2. 疾病知识指导 向患者及其家属介绍病情，使其了解患者身体外形改变的原因，并说明积极配合治疗能获得良好的效果。

二、消瘦

体内蛋白质和脂肪减少，**体重低于标准体重的 10% 以上者**（BMI < 18.5）**称为消瘦**。严重消瘦时可表现为恶病质状态。

【病因】

1. 营养摄入不足 如偏食、厌食等。

2. 营养消化、吸收、利用障碍 如慢性肠炎、消化性溃疡等。

3. 营养需要增加/消耗过多 如长期发热、糖尿病、甲亢、恶病质等。

【护理评估】

（一）健康史

评估患者的营养摄入量及营养成分是否能满足机体需求；有无导致消瘦的病因存在。

（二）身体状况

患者消瘦多表现为皮肤干燥、弹性差，皮下脂肪减少，内脏下垂，抵抗力下降甚至劳动能力丧失；此外，消瘦患者常伴有食欲减退、淡漠、嗜睡、易疲劳、反应迟钝、头晕、视物模糊、直立性晕厥等；女性患者可有阴毛、腋毛稀疏或脱落，月经失调，闭经或不孕等表现；部分患者还可出现皮肤黏膜色素沉着，尤以摩擦处、乳晕、掌纹等处更明显，不能很好地适应社会环境甚至脱离社会。

（三）心理－社会状况

患者反应迟钝、淡漠，沉默寡言及记忆力下降。神经性厌食者多为性格内向的青年女性，往往与家庭关系紧张有关，并且不能很好地适应社会环境。

（四）辅助检查

可进行内分泌功能检查、胃肠钡餐检查等，有助于消瘦的病因诊断。

【常见护理诊断】

营养失调：低于机体需要量　与营养摄入不足、机体代谢增强、消耗过多等有关。

【护理措施】

（一）一般护理

1. 休息　适当休息与活动，以不引起疲劳为宜。

2. 饮食　补充适宜的营养，给予高热量、高蛋白、易消化的饮食，开始宜少量多餐，逐渐增加进食量及减少进食次数，最后过渡到正常饮食。同时增加新鲜水果和蔬菜的摄入，以增加维生素的来源。进食不良或极度消瘦的患者可遵医嘱静脉补充营养，如蛋白质、氨基酸、脂肪乳等，但应注意不能长期依靠输液来改善营养状况。

（二）病情观察

注意观察患者的体重、体力、皮下脂肪、精神状态、食欲、精力等。

（三）皮肤护理

极度消瘦的患者应加强皮肤护理，避免骨骼突起部位碰伤或长期受压，防止受压部位压疮的形成。

（四）心理护理

解释患者消瘦的原因，对神经性厌食的患者帮助其解除心理上的障碍，建立正确的进食行为。

（五）健康指导

1. 生活指导　鼓励患者进食高热量、高蛋白的食物，可少量多餐。提高烹饪技巧，尽量适合患者口味，增加患者的食欲。

2. 疾病知识指导　向患者及其家属解释消瘦对机体造成的影响，对于神经性厌食者，帮助其解除心理障碍，树立正确的进食观念。

（刘巧梅）

第二节　甲状腺疾病患者的护理

PPT

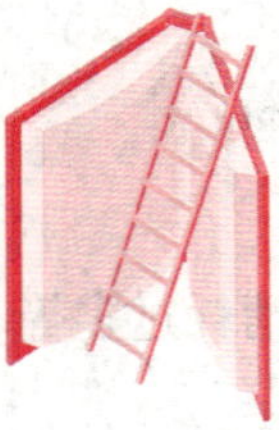

【学习目标】

1. **掌握**　甲状腺疾病患者的身体状况及护理措施。
2. **熟悉**　甲状腺疾病患者的常见护理诊断。
3. **了解**　甲状腺疾病患者的病因。

案例分析

患者，女，42岁。自诉畏热、多汗、多食、消瘦、易激惹5个月，5个月前出现心悸，眼球突出，大便5~6次/天，来院就诊，临床诊断为“甲亢”。经过一段时间治疗后，病情好转，未经医生同意自行停药，10天前上述症状又重复出现。护理体检：T 37.5℃，P 102次/分，R 20次/分，BP 130/86mmHg。神志清，两肺听诊无异常，双侧眼球突出，双侧甲状腺Ⅱ度肿大，质软，可闻及杂音，心脏及腹部无显著体征。双下肢无水肿。

临床初步诊断：甲状腺功能亢进症。

问题

1. 提出该患者目前存在的主要护理诊断。
2. 针对该患者如何开展有效的护理？

一、甲状腺功能亢进症

甲状腺功能亢进症简称甲亢，是指由多种病因导致甲状腺功能增强，其产生甲状腺激素（TH）过多而引起的甲状腺毒症，其中**碘及甲状腺球蛋白是合成甲状腺激素的主要原料**。**甲状腺毒症是指组织暴露于过多甲状腺激素条件下发生的一组临床综合征。**其病因包括弥漫性毒性甲状腺肿，即Graves病（简称GD）、多结节性毒性甲状腺肿和甲状腺自主高功能腺瘤，**其中以Graves病最常见**，占80%左右，各年龄组均可发病，以20~50岁女性多见，女性多于男性。**典型表现为高代谢综合征、甲状腺肿及突眼征。**

【病因及发病机制】

本病的病因与发病机制目前尚未完全阐明，可能认为该病的发生与遗传和自身免疫有关。

1. 遗传因素　GD有明显的遗传倾向，研究发现其与人类白细胞抗原（HLA）类型有关。

2. 自身免疫因素　GD患者血清中存在促甲状腺激素（TSH）受体的特异性自身抗体，即TSH受体抗体（TRAb）。TSH受体与TRAb可以结合，产生TSH的生物学效应，即甲状腺细胞增生、甲状腺激素合成和分泌增加。GD**的浸润性突眼主要和细胞免疫有关**。

3. 环境因素　如精神刺激、细菌感染、性激素、创伤、应激因素等都可破坏机体免疫系统的稳定性，促使免疫缺陷者发病。

【护理评估】

（一）健康史

询问患者有无自身免疫系统病史；近期有无细菌感染病史；有无甲状腺及相邻器官病史；有无家族遗传病史；近期是否有过重大应激因素等。

（二）身体状况

大多数起病缓慢，少数可在精神创伤或应激后急性起病。

1. 甲状腺毒症表现

（1）高代谢综合征　TH分泌增多导致交感神经兴奋性增高和新陈代谢增强。患者常有疲乏无力、**低热、怕热多汗**、皮肤温暖而湿润、**多食易饥、体重明显下降**等症状。

（2）精神、神经系统　由于TH分泌过多导致交感神经兴奋性增高，出现**神经过敏、焦虑不安、多言好动、烦躁易怒**、记忆力减退、注意力不集中、失眠等表现，偶可出现淡漠、少言。**可有手、眼睑及舌震颤、腱反射亢进等**症状。

（3）心血管系统　心悸、胸闷气短、心动过速、心尖部第一心音亢进、**心律失常（以心房颤动等房性心律失常多见）等**，严重者可导致甲亢性心脏病，出现心脏增大和心力衰竭。收缩压升高、舒张压降低，**脉压增大**，可出现**水冲脉、毛细血管搏动征及枪击音等周围血管征**。其中，静息或睡眠状态下心率增快为本病的特征性表现之一。

（4）消化系统　**食欲亢进、多食、消瘦、便次增加、稀便**。老年患者也可有食欲减退、厌食。严重患者可出现肝大、肝功能异常，偶见黄疸。

（5）肌肉骨骼系统　主要是甲亢性周期性瘫痪，以青年男性多见，多在剧烈运动、注射胰岛素等诱因下发病，主要累及下肢，可伴低钾血症。少数患者有甲亢性肌病、肌无力和肌萎缩。

（6）其他　女性患者可出现月经减少或闭经；男性可有阳痿的表现，偶见男性乳腺发育。周围血白细胞总数降低，单核细胞增加，淋巴细胞比例增高等。

2. 甲状腺肿　**多数患者甲状腺有不同程度肿大**，其肿大程度与甲亢严重程度无明显关系。甲状腺一般呈弥漫性、对称性肿大，质软、表面光滑、无压痛，可随吞咽上下移动，**上下极可触及震颤，可听到血管杂音，为本病重要体征**。少数患者甲状腺无明显肿大。

3. 突眼征　部分患者有突眼征，**突眼为本病的特征性体征之一，**可分为单纯性突眼和浸润性突眼两类。

（1）单纯性突眼　又称良性突眼，主要与交感神经兴奋增高有关，表现为眼球向前突出，**突眼度≤18mm**。①Dalrymple **征：睑裂增宽**。②Stellwag **征：瞬目减少**。③Joffroy **征：上视时无额纹出现**。④von Graefe **征：双眼向下看时，上眼睑不随眼球下落**。⑤Mobius **征：眼球集合能力减弱**。

（2）浸润性突眼　又称恶性突眼，较少见，约占5%，与眶后组织的自身免疫性炎症反应有关。可出现眼内异物感、复视、斜视、刺痛、胀痛、畏光、流泪及视力下降；体检见**突眼度**>18mm，结膜充血、水肿，眼睑肿胀。重者眼球固定，眼睑不能闭合或闭合不全，结膜和角膜经常外露致角膜溃疡、水肿，全眼炎甚至失明。

4. 特殊临床表现和类型

（1）甲状腺危象（旧称甲亢危象）　是甲状腺毒症急性加重的一个综合征，**常因感染、手术、口服过量甲状腺激素制剂、放射性碘治疗、严重精神创伤等诱发，与短时间内大量 T_3、T_4 释放入血致机体甲状腺激素水平急剧增高有关**，多见于病情较重或者治疗不当者。临床表现为原有甲亢症状加重，**出现高热、心动过速（心率>140次/分），伴心房颤动或扑动，呼吸急促、大汗淋漓、厌食、恶心、呕吐等，严重时可出现心衰、休克、谵妄或昏迷，死亡率较高**。

（2）甲亢性心脏病　主要表现为心脏增大、心房颤动和心力衰竭，待甲亢病情控制后，以上情况可恢复。

（3）淡漠型甲亢　多见于老年患者。一般起病隐匿，甲状腺肿、高代谢综合征及眼征不明显。主要为明显消瘦、神志淡漠、反应迟钝、心悸、乏力、腹泻、厌食，可伴房颤等。临床上因表现不典型容易误诊。

（4）其他类型　妊娠期甲状腺功能亢进症、亚临床甲亢、胫前黏液性水肿等。

（三）心理-社会状况

患者常处于紧张、**易激惹**状态，易与他人发生争执。因神经过敏、焦虑、易怒、多疑等心理，甚至可有幻觉、躁狂等精神障碍表现。因情绪不稳及对疾病认识不够，经常不配合治疗及护理。

（四）辅助检查

1. 血清甲状腺激素测定　血清总甲状腺素（TT_4）、总三碘甲状腺原氨酸（TT_3）均增高；**血清游离甲状腺素（FT_4）、游离三碘甲状腺原氨酸（FT_3）增高**，两者不受甲状腺结合蛋白的影响，能直接反映甲状腺功能状态，**是诊断甲亢的首选指标**。

2. 促甲状腺激素（TSH）测定　**血清中TSH的浓度是反映甲状腺功能病变最敏感的指标**。甲亢时因TSH受抑制血中浓度降低。

3. TSH受体抗体（TRAb）测定　**是诊断GD重要指标之一**，新诊断GD患者血中TRAb阳性检出率可达75%~96%。可用于判断病情活动和复发。

4. 基础代谢率（BMR）测定　正常范围为-10%~+15%。于清晨患者起床前禁食12小时、睡眠8小时以上、空腹静卧状态时测定脉率和血压，按公式计算：BMR（%）= 脉率（次/分）+ 脉压（mmHg）－111。大多数患者高于正常，其增高程度与病情呈正比。

5. ^{131}I摄取率　甲亢时^{131}I摄取总量增加，摄取高峰前移。目前已被激素测定技术所代替。本方法现在主要用于甲状腺毒症病因的鉴别。

6. 影像学检查　可选用CT、MRI、超声、放射性核素扫描等检查协助诊断。

7. 其他　血常规检查；24小时尿酸升高；血胆固醇低于正常。

（五）治疗要点

目前尚不能对GD进行病因治疗。甲亢的治疗主要有抗甲状腺药物（ATD）治疗、^{131}I及手术治疗等三种疗法。

1. 抗甲状腺药物（ATD）治疗　硫脲类、咪唑类及复方碘口服液抗甲状腺药物的作用、适应证及注意事项见表7－1。

表7－1　治疗甲亢常用药物、作用、适应证及注意事项

药物种类	药物	作用机制	适应证	不良反应
抗甲状腺药物	硫脲类有甲硫氧嘧啶（MTU）、丙硫氧嘧啶（PTU） 咪唑类有卡比马唑（甲亢平，CMZ）、甲巯咪唑（他巴唑，MMI）	**通过抑制甲状腺内过氧化物酶的活性，使无机碘不能氧化为活性碘导致甲状腺激素合成减少**	适用于病情轻，甲状腺为轻度至中度肿大者，如青少年、孕妇及年老体弱的中重度患者、合并有心肝肾或出血性疾患者等；甲状腺次全切术后复发而不宜采用^{131}I治疗者；手术前准备；甲状腺危象的治疗	消化道反应，如厌食、腹痛、腹泻等；过敏反应，如皮肤瘙痒、药疹；**甲状腺肿及甲减；粒细胞缺乏症**
β受体阻断药	普萘洛尔	**阻断β受体而改善甲亢所致的交感神经激活症状；减少T_3生成**	不宜使用其他抗甲状腺治疗者，可选用β受体阻断药，亦能改善甲状腺危象症状	能引起**窦性心动过缓**、房室传导阻滞，可**诱发哮喘**；可导致精神压抑、低血压、记忆力减退等
碘剂	复方碘口服液	**抑制甲状腺球蛋白的分解，减少甲状腺激素释放**	甲亢术前准备；甲亢危象治疗	可导致口内金属味、咽喉不适、呼吸道刺激等；发热、皮炎、皮疹、血管神经性水肿，重者喉头水肿；诱发甲状腺功能紊乱，如甲亢、甲减等

2. 放射性^{131}I治疗　^{131}I**被甲状腺摄取后能够释放出β射线，甲状腺滤泡受到破坏后萎缩，导致甲状腺激素合成减少。妊娠期及哺乳期妇女、严重心肝肾功能衰竭、重症浸润性突眼症、活动性肺结核、甲状腺危象者禁用。**

3. 手术治疗　一般选用甲状腺次全切术，甲状腺两侧各保留2～3g甲状腺组织。该方法治愈率较高，但并发症较多。

4. 甲状腺危象的治疗　积极治疗甲亢可以预防甲状腺危象，尤其需积极防治感染和做好充分的术前准备。治疗措施包括：①**阻止TH合成，首选PTU**。②**抑制TH的释**

放，常用复方碘口服溶液，服用PTU 1小时后用复方碘口服溶液5滴，每8小时一次或碘化钠0.5~1.0g加入10%葡萄糖盐水中静脉滴注，视病情逐渐减量。③降低周围组织对TH的反应，使用普萘洛尔及氢化可的松治疗。④降低血TH浓度，上述治疗不满意时，可选用血液透析、腹膜透析或者血浆置换等措施迅速降低血TH浓度。⑤其他支持治疗：如持续低流量吸氧、补液、纠正水电解质失衡，物理降温、控制感染和肺水肿等。

【常见护理诊断】

1. 营养失调：低于机体需要量　与机体代谢增强、消化吸收障碍有关。

2. 活动无耐力　与蛋白质分解增加、肌无力、甲亢性心脏病等有关。

3. 焦虑　与病情复杂、病程较长有关。

4. 有组织完整性受损的危险　与浸润性突眼有关。

5. 潜在并发症　甲状腺危象等。

【护理措施】 微课2

（一）一般护理

1. 环境　置患者于安静、舒适的环境中，保持室温凉爽恒定，避免强光、噪音等刺激。

2. 休息　评估患者目前的活动量，以活动时不感疲劳为度。病情重、有心力衰竭或严重感染者应严格卧床休息。

3. 饮食　评估患者营养、进食状况，**给予高热量、高蛋白、高维生素及矿物质丰富易消化的饮食。可增加奶、蛋、瘦肉类等优质蛋白，以纠正体内负氮平衡。注意控制高纤维素食品，如芹菜、菠菜、粗粮等，避免生冷食物；忌食碘盐和含碘丰富食物，如海带、紫菜、海蜇皮等海产品，避免饮用浓茶、咖啡等刺激性饮料**。每日饮水2000~3000ml以补充丢失的水分，对有心脏病的患者应避免大量饮水，以防诱发心衰和水肿。

（二）病情观察

密切观察患者生命体征。监测体重；定期眼科检查；注意有无精神神经症状；如出现高热、心动过速、呕吐等甲状腺危象表现，及时报告医生，配合抢救。

（三）眼部护理

复视者戴单侧眼罩，突眼者外出佩戴深色眼镜，以防光线、灰尘等刺激；**经常用眼药水湿润眼部**，可减轻眼睛局部刺激症状；睡前涂抗生素眼膏，睡觉时应取高枕卧位，以便减轻球后组织水肿，**针对眼睑不能闭合者以无菌生理盐水纱布覆盖双眼**。指导患者当眼睛有异物感等不适时，不要用手直接揉搓。必要时限制食盐摄入，遵医嘱使用利尿剂。定期眼科检查，若出现角膜溃疡或全眼球炎时，应配合医生作相应处理。

（四）用药护理

1. 抗甲状腺药物的护理　观察ATD的常见不良反应：①**粒细胞减少，重者可致粒**

细胞缺乏症。若外周血白细胞计数低于 $3\times10^9/L$ 或中性粒细胞低于 $1.5\times10^9/L$，应立即停药。②出现药疹，轻者可用抗组胺类药物治疗，重者需要立即停药。③出现肝坏死、胆汁淤积综合征、精神病等应立即停药，并严密观察患者的病情变化。

2. ^{131}I 的治疗护理　**^{131}I 治疗前后 1 个月内避免服用含碘的药物和食物；空腹服用 ^{131}I，服药后 2 小时内不吃固体食物，防止呕吐引起 ^{131}I 丢失；服药后 24 小时内避免咳嗽、咳痰**，减少 ^{131}I 的丢失；服药后第 1 周避免用手按压甲状腺；**患者的衣服、被褥、排泄物等个人物品需要单独存放，待放射作用消失后再做清洁处理**，以免污染环境，同时，在处理患者物品及排泄物时需戴手套，以免造成自身伤害；**采用 ^{131}I 治疗甲亢有可能导致甲状腺功能减退，重者可出现永久性甲状腺功能减退症，一旦出现，遵医嘱给予 TH 治疗**；若出现甲状腺危象，应立即通知医生，做好抢救配合的准备。

（五）甲状腺危象的抢救配合

避免可导致甲状腺危象的诱因，常见的诱因有感染、应激反应、手术、创伤、放射碘治疗、不规则用药等。患者绝对卧床休息，立即给予吸氧，并迅速建立静脉通路，遵医嘱及时准确用药，呼吸困难者取半卧位；严密监测生命体征、神志变化等；大量液体丧失患者可口服或静脉及时补充液体量。高热者给予物理降温，躁动不安者使用床栏或约束带保护患者安全。

（六）健康指导

1. 生活指导　指导患者合理安排工作与休息，避免过度紧张及劳累，保持身心愉快，建立和谐的人际关系减轻精神压力；多吃高热量、高蛋白、高维生素的食物，**禁止食用海带、紫菜及加碘盐等含碘丰富的食物，避免摄入刺激性及高纤维素类食物**。向患者及家属说明饮食的重要性。

2. 疾病知识指导　告知患者及家属有关本病的知识，使患者学会自我护理；嘱患者严禁用手挤压甲状腺；嘱患者坚持科学服药，不可随意增减和停药，定期复查，向患者说明出现高热、呕吐、腹泻、恶心、突眼加重等时要警惕甲状腺危象可能，应及时就诊。

二、甲状腺功能减退症

甲状腺功能减退简称甲减，是由多种原因导致的低甲状腺激素血症或甲状腺激素抵抗而引起的全身性低代谢综合征。

甲减主要有两种分类方法：按病变部位分为原发性甲减、甲状腺激素抵抗综合征、中枢性甲减；按病因分为药物性甲减、^{131}I 治疗后甲减、手术后甲减及特发性甲减；按起病年龄可分为呆小病、幼年型甲减、成年型甲减。本节主要介绍成年型甲减。

【病因】

1. 原发性甲减　约占 90% 以上，常见的病因有自身免疫损伤、甲状腺组织受损、缺碘或碘过多、抗甲状腺药物的使用等。

2. 垂体性甲减 由肿瘤、放疗、手术等所致。

【护理评估】

（一）健康史

询问患者有无自身免疫性疾病，如自身免疫性甲状腺炎；病前有无上呼吸道感染、肿瘤、手术等相关病史；有无使用抗甲状腺药物；有无地方性缺碘史和用药史等。

（二）身体状况

本病多见于中年女性，多数起病隐匿，病程长，发展缓慢。

1. 一般表现 主要表现为**畏寒、少汗、体温偏低、乏力、少言懒动、反应迟钝、动作缓慢、记忆力减退**；食欲减退而体重无明显减轻。护理体检可发现**毛发稀疏、眉毛外 1/3 脱落、表情淡漠、面色苍白、皮肤粗糙脱屑等**。

2. 消化系统 可出现厌食、腹胀、便秘等。重者可出现麻痹性肠梗阻。

3. 心血管系统 主要表现为**心动过缓**，心肌收缩力减弱、心输出量下降，低血压、心脏增大。严重者出现心衰、心包积液等。

4. 血液系统 因甲状腺激素缺乏，使血红蛋白合成障碍或肠道吸收铁、维生素 B_{12} 异常，**可致缺铁性贫血**。

5. 内分泌生殖系统 表现为性欲减退，男性阳痿，女性常月经过多或闭经，部分患者有溢乳。

6. 肌肉与关节 肌肉软弱乏力，可有暂时性肌强直、痉挛、疼痛等，部分可出现进行性肌萎缩及关节病变或关节腔积液。

7. 黏液性水肿昏迷 常见于病情严重者，大多数在寒冷季节发病，手术、感染、严重躯体疾病、中断 TH 替代治疗和使用镇静剂、麻醉等诱发。临床表现为低体温（体温 $<35℃$），嗜睡，呼吸减慢，心动过缓，血压下降，四肢肌肉松弛，反射减弱或消失，甚至休克、昏迷、心肾功能不全而危及生命。

（三）辅助检查

1. 血液检查 多为轻度或中度。血清甘油三酯、总胆固醇及低密度脂蛋白增高，高密度脂蛋白降低。

2. 甲状腺功能检查 **血清 TSH 增高，TT_4、FT_4 降低是诊断本病的必备条件**。亚临床甲减仅有 TSH 增高、T_4 或 T_3 正常；甲状腺摄 ^{131}I 率降低，但为了避免 ^{131}I 对甲状腺的损伤，一般情况下不做该检查。

3. 其他检查 ①TRH 刺激试验：静脉注射 TRH 后，若为垂体性甲减，血清 TSH 不升高；升高延迟者，提示为下丘脑性甲减；血清 TSH 在增高的基础上进一步升高，则提示原发性甲减。②影像学检查有助于异位甲状腺、下丘脑－垂体病变的确定。

（四）治疗要点

1. 替代治疗 **各种类型甲减均需用 TH 替代，永久性甲减者需终身服用**，将血清

TSH 和甲状腺激素水平恢复到正常范围内。**首选左甲状腺素（$L-T_4$）口服，适合终身替代治疗**，成年人 $L-T_4$替代剂量 50～200μg/d，由于 T_4的半衰期是 7 天，可以每天早晨服药一次。以最小剂量纠正甲减而不产生明显不良反应，使血 TSH 保持在正常范围。治疗剂量与体重、年龄有关，应注意个体化，从小剂量开始，逐渐增加维持剂量。

2. 对症治疗 贫血者补充铁剂及维生素 B_{12}、叶酸等；低胃酸者补充稀盐酸，与 TH 合用疗效较好。

3. 黏液性水肿昏迷的治疗 ①立即补充甲状腺激素，首选 T_3 静脉注射，症状改善后改为口服。②氢化可的松 200～300mg 静脉滴注。③保持呼吸道通畅、给氧、保温。④监测水电解质、酸碱平衡及尿量和血压等。⑤控制感染，治疗原发疾病。

【常见护理诊断】

1. 便秘 与代谢率降低及体力活动减少引起肠蠕动减慢有关。

2. 体温过低 与该疾病导致机体基础代谢率降低有关。

3. 社交障碍 与精神、情绪改变导致反应迟钝、冷漠有关。

4. 潜在并发症 黏液性水肿昏迷。

【护理措施】

（一）一般护理

1. 休息与活动 根据病情安排合理的休息，病情较轻，可以适当活动；如有心包积液、心衰时，则需卧床休息。冬季外出戴手套、穿棉衣裤，避免受凉。

2. 饮食 **给予高蛋白、高热量、高维生素、低钠、低脂饮食，进食粗纤维类食物及摄入适当水分能够促进胃肠蠕动**。桥本甲状腺炎者应避免含碘的食物与药物，以免诱发黏液性水肿。

（二）病情观察

观察患者的精神状态，有无便秘、腹胀、腹痛等麻痹性肠梗阻表现；每日记录体重，注意黏液性水肿变化；注意皮肤弹性与水肿改善情况，观察有无发红或破损等；若出现体温＜35℃、呼吸浅慢、心动过缓、血压降低、嗜睡等表现，立即建立静脉通道并通知医生配合抢救。

（三）用药护理

指导患者遵医嘱服用药物，注意观察有无不良反应，出现多食消瘦、脉搏＞100 次/分、心律失常、发热、大汗、情绪激动等情况时，应及时报告医生。服用利尿剂时，需记录 24 小时液体出入量。对于老年人、冠心病等患者应慎重用药。

（四）心理护理

以真挚、诚恳的态度关心患者，鼓励家属及亲友给予患者心理支持，使其感到关心并保持乐观的情绪，增强自信心，鼓励患者表达自己的想法与感受；帮助患者制订活动计划，由简单至复杂；鼓励患者多参与社交活动，并多与病情已改善的病友交流，以便克服社交障碍。

（五）健康指导

1. 生活指导 注意个人卫生，预防感染；说明饮食的重要性。

2. 疾病知识指导 对需终身替代治疗者说明终身服药的重要性和必要性，不可随意增减剂量或者停药；告知患者甲状腺激素服用过量的症状，指导其自我监测；慎用镇静催眠类药物；学会自我观察，若出现低血压、心动过缓、体温低于35℃等症状，应立即就诊。

（刘巧梅）

PPT

第三节 库欣综合征患者的护理

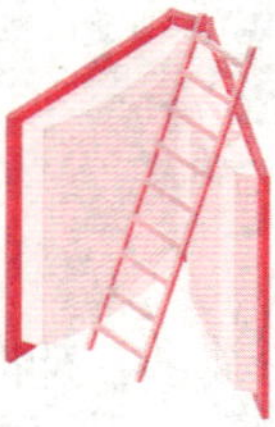

【学习目标】

1. 掌握 库欣综合征患者的身体状况、主要护理诊断及护理措施。

2. 熟悉 库欣综合征患者的健康指导。

3. 了解 库欣综合征患者的病因。

案例分析

患者，女，53岁。发现血压升高、肥胖1年，近2个月双下肢水肿、反复四肢抽搐，在当地医院以“肾病”就诊，服用螺内酯、呋塞米后未见好转，故来院就诊。护理体检：T 37.1℃，P 98次/分，R 20次/分，BP 144/98mmHg。神志清，肺部听诊正常，律齐，双下肢凹陷性水肿。

临床初步诊断：库欣综合征。

问题

1. 该患者存在哪些护理问题？
2. 描述该患者的主要护理措施。

库欣综合征是各种病因造成肾上腺皮质分泌过多糖皮质激素（主要为皮质醇）所致病症的总称。其中最常见的临床类型是垂体促肾上腺皮质激素（ACTH）分泌亢进所致，称Cushing病。其临床表现主要有**向心性肥胖、多血质外貌、满月脸、皮肤紫纹、骨质疏松**等。该病可发生于任何年龄，男性与女性均可发病，但**以20～40岁女性多见**。

【病因与发病机制】

1. Cushing 病 最常见，约占库欣综合征的 70%。垂体分泌 ACTH 过多，常伴肾上腺皮质增生。

2. 异位 ACTH 综合征 **以小细胞性肺癌最常见，**因肿瘤细胞分泌大量 ACTH，刺激肾上腺皮质增生而分泌过量的皮质醇。

3. 不依赖 ACTH 的库欣综合征 包括肾上腺皮质肿瘤、肾上腺皮质癌、不依赖 ACTH 的双侧性肾上腺小结节性增生、不依赖 ACTH 的双侧性肾上腺大结节性增生等。

4. 医源性皮质醇增多症 主要见于长期大量使用糖皮质激素治疗的患者。

【护理评估】

（一）健康史

询问患者有无肾上腺、垂体疾病等病史；是否长期大量使用糖皮质激素治疗等。

（二）身体状况

1. 营养物质代谢紊乱 脂肪代谢紊乱的典型表现为**满月脸、水牛背、向心性肥胖（指脸部及躯干胖，但四肢及臀部不胖）**，皮质醇分泌增多导致脂肪代谢紊乱，引起脂肪重新分布，形成典型的向心性肥胖；大量皮质醇能够促进蛋白质分解，抑制蛋白质合成，出现皮肤菲薄、皮肤弹力纤维断裂的情况，**患者下腹两侧、大腿外侧等多处可见皮肤紫纹**，大量皮质醇促进肝糖原异生，拮抗胰岛素作用，使**血糖升高，葡萄糖耐量降低**。

2. 全身及精神、神经症状 患者肌无力，下蹲后起立困难，常伴不同程度的情绪不稳、欣快感、烦躁、失眠等，也**可出现皮肤色素沉着**；重者可出现偏执狂等精神变态疾病。

3. 心血管表现 **高血压较常见，**患者同时会伴有动脉硬化和肾小球动脉硬化，因此部分患者在治疗后血压依然不能降至正常。长期高血压可并发左心室肥大、心力衰竭等。由于脂肪代谢紊乱，患者容易出现动-静脉血栓。

4. 感染 长期皮质醇增多使患者免疫功能减弱，易并发各种感染，**以肺部感染多见**。

5. 性功能异常 女性患者出现月经不规则，月经减少或闭经、痤疮等；男性患者表现为性欲减退、阴茎缩小、睾丸变软等，与大量皮质醇抑制垂体促性腺激素有关。

6. 电解质紊乱 **大量皮质醇有潴钠、排钾作用，**患者乏力、水肿加重。又因**皮质醇具有排钙作用，可出现骨质疏松**。儿童患病后，生长发育受到抑制。

（三）辅助检查

1. 血浆皮质醇测定 **皮质醇分泌增多且昼夜分泌节律消失**。

2. 尿 17-羟皮质类固醇、尿游离皮质醇 24 小时尿 17-羟皮质类固醇和尿游离皮质醇升高。

3. 地塞米松抑制试验 是目前**最常用的病因诊断方法**。使用小剂量地塞米松，尿

17－羟皮质类固醇不能被抑制到对照值的50%以下。大剂量使用能被抑制到对照值的50%以下者病变大多数为垂体性，不能被抑制者则可能为异位ACTH综合征或原发性肾上腺皮质肿瘤。

4. ACTH兴奋试验 原发性肾上腺皮质肿瘤者多数无反应，垂体性Cushing病和异位ACTH综合征者常有反应。

5. 影像学检查 包括肾上腺超声检查、CT、MRI、蝶鞍区断层摄片等检查可显示病变部位的影像学改变。

（四）治疗要点

经蝶窦切除垂体微腺瘤是治疗本病的首选方法，大腺瘤患者可开颅手术切除肿瘤。为避免复发，术后需辅助化疗。

【常见护理诊断】

1. **自我形象紊乱** 与皮质醇增多引起的向心性肥胖等身体外观改变有关。
2. **体液过多** 与皮质醇过多引起水钠潴留有关。
3. **有感染的危险** 与皮质醇增多致机体免疫功能下降有关。
4. **有受伤的危险** 与代谢异常引起骨质疏松有关。
5. **潜在并发症** 心力衰竭、脑血管意外、类固醇性糖尿病。

【护理措施】

（一）一般护理

1. 休息与活动 指导患者合理休息与活动，避免劳累。**休息时适当抬高下肢，利于静脉回流，能避免加重水肿**。骨质疏松者，做好安全防护，防止骨折。

2. 饮食护理 **给予低盐、低热量、高钾、高蛋白、高维生素饮食，预防或控制水肿、低钾血症和高血糖；适当摄取富含钙及维生素D的食物，如牛奶、紫菜、虾皮、坚果等，以预防骨质疏松**。**避免刺激性食物**。

（二）病情观察

密切观察患者的体温、血压、血糖；观察有无感染征象；每日测体重，记录24小时液体出入量，注意水肿情况；观察患者有无关节或腰背痛，注意有无糖尿病表现。

（三）用药护理

遵医嘱服用药物，在应用肾上腺皮质激素合成阻滞药时，注意观察患者有无食欲减退、恶心、呕吐、嗜睡、乏力、眩晕等不良反应，应立即通知医生。

（四）心理护理

给予患者精神上的安慰与鼓励，解释病情和疏导不良情绪，鼓励家人给予心理支持。

（六）健康指导

1. 生活指导 指导患者生活规律，合理饮食与运动，保持心情愉快；注意个人卫生，避免感染；日常活动注意安全，防止跌倒与骨折；增强自信心。

2. 疾病知识指导　向患者及家属介绍疾病的基本知识与治疗方法；教会自我护理及对药物疗效和不良反应的观察；并告知其经积极正确治疗后病情可逐渐好转，但预后情况与病因有关。

（刘巧梅）

PPT

第四节　糖尿病患者的护理

【学习目标】

1. **掌握**　糖尿病患者的身体状况、护理措施。
2. **熟悉**　糖尿病患者的护理诊断及辅助检查。
3. **了解**　糖尿病患者的病因。

案例分析

患者，男，60岁。因多食、多饮、消瘦3个月就诊。患者3个月前无明显诱因食量逐渐增加，而体重却逐渐下降，同时出现口渴，喜欢多喝水，为进一步诊断治疗来医院就诊。护理体检：T 36.5℃，P 86次/分，R 20次/分，BP 130/86mmHg。神清语明，心肺（－），腹平软，肝脾未触及。双下肢无水肿。实验室检查：空腹血糖10.8mmol/L。尿常规：尿蛋白（－），尿糖（＋＋）。

初步诊断：糖尿病。

问题

1. 该患者存在哪些护理诊断？
2. 如何对患者进行有效的护理？

糖尿病（DM）**是一组以慢性血葡萄糖（简称血糖）水平增高为特征**的代谢性疾病。由于**胰岛素分泌绝对或相对不足**和（或）靶细胞对胰岛素敏感性降低引起血糖升高，导致糖、脂肪、蛋白质及水、电解质等代谢紊乱。久病可引起多系统损害，导致**心、脑、肾、眼及足部**病变，使患者致残或死亡。糖尿病是常见病、多发病，其患病率随着人民生活水平的不断提高、人口老龄化、生活方式等迅速增加，呈逐渐增长的趋势。我国现有糖尿病患者超过4000万，居世界第2位。2型糖尿病的发病趋向低龄化。

【糖尿病分型】

目前国际上通用WHO糖尿病专家委员会提出的病因学分型标准（1999）将糖尿病

分成1型糖尿病、2型糖尿病、妊娠期糖尿病和其他类型糖尿病四大类型。

1. 1型糖尿病（T_1DM） 胰岛β细胞被破坏，造成**胰岛素绝对缺乏**，有酮症酸中毒倾向。它分为自身免疫性和特发性两个亚型。**主要见于年轻人，需用胰岛素治疗**。

2. 2型糖尿病（T_2DM） **主要与遗传有关，有家族性发病倾向，多见于40岁以上成人**。从以胰岛素抵抗为主伴胰岛素分泌不足到以胰岛素分泌不足为主伴胰岛素抵抗。这类糖尿病发病的危险性随着年龄、肥胖及缺乏体力活动而增长。

3. 妊娠期糖尿病 在确定妊娠后，若发现有各种程度的葡萄糖耐量减少或明显的糖尿病，均认为是妊娠期糖尿病。

4. 其他类型的糖尿病 本型按病因与发病机制分为β细胞功能的基因缺陷、胰岛素作用的基因缺陷、胰腺外分泌疾病（胰腺炎、胰腺切除术后等）、胰腺内分泌病（胰高血糖素瘤、库欣综合征等）、药物或化学品所致糖尿病（苯妥英钠、噻嗪类利尿剂、喷他脒等）、感染（先天性风疹、巨细胞病毒等）、不常见的免疫介导糖尿病（僵人综合征、抗胰岛素受体抗体等）和其他可能与糖尿病相关的遗传性综合征8个亚型，临床上相对少见。

本节仅介绍1型和2型糖尿病，二者的鉴别见表7-2。

【病因与发病机制】

糖尿病的病因与发病机制较为复杂，至今尚未完全清楚。目前一般认为是遗传因素与环境因素共同造成。

1. 1型糖尿病（T_1DM） 绝大多数1型糖尿病是自身免疫性疾病，遗传因素和环境因素共同参与其发病过程。某些外界因素作用于有遗传易感性的个体，激活T淋巴细胞介导的一系列自身免疫反应，引起选择性胰岛β细胞破坏和功能衰竭，体内胰岛素分泌不足进行性加重，导致糖尿病。

2. 2型糖尿病（T_2DM） 在糖尿病遗传易感性基础上，由肥胖、体力活动不足、化学毒物、热量过剩、人口老龄化等因素共同促发。①胰岛素抵抗：多种原因使胰岛素促进葡萄糖摄取和利用的效率下降，导致胰岛代偿性分泌过多的胰岛素，过重的负担最终导致β细胞功能下降而发病。②胰岛素分泌缺陷：β细胞遗传缺陷等因素造成胰岛素分泌异常。

表7-2 1型糖尿病与2型糖尿病的鉴别

	1型糖尿病	2型糖尿病
起病年龄及峰值	<30岁，12~14岁	>40岁，60~65岁
起病方式	急	缓慢而隐匿
起病时体重	正常或消瘦	超重或肥胖
“三多一少”症候群	典型	不典型，或无症状
急性并发症	酮症倾向大	酮症倾向小
慢性并发症		

续表

	1 型糖尿病	2 型糖尿病
心血管疾病	较少	>70%，主要死因
肾病	30%~45%，主要死因	5%~10%
脑血管疾病	较少	较多
胰岛素及 C 肽释放试验	低下或缺乏	峰值延迟或不足
胰岛素治疗及反应	依赖，敏感	不依赖，抵抗

知识链接

胰岛素抵抗

胰岛素抵抗（IR）是指胰岛素作用的靶器官对胰岛素作用的敏感性下降，即正常剂量的胰岛素产生低于正常生物学效应的一种状态。目前认为，IR 不仅是 2 型糖尿病的发病基础，更是贯穿多种代谢相关疾病的主线，是连结这些疾病的纽带，为这些疾病的共同病理生理基础。胰岛素抵抗产生的原因如下。

1. 遗传性因素　胰岛素的结构异常、体内存在胰岛素抗体、胰岛素受体或胰岛素受体后的基因突变（如 Glut4 基因突变、葡萄糖激酶基因突变和胰岛素受体底物基因突变等）。

2. 肥胖　肥胖是导致胰岛素抵抗最主要的原因，尤其是中心性肥胖。肥胖主要与长期运动量不足和饮食能量摄入过多有关，2 型糖尿病患者诊断时 80% 伴有肥胖。

3. 疾病　长期高血糖、高游离脂肪酸血症、某些微量元素缺乏如铬和钒缺乏、妊娠和体内胰岛素拮抗激素增多等。

4. 肿瘤坏死因子 -α（TNF-α）增多　TNF-α 活性增强可以促进脂肪分解引起血浆游离脂肪酸水平增高，从而导致胰岛素抵抗和高胰岛素血症。

5. 其他　瘦素抵抗和脂联素水平的降低或活性减弱，骨骼肌细胞内甘油三酯含量增多，β 细胞内胆固醇积聚过多造成其功能减退。

【护理评估】

（一）健康史

详细询问患者患病的有关因素，如有无糖尿病家族史、病毒感染等；了解患者的生活方式、饮食习惯、体力活动等情况，询问食量、体重的变化，妊娠次数、新生儿出生体重、身高等；评估患者有无高血压、高血脂及心血管疾病家族史等。

（二）身体状况

1. 代谢紊乱综合征　糖尿病的典型表现为**“三多一少”，即多尿、多饮、多食和体重减轻**（消瘦）。另外，尚有皮肤瘙痒（尤其外阴瘙痒）、视物模糊（高血糖致眼房水、晶体渗透压改变而引起屈光改变）等。

（1）多尿　糖尿病患者血糖增高，形成渗透性利尿，出现多尿。

（2）多饮　由于多尿，水分丢失过多，发生细胞内脱水，刺激口渴中枢，出现烦渴多饮。

（3）多食　由于大量尿糖丢失，机体处于半饥饿状态，能量缺乏需要补充引起食欲亢进，食量增加。同时又因高血糖刺激胰岛素分泌，因而患者易产生饥饿感，食欲亢进患者总感觉吃不饱。

（4）体重减轻　由于胰岛素不足，机体不能充分利用葡萄糖，使脂肪和蛋白质分解加速来补充能量和热量。其结果使体内碳水化合物、脂肪及蛋白质被大量消耗，再加上水分的丢失，患者体重减轻、形体消瘦，严重者体重可下降数十斤，以致疲乏无力，精神不振。

2. 并发症表现

（1）急性并发症

1）糖尿病酮症酸中毒（DKA）：**是最常见的糖尿病急症**。多见于1型糖尿病，由感染、胰岛素治疗中断或不适当减量、饮食不当、创伤、手术、麻醉、妊娠或分娩等诱发。糖尿病加重时，脂肪加速分解，产生大量酮体（β-羟丁酸、乙酰乙酸、丙酮的总称），酮体为较强的有机酸，超过机体缓冲能力时，发生代谢性酸中毒。临床表现为："三多一少"症状加重，恶心呕吐、头痛、嗜睡、烦躁不安、呼吸深快、**呼气中有烂苹果味**（丙酮）。病情进一步发展，出现失水、尿量减少、皮肤弹性减低、血压下降、眼球下陷、脉搏细速、四肢厥冷，至晚期出现各种反射迟钝甚至消失，以致出现昏迷。少数患者表现为腹痛，酷似急腹症。**血糖多为** 16.7～33.3mmol/L，甚至高达 55.5mmol/L。CO_2 结合力降低，pH <7.35，**尿酮体强阳性**，血酮体 >4.8mmol/L。

2）高渗性非酮症糖尿病昏迷（HHS）：是糖尿病急性代谢紊乱的另一临床类型，以严重高血糖、高血浆渗透压、脱水为特点，无明显酮症酸中毒，患者可有不同程度的意识障碍或昏迷。多见于**老年糖尿病患者**。常见的诱因有急性感染、外伤、手术、脑血管意外等应激状态及使用糖皮质激素、水摄入不足或失水等。有时在病程早期因误诊而输入大量葡萄糖液或因口渴而摄入大量含糖饮料可诱发本病或使病情恶化。本病起病缓慢，最初表现为多尿、多饮，但多食不明显或反而食欲减退。逐渐出现严重脱水和神经精神症状，患者反应迟钝、烦躁或淡漠、嗜睡，逐渐陷入昏迷、抽搐，晚期尿少甚至无尿。实验室检查：血糖达到或超过 33.3～66.6mmol/L，有效血浆渗透压达到或超过 320mmol/L，**多无酮症**，可诊断本病。血钠正常或增高。**尿酮体阴性或弱阳性**，一般无明显酸中毒，借此与糖尿病酮症酸中毒鉴别，但有时二者可同时存在。

3）感染：常见的感染有**疖、痈等皮肤化脓性感染**，可反复发生，有时可引起败血症或脓毒血症。此外，足癣、体癣、真菌性阴道炎、尿路感染、肺结核等也较常见。

（2）慢性并发症　糖尿病的慢性并发症可遍及全身各重要器官，有时在糖尿病诊断之前先发现并发症，并可成为诊断糖尿病的线索。

1）大血管病变：表现为大、中、小动脉粥样硬化，动脉粥样硬化主要侵犯**主动脉、冠状动脉、脑动脉、肾动脉和肢体外周动脉等**，引起冠心病、缺血性或出血性脑血管病、肾动脉硬化、肢体动脉硬化等。**是糖尿病最严重且突出的并发症**。

2）微血管病变：微血管病变是糖尿病的特异性并发症，主要表现在视网膜、肾、神经和心肌组织，其中尤以糖尿病肾病和视网膜病最为重要。糖尿病肾病常见于病史超过10年的患者。是1**型糖尿病患者的主要死亡原因**。主要病变是毛细血管间肾小球硬化症。糖尿病肾病的发生、发展可分为5期。①Ⅰ期：为糖尿病初期，肾体积增大，肾小球滤过率（GFR）明显升高。②Ⅱ期：肾小球毛细血管基底膜增厚，尿白蛋白排泄率（UAER）多数正常，可间歇性增高（如运动后、应激状态），GFR轻度增高。③Ⅲ期：早期肾病，出现微量蛋白尿，即UAER持续在20～200μg/min（正常<10μg/min），GFR仍高于正常或正常。④Ⅳ期：临床肾病，尿蛋白逐渐增多，UAER>200μg/min，即尿白蛋白排出量>300mg/24h，相当于尿蛋白总量>0.5g/24h，GFR下降，可伴有水肿和高血压，肾功能逐渐减退。⑤Ⅴ期：尿毒症，UAER降低，血肌酐升高，血压升高。美国糖尿病协会（ADA）(2007）推荐筛查和诊断微量蛋白尿采用测定即时尿标本的白蛋白/肌酐比率，<30μg/mg、30～299μg/mg和≥300μg/mg分别为正常、微量蛋白尿和大量蛋白尿。

糖尿病性视网膜病变：糖尿病病程超过10年，大部分患者合并程度不等的视网膜病变，是失明的主要原因之一。视网膜改变可分为6期。Ⅰ期：微血管瘤、小出血点；Ⅱ期：出现硬性渗出；Ⅲ期：出现棉絮状软性渗出。以上Ⅰ～Ⅲ期为背景性视网膜病变。Ⅳ期：新生血管形成、玻璃体积血；Ⅴ期：纤维血管增殖、玻璃体机化；Ⅵ期：牵拉性视网膜脱离、失明。以上Ⅳ～Ⅵ期为增殖性视网膜病变（PDR）。当出现PDR时，常伴有糖尿病肾病及神经病变。

3）神经病变：**以周围神经受累最为常见**。通常为**对称性肢端感觉异常，下肢较上肢严重**，病情进展缓慢。开始表现为“手套、袜子样”感觉异常伴麻木、刺痛或烧灼样痛。后期可有运动神经受累，表现为肌张力、肌力减弱甚至肌萎缩和瘫痪，肌萎缩多见于手、足和大腿肌。腱反射早期亢进，后期减弱或消失。自主神经改变也较常见，如瞳孔异常（缩小且不规则、光反射消失、调节反射存在）、排汗异常（多汗或无汗）、胃排空延迟（胃轻瘫）、直立性低血压、尿失禁或尿潴留等。

4）糖尿病足：与下肢远端神经异常和不同程度周围血管病变相关的**足部溃疡、感染和(或)深层组织破坏有关**。轻者表现为足部畸形、皮肤干燥和发凉、胼胝，重者可出现足部溃疡、坏疽。**糖尿病足是截肢、致残的主要原因**。对于糖尿病患者应防止足部外伤、感染，积极治疗末梢神经病变。

5）其他：眼的其他改变有黄斑病、白内障、青光眼等。

（三）心理-社会状况

糖尿病是一种慢性、长期病程的代谢性疾病，需要终身治疗并严格控制饮食，常使患者产生焦虑、抑郁、恐惧等心理，缺乏治疗信心，不能有效应对而治疗依从性较差。尤其长期病程中，患者易发生多种急、慢性并发症，使患者心理负担加重。长期高昂的医疗费用也给患者及家属带来巨大压力，甚至使家庭陷入经济危机。

（四）辅助检查

1. 血糖测定 血糖升高是目前诊断糖尿病的主要依据，同时也是判断糖尿病病情和控制情况的主要指标。正常范围3.9～6.0mmol/L。诊断糖尿病时必须用静脉血浆测定血糖，治疗过程中随访血糖控制程度时可用便携式血糖仪（毛细血管全血测定），糖尿病症状伴空**腹血糖≥7.0mmol/L 或任意时间血糖≥11.1mmol/L 可确诊为糖尿病**。

2. 尿糖测定 简便易行，可作为判断疗效的指标，**尿糖阳性是诊断糖尿病的重要线索**，但阴性不能排除糖尿病。同时，尿糖测定可作为调整降糖药物剂量或判定疗效的参考指标。

3. 葡萄糖耐量试验（OGTT） **当血糖高于正常范围而又未达到诊断糖尿病标准时可行口服葡萄糖耐量试验**。OGTT最好在清晨进行，成人取无水葡萄糖75g溶于250～350ml水中，5分钟内饮完。分别于空腹及饮糖2小时后测静脉血糖。

4. 糖化血红蛋A1（GHbAlc）测定 其含量与血糖浓度呈正相关。**能反映取血前8～12周血糖的总水平**，是糖尿病控制情况的监测指标之一，正常值为8%～10%。以GHbA1c最为主要，临床常采用，正常值为3%～6%。

5. 胰岛β细胞功能检查 ①胰岛素释放试验：正常人空腹基础血浆胰岛素为35～145pmol/L（5～20mU/L），口服75g无水葡萄糖（或100g标准面粉制作的馒头）后，血浆胰岛素在30～60分钟上升至高峰，峰值为基础值5～10倍，3～4小时恢复到基础水平。本试验反映基础和葡萄糖介导的胰岛素释放功能。胰岛素释放试验受血清中胰岛素抗体和外源性胰岛素干扰。②C肽释放试验：方法同上。基础值不小于400pmol/L，高峰时间同上，峰值为基础值5～6倍。也反映基础和葡萄糖介导的胰岛素释放功能。C肽释放试验不受血清中的胰岛素抗体和外源性胰岛素影响。另外，血浆胰岛素和C肽水平对评价胰岛β细胞功能也有重要意义。T_1DM患者减少或不能测得，T_2DM患者可偏低、正常或高于正常。

6. 其他检查 根据病情需要选用血脂、肝肾功能、酮体、电解质、酸碱平衡检查，以及心、肝、肾、脑、眼科及神经系统的各项辅助检查等。

（1）其他原因所致尿糖阳性 肾性糖尿因肾糖阈降低所致，尿糖阳性，但血糖及OGTT正常。甲状腺功能亢进症、胃空肠吻合术后，因碳水化合物在肠道吸收快，可引起进食后0.5～1小时血糖过高，出现糖尿，但FPG和2hPG正常。急性应激状态时，胰岛素拮抗激素（如肾上腺素、促肾上腺皮质激素、肾上腺皮质激素和生长激素）分泌增加，可使糖耐量减低，出现一过性血糖升高、尿糖阳性，应激过后可恢复正常。

（2）药物对血糖的影响 噻嗪类利尿剂、糖皮质激素、口服避孕药等可抑制胰岛素释放或拮抗胰岛素作用，引起血糖升高、尿糖阳性。停用药物后恢复正常。

（五）治疗要点

治疗原则是**早期治疗、长期治疗、综合治疗、治疗措施个体化**。

治疗目的是纠正代谢紊乱、消除糖尿病及其相关问题的症状，防止或延缓并发症，维持良好的健康或劳动能力，延长寿命，降低死亡率。

治疗要点是国际糖尿病联盟（IDF）提出的糖尿病治疗的5个要点，分别为**糖尿病教育、饮食治疗、运动疗法、血糖监测和药物治疗**。

1. 糖尿病健康教育　糖尿病健康教育是重要的基础治疗措施之一。①让患者了解有关糖尿病的基础知识，如目前不能根治、需终身治疗等，生活中应注意的事项，治疗药物的副作用、预防及处理等，学会简单的血糖、尿糖测量方法及胰岛素注射技术。②体育锻炼方面：根据年龄、性别、体力、病情及有无并发症等不同条件，循序渐进和长期坚持，如慢跑、游泳等。③病情监测方面：定期监测血糖，并建议患者应用便携式血糖仪进行自我监测血糖。每3～6个月定期复查GHbA1c，了解血糖总体控制情况，及时调整治疗方案，每年1～2次全面复查，了解血脂及心、脑、肾、眼底、足的情况，尽早发现有关并发症。

2. 饮食治疗　饮食治疗是另一项重要的基础治疗措施，应严格和长期执行。

（1）计算总热量　先计算理想体重，即理想体重(kg)＝身高(cm)－105，然后根据理想体重计算每日所需总热量。成人休息状态下每日每千克理想体重给予105～125.5kJ（25～30kcal），轻体力劳动125.5～146kJ（30～35kcal），中度体力劳动146～167kJ（35～40kcal），重体力劳动167kJ（40kcal）以上。儿童、孕妇、乳母、营养不良者、消瘦者及伴有消耗性疾病者酌增，肥胖者酌减，使患者恢复到正常体重。

（2）营养物质含量　碳水化合物占饮食总热量的50%～60%，提倡用粗制米面和一定量杂粮，忌食葡萄糖、蔗糖、蜜糖及其制品；蛋白质占总热量15%，成人每千克理想体重0.8～1.2g，蛋白质至少1/3来自动物蛋白；脂肪占总热量30%，每日胆固醇摄入量应在300mg以下。另外，各种富含可溶性食用纤维的食物可延缓食物吸收，降低餐后血糖高峰，纤维素食物每日不少于40g。多食用绿叶蔬菜、豆类、块根类、粗谷物、含糖分低的水果等。限制饮酒。

（3）合理分配　按计算的热量和各营养素比例转化为食物重量，并根据生活习惯、病情和药物治疗情况合理安排。一般按**每日三餐分配为**1/5、2/5、2/5**或者**1/3、1/3、1/3；**按每日四餐分配为**1/7、2/7、2/7、2/7。

3. 运动疗法　运动疗法是糖尿病基础治疗之一，主要**适用于轻度及中度2型糖尿病患者及非胰岛素依赖型糖尿病**。通过运动治疗可以降低T_2DM患者体重，减轻胰岛素抵抗；增加糖的利用，使胰岛素的敏感性得到提高；通过改善循环和代谢，对胰岛的β细胞有一定的保护作用。原则是：因人而异，量力而为，循序渐进，持之以恒。①运动方式有快慢步行、室内运动、床上肢体运动、太极拳；身体较好的可以慢跑、跳绳、骑自行车、游泳、跳韵律操等。②运动频率、时间：每周至少150分钟，如一周运动5天，每天30分钟的有氧运动（强度小、节奏慢、运动后心脏跳动不过快、呼吸平缓的一般运动），一般以晚饭后2小时左右进行比较适宜。尽量避免高强度运动，出汗量较大，可补充低糖或无糖的饮料，避免血糖快速升高引发的损害。

4. 口服药物治疗

（1）促胰岛素分泌剂　主要作用是**促进胰岛β细胞分泌胰岛素**。适用于无急性并发症的T2DM。不适用于T_1DM、有严重并发症的T_2DM、孕妇、哺乳期妇女、儿童糖尿病、全胰腺切除术后、大手术围手术期等。

1）磺脲类（SUs）　第一代SUs如甲苯磺丁脲、氯磺丙脲等已很少应用；第二代SUs有格列本脲、格列吡嗪、格列喹酮和格列美脲等。应用SUs降血糖要求机体尚保存相当数量（30%以上）有功能的胰岛β细胞。建议从小剂量开始，早餐前半小时1次服用。最常见的不良反应是**低血糖反应**。第二代磺脲类药物常用剂量和作用特点见表7-3。

表7-3　第二代磺脲类药物常用剂量和作用特点

	每片剂量（mg）	剂量范围（mg/d）	服药次数（每天）	作用持续时间（h）
格列本脲	2.5~5	2.5~20	1~2	16~24
格列吡嗪	5	2.5~30	1~2	12~24
格列吡嗪控释片	5	5~20	1	
格列齐特	80	40~240	1~2	12~24
格列齐特缓释片	30	30~120	1	
格列喹酮	30	30~180	1~2	8
格列美脲	1	1~8	1	10~20

2）格列奈类　是一类快速作用的胰岛素促分泌剂，可改善早期胰岛素分泌。降血糖作用快而短，主要用于**控制餐后高血糖**。较适合于2型糖尿病早期餐后高血糖阶段或以餐后高血糖为主的老年患者。可单独或与二甲双胍、胰岛素增敏剂等联合使用。禁忌证与SUs相同。于餐前或进餐时口服。有两种制剂：瑞格列奈，常用剂量为每次0.5~4mg；那格列奈，常用剂量为每次60~120mg。

（2）双胍类　主要作用机制为抑制肝葡萄糖输出，也可改善外周组织对胰岛素的敏感性、增加对葡萄糖的摄取和利用。**适用于2型糖尿病**，可作为一线用药，单用或联合应用其他药物。不良反应常见的是消化道反应。目前广泛应用的是：二甲双胍500~1500mg/d，分2~3次口服，最大剂量不超过2g/d。

（3）噻唑烷二酮类（TZDs，格列酮类）　TZDs被称为胰岛素增敏剂，有明显减轻胰岛素抵抗、降低血糖、改善血脂等作用。近来发现它也可改善胰岛β细胞功能。TZDs可单独或与其他降糖药物合用**治疗2型糖尿病，尤其是肥胖、胰岛素抵抗明显者；**不宜用于1型糖尿病、孕妇、哺乳期妇女和儿童。主要不良反应为水肿、体重增加，有心脏病、心衰倾向或肝病者不用或慎用。现有两种制剂：①罗格列酮：用量为每次4~8mg，每日1次或分2次口服。②比格列酮：用量为每次15~30mg，每日1次口服。

（4）α-葡萄糖苷酶抑制剂（AGI）　AGI通过抑制小肠黏膜刷状缘的α-葡萄糖苷酶，延迟碳水化合物吸收，**降低餐后高血糖**。作为2型糖尿病一线药物，尤其适用于空腹血糖正常（或不太高）而餐后血糖明显升高者，可单独用药或与其他降糖药物合用。不宜用于有胃肠功能紊乱者、孕妇、哺乳期妇女和儿童。不良反应以胃肠反应常见。单用本药不引起低血糖，但如与 SUs 或胰岛素合用，仍可发生低血糖，且一旦发生，应直接给予葡萄糖口服或静脉注射。现有两种制剂：①阿卡波糖：每次 50～100mg，每日 3 次。②伏格列波糖：每次 0.2mg，每日 3 次。AGI **应在进食第一口食物后服用**。

（5）胰岛素治疗

1）**适应证：①1 型糖尿病。②糖尿病酮症酸中毒、高血糖高渗状态和乳酸性酸中毒伴高血糖。③各种严重的糖尿病急性或慢性并发症。④手术、妊娠和分娩。⑤2 型糖尿病 β 细胞功能明显减退者。⑥某些特殊类型糖尿病。**

2）胰岛素常用制剂类型和作用特点：见表 7－4。

表 7－4　胰岛素常用制剂类型和作用特点

作用类别	制剂	皮下注射作用时间		
		开始	高峰	持续
短效	普通胰岛素（regular insulin）	0.5	2～4	6～8
中效	低精蛋白锌胰岛素（NPH） 慢胰岛素锌混悬液（lenteinsulin）	1.5	1～12	16～24
长效	精蛋白锌胰岛素注射液（PZI） 特慢胰岛素锌混悬液（ultralenteinsulin）	3～4	14～24	24～36

注：作用时间仅供参考，因受胰岛素剂量、吸收、降解等许多因素影响而变化。

短效胰岛素主要控制一餐后高血糖；中效胰岛素主要控制两餐后高血糖，以第二餐饭后为主；长效胰岛素无明显作用高峰，主要提供基础水平胰岛素。胰岛素吸入剂有经肺、口腔黏膜和鼻腔黏膜吸收 3 种方式。

3）使用方法：①1 型糖尿病：应使用合理的组合方案达到接近生理状态下胰岛素两种分泌形式，即基础分泌和餐后高分泌。保持基础分泌量可选择睡前和早晨注射中效胰岛素，或每天注射 1～2 次长效胰岛素。餐后高分泌的形成可采用每餐前 20～30 分钟注射速效胰岛素。一般初始剂量为 0.5～1U/(kg·d)，总量的 40%～50% 用于维持基础分泌量，剩余的按需要分配于餐前注射。以后根据血糖及尿糖情况逐步调整。②2 型糖尿病：空腹血糖 < 7.8mmol/L 时，通常不需要胰岛素治疗；空腹血糖在 7.8～11.1mmol/L 时，若需用胰岛素，可于睡前使用；必要时，早晨、睡前注射中效胰岛素，亦可每天注射 1～2 次长效胰岛素，以维持基础分泌量；空腹血糖 > 11.1mmol/L 时，可每天注射 2 次中效胰岛素或加用速效胰岛素或用预混胰岛素制剂（速效胰岛素占 30%、中效胰岛素占 70%）；空腹血糖达到 13.9mmol/L 以上时，可采用 1 型糖尿病的用法。

4）不良反应：①**低血糖反应**：表现为心慌、出汗、面色苍白、软弱无力、手足震颤、头晕、视物不清、步态不稳甚至昏迷等症状。轻者进食糖水或糖果，重者静脉注射 50% 葡萄糖液，可反复注射，直至患者清醒。并密切观察病情，必要时继续静脉滴

注5%~10%的葡萄糖液。②过敏反应：表现为注射部位瘙痒及荨麻疹样皮疹。

（6）胰腺移植和胰岛细胞移植　由于移植手术的复杂性、手术并发症的严重性等问题，尚未在临床广泛推广使用。

（7）糖尿病酮症酸中毒（DKA）治疗　治疗原则：尽快补液以恢复血容量、纠正失水状态，降低血糖，纠正电解质及酸碱平衡失调，同时积极寻找和消除诱因，防治并发症，降低病死率。

1）补液：**是抢救DKA的极其关键的措施**。一般使用生理盐水，补液总量可按原体重10%计算，如无心衰，开始补液速度应较快，前2小时内输入1000~2000ml，前4小时输入所计算失水量的1/3，以便尽快补充血容量，改善周围循环和肾功能。以后根据血压、心率、每小时尿量、末梢循环情况及必要时通过测量中心静脉压调整输液速度。其后的4小时内输入1000~2000ml，第1个24小时输入4000~5000ml，严重失水者输入6000~8000ml。开始治疗时不能给予葡萄糖液，当**血糖下降至13.9mmol/L时改用5%葡萄糖液**，并且每2~4g葡萄糖加入1U短效胰岛素。如治疗前已有低血压或休克，快速输液不能有效升高血压，应输入胶体溶液并采用其他抗休克措施；对伴有心脏病、心衰者，应在中心静脉压监护下调节输液速度和输液量。

2）胰岛素治疗：目前均采用小剂量（短效）胰岛素治疗方案，用量为0.1U/(kg·h)，通常将短效胰岛素加入生理盐水中持续静脉滴注，亦可间歇静脉注射。重症患者应酌情静脉注射，首次负荷剂量10~20U胰岛素。血糖下降速度一般以每小时降低3.9~6.1mmol/L为宜，每1~2小时复查血糖，若在补足液量的情况下2小时后血糖下降不理想或反而升高，提示患者对胰岛素敏感性较低，胰岛素剂量应加倍。当血糖降至13.9mmol/L时，开始输入5%葡萄糖溶液，并按比例加入胰岛素。此时仍需每4~6小时复查血糖以调节输液中胰岛素的比例，同时每4~6小时皮下注射1次胰岛素4~6U，使血糖水平稳定在较安全的范围内。病情稳定后过渡到胰岛素常规皮下注射。胰岛素不良反应及处理见表7-5。胰岛素注射部位见图7-1。

表7-5　胰岛素的不良反应及处理

不良反应	表现	原因	处理
低血糖反应	面色苍白、头晕、软弱无力、出汗、心悸、强烈饥饿感、肌肉颤抖、神志改变、严重者可嗜睡，甚至昏迷	胰岛素使用不当或过量、进食过少、活动过度、口服降糖药物不当	立即服糖块、饮糖水或橙汁，必要时静脉注射50%葡萄糖，病情重者可遵医嘱应用糖皮质激素；指导患者外出时应携带识别卡及糖块，如发现早期症状，立即服用
过敏反应	表现不一，多见注射局部红肿、疼痛、瘙痒、荨麻疹；休克等全身表现少见	胰岛素制剂不纯、冷藏注射或位置不当引起	采用较纯的人胰岛素；给予抗组胺药或糖皮质激素缓解急症；以微量胰岛素脱敏
皮下脂肪萎缩或增生	局部肿块，状似肿瘤，或皮下脂肪萎缩	冰冷的胰岛素重复注射同一部位；注射深度不当	采用较纯胰岛素、多点、多部位、更换位置注射，适当的注射深度

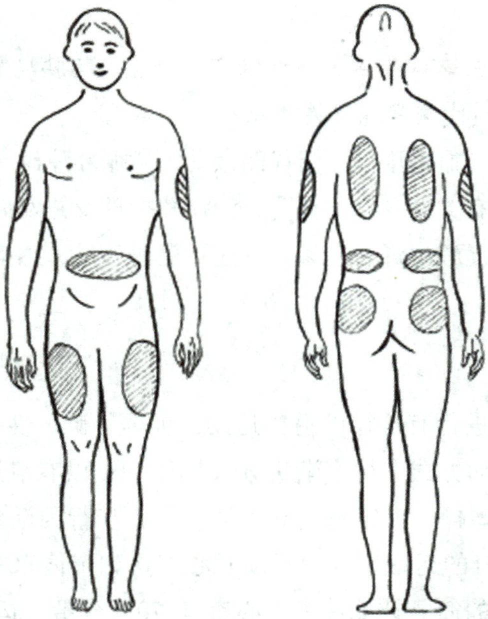

图 7-1 胰岛素注射部位示意图

3）纠正酸碱平衡失调：糖尿病酮症酸中毒主要由酮体中酸性代谢产物引起，经输液和胰岛素治疗后，酸中毒可自行纠正，一般不必补碱。严重酸中毒应给予相应治疗，但补碱不宜过多、过快。应采用等渗碳酸氢钠（1.25%~1.4%）溶液。给予 50mmol/L，即将 5% 碳酸氢钠 84ml 加注射用水至 300ml 配成 1.4% 等渗溶液，一般仅给 1~2 次。若不能通过输液和应用胰岛素纠正酸中毒，而补碱过多过快，将产生不利影响。

4）补钾：DKA 患者有不同程度失钾，治疗前血钾低于正常，立即开始补钾，前 2~4 小时通过静脉输液每小时补钾 13~20mmol/L（相当于氯化钾 1~1.5g）；血钾正常、尿量 >40ml/h，也立即开始补钾；血钾正常、尿量 <30ml/h，暂缓补钾，待尿量增加后再开始补钾；血钾高于正常，暂缓补钾。前 24 小时内可补氯化钾达 6~8g 或以上，部分稀释后静脉输入、部分口服。治疗过程中定时监测血钾和尿量，调整补钾量和速度。病情恢复后仍应继续口服钾盐数天。

5）处理诱发疾病和防治并发症：积极处理感染、心衰、心律失常、脑水肿等。

知识链接

胰岛素泵

胰岛素泵是强化胰岛素治疗的另一种方式——持续皮下胰岛素输注。它将微小剂量的短效或超短效胰岛素不分昼夜地连续输注入人体，保持体内胰岛素维持在基础量，以保证正常的生理需要；也可进行餐前追加量。它通过这两种方式维持糖尿病患者空腹和餐后血糖的稳定，是目前临床倾向采用的一种胰岛素治疗方法，又被称为人工胰腺。

【常见护理诊断】

1. 营养失调：低于机体需要量或高于机体需要量　与胰岛素分泌和（或）作用缺陷引起糖、蛋白质、脂质代谢紊乱有关。

2. 有感染的危险　与血糖增高、脂代谢紊乱、微循环障碍、营养不良等有关。

3. 知识缺乏　缺乏有关糖尿病的预防、治疗和护理及并发症防护等知识。

4. 潜在并发症　酮症酸中毒、高渗性昏迷、糖尿病足、感染低血糖。

【护理措施】

（一）一般护理

1. 休息与活动　应进行有规律的适当运动，根据年龄、性别、体力、爱好、病情等情况，选择适宜的运动方式，循序渐进并长期坚持；以有氧运动为佳，如散步、慢跑、慢骑自行车、做广播操、太极拳、球类活动等，步行因活动安全、容易坚持，可作为首选锻炼方式；适合的运动强度为活动时心率达到个体60%的最大耗氧量。**个体60%最大耗氧量时心率的简易计算法为：心率=170－年龄**；运动时应随身携带糖果，出现低血糖反应时立即食用。

2. 饮食护理

（1）控制饮食，关键在于控制总热量。在总热量保持不变的原则下，每增加一种食物应同时减去另一种食物。观察进食情况，若患者易出现饥饿感，可增加豆制品和蔬菜摄入，如菠菜、芹菜、油菜、白菜、西红柿、黄瓜、冬瓜、茄子、茭白等。

（2）严格遵医嘱设计食谱，经常变换，使饮食多样化。

（3）严格限制各种甜食，如各种糖果、蜜饯、甜点心、巧克力及各种含糖饮料等。

（4）多食富含纤维素食物，如绿叶蔬菜、粗谷物、豆类、含糖低的水果等。**每日食盐量<6g氯化钠**。

（5）尽量固定进食时间，处理好与口服降糖药、注射胰岛素的时间关系。

（6）监测体重变化，每周测量体重一次，如体重变化>2kg，应及时通知医生并协助查明原因。

（二）病情观察

定期监测血糖、血压、血脂、体重、糖化血红蛋白，了解心、肾、神经及眼底等情况，以正确判断病情；注意观察有无酮症酸中毒、高渗性昏迷、感染、低血糖等情况发生；每日检查双足一次，观察足部皮肤颜色、温度改变、感觉变化，及时发现糖尿病足，做好相应处理。

（三）心理护理

加强护患沟通，说明糖尿病基本知识，告知患者和家属通过饮食控制、适当锻炼、合理药物治疗，糖尿病可以得到有效控制而避免并发症的发生，消除悲观或焦虑心理；与患者及家属共同制订饮食、运动计划，给予其感情上的支持，树立战胜疾病的信心。

（四）用药护理

1. 护士应掌握口服降糖药物的使用方法、作用、剂量、给药时间、不良反应等，指导患者正确服用。

2. 掌握胰岛素剂型、特点、给药途径等，应用胰岛素应注意以下事项。

（1）准确用药　遵医嘱使用胰岛素，做到剂型、剂量准确，按时注射。胰岛素给药途径通常采用皮下注射。普通胰岛素于饭前半小时皮下注射；中效或长效胰岛素宜在早餐前1小时皮下注射；紧急情况下，可静脉滴注短效胰岛素。皮下注射必须使用专用注射器，抽吸时可轻轻摇匀药物，但避免剧烈晃动；酮症酸中毒时，可经静脉滴注胰岛素。

（2）吸药顺序　长、短效胰岛素混合使用时，应先抽短效、再抽长效胰岛素，然后混匀，切不可逆行操作，以免影响其速效性。

（3）注射部位的选择与更换　严格无菌操作。皮下注射胰岛素，易选择皮肤疏松部位，如腹部、上臂角肌、臀大肌、大腿前侧等。注射部位应交替使用以免形成局部硬结，影响药物吸收及疗效；同一部位注射，必须与上一次注射部位相距3cm以上。

（4）胰岛素保存　未开封的胰岛素放于4～8℃冷藏保存，正在使用的胰岛素在常温下（不超过28℃）可使用28天，无需放入冰箱，避免过冷、过热。如药液出现颗粒或超过有效期时不能使用。

（5）观察及处理胰岛素不良反应　包括①低血糖反应：是**最主要和最常见的不良反应**，一般将血糖≤2.8mmol/L作为低血糖的诊断标准，与剂量过大和（或）饮食失调等有关。②“黎明现象”或“Somogyi效应”：是指夜间血糖控制良好，仅黎明短时间内出现高血糖，可能由于清晨皮质醇、生长激素等胰岛素拮抗激素增多所致。出现“黎明现象”的患者应该增加睡前胰岛素的用量。“Somogyi效应”是指夜间低血糖未发现，导致体内胰岛素拮抗激素分泌增加，进而发生低血糖后反跳性高血糖。出现“Somogyi效应”的患者应该减少睡前胰岛素的用量或改变剂型，睡前适量加餐。③胰岛素过敏：表现为注射部位瘙痒、荨麻疹样皮疹；应立即更换胰岛素制剂种类，遵医嘱使用抗组胺药、糖皮质激素及脱敏疗法等，严重过敏者需停止或暂时中断胰岛素治疗。④注射部位皮下脂肪萎缩或增生：可在停止该部位注射后缓慢自然恢复。

（五）并发症的护理

1. 酮症酸中毒与高渗性非酮症糖尿病昏迷的护理

（1）预防措施　监测血糖、合理用药，不随意减量及停药；保证充足水分摄入；严密观察并记录患者生命体征、神志、出入液量及血液生化检查等。

（2）抢救配合　①安置患者于重症监护病房，绝对卧床休息，注意保暖，吸氧。②迅速建立两条静脉通道，准确执行医嘱，确保快速补液和和胰岛素的输入。③严密观察和记录患者意识、生命体征、呼吸气味、皮肤弹性及24小时出入液量的变化。④监测并记录血糖、尿糖、血酮、尿酮水平以及动脉血气分析和电解质变化，注意有无水、电解质及酸碱平衡紊乱。

2. 感染的预防和护理 指导患者注意个人卫生，保持局部和全身清洁，尤其是口腔、会阴部及皮肤清洁，每次便后用温水清洗外阴部；注射胰岛素时皮肤应严格消毒，以防感染；若发现感染征象，及时协助医生处理。

3. 足部护理 促进足部血液循环，如经常按摩足部、每日进行适度的运动、足部保暖、注意烫伤等；避免足部受伤，如穿棉质袜，选择轻巧柔软、前头宽大的鞋子，不可赤脚走路，鸡眼、足癣及时治疗等；足部保持清洁、干燥，勤换鞋袜，趾甲不要修剪过短以免伤及甲沟；若局部出现红、肿、热、痛等表现时，应立即治疗。

4. 糖尿病肾病预防及护理 早期筛查微量蛋白尿、评估肾小球滤过率；如出现蛋白尿，遵医嘱应用 ACEI 或 ARB 减少尿蛋白，保护肾功能；进入临床肾病期，应予低蛋白饮食；贫血者早期给予促红细胞生成素（EPO）；保护残余肾功能。

（六）健康指导

1. 生活指导 指导患者坚持规律生活，保持精神愉悦、适度运动、合理饮食、戒烟酒。注意个人卫生，养成良好的卫生习惯。

2. 疾病知识指导 健康教育是糖尿病重要的基础治疗措施。通过各种途径如讲座、录像、发放宣传资料等教会患者及家属饮食、运动、药物治疗及病情监测的重要性和注意事项；指导患者如何预防、发现及处理急、慢性并发症；协助患者制订常用食物营养素含量和热量替换表，使其学会自我饮食调节；教会患者自测血糖、尿糖的方法和结果判断；教会其胰岛素的注射方法、不良反应的观察和低血糖反应的处理方法。

（张　霞）

PPT

第五节　肥胖症患者的护理

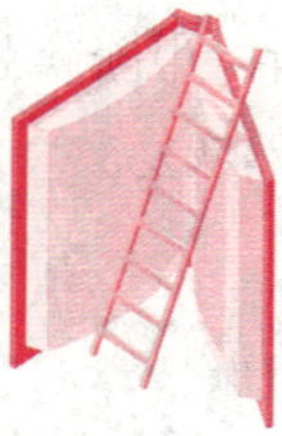

【学习目标】

1. **掌握**　肥胖症患者的身体状况、护理措施。
2. **熟悉**　肥胖症患者的健康指导。
3. **了解**　肥胖症患者的病因。

肥胖是指体内脂肪堆积过多和（或）分布异常，体重指数（BMI）>24 **或体重超过理想体重的** 20%。通常由遗传因素和环境因素导致，分为单纯性肥胖和继发性肥胖。

【病因】

1. 单纯性肥胖 一般与进食过多或运动过少有关，并与遗传因素有一定的关系。

2. 继发性肥胖　多与一些内分泌疾病有关，如肾上腺皮质功能亢进、高胰岛素血症等。

【护理评估】

（一）健康史

了解患者的饮食习惯以及每天的运动量，询问导致其肥胖的原因，有无内分泌疾病和肥胖的家族史。

（二）身体状况

1. 单纯性肥胖　表现为脂肪分布均匀。幼年期发病而导致肥胖者，脂肪细胞数量增多，常引起终身性肥胖，部分患者可能有外生殖器发育迟缓的情况；若为成年后出现肥胖者，脂肪细胞数不变，表现为脂肪细胞肥大，一般治疗效果较前者为佳。

2. 继发性肥胖　表现为脂肪分布不均匀，如肾上腺皮质功能亢进症表现为向心性肥胖。下丘脑病变导致的肥胖，表现为大量脂肪堆积在面部、臀部、腹部等。

（三）辅助检查

测定血糖、血脂、胰岛素水平以及进行肾上腺皮质功能检查等。

（四）心理－社会状况

由于肥胖者外形臃肿，参与社交的意愿下降，常感到自卑和压抑，重者可导致焦虑、抑郁。此外，肥胖可导致发生心血管疾病、糖尿病等相关性疾病。继发性肥胖症则需要对因治疗。

（五）治疗要点

主要是减少热量的摄取及增加热量的消耗。强调以控制饮食、合理运动为主的综合治疗，必要时辅助药物和手术治疗方法。

【常见护理诊断】

营养失调：高于机体需要量　与遗传、饮食习惯不良以及运动量减少有关。

【护理措施】

1. 饮食护理　**给予低脂、低糖、低盐、富含纤维素的饮食，避免油炸食物、巧克力等**。形成良好的饮食习惯，如减慢进食速度、增加咀嚼次数等。

2. 加强运动　鼓励患者积极参加适合自己的有氧体育运动等，并循序渐进、长期坚持。

3. 健康指导　给予患者心理安慰及支持，指导患者积极配合治疗，合理安排饮食，克服进食冲动，改善肥胖的症状。

（刘巧梅）

第六节 痛风患者的护理

PPT

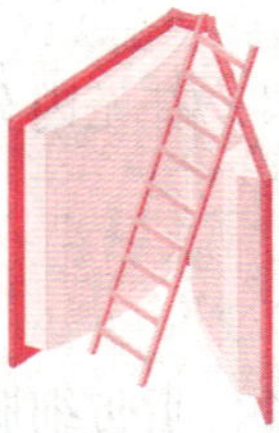

【学习目标】

1. **掌握** 痛风患者的定义及分类、身体状况及护理措施。
2. **熟悉** 痛风患者的常见护理诊断。
3. **了解** 痛风患者的病因。

案例分析

患者，女，58 岁。左侧足部跖趾关节疼痛 2 天。2 天前进食海鲜及饮酒后左足部跖趾关节明显肿胀，剧烈疼痛，自述难以忍受。既往有“高血压”病史，就诊于当地医院，遵医嘱规律服药，具体不详，血压控制良好。护理体检：体温 36.9℃，脉搏 70 次/分，呼吸 20 次/分，血压 120/78mmHg。神志清，痛苦面容，两肺听诊无异常，两侧心界不大，心律齐，心率 70 次/分，未闻及杂音。腹平软，无压痛及反跳痛。左侧足部跖趾关节皮肤红肿，皮温高，有明显压痛。辅助检查：血白细胞 11×10^9/L；血清尿酸 464μmoL/L；血沉 25mm/h。左足跖趾关节 X 线片符合痛风的关节表现。

临床初步诊断：痛风。

问题

1. 该患者常见的护理诊断有哪些？
2. 针对该患者的目前情况，应制定哪些护理措施？

痛风是由嘌呤代谢障碍引起的代谢性疾病，其发病有明显的异质性。临床上可分为原发性和继发性两大类，原发性痛风多由先天性嘌呤代谢异常引起，与肥胖、高血压、动脉硬化等有关，占绝大多数；继发性痛风则由某些系统性疾病或药物引起。

【护理评估】

（一）健康史

询问患者有无高尿酸血症及原发性高血压、高脂血症、糖尿病等代谢性疾病病史。

（二）身体状况

临床上多见于 40 岁以上的男性以及绝经后的女性，常有家族遗传倾向。当血尿酸浓度过高或在酸性环境中，尿酸可析出结晶，沉积在皮下、肾和骨关节等处，导致痛风肾、痛风石及痛风性关节炎等。

1. 无症状期 **仅有持续性或波动性血尿酸升高**，此期较长，可达数年或数十年，但随着年龄的增长，血尿酸增高的水平和持续时间与痛风的发病率有一定的相关性。

2. 急性关节炎期 **饮酒、高蛋白、高嘌呤饮食**、受凉、**劳累**以及外伤、手术、感染等均**为常见的诱发因素。多在夜间或清晨因剧痛而惊醒，数小时内出现受累关节的红、肿、热、痛和功能障碍，为痛风最常见的首发症状，其单侧趾及第1跖趾关节最常受累**，其余依次为踝、膝、腕、指、肘关节。**使用秋水仙碱治疗后，关节炎症状可以迅速缓解。初次发作常有自限性，数日内可自行缓解，关节局部皮肤出现脱屑和瘙痒，为本病特有的表现**。可伴有关节腔积液、发热，可伴高尿酸血症，但部分患者发作时血酸水平正常。

3. 痛风石及慢性关节炎期 **痛风石是痛风的特征性表现**，由尿酸盐结晶沉积引起，**常见于耳廓、趾趾、指间和掌指关节**，常为多关节受累，可出现关节肿胀、僵硬、畸形及周围组织变性的表现，严重时患处皮肤菲薄、发亮，**破溃时则有豆渣样的白色尿酸盐结晶**。形成瘘管时，虽不易愈合但很少感染。

4. 肾脏病变

（1）痛风性肾病　是痛风特征性的病理变化之一，常起病隐匿，早期临床表现不明显，仅有间歇性蛋白尿，随着病情发展可出现持续性蛋白尿、血尿、等渗尿及高血压、氮质血症等肾功能不全表现。

（2）尿酸性肾结石　10%~25%的痛风患者有尿酸性尿路结石，呈泥沙样，常无症状，若结石较大，则会伴有肾绞痛、血尿的表现，结石可引起梗阻并发感染而加速结石增长和肾实质损害。

（三）心理-社会状况

本病病程较长，因存在明显疼痛，饮食及睡眠受到严重影响。部分患者关节畸形和肾功能受损，导致其思想负担较重，出现情绪低落、紧张等。

（四）辅助检查

1. 血尿酸、尿尿酸测定 血尿酸（**男性>420μmol/L，女性>350μmol/L**）**可确定为高尿酸血症**。尿尿酸测定方法为限制嘌呤饮食5天后，每日尿酸排出量超过3.57mmol，提示尿酸生成增多。

2. 滑囊液或痛风结节内容物检查 **取滑囊液在旋光显微镜下，见白细胞内有双折光现象的针形尿酸盐结晶，是确定本病的依据**。

3. 其他检查 X线检查、关节镜检查等可协助诊断。

（五）治疗要点

目前尚无有效办法根治原发性痛风，但通过防治可以降低血尿酸缓解症状等。

1. 一般治疗 通过调节患者饮食，控制总热量的摄入。**限制高嘌呤（如动物的心、肝、肾等）饮食，严禁饮酒。大量饮水，每日总进水量>2000ml，促进尿酸排泄。慎用能够增加血尿酸的药物，如噻嗪类利尿剂，避免各种诱发因素**。

2. 急性痛风性关节炎期的治疗 绝对卧床休息，抬高患肢，给予药物治疗。①秋

水仙碱：针对痛风性关节炎的急性期治疗效果较好。②非甾体抗炎药：通过抑制花生四烯酸代谢中的环氧化酶活性而抑制前列腺素的合成，达到消炎镇痛的目的。常用药物有吲哚美辛、阿司匹林、双氯芬酸等。③糖皮质激素：如上述两种药物治疗无效时可考虑使用糖皮质激素，该类药物起效快、缓解率高，但停药后容易发生"反跳"现象。

3. 发作间歇期和慢性期处理 治疗的目的主要是维持血尿酸处于正常水平及对症处理。治疗方法有：①通过抑制近端肾小管对尿酸盐的重吸收，增加尿酸排泄。常用药物有**苯溴马隆**、**丙磺舒**等。②通过抑制黄嘌呤氧化酶，减少尿酸生成。常用药物有**别嘌醇**等。③有较大痛风石或经皮破溃者可手术治疗。

【常见护理诊断】

1. 急性疼痛 与尿酸盐沉积在关节腔引起炎症有关。

2. 躯体活动障碍 与关节损害、畸形有关。

3. 知识缺乏 缺乏痛风预防保健相关知识。

【护理措施】

（一）一般护理

1. 休息与体位 急性发作期，**应绝对卧床休息，抬高患肢，减轻患肢负担，减轻疼痛，待症状缓解72小时后可恢复适当的活动。缓解期可适当活动，不可剧烈运动，以免诱发痛风**。

2. 饮食护理 **给予清淡、易消化、低脂低热量饮食，严禁饮酒及高嘌呤、辛辣刺激性食物，高嘌呤食物有动物内脏、鱼、虾、菠菜、蘑菇、豆类、肉类等。可进食碱性食物，如水果、鸡蛋、牛奶等。多饮水，每日饮水量>2000ml，可以促进代谢、尿酸排泄**。

（二）病情观察

观察患者受累关节有无红、肿、热、功能障碍及关节疼痛的部位、性质、间隔时间等；有无午夜因剧痛而惊醒；观察有无饮酒、高嘌呤饮食等诱发因素；有无体征；监测患者血尿酸、尿尿酸。

（三）用药护理

指导患者遵医嘱用药并观察药物疗效、不良反应。①秋水仙碱：不良反应为恶心、呕吐、水样腹泻、肝损害、脱发、白细胞减少等，该药物可口服也可静脉注射，但静脉注射可产生严重的不良反应，如肝坏死、癫痫样发作，严重者可导致死亡，因此国内极少静脉给药。②丙磺舒、苯溴马隆：可有皮疹、发热、胃肠道反应等不良反应，服药期间嘱患者多饮水、口服碳酸氢钠等碱性药物。③非甾体抗炎药：可抑制血小板聚集，使用时注意观察患者有无活动性出血等不良反应。④别嘌醇：不良反应有胃肠道刺激、皮疹、发热、肝损害、骨髓抑制等，如肾功能不全，使用时剂量减半应用。⑤糖皮质激素：停药后易出现"反跳"症状，若与秋水仙碱同时服用，可防止"反跳”症状出现。

（四）心理护理

本病病程较长，且存在明显疼痛，部分患者关节畸形及肾功能受损，思想负担较重，出现情绪低落、紧张等。向患者讲解痛风的有关知识并给予患者精神上的安慰。

（五）健康指导

1. 饮食指导　指导患者严格控制饮食，禁饮酒，避免进食高蛋白和高嘌呤的食物。可进食碱性食物，多饮水，每日饮水量>2000ml。

2. 疾病知识指导　向患者及家属讲解疾病相关知识，避免受凉、感染、劳累等诱因并告知患者本病是终身性疾病，但经积极治疗可维持正常的工作与生活。

（刘巧梅）

目标检测

答案解析

一、A1 型题（以下每一道考题下面有 A、B、C、D、E 五个备选答案，请从中选择一个最佳答案）

1. 甲状腺危象的主要临床表现是
   A. 血压增高，心力衰竭，肺水肿
   B. 高热，心率增快，呕吐腹泻，烦躁
   C. 心率增快，血压增高，脉压增大
   D. 低血压，低体温，休克
   E. 心率增快，心律失常，心力衰竭
2. 抗甲状腺药物的主要副作用是
   A. 胃肠道反应　　B. 肝功能损害　　C. 药疹
   D. 粒细胞减少　　E. 肾脏损害
3. 甲状腺危象时使用碘剂的主要目的是
   A. 增强抗甲状腺药物的作用
   B. 降低基础代谢率
   C. 抑制 TH 的合成
   D. 阻抑 TH 的释放
   E. 阻断甲状腺素兴奋交感神经作用
4. ^{131}I 治疗甲亢，下列哪项是禁忌证
   A. 某些高功能结节
   B. 妊娠、哺乳期妇女不愿服药者
   C. 非自身免疫性家族性毒性甲状腺肿

D. 中度甲亢，年龄 >25 岁

E. 抗甲状腺药过敏或无效或治疗后复发

5. 原发性痛风最主要的发病机制是

A. 胰岛素抵抗　B. 尿酸排泄减少　C. 尿酸生成过多

D. 以上均是　E. 以上均不是

6. 对痛风有诊断性治疗价值的是

A. 秋水仙碱　B. 别嘌醇　C. 吲哚美辛

D. 强的松　E. 丙磺舒

7. 消瘦是指较正常体重下降为

A. 5% 以内　B. 8% 以内　C. 7%

D. 10% 以上　E. 20%

8. 肥胖是指体重超过理想体重为

A. 5%　B. 10%　C. 20%

D. 8%　E. 30%

二、A2 型题（以下每一道考题下面有 A、B、C、D、E 五个备选答案，请从中选择一个最佳答案）

9. 患者，男，糖尿病病史 8 年。一直口服降糖药物治疗。近日食欲减退，仍常规服药，今日突然出现心慌、手颤、大汗，伴强烈的饥饿感，继之昏迷，应首选的处置是

A. 绝对卧床休息　B. 吸氧　C. 监护生命体征

D. 立即补液　E. 立即静注葡萄糖

10. 患者，男，67 岁。糖尿病病史 15 余年，未系统治疗，血糖常波动在 8.6 ~ 9.8mmol/L，尿糖（+ + ~ + + +）。近日出现尿频、尿急、尿痛，昨日患者突然意识不清入院。实验室检查：血糖 28mmol/L，血钠 148mmol/L，尿糖（+ + +），尿酮体（+ +）。最可能的诊断为

A. 低血糖昏迷　B. 糖尿病酮症酸中毒

C. 高渗性非酮症糖尿病昏迷　D. 乳酸性酸中毒

E. 急性脑血管病

11. 患者，女，15 岁，学生。自觉颈部增粗就诊。查体：甲状腺Ⅱ度肿大，无结节，TSH 在正常范围，甲状腺功能正常，应诊断为

A. 单纯性甲状腺肿　B. 慢性甲状腺炎　C. 甲状腺功能亢进症

D. 甲状腺功能减退　E. 亚急性甲状腺炎

12. 患者，女，30 岁。食欲亢进，消瘦，心悸，畏热，性情急躁。查体：突眼，甲状腺Ⅱ度肿大，质软，无压痛，可闻及血管杂音，最可能的诊断为

A. 单纯性甲状腺肿　B. 慢性甲状腺炎　C. 甲状腺功能亢进症

D. 甲状腺功能减退症　E. 毒性弥漫性甲状腺肿

13. 患者，女，40岁。甲亢病史4年，坚持服用抗甲状腺药物。强烈精神刺激后出现高热，体温39.2℃，心率126次/分，烦躁不安，恶心呕吐。该患者最可能发生了

A. 甲状腺危象　　B. 甲亢性心脏病　　C. 周期性瘫痪
D. 重症肌无力　　E. 甲亢性肌病

三、A3/A4型题（病例组型选择题，以下提供若干案例，每个案例下设若干考题。请根据各考题题干所提供的信息，在每题下面的A、B、C、D、E五个备选答案，请从中选择一个最佳答案）

（14～16题共用题干）

患者，女，19岁。确诊为1型糖尿病，应用胰岛素替代疗法。餐前尿糖定性（+++），皮下注射普通胰岛素0.5ml（10ml，400单位/瓶），5分钟后患者出虚汗、心慌、全身无力、有饥饿感。

14. 该患者可能发生了

A. 胃肠道反应　　B. 低血糖反应　　C. 过敏反应
D. 酮症酸中毒　　E. 反应性高血糖

15. 该患者发生这种情况最可能的原因是

A. 患者用药前未进食
B. 用药后未及时进食
C. 抽吸胰岛素剂量不足
D. 注射胰岛素剂量过大
E. 未查空腹血糖

16. 对该患者需立即采取的治疗措施是

A. 立即报告值班医生　　B. 静注50%葡萄糖　　C. 静滴胰岛素
D. 静滴生理盐水　　E. 采血标本验血糖

（17～20题共用题干）

患者，女，30岁。畏热、多汗、乏力、消瘦伴月经减少半年来诊。查体：甲状腺呈弥漫性肿大，质软，有轻度突眼，颈部闻及血管杂音。基础代谢率+25%，血T_3、T_4明显增高。

17. 该患者初步诊断为

A. 甲状腺功能亢进症　　B. 甲状腺功能亢进症性心脏病
C. 甲状腺危象　　D. 生理性甲状腺肿
E. 地方性甲状腺肿

18. 护理体检时，对诊断最有意义的体征是

A. 体温37.6℃
B. 心率110次/分
C. 脉压增大

D. 甲状腺肿大并可闻及血管杂音

E. 轻度突眼

19. 对该患者最适宜的治疗措施是

A. 口服抗甲状腺药物
B. 放射性^{131}I 治疗
C. 化疗
D. 手术治疗
E. 化疗 + 放疗

20. 中性粒细胞低于多少时应停药

A. $0.5\times10^{9}/L$
B. $1.0\times10^{9}/L$
C. $1.5\times10^{9}/L$
D. $2.0\times10^{9}/L$
E. $2.5\times10^{9}/L$

四、思考题

1. 简述甲状腺危象的临床表现。
2. 简述糖尿病的分型。
3. 试述糖尿病的护理措施。

（张　霞）

书网融合……

微课 1　　微课 2　　自测题

第八章 风湿性疾病患者的护理

风湿性疾病简称风湿病，泛指影响骨、关节及其周围软组织，如肌肉、滑囊、肌腱、筋膜、神经的一组疾病。它包括弥漫性结缔组织病及各种原因引起的关节和关节周围软组织的疾病。风湿性疾病病因多样，如感染性、免疫性、代谢性、内分泌性、退化性、遗传性等。疾病多属于慢性病程，同一疾病在不同个体或不同时期差异较大。病程呈反复发作与缓解。关节、肌肉、肌腱疼痛多见，多数患者有皮肤改变，为特异性或非特异性，病变可累及其他系统，产生相应症状、体征，甚至危及生命。

风湿性疾病的基本特点有：①病程进展缓慢，发作与缓解交替出现，反复发作可加重损害。部分患者有皮肤、内脏功能损害，甚至功能衰竭。②同一疾病，不同的患者其临床表现和预后差异很大。少数患者在短期发作后可自行缓解，不留后遗症；但也有部分患者在1～2年内可进展至关节严重受损出现活动障碍。③多有生化改变或免疫学异常。④不同个体对治疗的反应差异较大。

知识链接

常见的风湿性疾病

1. 弥漫性结缔组织病有类风湿关节炎、红斑狼疮、硬皮病、血管炎等。
2. 脊柱关节病有强直性脊柱炎、银屑病关节炎等。
3. 退行性变有原发性和继发性关节炎。
4. 与感染相关的风湿病有反应性关节炎、风湿热等。
5. 与代谢及内分泌相关的风湿病有痛风、假性痛风、免疫缺陷病等。
6. 神经血管疾病有神经性关节病、压迫性神经病变、雷诺病等。
7. 骨与软骨病变有骨质疏松、骨软化、肥大性骨关节病、骨炎等。
8. 非关节性风湿病有关节周围病变、椎间盘病变等。
9. 其他有关节症状的疾病有周期性风湿病、间歇性关节积液等。

第一节 概 述

PPT

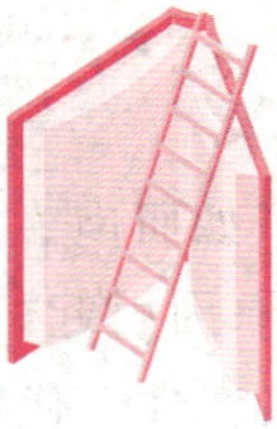

【学习目标】

1. **掌握** 关节损害、皮肤损害患者的护理评估及护理措施。

2. **熟悉** 关节损害、皮肤损害患者的护理诊断。

3. **了解** 关节损害、皮肤损害的概念、病因和发病机制。

案例分析

患者，女，43 岁，农民。4 年前开始关节痛，下肢轻度水肿半年，发热 1 个月。全身水肿伴尿量明显减少。护理体检：T 38.4℃，P 104 次/分，R 22 次/分，BP 120/70mmHg，面部蝶形红斑，双侧手掌、足底可见片状红斑，肾功能检查异常，抗核抗体阳性，抗双链 DNA 抗体阳性，抗 Sm 抗体阳性。

问题

1. 列出该患者存在的症状和体征。
2. 目前存在哪些主要的护理问题？
3. 如何对该患者开展有效的护理？

风湿病常见症状和体征有**关节损害**、**皮肤损害**。

一、关节损害

几乎所有的风湿性疾病均可引起关节损害。风湿性疾病的关节损害主要表现有关节疼痛、肿胀、僵硬、活动受限等。关节疼痛是风湿病最早、最常见的首发症状，四肢大小关节均可累及，以对称性关节痛居多。可伴有肿胀和压痛，是滑膜炎或周围软组织炎的主要体征，其程度因炎症轻重不同而异。关节僵硬是指关节经过一段时间的静止和休息后，再活动时出现的一种局部不适、难以达到平时关节活动范围的现象，通常在活动后缓解或消失。由于**清晨起床时僵硬表现最明显**，所以又称为**晨僵**。晨僵是判断滑膜关节炎症活动性的客观指标，其持续时间与炎症的严重程度相一致。活动受限是关节丧失其正常的外形和疼痛所致，可表现为膝不能完全伸直，手的掌指关节有尺侧偏斜、关节半脱位等。这些改变都与骨和软骨遭到破坏有关。

【护理评估】

应重点评估：①疼痛的起始时间、起病急缓、发病年龄及是游走性疼痛还是固定部位。②疼痛的部位、性质、程度、持续时间、诱因，与活动的关系及伴随症状。

③疼痛是否影响关节的附属结构（肌腱、韧带、滑膜等）。④有无晨僵，晨僵持续时间及缓解方法。⑤有无关节畸形和功能障碍等。

（一）健康史

主要询问患者有无类风湿关节炎、系统性红斑狼疮、强直性脊柱炎、骨性关节炎、干燥综合征、风湿热及痛风等病史。发病前有无寒冷受凉、环境潮湿、感染及外伤等诱因；有无过敏史和家族史。了解既往有无特殊的药物摄入史。

（二）身体状况

1. 关节肿痛　关节肿痛的分布及疼痛特点见表8-1。

表8-1　不同疾病疼痛关节的分布及疼痛特点

疾病	易受累关节	分布	疼痛性质
类风湿关节炎	近端、掌指、腕关节	多个、对称性	持续性
系统性红斑狼疮	手关节或其他部位	多关节、对称性	不定
强直性脊柱炎	骶髂、腕、膝、踝	中轴性或不对称性	持续性、休息后加重
骨性关节炎	膝、髋	单侧或双侧	持续性、活动后加重
风湿热	髋、膝、踝、肩、肘	对称性	游走性
痛风	第一跖趾	单侧	剧烈、夜间重

2. 关节僵硬与活动受限　早期关节活动受限主要由肿胀、疼痛引起，晚期则主要由于关节骨质破坏、纤维骨质粘连和关节半脱位引起，此时关节活动严重障碍，最终导致功能丧失。**晨僵在类风湿关节炎中最为突出**，可以持续数小时，在其他关节炎则持续时间较短。类风湿关节炎可出现关节畸形和功能障碍。

3. 伴随症状　常伴有发热、消瘦、疲乏等全身症状和心、肺、肾等多系统损害的表现，如蛋白尿、血尿、高血压、心力衰竭、呼吸困难等。

（三）心理-社会状况

由于关节损害反复发作、关节僵硬和活动受限，使患者生活、行动不便，严重者生活不能自理，患者的思想活动、情志变化复杂，如疾病急性发作或病情加重时，感到悲观绝望，甚至产生轻生的念头；有的患者对疾病缺乏正确的认识，又产生了急于治愈、心情急躁、要求医疗效果过高等心理。

（四）辅助检查

了解自身抗体测定结果、关节腔滑液检查及关节X线检查结果，有助于明确病因。

（五）治疗要点

风湿病一旦确诊应尽早治疗。治疗措施包括物理治疗、矫形、锻炼、药物、手术等。药物治疗主要有非甾体抗炎药、糖皮质激素、抗风湿药物等。

【常见护理诊断】

1. 慢性疼痛：关节疼痛　与关节炎性反应有关。

2. 躯体活动障碍　与关节持续疼痛、僵硬及关节、肌肉功能障碍有关。

【护理措施】

1. 一般护理

（1）休息与活动　急性期关节明显肿痛或伴体温升高时，应卧床休息，减少活动，注意对病变关节保暖。帮助患者采取舒适的体位，尽可能保持关节的功能位；避免疼痛关节受压、负重，必要时用石膏托、小夹板固定。创造适宜环境转移患者对疼痛的注意力以缓解疼痛。

（2）饮食护理　饮食宜清淡、易消化、忌辛辣、刺激性的食物。

2. 病情观察　观察患者的营养状况、生命体征、关节肿胀程度，受累关节有无压痛、局部发热及活动受限等情况。

3. 协助患者减轻疼痛　根据病情可采用热敷、热水浴、红外线等物理疗法，以减轻疼痛。物理疗法不能缓解时可遵医嘱用药，常用的非甾体抗炎药有布洛芬、萘普生、阿司匹林和吲哚美辛等，此类药物可出现胃肠道不良反应，应告诉患者饭后服用，也可遵医嘱同时服用胃黏膜保护剂，以减轻胃黏膜损伤。

4. 恢复躯体活动　①功能锻炼：急性期应限制活动，慢性期告诉患者进行功能锻炼的重要性，鼓励患者坚持每天定时进行关节活动锻炼，活动量以患者能够忍受为度，必要时可提供适当的辅助工具，如拐杖、助行器、轮椅等，避免长时间不活动而致关节僵硬加重，影响功能。同时，也要避免关节过度负重，不做重体力劳动和剧烈体育运动，防止损伤关节。晨僵者，告知起床后可通过按摩、热敷、热水浴等方法加速局部血液循环，缩短晨僵时间。②日常生活能力锻炼：急性期协助患者洗漱、进食、大小便及个人卫生等，把患者的用物放在伸手可及处，鼓励和帮助患者恢复生活自理。缓解期鼓励患者完成力所能及的事情。

5. 心理护理　鼓励患者说出自身感受，指导和帮助患者正确对待疾病，减轻患者心理上的压力；帮助患者提高解决问题的能力，争取家属积极配合，树立战胜疾病的信心。

6. 健康指导　避免感染、寒冷、潮湿、过劳等各种诱因，注意保暖，减少疾病的反复发作。指导患者遵医嘱用药。养成良好的饮食习惯，健康的生活方式；强调休息和治疗性锻炼的重要性。

二、皮肤损害

风湿性疾病常见的皮肤损害有荨麻疹、环形红斑、结节性红斑、网状红斑、水肿和溃疡等。多由血管炎性反应引起。皮肤损害因受累血管大小、炎性反应强弱、持续时间长短、累及范围大小和病理变化而异。

【护理评估】

应重点评估皮肤损害的部位、形态、范围大小、伴随症状及对患者的心理影响等。

（一）健康史

主要询问患者有无系统性红斑狼疮、类风湿关节炎、皮肌炎、原发性干燥综合征、系统性硬化症、风湿热、痛风等病史；有无进食芹菜、无花果、烟熏食物、蘑菇等；有无服用普鲁卡因胺、异烟肼、氯丙嗪、甲基多巴等药物史；发病前有无受凉、受湿、感染、劳累、日光曝晒等；有无过敏史和家族史；诊疗和用药情况；女性患者的月经生育史等。

（二）身体状况

系统性红斑狼疮患者最具特征性的皮肤损害为**面部蝶形红斑**，口腔、鼻黏膜溃疡和糜烂。类风湿关节炎患者可有皮下结节，多位于尺骨鹰嘴突附近、枕、跟腱等关节隆突部及受压部位的皮下，结节呈对称分布，质硬无压痛，大小不一，直径数毫米至数厘米不等。皮肌炎皮损为对称性的眼睑、眼眶周围紫红色斑疹及实质性水肿。系统性硬化症皮肤损害首先发生于双侧手指及面部，常造成正常面纹消失，使面容刻板、张口困难。部分患者可因寒冷、情绪激动等原因刺激出现雷诺现象。

（三）心理－社会状况

由于皮肤损害影响外形，患者不愿与人接触，容易出现敏感、多疑、抑郁、自卑和孤独心理。

（四）辅助检查

皮肤狼疮带试验、肾活检等有助于病因诊断。

（五）治疗要点

主要在于控制病情及维持临床缓解。

【常见护理诊断】

1. 皮肤完整性受损　与血管炎性反应有关。

2. 组织灌注量改变　与肢端血管痉挛、血管舒缩功能调节障碍有关。

【护理措施】

1. 一般护理

（1）休息与活动　伴有重要脏器受损时都应注意卧床休息，适当活动。患者应避免在阳光下活动。避免局部皮肤受压时间过长，有躯体移动障碍的患者应定时翻身，预防压疮发生。

（2）饮食护理　鼓励患者摄入足够的蛋白质、维生素和水分，以满足组织修复的需要。指导患者避免进食刺激性食物，**忌食补骨脂素芹菜、无花果、烟熏食物及蘑菇**等。

2. 病情观察　应观察皮损的部位、形态、面积大小，有无口腔、鼻、指尖和肢体的溃疡，肢体末梢的颜色和温度，有无发冷及感觉异常，皮肤有无苍白和发绀等。雷诺现象的诱因、发作频率、持续时间和范围等。

3. 皮肤护理

（1）保持皮肤清洁干燥，每日用温水清洗并擦干，**忌用碱性肥皂、刺激性化妆品、染发、烫发剂**等，以免诱发而加重皮损。

（2）穿棉质衣裤，鞋袜要宽松，床铺应平整无渣屑。

（3）患者外出时采取遮阳措施，避免阳光直射裸露皮肤，忌日光浴。

（4）皮疹和红斑局部可使用地塞米松霜或软膏涂敷，如有感染遵医嘱用抗生素治疗，严重者做好局部清创换药处理。

4. 避免诱因

（1）寒冷天气注意保暖，尽量减少户外活动和工作，避免皮肤在寒冷空气中暴露时间过长。

（2）洗涤时宜用温水。

（3）避免吸烟、饮咖啡。

（4）保持良好的心态，避免情绪激动和劳累。

（5）避免服用容易诱发风湿症状的药物，如普鲁卡因胺、异烟肼、氯丙嗪、甲基多巴等。

5. 用药护理 遵医嘱给予血管扩张剂和抑制血小板聚集的药物，如硝苯地平、山莨菪碱或低分子右旋糖酐等。肢端血管痉挛引起皮肤苍白、疼痛时，可局部涂抹硝酸甘油软膏，以扩张血管，改善血液循环，缓解症状。

6. 心理护理 及时与患者沟通，帮助患者学会修饰自己，做好思想工作，解除患者恐惧心理和思想压力，增强战胜疾病的信心。

7. 健康指导 指导患者避免一切可能诱发和加重皮肤损害的因素。如避免受凉，防治感冒；避免阳光照射；避免过度劳累；避免食用芹菜、无花果等含补骨脂素的食物及忌海鲜、辛辣食品，戒烟酒。注意个人卫生，保持皮肤清洁，不搔抓、挤压皮疹部位，预防皮肤损害。对已有的创面，注意预防感染，如有异常及早就诊。

（张　霞）

第二节　系统性红斑狼疮患者的护理

PPT

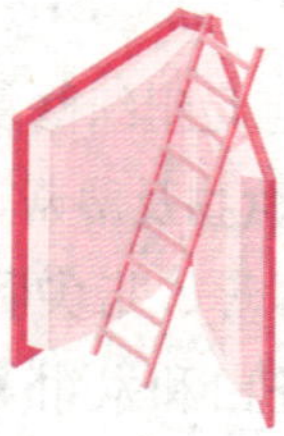

【学习目标】

1. **掌握** 系统性红斑狼疮患者的护理评估及护理措施。
2. **熟悉** 系统性红斑狼疮患者的护理诊断。
3. **了解** 系统性红斑狼疮的概念及病因。

案例分析

患者，女，31岁。4年前开始关节痛，下肢轻度水肿半年，发热1个月。全身水肿伴尿量明显减少。护理体检：T 38.1℃，P 112次/分，R 28次/分，BP 100/60mmHg，面部蝶形红斑，双侧手掌、足底可见片状红斑，肾功能检查异常，抗核抗体阳性，抗双链DNA 抗体阳性，抗 Sm 抗体阳性。

问题

1. 患者的护理诊断有哪些？
2. 如何为患者开展有效的护理？

系统性红斑狼疮（SLE），是一种累及多系统、多脏器损害的特异性**自身免疫性结缔组织病**。其血清中具有以抗核抗体为代表的多种自身抗体。临床症状以病情缓解和急性发作交替出现为特点，有内脏（肾、中枢神经）损害者预后较差。本病多发于**青年女性**，发病年龄以 20 ~ 40 岁最多见。

【病因】

目前认为该病是由遗传、环境（紫外线、药物、化学试剂、微生物）、雌激素等因素诱发的自身免疫性疾病。基本病理变化为结缔组织的纤维蛋白样变性、结缔组织的基质发生黏液性水肿、坏死性血管炎。

【发病机制】

主要发病机制可能是具有遗传体质者，在各种致病因子作用下，促发异常的免疫应答，持续产生大量的免疫复合物和致病性自身抗体，引起组织损伤。其血清中具有多种自身抗体（特别是**抗核抗体** ANA），并通过免疫复合物等途径，造成人体各个系统、器官几乎都可能受累。

【护理评估】

（一）健康史

重点询问家族中有无红斑狼疮患者、起病时间、病程及病情变化情况；有无病毒感染、日光过敏、妊娠、过度劳累、药物（普鲁卡因胺、异烟肼、氯丙嗪、甲基多巴）、精神刺激、食物（芹菜、无花果、蘑菇及烟熏食物）等诱因；了解女性患者的月经史、生育史。

（二）身体状况

本病临床症状多样，个体差异较大，早期症状往往不典型。

1. 全身症状　活动期患者大多数有全身症状。起病可急可缓，多数在病程中出现各种热型的发热，尤以低热、中度热常见。此外，尚有疲倦、乏力、体重减轻等。疲乏是系统性红斑狼疮常见但容易被忽视的症状，常是狼疮活动的先兆。感染、日晒、药物、精神创伤、手术等均可诱发或加重病情。

2. 皮肤和黏膜　80% 患者在病程中可出现皮肤损害，包括颜面、四肢等暴露部位出现斑丘疹、紫斑等对称性皮疹，手掌大小鱼际部位的皮肤、指（趾）端及甲周出现红斑、紫癜、网状红斑、血管性水肿或硬皮病样损害。**鼻梁和双颧颊部可见蝶形红斑，**

是系统性红斑狼疮特征性的皮肤改变。急性期皮损处有水肿、色鲜红，有毛细血管扩张及鳞片状脱屑，严重者出现水疱、溃疡、皮肤萎缩和色素沉着。口腔黏膜有反复发作性无痛性溃疡。毛发易断裂，部分患者可有脱发、斑秃。此外还可出现光过敏、雷诺现象等。

3. 关节和肌肉 大部分患者有关节肿痛，往往是就诊的首发症状，最易受累的是**手近端指间关节，腕、膝、踝、足关节均可累及**。关节肿痛多呈**对称性**。约半数患者有晨僵，无骨质异常，**一般不引起关节畸形**。50%患者有肌痛和肌无力，有时出现肌炎。

4. 脏器损害

（1）肾脏 几乎所有系统性红斑狼疮患者都有肾损害，称狼疮性肾炎（LN）。表现类似慢性肾炎或肾病综合征。临床表现有程度不等的蛋白尿、血尿、管型尿、水肿、高血压、血尿素氮和肌酐增高等。**蛋白尿和血尿是早期最常见的表现**，晚期可发展为肾衰竭，**是系统性红斑狼疮死亡的常见原因**。

（2）心血管 患者常出现心包炎，可为纤维素性心包炎或心包积液，但心包填塞少见。约10%患者有心肌损害，轻症可无症状，明显的可有心前区疼痛、胸闷、心律失常，严重者可发生心力衰竭。部分患者有冠状动脉受累表现。

（3）呼吸系统 胸膜炎和胸腔积液较常见。少数可有狼疮性肺炎。临床表现有发热、干咳、胸痛、气促、低氧血症等。

（4）神经系统 又称神经精神狼疮（NP-SLE），可累及神经系统任何部位，尤其以脑损害最为多见，一旦出现，多提示病情危重。患者可表现为癫痫发作、精神障碍（如行为异常、抑郁、幻觉、强迫观念、精神错乱）等，少数可出现偏瘫及蛛网膜下腔出血等表现。严重头痛可以是系统性红斑狼疮的首发症状。

（5）血液系统 贫血最常见，为正细胞正色素性或轻度低色素性贫血。可有白细胞减少或淋巴细胞绝对数减少。并有血小板减少性紫癜及无痛性轻、中度淋巴结肿大，以颈部和腋窝多见。

（6）消化系统 部分患者有食欲减退、恶心、便秘、腹胀、脐周腹痛，大便次数增多、腹水、肝大、血清转氨酶升高等，但多无黄疸。腹水与狼疮性腹膜炎、肠系膜炎有关，也有的与狼疮性肾炎低蛋白血症有关。少数可发生急腹症，如胰腺炎、肠穿孔、肠梗阻等。

（7）眼部病变 少部分患者有眼底变化，如眼底出血、乳头水肿、视网膜渗出等，影响视力，重者可数日内致盲。早期治疗，这些改变可以消失。

（三）心理-社会状况

本病病程长，反复发作，迁延不愈，重者引起心、肾、中枢神经系统功能障碍以及关节疼痛、活动受限而影响患者正常的生活、工作和社会活动，加之长期治疗所造成的经济负担，可使患者出现郁闷、焦虑、悲观厌世或暴躁易怒等心理问题。

（四）辅助检查

1. 一般检查 血常规可有红细胞计数及血红蛋白下降，白细胞计数和血小板减少；

尿液检查可有蛋白尿、血尿、管型尿等；血沉在活动期常增快。

2. 免疫学检查　抗核抗体（ANA）、抗双链 DNA 抗体（抗 ds－DNA）和抗 Sm 抗体可出现阳性。

（1）抗核抗体（ANA）　**是目前最佳的诊断筛选试验**，对系统性红斑狼疮的敏感性为 95%，但特异性低。

（2）抗 Sm 抗体　特异性高达 99%，但敏感性仅 25%，一般认为抗 Sm 抗体是 SLE 的标志性抗体。

（3）抗双链 DNA 抗体　**对确诊有参考价值**。敏感性仅为 70%，对确诊和判断狼疮的活动性有较大参考价值。

3. 肾穿刺活组织检查　对狼疮肾炎的诊断、治疗和估计预后很有价值。

4. 皮肤狼疮带试验　系统性红斑狼疮患者在皮肤的表皮与真皮层交界处可以出现免疫复合物沉积，如果取皮肤活检（通常取暴露部位，如手背皮肤即可），可在荧光显微镜下看到表皮与真皮交界处有线形的草绿色荧光。系统性红斑狼疮阳性率约 50%，狼疮带试验强阳性往往提示红斑狼疮的可能。

（五）治疗要点

目前仍无根治方法，但早期合理治疗后可以缓解，故应早期诊断、早期治疗。治疗目的在于控制病情及维持临床缓解。治疗原则是纠正免疫功能失调和抑制炎症反应，保护脏器功能及治疗各种并发症，以促进临床缓解。药物治疗主要采用非甾体抗炎药、抗疟药、糖皮质激素、免疫抑制剂及中医中药等，其中**糖皮质激素是目前治疗系统性红斑狼疮的首选药物**。

【常见护理诊断】

1. 皮肤完整性受损　与自身免疫反应所致皮肤炎症性损伤有关。

2. 预感性悲哀　与多脏器受累、久治不愈、容貌改变、受挫等有关。

3. 口腔黏膜受损　与自身免疫功能紊乱、长期使用激素及免疫抑制剂有关。

4. 潜在并发症　慢性肾衰竭。

【护理措施】 微课 1

（一）一般护理

1. 休息与活动　病床应安排在没有阳光直射的地方。急性、慢性狼疮性肾炎活动期、肾功能不全及衰竭期，均应卧床休息。当病情缓解后可适当活动，但应避免过度劳累。患者应避免在烈日下活动，必要时穿长袖衣裤，戴遮阳帽、打伞，避免阳光直接照射裸露皮肤，忌日光浴。避免局部皮肤受压时间过长。

2. 饮食护理　给予**高热量、高蛋白、高维生素**及清淡易消化的饮食，少食多餐。避免食用产气食物及浓茶、咖啡等刺激性食物。如出现肾功能不全，应给予优质低蛋白饮食，忌食豆类及其他植物性蛋白；如出现心力衰竭、肾衰竭、水肿者，限制含钠高的食品、饮料的摄入，钠盐每天摄入量应低于 5g；**忌食含有补骨脂素的食物，如芹**

菜、香菜、无花果、烟熏食物及蘑菇等。

3. 口腔黏膜护理 要保持口腔清洁，每日晨起、饭前、饭后、睡前用漱口液漱口。避免食用辛辣刺激性食物。有口腔溃疡者在漱口后用中药冰硼散或锡类散涂敷溃疡部位，或用口腔溃疡药膜局部贴敷，可促进愈合；对因长期使用糖皮质激素或免疫抑制剂而引起的口腔细菌或真菌感染者，用4%碳酸氢钠溶液或1%~4%克霉唑溶液漱口。

（二）病情观察

监测患者的生命体征、体重变化；观察皮肤损害、水肿程度、尿液变化；观察全身各器官系统有无异常；监测血清电解质、血清肌酐与尿素氮的改变。

（三）对症护理

保持皮肤的清洁卫生，可用30℃左右温水湿敷红斑处，每天3次，每次30分钟，忌用碱性肥皂、化妆品及化学药品，如染发剂、烫发剂、定型发胶、农药等；脱发的患者应减少洗头次数至每周≤2次，鼓励患者采用适当方法遮盖脱发；指导患者进行户外活动时应采用各种方法避免日光照射；合并有局部感染时可遵医嘱使用抗生素并做无菌清创、换药处理，以保持皮肤完整，防止损伤。

（四）用药护理

指导患者遵医嘱用药并注意药物的不良反应。

1. 激素类药物 **常用泼尼松**，其主要不良反应有满月脸、水牛背以及血压升高、电解质紊乱、感染、消化性溃疡、骨质疏松等。服药期间应定期监测血压、血糖、尿糖变化。给予低盐、高蛋白、含钾与含钙丰富的食物。注意安全，防止骨折。

2. 非甾体抗炎药 常用药物有布洛芬、萘普生、吲哚美辛等。可引起胃肠道反应，应在饭后服用，遵医嘱同时服用胃黏膜保护剂，以减轻胃黏膜损伤。

3. 免疫抑制剂 常用的有环磷酰胺、硫唑嘌呤，其副作用是白细胞减少，也可引起胃肠道反应、黏膜溃疡、皮疹、肝功能损害、脱发、出血性膀胱炎（环磷酰胺的毒副作用）等。服药期间应鼓励患者多饮水，定期复查血常规、尿常规及肝、肾功能；观察尿液颜色改变，及早发现出血性膀胱炎。

4. 环孢素A 主要不良反应是肾功能减退、高血压、多毛症。服药期间应定期监测血压和肾功能。

5. 抗疟药 氯喹口服后主要聚集于皮肤，对皮疹、光敏感和关节症状有一定疗效，长期服用可引起视网膜退行性变，应定期检查眼底。

6. 雷公藤 不良反应较大，对性腺具有毒性作用，亦可引发肝损害、胃肠道反应、白细胞减少等。

（五）心理护理

主动关心患者，多与患者沟通，适时告知预后，体贴患者疾苦，介绍治疗进展与成功病例，做好思想工作，解除患者恐惧心理和思想压力，增强战胜疾病的信心。做好患者家属工作，多加体贴、关怀，帮助患者克服心理障碍，使其获得感情支持。

（六）健康指导

1. 生活指导　指导患者做到生活有规律，劳逸结合，避免可能诱发本病的因素，系统性红斑狼疮好发于育龄妇女，要注意避孕。由于妊娠和流产均可诱发，系统性红斑狼疮患者想要生育，须在医生指导下，控制好病情，并停用免疫抑制剂 3 ~6 个月以上才可怀孕。病情稳定后鼓励其参加社会活动和日常工作；忌食芹菜、无花果、烟熏食物及蘑菇等含补骨脂素的食物，以免诱发和加重病情；忌辛辣食品及戒烟酒。

2. 疾病知识指导　告知患者本病并非“不治之症”，如能及时用药，并坚持有效治疗，病情可以得到长期缓解。向患者普及系统性红斑狼疮知识，帮助患者正确对待疾病，积极配合治疗。避免一切可能诱发本病的因素，如受凉感冒、某些药物、劳累及精神刺激等。禁用紫外线等光性疗法或服用感光药物如中药补骨脂。避免接受各种预防接种。注意个人卫生，保持口腔、皮肤清洁，忌用各种美容护肤品 。向患者介绍常用药物的用法、用量及可能出现的不良反应，指导患者按医嘱用药，定期复查。

（张　霞）

第三节　类风湿关节炎患者的护理

PPT

【学习目标】

1. **掌握**　类风湿关节炎患者的护理评估及护理措施。
2. **熟悉**　类风湿关节炎患者的护理诊断。
3. **了解**　类风湿关节炎的概念及病因。

案例分析

患者，女，50 岁。3 年前开始两手近端指间关节肿胀疼痛，晨起时感觉疼痛的关节僵硬 1 ~2 小时，活动后逐渐缓解。近 1 年来病情逐渐加重，腕关节疼痛，指关节、腕关节均变形。护理体检：血红蛋白 103g/L。红细胞沉降率加快。类风湿因子阳性（滴度 >1∶20）。关节 X 线片示：指关节、腕关节骨质疏松，关节间隙变窄。

问题

1. 患者的护理诊断有哪些?
2. 如何为患者开展有效的护理?

类风湿关节炎（RA）是一种以累及周围关节为主的多系统、炎症性的**自身免疫性疾病**。滑膜炎是 RA 的基本病理改变，慢性滑膜炎可导致关节软骨和骨的破坏，出现关节畸形和功能障碍。其特征性的症状是**慢性、对称性、周围性多关节炎症病变**。可伴有关节外的系统损害。该病好发于**手、腕、足等小关节，反复发作，呈对称性分布**。本病在我国发生率为0.32%~0.36%，年龄多在20~50岁之间，男女发病比率约为1∶3，女性多见。此病致残率高，目前尚无有效的根治方法。

【病因】

类风湿关节炎病因不明确，一般认为是某些可疑病原体（细菌、病毒、支原体等）感染人体，在某些诱因（潮湿、寒冷、创伤等）作用下，侵及滑膜和淋巴细胞，引发自身免疫反应，产生一种自身抗体IgM，称类风湿因子（RF）。RF作为一种自身抗原与体内变性的IgM起免疫反应，形成抗原抗体复合物沉积在滑膜组织上，激活补体，产生多种过敏因素，引起关节滑膜炎症，使软骨和骨质破坏加重。**关节滑膜炎是类风湿关节炎的基本病理改变**。

【护理评估】

（一）健康史

重点询问患者的起病时间、病程及病情变化情况；有无寒冷、潮湿、疲劳、营养不良、创伤（尤以关节外伤）、精神刺激等诱因；有无金黄色葡萄球菌、链球菌、支原体、病毒、原虫等感染史；家族中有无相似疾病史；患病后对生活的影响、诊疗经过及用药情况等。

（二）身体状况

起病缓慢而隐匿，发病初期可有数周的低热、乏力、全身不适、纳差、体重减轻等症状，以后逐渐出现典型关节症状。

1. 全身表现　多数患者起病缓慢，在明显的关节症状前多有乏力、全身不适、发热、食欲减退、手足发冷等症状。

2. 关节症状　**典型患者表现为对称性多关节炎。**

（1）**晨僵**　95%以上的患者可出现晨僵，表现为晨起后较长时间出现关节僵硬，如胶黏着样感觉，活动受限，**可随活动经30分钟至数小时缓解**。晨僵可见于多种关节炎，但以类风湿关节炎最为突出，晨僵持续时间和关节炎症的程度成正比，常被作为观察本病活动的指标之一。

（2）**关节疼痛、肿胀**　往往是本病**最早的表现**，以双手腕、掌指关节、近端指间关节最常见。关节炎性肿大而附近肌肉萎缩使近端指间关节呈**梭形肿胀**。

（3）关节畸形及功能障碍　见于较晚期患者，关节周围肌肉萎缩、痉挛则使畸形更为加重。常见的关节畸形是手腕和肘关节强直、掌指关节向外侧成半脱位，形成特征性的**尺侧偏向畸形**以及屈曲畸形、天鹅颈样畸形等。关节由于肿胀、畸形、结构破坏同时引起功能障碍。

3. 关节外表现

（1）类风湿结节　**是本病较特异的皮肤表现，多位于关节的隆突部位，如上肢的**

鹰嘴突、腕部及下肢的踝部等，出现皮下小结，坚硬如橡皮、大小不等、无压痛、对称性分布。皮下小结常提示疾病处于严重活动阶段。

（2）类风湿血管炎　是关节外组织损害的病理基础，多影响中小血管，可发生于任何部位。肢体末梢动脉炎可表现为甲床裂片样出血、指端坏死或小腿溃疡。

（3）脏器损害　几乎所有脏器如心、肺、眼等均可累及。眼部可有巩膜炎、角膜结膜炎。肺受累很常见，表现形式有多种，以肺间质病变最常见。神经系统病变的常见原因是神经受压，受压的周围神经病变与相应关节滑膜炎的严重程度相关，最常受累的神经有正中神经、尺神经以及桡神经，如正中神经在腕关节处受压可出现腕管综合征。血液系统可出现贫血，一般为正细胞正色素性贫血，其程度通常和关节的炎症程度相关。心脏和肾受累者较少，其中心包炎最常见。

（4）关节功能活动分级　类风湿关节炎患者的功能状态一般是根据患者的生活自理能力（包括穿衣、洗澡、吃饭、化妆和如厕等）、业余爱好（包括娱乐、休闲等）、职业活动（如学习、工作、家务活动等）等因素综合判断的。

现在临床普遍应用美国风湿病学会（ACR）确定的标准来划分关节病变的严重程度。将本病影响生活能力的程度分为四级。

Ⅰ级　关节能自由活动，能完成平常的任务而无妨碍。

Ⅱ级　关节活动中度限制，一个或几个关节疼痛不适，但能料理日常生活。

Ⅲ级　关节活动显著限制，不能胜任工作，料理生活也有困难。

Ⅳ级　大部分或完全失去活动能力，患者长期卧床或依赖轮椅，生活不能自理。

（三）心理－社会状况

因病情反复发作，迁延不愈及关节疼痛、活动受限和脏器功能受损而使生活自理能力下降，影响患者正常的生活、工作和社会活动，加之长期治疗所造成的经济负担或缺乏家庭及社会支持，可使患者出现紧张、郁闷、焦虑、悲观厌世等心理问题。

（四）辅助检查

1. 血液检查　红细胞计数及血红蛋白浓度下降，血小板在活动期可增高，贫血和血小板增多与疾病的活动相关。血清铁、铁结合蛋白的水平常减低，此时可表现为小细胞低色素性贫血；红细胞沉降率增快是滑膜炎症的活动性指标。

2. 炎性标志物　C－反应蛋白常升高，说明本病的活动性。

3. 类风湿因子（RF）　呈阳性，血清中可测到IgM型类风湿因子，其滴度与疾病的活动性和严重性成正比。

4. 关节X线检查　**以手指和腕关节的X线片最有价值**。对RA诊断、关节病变分期、病变演变的监测均很重要。早期仅见关节周围软组织肿胀影、关节端骨质疏松（Ⅰ期）；进而关节间隙变窄（Ⅱ期）；关节面出现虫蚩样改变（Ⅲ期）；晚期可出现关节半脱位和关节破坏后的纤维性、骨性强直（Ⅳ期）。

5. 其他　关节滑液检查；类风湿结节活检。

（五）治疗要点

由于本病的病因不明，目前临床上尚缺乏根治的方法，因此早期诊断、早期治疗极为重要。治疗目的是减轻关节症状，控制炎症，延缓病情进展，防止和减少关节骨的破坏，保护关节功能。治疗措施包括一般治疗、药物治疗、外科手术治疗，其中以药物治疗最为重要。常用药物如下。

1. 非甾体抗炎药 **首选药**，控制关节肿痛，改善症状，但不能控制病情。常用药物有阿司匹林、吲哚美辛、布洛芬、萘普生等。

2. 抗风湿药 有抗炎作用，能控制病情发展。一般**首选甲氨蝶呤**（MTX），并将它作为联合治疗的基本药物。其他如柳氮磺胺吡啶、羟氯喹和氯喹、环磷酰胺、环孢素A、金制剂、青霉胺等，多与非甾体抗炎药联合应用。

3. 糖皮质激素 仅在患者急性发作时关节肿痛明显、全身症状较重、其他药物治疗无效时使用。

4. 其他 雷公藤多苷、青藤碱及白芍总苷等。

【护理诊断】

1. 疼痛 与滑膜炎症、关节肿胀有关。

2. 生活自理缺陷 与关节肿痛畸形、强直有关。

3. 有失用综合征的危险 与关节疼痛、畸形引起功能障碍有关。

4. 预感性悲哀 与疾病久治不愈、关节功能丧失、自理缺陷或缺乏家庭、社会支持有关。

5. 个人应对无效 与疾病迁延、自理能力缺陷等有关。

【护理措施】

（一）一般护理 微课2

1. 休息与活动 活动期关节疼痛剧烈及脏器受累的患者可卧床休息，减少活动，同时避免疼痛部位受压，使关节保持功能位，但不宜多卧床及绝对卧床休息。症状缓解后建议患者及早下床活动，参加适当的体育运动，如散步、气功或练太极拳。也可以参加感兴趣的活动，如下棋、阅读、织毛衣等，以防止关节僵硬和肌肉萎缩。活动以不感到劳累为宜，避免过度运动，防止关节负荷过重，加重病情。

2. 饮食护理 给予丰富蛋白质和维生素的饮食；有贫血者增加含铁食物的摄入；饮食宜清淡、易消化食物，忌辛辣、刺激性的食物。

（二）病情观察

观察关节疼痛的部位、关节肿胀和活动受限的程度，晨僵的程度，有无畸形，以判断病情及疗效。注意观察关节外症状，如出现胸闷、心前区疼痛、腹痛、消化道出血、头痛、发热、咳嗽、呼吸困难等，提示病情严重，应及时报告医生并协助处理。

（三）对症护理

1. 协助患者减轻疼痛 为患者创造适宜的环境，合理应用非药物性镇痛措施，如松弛术、皮肤刺激疗法、分散注意力；根据病情使用蜡疗、水疗、磁疗、超短波、红外线等物理治疗方法缓解疼痛，也可按摩肌肉、活动关节，防止肌肉挛缩和关节活动障碍。

2. 关节护理

（1）重点应指导患者进行关节功能锻炼　肢体锻炼由被动向主动渐进，活动强度应以患者能承受为限，也可配合理疗、按摩、热疗，以增加局部血液循环，松弛肌肉，活络关节，防止关节失用。指导患者每天定期做功能恢复锻炼，如转颈、握拳、挺胸、伸腰、摆腿、摇动关节等动作，卧床的患者可进行膝关节的伸屈交替活动。以保持关节功能，防止关节畸形和肌肉萎缩。晨僵明显者，指导患者晨起后用温热水浸泡僵硬的关节 15 分钟，睡眠时戴弹力手套保暖。

（2）保持关节功能位　可使用矫形支架和夹板，维持肘、腕呈伸展位；足底置护足板以防足下垂；在症状基本控制后，鼓励患者及早下床活动，必要时提供辅助工具，避免长时间不活动。

（四）用药护理

指导患者遵医嘱用药并注意药物的副作用。告诉患者按医嘱服药的重要性和有关药物的不良反应。抗风湿药常用甲氨蝶呤，其主要不良反应有口炎及恶心、腹泻等胃肠道症状，脱发、肺炎、转氨酶升高、肝纤维化、肾损害和血液毒性。用药前后及服药期间要监测血象及肝肾功能；非甾体抗炎药及糖皮质激素应用的护理详见本章第二节。

（五）心理护理

加强与患者的沟通，关心和支持患者，采取心理疏导、解释、安慰及鼓励等方法做好心理护理。帮助患者接受事实，鼓励患者自我护理，允许患者以自己的速度完成工作，并在活动中予以鼓励，以增强患者自我照顾的能力和战胜疾病的信心。对已经发生关节功能残障的患者，指导其发挥健肢的作用；鼓励亲人体贴、关怀、帮助患者克服心理障碍，使其获得情感支持。

（六）健康指导

1. 生活指导　指导患者养成良好的饮食习惯，健康的生活方式；强调休息和治疗性锻炼的重要性，保护关节功能，延缓功能损害的进程；教会患者及家属进行晨僵护理及预防关节失用性萎缩的护理。

2. 疾病知识指导　指导患者认识类风湿关节炎的性质、病程，了解治疗方案，使患者消除对疾病的恐惧，保持心情愉快和情绪稳定，自强自立，做好同疾病长期斗争的心理准备。说明尽早接受正规治疗对保持关节功能的重要性。避免感染、寒冷、潮湿、过劳等各种诱因，注意保暖，减少疾病的反复发作。病情复发时应及早就医，以免重要脏器受损。指导患者遵医嘱用药，详细告知用药方法和注意事项，不要随便停药、换药、增减药量，坚持治疗，减少复发。定期检测血、尿常规及肝、肾功能等，如有不良反应，应立即停药并及时处理。

（张　霞）

答案解析

目标检测

一、A1 型题（以下每一道考题下面有 A、B、C、D、E 五个备选答案，请从中选择一个最佳答案）

1. SLE 最易受累的脏器是
   A. 肺　　B. 肝　　C. 心
   D. 肾　　E. 脑
2. SLE 可出现
   A. 面部皮肤对称性蝶形红斑　　B. 手关节天鹅颈样畸形
   C. 口腔、阴部溃疡　　D. 眼睑面皮疹
   E. 面容刻板、张口困难
3. 系统性红斑狼疮患者有明显内脏损害时常用
   A. 阿司匹林　　B. 氯喹　　C. 强的松
   D. 硫唑嘌呤　　E. 阿莫西林
4. 对有面部红斑的系统性红斑狼疮患者，错误的健康指导是
   A. 经常用清水洗脸，每天 3 次
   B. 避免使用化妆品
   C. 可外用皮质类固醇激素霜剂
   D. 禁止进紫外线消毒室
   E. 以肥皂水清洗面部，每天 3 次
5. 系统性红斑狼疮患者的首发症状往往是
   A. 蝶形红斑　　B. 关节肿痛　　C. 血尿、蛋白尿
   D. 胸闷、气短　　E. 幻觉
6. 系统性红斑狼疮治疗的主要药物是
   A. 糖皮质激素　　B. 有效抗生素　　C. 胰岛素
   D. 苯妥英钠　　E. 谷维素
7. 系统性红斑狼疮患者最常见的护理诊断是
   A. 关节疼痛　　B. 皮肤黏膜完整性受损
   C. 体液过多　　D. 绝望
   E. 气体交换受损
8. 类风湿关节炎缓解期最主要的护理措施是
   A. 病情观察　　B. 避免过度劳累
   C. 避免精神刺激　　D. 指导关节治疗性的锻炼

E. 长期应用非甾体抗炎药

二、A2 型题（以下每一道考题下面有 A、B、C、D、E 五个备选答案，请从中选择一个最佳答案）

9. 患者，女，30 岁，已婚。入院诊断：系统性红斑狼疮。护理体检：T38.5℃，面部蝶形红斑、有少许鳞屑，胸腹检查无异常，尿常规和肾功能检查正常，ANA 阳性，抗双链 DNA 抗体阳性。总补体和补体 C3 降低。给予强的松 45mg/d 治疗。护理措施是
A. 安置于阳光充足的病室卧床休息
B. 低蛋白、低维生素、低盐饮食
C. 多食芹菜、香菜等补骨脂素的食物
D. 预防感染，紫外线消毒病室每日 2 次
E. 外出时戴宽边帽子并穿长袖衣及长裤

10. 患者，女，23 岁。因患系统性红斑狼疮三次住院。本次住院面部红斑明显、脱发，在病房时哭时笑，不肯与别人接触，有一次她对着镜子和护士说："这不像我，我该怎么办？我的世界彻底完了！"并常流露将会发生的可怕后果，拒绝接受糖皮质激素的治疗。目前其最主要的护理诊断是
A. 绝望　　B. 思维过程改变　　C. 有感染的危险
D. 皮肤完整性受损　　E. 潜在药物副反应

11. 患者，女，29 岁，未婚。面部有典型蝶形红斑，诊断为系统性红斑狼疮。护理措施错误的是
A. 避免烈日下活动　　B. 外出时戴宽边帽
C. 局部用清水冲洗　　D. 脱屑处用碱性肥皂清洗
E. 勿用刺激性化妆品

12. 患者，女，患系统性红斑狼疮 3 年。近日体温升高，关节红肿有压痛，出现面部红斑、蛋白尿而入院治疗。下列处理不妥的是
A. 维持激素治疗　　B. 安排在背阳的病室　　C. 加强肢体锻炼
D. 慎用阿司匹林　　E. 经常用清水洗脸

13. 患者，女，40 岁。患系统性红斑狼疮 5 年，在健康教育时，应告知其在饮食中不正确的是
A. 进高蛋白饮食
B. 多摄含有补骨脂素的食物如芹菜等
C. 避免刺激性食物
D. 肾脏损害时需要给予相应饮食
E. 低脂、低糖饮食

14. 患者，男，32 岁。3 个月来四肢关节肿胀，尤以双手腕关节、掌指关节、近端指间肿痛明显，如考虑为类风湿关节炎，应做哪些检查排除其他的结缔组织疾病

A. 血常规　　B. 双手 + 双足 X 线片　　C. 抗核抗体检查

D. 类风湿因子　　E. 以上均是

15. 按诊断标准，下列不是诊断类风湿性关节炎的必备关节表现的是

A. 关节肿痛≥6 周　　B. 对称性关节肿

C. 腕、掌指、指间关节肿胀　　D. 关节畸形

E. 晨僵

三、A3/A4 型题（病例组型选择题，以下提供若干案例，每个案例下设若干考题。请根据各考题题干所提供的信息，在每题下面的 A、B、C、D、E 五个备选答案，请从中选择一个最佳答案）

（16～18 题共用题干）

患者，女，42 岁。间歇性发热，体温 37.6～39.3℃，伴腕、膝关节酸胀痛 4 个月。体格检查：头发稀疏，口腔有多个溃疡灶；左腕关节局部红肿、压痛明显，但无畸形改变。实验室检查：尿蛋白（+），血白细胞 3.5×10^9/L，ALT 60U/L，红细胞沉降率 47mm/h，LE 细胞（+），抗 Sm 抗体（+）。

16. 该患者可能的诊断是

A. 风湿性关节　　B. 类风湿关节炎　　C. 系统性红斑狼疮

D. 急性肾小球肾炎　　E. 病毒性肝炎

17. 上述患者目前应首选的治疗药物是

A. 吲哚美辛　　B. 泼尼松　　C. 硫唑嘌呤

D. 环磷酰胺　　E. 阿司匹林

18. 给该患者进行正确的护理措施及保健指导，下列不妥的是

A. 卧床休息

B. 安置在没有阳光直射的病室

C. 忌食芹菜、香菜

D. 服用避孕药避孕，防止疾病恶化

E. 口腔涂朱黄散、碘甘油等

（19～20 题共用题干）

患者，女，27 岁，计划怀孕。因患系统性红斑狼疮入院。面部蝶形红斑明显，口腔溃疡，并有严重脱发。经常哭泣，不愿意有人探视，对未来生活忧心忡忡。

19. 该患者目前最主要的护理诊断是

A. 知识缺乏　　B. 皮肤完整性受损　　C. 预感性悲哀

D. 有感染的危险　　E. 疼痛

20. 对其进行治疗，描述不正确的是

A. 含雌激素的避孕药可以是疾病发作，不宜使用

B. 妊娠过程中要密切观察病情变化和检测实验室指标

C. 病情稳定且心、肝、肾功能正常可允许怀孕

D. 在妊娠前 3 个月要停药除激素外的一切免疫抑制剂

E. CT、X 线对于妊娠期较安全

四、思考题

1. 简述风湿疾病患者常见的症状体征。
2. 简述系统性红斑狼疮患者的身体状况。
3. 试述类风湿关节炎的护理措施。

（张　霞）

书网融合……

微课 1　　微课 2　　自测题

第九章 神经系统疾病患者的护理

神经系统是机体内起主导作用的系统，分为中枢神经系统（**脑和脊髓**）以及周围神经系统（**脑神经、脊神经和躯体神经、内脏神经**）。神经系统疾病是指由于感染、血管病变、变性、肿瘤、外伤、免疫障碍、中毒、遗传、先天发育异常、营养缺陷和代谢障碍等致病因素，导致脑、脊髓、周围神经和骨骼肌病变。临床上可出现相应的意识、运动、感觉、认知、反射等神经功能障碍。神经系统疾病起病急骤或隐匿、病情重、症状复杂，是导致人类死亡和残障的主要原因之一，严重威胁人的生存和生命质量。随着人们生活方式和环境的改变，神经系统疾病的发病有年轻化的趋势，这给医护工作也带来了新的挑战。因此，护士应重视健康教育，使患者和家属了解疾病知识，改变不良的生活习惯，避免各种诱因，从而避免或减少神经系统疾病的发生或复发，配合医生积极挽救患者生命，减轻痛苦，预防并发症，帮助患者树立战胜疾病的信心，促进康复。

第一节 概 述

PPT

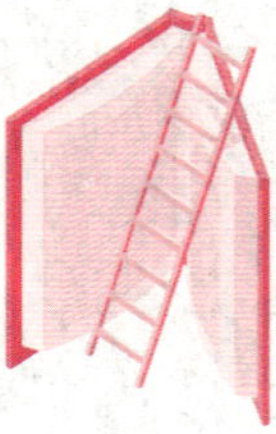

【学习目标】

1. **掌握** 神经系统疾病患者的身体状况和护理措施。
2. **熟悉** 神经系统疾病患者的护理诊断。
3. **了解** 神经系统疾病患者的病因。

案例分析

患者，女，58岁，高血压病史15年。1周前患者与家人争吵后突然出现左侧下肢运动障碍，言语不清，持续15分钟后缓解。1小时前患者上述症状再次发作，持续20分钟后缓解，紧急来院就诊。头颅CT检查正常。护理体检：T 36.8℃，P 90次/分，R 18次/分，BP 180/110mmHg。意识清，心、肺无异常，腹软，病理反射未引出。

初步诊断：短暂性脑缺血发作。

问题

1. 列出该患者的症状和体征。
2. 描述该患者的主要护理诊断。
3. 如何对患者进行有效护理?

神经系统的症状体征有头痛、感觉障碍、运动障碍、语言障碍和意识障碍等。

一、头痛

头痛为临床常见的症状，是指各种原因引起额、顶、颞及枕部的疼痛。颅内的血管、神经和脑膜以及颅外的血管、头皮、骨膜、颈肌及韧带等疼痛敏感结构，这些敏感结构受到挤压、牵拉、移位、炎症、血管的扩张与痉挛、肌肉的紧张性收缩等均可引起头痛。头痛可以是某些严重脑病的信号，也可见于高级神经活动失调或全身性疾病。头痛主要分为四大类：①偏头痛。②高颅压性头痛。③颅外局部因素所致头痛。④紧张性头痛（亦称神经性或精神性头痛）。

【病因】

1. 颅脑病变　如脑肿瘤、脑出血、脑水肿、脑脓肿、脑囊肿、脑膜炎等。

2. 颅外病变　如颅骨骨折、颈椎病、神经痛、眼源性头痛、耳源性头痛、鼻源性头痛等。

3. 偏头痛

4. 全身性疾病　如急性感染、心血管疾病、中毒等。

【护理评估】

（一）健康史

详细询问患者有无高血压、外伤史、发热及家族史等；了解患者有无颅内感染、血管病变、占位性病变等病史；有无头颅邻近器官或组织，如五官、颈椎病变的病史；有无发热性疾病、缺氧、代谢障碍、中毒及尿毒症等全身性疾病病史；有无癔症。询问起病的急缓、持续时间、部位、严重程度与性质、诱发和加重因素。

（二）身体状况

1. 了解头痛的部位、性质和程度　颅外病变所致的头痛多位于病灶的附近，较为局限与表浅；颅内占位病变表现为全头部的钝痛；**偏头痛**常描述为**一侧颞部的搏动性疼痛**；**三叉神经痛**常成**阵发性电击样短促的剧痛，沿三叉神经分布区域放射**；高血压引起的头痛多在额部或全头部，呈搏动性。

2. 头痛的时间与持续时间　头痛发病的起始与持续时间，发作频率，诱发、加重或缓解的因素，与季节、气候、体位、饮食、情绪、睡眠、疲劳等的关系。新近发生的与以往不同的头痛很可能为严重疾病的信号，如**突然发生的剧烈头痛**可能提示**蛛网膜下腔出血**；**持续性、进行性加重的头痛**可能为**颅内占位性疾病**所致的颅内高压症。

3. 伴随症状 伴高热，常见于颅内感染；**剧烈头痛伴喷射性呕吐**，常见于**颅内压增高**；伴眩晕常见于小脑肿瘤、椎－基底动脉供血不足；伴**脑膜刺激征**，常见于**脑膜炎与蛛网膜下腔出血**等。

知识链接

头痛的危险信号

所谓危险信号，就是说发生这些情况时可能是严重疾病的信号。包括：①突然发作的头痛，持续1周以上且逐渐加重。②突然改变特点的头痛。③头痛伴高热，1周后仍无好转。④头痛伴呕吐且与进食无关。⑤晨起明显，活动后减轻的头痛。⑥头痛伴意识模糊或嗜睡、反应迟钝。⑦老年人突然发作的头痛。⑧头部外伤1个月后，加重伴呕吐的头痛。⑨局限于某一特定区域的头痛。

（三）心理－社会状况

头痛发作严重的患者，常辗转不安，痛苦难忍，可出现焦虑、忧郁、孤独、绝望等，甚至产生恐惧心理。

（四）辅助检查

脑脊液检查、CT 或 MRI 检查、脑血管造影、脑电图等，有助于病因诊断。

【常见护理诊断】

疼痛：头痛 与脑部器质性病变或颅内外血管舒缩功能障碍等因素有关。

【护理措施】

（一）一般护理

1. 休息与体位 器质性头痛患者应绝对卧床休息，保持舒适体位，减少头部活动，以免加重病情。**颅内高压患者床头可抬高** 15°～30°，呕吐时**头偏向一侧**，以防误吸引起窒息。非器质性头痛患者应多休息，保证充足的睡眠，以减轻疼痛，可以参加各种户外活动。

2. 环境护理 减少诱发或加重头痛的因素，如情绪紧张、饮酒、睡眠不足、用力排便等。为患者提供安静、舒适、光线柔和的环境，保持病室内空气新鲜，维持适宜的室温（18～22℃）和湿度（50%～60%）。

（二）病情观察

观察患者头痛的部位、性质、持续时间、频率、程度及伴随症状或体征，了解患者头痛的原因。注意患者意识、瞳孔、呼吸、脉搏及血压变化，发现异常立即报告医生并协助处理。

（三）减轻头痛

避免头痛诱因，如情绪紧张、饥饿、失眠、噪声、强光等。指导患者缓慢深呼吸、听轻音乐、做气功、指导式想象等方法，使全身各部分的肌肉放松，增强对疼痛的耐受性。还可用**冷或热敷**、**理疗**、**按摩**、**加压**等方法减轻头痛，如偏头痛可用手指压迫颈总动脉或单侧头部动脉等，可短暂性地控制血管的扩张而缓解头痛。

（四）药物护理

遵医嘱服药，**让患者了解药物的依赖性或成瘾性的特点**及长期用药的副作用。

（五）心理护理

解除患者思想顾虑，消除紧张情绪，理解患者的痛苦，寻找并减少诱因，教会患者保持身心放松的方法，鼓励患者树立信心，积极配合治疗。

二、感觉障碍

感觉障碍指机体对各种刺激（如痛、温度、触、压、位置、振动等）无感知、感知减退或异常的一组综合征。感觉分为内脏感觉（由自主神经支配）、特殊感觉（包括视、听、嗅和味觉，由脑神经支配）和一般感觉。一般感觉由**浅感觉（痛、温度及触觉）**、**深感觉（运动觉、位置觉和振动觉）**和**复合感觉（实体觉、图形觉及两点辨别觉等）**等组成。

【病因】

1. 神经系统的感染、血管病变。
2. 颅脑病变如脑肿瘤、脑外伤等。
3. 全身代谢障碍性疾病。

【护理评估】

（一）健康史

评估感觉障碍出现的时间、发展的过程、加重或缓解的因素；有无情绪激动、意识不清等诱因；感觉障碍的分布、程度、频率，是发作性还是持续性；询问患者有无神经系统感染、血管病变；有无药物及毒物中毒、脑肿瘤、脑外伤等病史。

（二）身体状况

1. 感觉障碍的分类　感觉障碍分为**刺激性症状**和**抑制性症状**两大类。

（1）刺激性症状　感觉传导通路受刺激或兴奋性增高时出现刺激性症状。

1）感觉过敏：轻微刺激引起强烈的感觉，如用针轻刺皮肤引起强烈的疼痛感受。

2）感觉过度：多发生在感觉障碍的基础上，感觉的刺激阈增高，反应剧烈、时间延长。

3）感觉倒错：热觉刺激引起冷觉感，非疼痛刺激而出现疼痛感觉。

4）感觉异常：没有外界任何刺激而出现的感觉，常见的感觉异常有麻木感、痒感、发重感、针刺感、蚁行感、电击感、紧束感、冷热感、肿胀感等。

5）疼痛：**疼痛是临床上最常见的症状**，包括局部疼痛、放射性疼痛、扩散性疼痛、烧灼性神经痛及牵涉性疼痛。

（2）抑制性症状　感觉传导通路被破坏或功能受抑制时，出现感觉缺失或感觉减退。在同一部位各种感觉均缺失，称为完全性感觉缺失。若在同一部位只有某种感觉障碍，而其他感觉保存者，称分离性感觉障碍。

2. 感觉障碍的定位　不同部位的损害产生不同类型的感觉障碍。

（1）末梢型感觉障碍　表现为手套、袜套型痛觉及温度觉、触觉减退，见于周围神经病等。

（2）脊髓横贯性损害　引起受损平面以下全部感觉丧失及伴截瘫、排便障碍、自主神经功能障碍。

（3）内囊损害　引起对侧偏身感觉障碍伴对侧偏瘫、同向偏盲。

（4）大脑皮质感觉区病变　出现大脑对侧单肢感觉障碍。

（三）心理－社会状况

患者常因感觉障碍而担惊受怕、焦虑、心情烦躁、恐惧甚至悲观失望。家属可因患者恢复缓慢而焦虑或失去信心。

（四）辅助检查

头部CT或MRI、肌电图、脑脊液检查等都有助于诊断。

【常见护理诊断】

1. 感知改变　与神经系统病变致感觉传导受损有关。

2. 有受伤的危险　与机体对各种刺激无感觉或感觉减退有关。

【护理措施】

1. 一般护理　保持床单整洁、干燥，防止感觉障碍的身体部位受压或机械性刺激；避免高温或过冷刺激，**慎用热水袋或冰袋**，防止烫伤、冻伤。肢体保暖需用热水袋时，应外包毛巾，水温不宜超过50℃，每30分钟查看并更换部位，防止烫伤；对感觉过敏者尽量避免不必要的刺激。对感觉异常者避免搔抓，防止皮肤损伤；对有深感觉障碍者避免夜间独行，防止跌伤。

2. 感觉训练

（1）可进行肢体的拍打、按摩、理疗、针灸、被动运动和各种冷、热、电的刺激。如被动活动关节时反复适度地挤压关节、牵拉肌肉及韧带。指导患者做知觉训练，用砂纸、毛线刺激触觉。

（2）用温水（40～50℃）刺激温觉，用针尖刺激痛觉等。还可以通过患侧上肢的负重训练改善上肢的感觉和运动功能。每天用温水擦洗感觉障碍的身体部位，以促进血液循环。

3. 心理护理　加强与患者沟通，耐心听取患者对感觉异常的叙述；关心、体贴患者，主动协助日常生活活动；消除患者的焦虑及烦躁的情绪，使其正确面对，积极配合治疗。

三、运动障碍

运动障碍是指运动系统的任何部位受损所导致的骨骼肌活动异常，可分为瘫痪、不随意运动及共济失调等。

【病因】

1. 神经系统的各种感染。
2. 颅脑病变如脑血管病变、脑肿瘤、脑外伤、先天性畸形等。
3. 神经脱髓鞘疾病。
4. 药物及毒物中毒。

【护理评估】

（一）健康史

了解患者起病的缓急，运动障碍的性质、分布、程度及伴随症状；注意有无损伤、发热、抽搐或疼痛；询问有无脑实质及脑脊髓膜的急慢性感染、脑外伤、脑血管病变、脑肿瘤、脑先天畸形或周围神经疾病等病史。

（二）身体状况

1. 瘫痪　肌力下降或丧失而导致的运动障碍称为瘫痪。

（1）瘫痪的性质　按病变部位可分为上运动神经元性瘫痪及下运动神经元性瘫痪，二者的区别见表 9－1。

表 9－1　上、下运动神经元性瘫痪的比较

临床检查	上运动神经元性瘫痪	下运动神经元性瘫痪
病变部位	皮质运动区至支配脊髓前角的锥体束	脊髓前角、前根、神经丛及周围神经
瘫痪分布	整个肢体为主（单瘫、偏瘫等）	肌群为主
肌张力	增高	减低
腱反射	增强	减低或消失
病理反射	有	无
肌萎缩	无或轻度失用性萎缩	明显
肌束颤动	无	有
肌电图	神经传导正常，无失神经电位	神经传导异常，有失神经电位

（2）瘫痪的类型

1）**单瘫：单个肢体**不能运动或运动无力，多为**一个上肢或一个下肢**。病变部位在大脑半球、脊髓前角细胞、周围神经或肌肉等。

2）**偏瘫：一侧面部和肢体瘫痪**，常伴有瘫痪侧肌张力增高、腱反射亢进和病理征阳性等体征。多见于**一侧大脑半球病变**，如**内囊**出血、脑梗死等。

3）**交叉性瘫痪：**指病**变侧脑神经麻痹**和**对侧肢体瘫痪**。常见于脑干肿瘤、炎症和血管性病变。

4）**截瘫：双下肢瘫痪称截瘫**，多见于**脊髓胸腰段**的炎症、外伤、肿瘤等引起的脊髓横贯性损害。

5）**四肢瘫痪**：四肢不能运动或肌力减退。见于**高颈段脊髓**病变（如外伤、肿瘤、炎症等）和周围神经病变（如吉兰－巴雷综合征）。见图9－1。

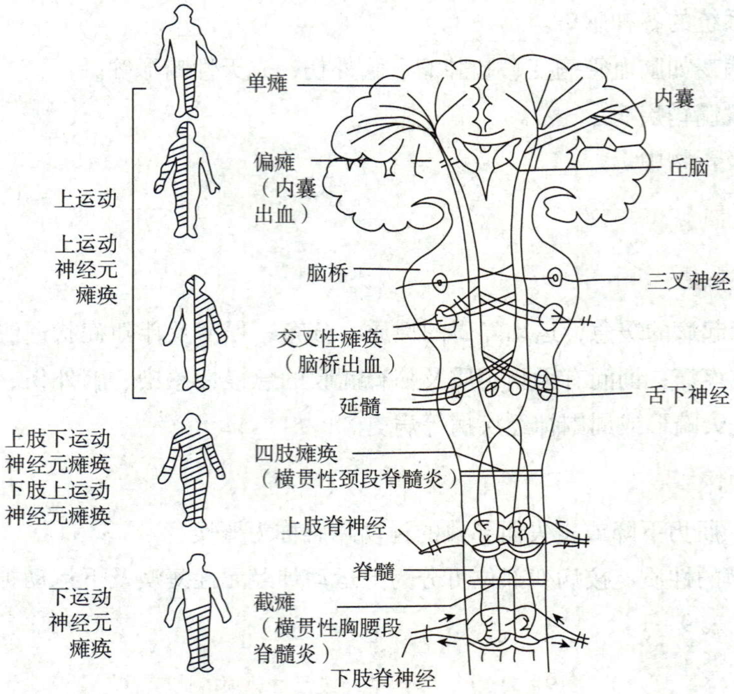

图9－1　瘫痪的类型

（3）瘫痪的程度　常用肌力测定来判断瘫痪的程度，肌力可分6级，见表9－2。

表9－2　肌力的分级

分级	临床表现
0级	完全瘫痪，肌肉受刺激时无任何收缩现象
1级	肌肉略见收缩或触之有收缩感，但不引起动作
2级	肢体只能在平面上移动，但不能向上抬起
3级	肢体能抬离床面，但不能承受任何阻力
4级	肢体能承受一定阻力，但未达到正常
5级	肌力完全正常

2. 僵硬　指肌张力增高所引起的肌肉僵硬、活动受限或不能活动的一组综合征。包括痉挛、僵直、强直等几种不同的表现。

3. 不随意运动　由锥体外系统病变引起的不随意志控制的无规律、无目的的面、舌、肢体、躯干等骨骼肌的不自主活动。分为震颤、舞蹈、手足徐动、扭转痉挛、投掷动作等。

4. 共济失调　指由本体感觉、前庭迷路、小脑系统损害所引起的机体维持平衡和协调不良所产生的临床综合征。根据病变部位可分为大脑性共济失调、小脑性共济失调、脊髓性共济失调。

（三）心理-社会状况

患者因运动障碍生活不能自理而产生焦虑情绪及悲观、抑郁心理反应，对他人有依赖心理。

（四）辅助检查

CT、MRI 可了解中枢神经系统有无病灶，必要时可做肌电图检查、血液生化检查和神经肌肉活检。

【常见护理诊断】

1. 躯体移动障碍　与大脑、小脑、脊髓病变及神经肌肉受损、肢体瘫痪或协调能力异常有关。

2. 有失用综合征的危险　与肢体瘫痪、僵硬、长期卧床、体位不当或异常运动模式有关。

3. 生活自理能力缺陷　与肢体瘫痪而不能运动有关。

【护理措施】

1. 一般护理　帮助患者翻身和保持床单整洁、干燥、无渣屑，减少对皮肤的机械性刺激。帮助卧床患者采取舒适体位，做适当的主动与被动运动，每 2 小时协助患者翻身 1 次，按摩关节和骨隆突等易受压部位。鼓励患者摄取充足的水分和均衡的饮食，养成定时排便的习惯。协助患者完成洗漱、进食、大小便、穿脱衣服和坐轮椅等，做好口腔护理，每日 2～3 次，增进舒适感，满足患者基本生活需要。

2. 安全护理　防止跌倒，确保安全。走廊、厕所要装扶手，以方便患者起坐、扶行；地面要保持平整干燥，防湿、防滑，去除门槛；呼叫器和经常使用的物品应置于床头患者伸手可及处；运动场所要宽敞、明亮，没有障碍物阻挡；患者穿防滑软橡胶底鞋，衣着应宽松；患者在行走时不要在其身旁擦过或在其面前穿过，同时避免突然呼唤患者，以免分散其注意力；上肢肌力下降的患者不要自行打开水或用热水瓶倒水，防止烫伤；行走不稳或步态不稳者，选用三角手杖等合适的辅助工具，并有人陪伴，防止受伤。

3. 康复护理　告知患者及家属早期康复训练的重要性。一旦病情稳定，即应进行运动康复治疗，避免出现关节挛缩、肌肉萎缩和骨质疏松。其原则为：主动与被动相结合；床上与床下相结合；肢体功能与其他功能相结合；实效性与安全性相结合；合理适度、循序渐进、活动量由小到大、时间由短到长。肢体功能训练的类型有床上动作训练、日常生活动作训练、坐位训练等。必要时选择理疗、针灸及按摩等辅助治疗，以促进运动功能的恢复。

4. 心理护理　给患者提供有关疾病、治疗及预后的可靠信息；关心、尊重患者。

多与患者交谈，鼓励患者表达自己的感受，指导患者克服焦躁、悲观情绪。满足患者基本需要的同时，用典型康复病例鼓励患者树立信心、克服困难，摆脱对照顾者的依赖心理，持之以恒地配合治疗及功能训练。

四、语言障碍

语言障碍可分为失语症和构音障碍。失语症是由脑损害导致的语言交流能力障碍，是优势大脑半球损害的重要症状之一，包括语言表达或理解能力障碍、失写、失读。构音障碍是由于神经肌肉的器质性病变，造成发音肌的肌力减弱或瘫痪、肌张力改变或协调不良，引起发音困难、语音不准、语言缓慢和节律紊乱，而用词正确，是一种纯言语障碍。

【病因】

1. 颅脑病变 如急性脑血管病、脑肿瘤、脑外伤等。

2. 颅外病变 如全身严重感染、代谢障碍、中毒等。

3. 锥体外系病变 如帕金森病。

4. 周围神经损害 如急性炎症性脱髓鞘性多发性神经病。

5. 肌肉病变 如重症肌无力。

【护理评估】

（一）健康史

了解患者的发病过程；有无言语交流障碍，语言是否含糊不清、发音不准或错语、答非所问；有无导致损害大脑语言功能区的疾病，如脑卒中、颅脑损伤、脑肿瘤和颅内感染；有无导致发音肌肉瘫痪的疾病，如帕金森病、重症肌无力、锥体外系病变和小脑病变等；能否理解他人的语言，并能与他人交谈；了解患者的文化水平与语言背景。评估患者心理状态，观察有无孤独感、烦躁及悲观情绪。

1. 失语症 表现为**自发谈话**、**听理解**、**复述**、**命名**、**阅读**、**书写**等六个基本方面**障碍**。常以一种语言障碍为主，同时伴有不同程度的其他语言功能受损，也可表现为全部语言功能均受损，还可伴有失用、失认或肢体瘫痪等。

（1）Broca 失语（运动性失语） 以口语表达障碍突出，表现为不能说话或只能说一、两个字，但能理解别人的语言，可用手势或点头等回答问话。

（2）Wernicke 失语（感觉性失语） 以口语理解严重障碍突出，表现为发音清晰，快而流利，但内容不正常，与人对话则是答非所问，不能理解别人和自己所说的话。

（3）失写 表现为不能书写。

（4）失读 表现为对视觉性符号无认识能力，不能识字、词及图画。

（5）命名性失语 表现为能讲话，也能理解别人的话，能说出物品的性质和用途，但不能说出物件的名称或人名。

2. 构音障碍 构音障碍为发音含糊不清而用词正确，表现为发声困难，发音不清，声音、音调及语速异常。

（三）心理 – 社会状况

患者可感到孤独、烦恼甚至悲观失望，评估时注意患者是否能够得到家属体贴、关心和鼓励。

（四）辅助检查

头部 CT、MRI 检查及肌电图检查有助于明确病因。

【常见护理诊断】

语言沟通障碍　与大脑语言中枢病变或发音器官的神经肌肉受损有关。

【护理措施】

（一）一般护理

为患者提供安静、适宜的环境。向患者及家属说明病情并共同制订有关的护理计划，给患者列举治疗效果好的病例，树立战胜疾病的信心，并能长期坚持训练。

（二）语言康复训练

全面评估患者语言障碍状况，在专业治疗师指导下制定个体化语言康复计划。训练过程中遵循由易到难的原则。失语症患者可按照失语症类型选择听理解训练、语言表达训练和书写训练。构音障碍的康复可以选择呼吸训练、发音器官肌群运动训练和发音训练。

（三）沟通方法指导

鼓励患者采取各种方法向医护人员或家属表达自己的需要。尽量提出一些简单的问题，让患者点头、摇头示意或回答“是”、“否”。沟通时语速要慢，给患者足够的时间做出反应，学会运用肢体语言。

（四）心理护理

护士应耐心向患者解释不能说话或吐词不清的原因，体贴、尊重患者，给患者列举治疗效果好的病例，使患者树立战胜疾病的信心，避免出现悲观情绪。鼓励家属、朋友多与患者交谈，能正确理解患者的问题并耐心、清楚地解释，直至患者理解为止。鼓励患者克服羞怯心理，大声说话，当患者进行尝试说话和获得成功时，如一声最简单的语言“是”或“不是”，及时给予肯定和表扬，患者会从赞扬的语言中得到安慰和鼓励，从而增强语言训练的勇气和信心。

五、意识障碍

是指人对周围环境及自身的识别和觉察能力出现障碍，是大脑皮质、皮质下结构、脑干网状上行激活系统等部位受到损害或功能受到抑制的结果。临床上通过患者的言语反应，对刺激的痛觉反应、瞳孔对光反射、吞咽反射、角膜反射等来判断意识障碍的程度。

【病因】

1. 颅内疾病　如脑炎、脑膜炎、脑出血、脑梗死等。

2. 全身感染性疾病　如败血症、中毒性肺炎等。

3. 心肺疾病　如高血压脑病、肺性脑病等。

4. 代谢性疾病　如糖尿病酮症酸中毒、肝性脑病、尿毒症等。

5. 中毒性疾病　如安眠药中毒、CO 中毒等。

【护理评估】

（一）健康史

详细了解患者的发病方式及过程；有无颅内感染、急性脑血管病、颅内占位、颅脑外伤、癫痫等颅脑病变；全身严重感染、休克、内分泌与代谢性疾病、心血管疾病、中毒、物理损伤等颅外疾病。

（二）身体状况

1. 意识障碍

（1）嗜睡　是**最轻的意识障碍**，病理性嗜睡，患者陷入持续的睡眠状态，可被轻刺激唤醒，并能正确回答问题和做出各种反应，但反应迟钝，当刺激除去后很快又再入睡。

（2）意识模糊　是意识水平轻度下降，较嗜睡为深的一种意识障碍。患者能保持简单的精神活动，但对时间、地点、人物的定向能力发生障碍，思维和语言不连贯，可有错觉、幻觉等。

（3）昏睡　是较嗜睡更深的意识障碍，患者处于深睡状态，不易唤醒。在压眶、摇动身体等强刺激下可被唤醒，但很快又入睡。醒时答话含糊，答非所问。

（4）昏迷　是**最严重的意识障碍**，按其程度可分为三个阶段。

1）轻度昏迷：意识大部分丧失，无自主运动，对声、光刺激无反应，对疼痛刺激尚可出现痛苦的表情或肢体退缩等防御反应。角膜反射、瞳孔对光反射、眼球运动、吞咽反射等可存在。

2）中度昏迷：对周围事物及各种刺激均无反应，对于剧烈刺激可有防御反射。角膜反射、瞳孔对光反射等均减弱或迟钝，眼球无转动。

3）深度昏迷：意识完全丧失，全身肌肉松弛，对各种刺激全无反应。深、浅反射均消失。血压、脉搏、呼吸常有改变。

2. 特殊类型的意识障碍　去皮层综合征、无动性缄默症。

（1）去皮层综合征　又称去皮质状态，由较广泛的大脑皮质损害所致。患者无意识性睁眼、闭眼、眼球活动，对光反射、角膜反射、对外界刺激无意识反应，无自发言语和有目的动作，呈双上肢屈曲、双下肢伸直的去皮质强直姿势，肌张力增高，病理反射阳性。存在觉醒－睡眠周期，大、小便失禁。

（2）无动性缄默症　又称睁眼昏迷，由脑干或丘脑网状激活系统及前额叶－边缘系统损害所致。患者无意识睁眼或眼球活动，对外界刺激无意识反应，四肢不能动，肌肉松弛，呈现不典型去脑强直姿势，无病理征。觉醒 - 睡眠周期保留或者呈过度睡眠状态，伴有体温高、心律或呼吸不规则、多汗、二便潴留或失禁等自主神经功能紊乱表现。

⇄ 知识链接

昏迷评分表

昏迷评估除了以交谈、问话、痛觉试验、神经反射等方法来评估外，还可以按 Glasgow **昏迷评分表**（GCS）进行评估。此量表主要是依据睁眼反应、最佳语言及最佳运动反应所得的总分来评估患者的昏迷程度。GSC 总分为 3～15 分，正常为 15 分，总分低于 7 分表示轻度昏迷；低于 3 分表示深度昏迷。

（三）辅助检查

脑脊液、头部 CT、MRI、血液生化检查有助于查明病因。脑电图检查提示脑功能受损。

【常见护理诊断】

有受伤的危险　与脑组织受损导致的意识障碍有关。

【护理措施】

（一）一般护理

保持床单平整、清洁、干燥。每 2～3 小时翻身一次，按摩骨突受压处，预防肺部感染和压疮；做好大小便的护理，保持外阴部皮肤清洁，预防尿路感染；注意口腔卫生，不能由口进食者应每天口腔护理 2～3 次，防止口腔感染；**慎用热水袋**，防止烫伤；谵妄躁动者加床档，必要时用约束带适当约束，防止可能出现的损伤。

（二）饮食护理

给予高维生素、高热量饮食，补充足够的水分；遵医嘱鼻饲者应定时喂食，保证足够的营养供给；**进食时到进食后 30 分钟抬高床头**，防止食物反流。

（三）保持呼吸道通畅并给氧

取平卧位头偏向一侧或侧卧位，开放气道，取下活动性义齿，及时**清除口鼻分泌物和吸痰，防止舌根后坠**、窒息、误吸或肺部感染。根据病情给予适当流量的氧气吸入。

（四）病情观察

严密监测并记录生命体征及意识、瞳孔变化、角膜反射情况，观察有无恶心、呕吐及呕吐物的性状与量，准确记录液体出入量，预防消化道出血和脑疝发生。

知识链接

植物人

大脑皮层功能严重损害，损害者处于不可逆的深昏迷状态，丧失意识活动，但皮质下中枢可维持自主呼吸运动和心跳，处于此种状态的患者称“植物人”。植物人除保留一些本能性的神经反射和进行物质及能量的代谢能力外，认知能力已完全丧失，无任何主动活动，又称植质状态、不可逆昏迷。植物人的脑干仍具有功能，向其体内输送营养时，还能消化与吸收，并可利用这些能量维持身体的代谢，包括呼吸、心跳、血压等。对外界刺激也能产生一些本能的反射，如咳嗽、喷嚏、打哈欠等。但机体已没有意识、知觉、思维等人类特有的高级神经活动。脑电图呈杂散的波形。植物状态与脑死亡不同，脑死亡指包括脑干在内的全脑死亡。脑死亡者，无自主的呼吸与心跳，脑电图呈一条直线。

（张　霞）

第二节　急性炎症性脱髓鞘性多发性神经病患者的护理

PPT

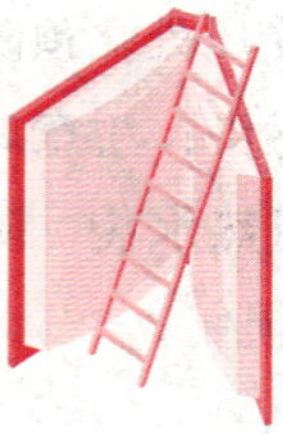

【学习目标】

1. **掌握**　急性炎症性脱髓鞘性多发性神经病患者的身体状况和护理措施。
2. **熟悉**　急性炎症性脱髓鞘性多发性神经病患者的护理诊断。
3. **了解**　急性炎症性脱髓鞘性多发性神经病的病因。

案例分析

患者，女，25岁。因四肢无力3天伴吞咽困难、饮水呛咳、呼吸困难5小时而入院，7天前曾患上呼吸道感染。护理体检：T 37.7℃，P 88次/分，R 27次/分，BP 126/70mmHg。神志清楚，语言不清，呼吸急促，双上肢肌力2级，双下肢肌力1级，腱反射消失。脑脊液检查：蛋白1g/L，白细胞6×10^9/L。

临床初步诊断：急性炎症性脱髓鞘性多发性神经病。

问题

1. 说出该患者主要的护理诊断。
2. 如何进行有效的护理?

急性炎症性脱髓鞘性多发性神经病（AIDP）又称吉兰－巴雷综合征（GBS），主要侵犯脊神经根、脊神经和脑神经。主要**病理改变为周围神经广泛炎症性节段性脱髓鞘**。临床表现以**急性、对称性、弛缓性肢体瘫痪及脑脊液蛋白－细胞分离现象**为特点。主要临床表现为四肢对称性弛缓性瘫痪、感觉障碍和自主神经功能紊乱，严重病例可因呼吸肌麻痹或伴严重呼吸道感染及心力衰竭而死亡。

【病因和发病机制】

病因及发病机制尚不明确，目前认为是一种**免疫介导的周围神经病，属迟发性自身免疫性疾病**。

【护理评估】

（一）健康史

了解患者发病前有无上呼吸道或消化道感染病史，如流行性感冒、带状疱疹、消化道感染等；有无疫苗接种史；有无应用免疫抑制剂或患有自身免疫病病史。

（二）身体状况

1. 运动障碍　**首发症状为四肢对称性弛缓性瘫痪**。可自远端向近端扩展或相反，或远近端同时受累，并迅速波及躯干，一般下肢重于上肢，近端重于远端。瘫痪呈对称性、弛缓性，腱反射减弱或消失，病理反射阴性。**严重病例可因累及肋间肌和膈肌**而致**呼吸麻痹**，导致**急性呼吸衰竭，是本病主要的死亡原因**。

2. 脑神经损害　成人以**双侧面神经麻痹**最多见；儿童以舌咽、迷走神经麻痹多见，其他脑神经也可受累。

3. 感觉障碍　表现为肢体远端感觉异常和（或）呈手套、袜套样感觉减退或消失，但也可无感觉障碍。部分患者可见脑脊膜、神经根刺激症状，表现为腰、腿、肩、颈部受牵拉而诱发疼痛。

4. 自主神经损害　可有出汗增多、皮肤潮红、手足肿胀及营养障碍，严重者可致心动过速、直立性低血压或血压增高、排便排尿障碍。

（三）心理－社会状况

患者因起病急，进展迅速，皮肤感觉异常而出现紧张、焦虑的心理反应；当患者出现呼吸困难、吞咽障碍时可出现恐惧、绝望的心理状态。

（四）辅助检查

脑脊液检查　典型的脑脊液改变为细胞数正常，而蛋白质明显增高（为神经根的广泛炎症反应），称**蛋白－细胞分离**现象，为本病的主要特点，通常在**病后第 3 周最明**

显。此外，电生理检查神经传导速度减慢，也有诊断意义。

（五）治疗要点

本病治疗原则为抢救呼吸麻痹及消除病因，抑制免疫反应、减轻症状、预防并发症、加强功能训练、促进康复。

1. 辅助呼吸 **呼吸麻痹的抢救成功是增加本病的治愈率、降低病死率的关键。**因此，如患者出现发绀、呼吸困难、痰液阻塞、烦躁等缺氧症状，**肺活量降低至20～25ml/kg 以下、血氧饱和度降低、动脉血氧分压低于 70mmHg 时，应尽早使用呼吸机。**

2. 病因治疗 给予血浆置换、免疫球蛋白、免疫抑制剂、B 族维生素、地巴唑等减轻神经损害。

3. 康复治疗 采用针灸、理疗、肢体功能锻炼等方法促进瘫痪肌群的恢复。

【常见护理诊断】

1. 低效性呼吸型态 与周围神经脱髓鞘病变累及呼吸肌导致呼吸无力有关。

2. 清理呼吸道无效 与呼吸肌麻痹、咽反射减弱、肺部感染致呼吸道分泌物增多有关。

3. 吞咽困难 与延髓麻痹致舌咽神经损害有关。

4. 躯体移动障碍 与脊神经受累有关。

5. 恐惧 与病情较重，进展迅速，语言交流困难有关。

6. 潜在并发症 呼吸衰竭、心脏损害、肺部感染。

【护理措施】

（一）一般护理

1. 饮食护理 给予**高蛋白、高热量、高维生素**且易消化饮食，补充足够水分。吞咽困难不能进食者给予鼻饲流质饮食，**进食时及进食后 30 分钟宜取半卧位**，以免误吸引起窒息或肺炎；对便秘患者应增加饮食中纤维素的含量，腹部按摩辅助肠蠕动，必要时遵医嘱给予缓泻剂，如番泻叶等。注意口腔清洁。

2. 保持呼吸道通畅 定时翻身拍背，鼓励患者有效咳嗽，及时清除痰液，协助患者做超声雾化吸入并保证每日摄入足够的水分。持续低流量供氧；床旁备好吸引器、气管切开包及机械通气设备。

3. 瘫痪护理 **保持瘫痪肢体功能位**，瘫痪肢体要**定时翻身、按摩、被动和主动运动**，防止手、足下垂，必要时“T”形板固定；咽肌瘫痪的患者，做好进食护理，发现误吸立刻急救；注意训练吞咽功能。

（二）病情观察

评估患者呼吸肌麻痹的程度，观察患者的生命体征、呼吸困难的表现及程度、吞咽情况、运动障碍和感觉障碍的程度及分布范围等。当患者出现口唇发绀、呼吸费力、出汗、烦躁等缺氧症状的，立即报告医生，协助处理。

（三）用药护理

指导患者遵医嘱服药，向患者解释药物的使用时间、方法及副作用。使用糖皮质激素时，应防止应激性溃疡导致消化道出血。不轻易使用催眠、镇静药，以免抑制呼吸加重病情。

（四）心理护理

向患者及家属解释病情进展过程及预后，消除患者顾虑，多与患者交流，鼓励患者说出忧虑的原因及心理感受。帮助患者尽快适应环境，建立良好的护患关系。指导患者进行自我心理调节，如使用轻松和优美的音乐减轻紧张心理，使其充满信心地与医护合作进行有效治疗。

（五）健康指导

1. 疾病知识指导　向患者及家属介绍本病的相关知识，消除不利于疾病康复的因素，鼓励患者保持愉快的心情，树立战胜疾病的信心。告诉患者注意加强营养，**避免受凉、淋雨或疲劳等，防止复发**。

2. 康复指导　使患者认识肢体功能锻炼的重要性，指导患者坚持按计划进行功能锻炼，并及时加强日常生活活动训练，以争取早日康复。在锻炼过程中应有家属陪同，防止患者意外受伤。

⇄ 知识链接

急性脱髓鞘疾病

急性脱髓鞘疾病的维持治疗是指在患者接受强化治疗后病情处于完全缓解、部分缓解或疾病稳定的状态下，为预防疾病复发而采取的治疗措施。该病属自身免疫性疾病，病情波动，难以治愈，停止治疗后疾病容易复发进展，导致患者严重残疾，甚至危及生命。维持治疗可以控制疾病波动，预防复发，改善生活质量。在临床工作中常常遇到患者，复发时激素冲击治疗，短期口服激素治疗，缓解后停药。再复发，再用药。发病不足两年，身体已经留下严重残疾。因此患者不能失去发病初期的最佳治疗时间窗，允许一次复发，避免二次复发，杜绝三次复发，应采取维持治疗模式。

（张　霞）

PPT

第三节 脑血管疾病患者的护理

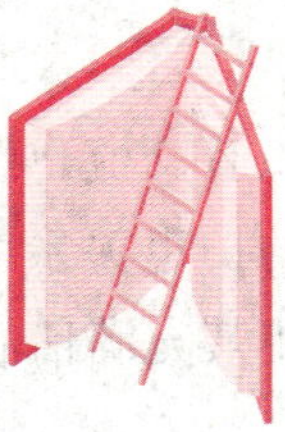

【学习目标】

1. **掌握** 脑血管疾病患者的身体状况、护理措施。
2. **熟悉** 脑血管疾病患者的辅助检查、护理诊断。
3. **了解** 脑血管疾病的病因。

案例分析

患者，男，60 岁。晨起时感觉右侧肢体麻木，自行去厕所时跌倒。护理体检：意识清醒，呼吸、血压平稳，右侧上下肢肌力减退，失语。初步诊断：脑血栓形成。

问题

1. 该患者的主要护理诊断有哪些？
2. 如何对患者进行有效护理？

一、概述

脑血管疾病（CVD）是指在脑血管病变基础上发生的局限性或弥漫性脑功能障碍。包括脑梗死、脑出血、蛛网膜下腔出血等，亦统称脑卒中。如脑缺血的症状持续数分钟至数小时，但不超过 24 小时，且无 CT 或 MRI 显示的结构性改变，则称为短暂性脑缺血发作（TIA）。

脑血管疾病是神经系统的常见病和多发病，是导致人类死亡的三大主要疾病之一。近年来脑血管疾病分别列于城市和农村人口死因的第一、二位。与西方国家相比，我国脑血管疾病的发病率和死亡率明显高于心血管疾病。

【脑血管疾病的分类】

脑血管疾病有不同的分类方法：①依据病理性质，分为缺血性卒中和出血性卒中。**缺血性卒中包括脑血栓形成和脑栓塞，统称为脑梗死；出血性卒中包括脑出血和蛛网膜下腔出血**。②依据发病急缓，分为急性脑血管疾病和慢性脑血管疾病。前者包括短暂性脑缺血发作、脑梗死、脑血栓、脑出血、蛛网膜下腔出血，后者包括脑动脉硬化症和血管性痴呆。

【脑血管疾病的病因】

1. 血管壁病变 包括高血压性动脉硬化和动脉粥样硬化（最常见）、动脉炎（风湿、结核、梅毒等所致）、先天性血管病（动脉瘤、动－静脉畸形）、血管损伤（外伤、颅脑手术、穿刺）等。

2. 血液流变学及血液成分异常　如高脂血症、高糖血症、高蛋白血症、红细胞增多症等所致血液黏滞度增高；血小板减少性紫癜、血友病、DIC 等所致凝血机制异常。

3. 心脏病和血流动力学异常　如高血压、低血压或血压的急骤波动、心脏功能障碍、传导阻滞、风湿性心脏瓣膜病、心律失常等。

4. 其他　如肿瘤、颈椎病等压迫邻近大血管，颅外各种栓子引起脑栓塞。

【脑血管疾病的危险因素】

脑血管疾病的危险因素分为可干预和不可干预两类，针对可干预因素采取措施，可减少脑血管疾病的发生。

急性脑血管疾病有很多危险因素，可分为不可干预的因素（指无法用医疗手段进行干预的因素）和可干预因素（指通过适当的防治措施，可以阻止或改变的因素）两类。常见的有①年龄：脑血管疾病的发病率、患病率及死亡率随年龄的增长而增高。②脑血管病的家族史。③高血压：血压的高低与发病率呈正相关，无论是收缩压还是舒张压增高都可以增加脑出血或脑梗死的危险性。④心脏病：如风湿性心脏病、心肌梗死、亚急性细菌性心内膜炎等。⑤糖尿病及高胆固醇血症。⑥吸烟、酗酒、肥胖。⑦不合理的饮食：如高盐、高脂、高蛋白饮食。⑧高雌激素性避孕药。⑨无症状性颈动脉杂音。⑩急性脑血管病病史。

二、短暂性脑缺血发作

短暂性脑缺血发作（TIA）是由颅内动脉病变致脑动脉一过性供血不足引起的短暂性、局灶性脑或视网膜功能障碍，以供血区神经功能缺失的症状和体征为突出。症状一般持续 10～15 分钟，多在 1 小时内恢复，**最长不超过 24 小时**，不遗留神经功能缺损症状，但可反复发作。

【病因和发病机制】

TIA 是一种多病因的综合征，其发病目前有多种学说。

1. 微栓子学说　颈内动脉和椎－基底动脉系统动脉粥样硬化狭窄处的附壁血栓、粥样硬化斑块及其中的血液分解物、血小板聚集物等游离脱落后，阻塞了脑部动脉。当栓子碎裂或向远端移动时，缺血症状消失。

2. 血液动力学改变学说　颈动脉和椎－基底动脉系统闭塞或狭窄时，如患者突然发生一过性血压过低，由于脑血流量减少而导致本病发作；血压回升后，症状消失。

3. 颈部动脉扭曲、受压。

4. 其他　如心功能障碍致急性血压过低、血液成分改变以及高血凝状态等。

【护理评估】

（一）健康史

详细询问患者有无高血压、糖尿病、心脏病、高血脂等病史；有无不良生活习惯如吸烟、喝酒等。

（二）身体状况

1. 颈内动脉系统 TIA ①病灶对侧发作性肢体单瘫、偏瘫和面瘫、单肢或偏身麻木。②病变侧单眼一过性黑矇或失明，对侧偏瘫及感觉障碍，优势半球受累可有失语。③病灶对侧同向性偏盲。

2. 椎-基底动脉系统 TIA ①眩晕、恶心和呕吐、平衡失调。转头或仰头时，双下肢无力而跌倒，大多可很快自行站起，无意识丧失。②**跌倒发作和短暂性全面遗忘症**（TGA）。表现为发作时出现短时间记忆丧失，对时间、地点定向障碍，但对话、书写和计算能力正常，无意识障碍，持续数分钟或数小时。③吞咽障碍、构音不清、共济失调（小脑缺血）、交叉性瘫痪（脑干缺血）。

（三）心理-社会状况

患者常因担心预后而表现出焦虑和抑郁。

（四）辅助检查

1. 头颅 CT 或 MRI 检查 少数 TIA 患者可见脑部有局限性梗死灶。

2. 脑脊液检查 多正常。

3. 其他 血常规、血脂、血糖和同型半胱氨酸等，有助于发现病因。

（五）治疗要点

治疗的目的主要是预防治疗。积极查找并治疗病因，如调整血压，治疗心律失常或心肌病变，改善心功能，纠正血液成分异常；应用药物如抗血小板聚集剂、抗凝药、脑血管扩张剂、钙通道阻滞剂、中医药（如红花、丹参）等治疗；脑血管造影或多普勒证实有颅内动脉狭窄者，经药物治疗无效时可考虑手术或血管内介入治疗。

1. 病因治疗 是预防 TIA 复发的关键。如控制血压、降低血脂和血糖、治疗心律失常、改善心功能、纠正血液成分异常、防止颈部过度活动等。

2. 药物治疗

（1）抗血小板聚集 可减少微栓子的发生，预防复发。常用药物有阿司匹林、噻氯吡啶、双嘧达莫、氯吡格雷和奥扎格雷等。噻氯吡啶作用优于阿司匹林，氯吡格雷不良反应少于阿司匹林。

（2）抗凝 抗凝治疗不应作为 TIA 的常规治疗。对发作频繁、发作持续时间长、症状逐渐加重且无出血倾向和严重高血压、肝肾疾病、消化性溃疡者，可行抗凝治疗。常用药物有肝素、低分子肝素和华法林。首选肝素 100mg 加入生理盐水 500ml 中静滴，20～30 滴/分；根据凝血活酶时间（APTT）调整肝素剂量，维持治疗前 APTT 值的

1.5～2.5 倍为完全抗凝标准，之后可改口服华法林或低分子量肝素钠腹壁皮下注射。

（3）钙拮抗剂　能防止血管痉挛，增加血流量，改善循环。常用药物有尼莫地平和盐酸氟桂利嗪等。

（4）中药　常用中医药如红花、丹参等。

3. 手术和介入治疗　常用方法包括动脉血管成形术（PTA）和颈动脉内膜切除术（CEA）。

【常见护理诊断】

1. 有受伤的危险　与眩晕、共济失调、复视有关。

2. 潜在并发症　如脑卒中。

【护理措施】

（一）一般护理

患者发作时卧床休息，枕头不宜太高（以 15°～20°为宜）。仰头或头部转动时应缓慢且转动幅度不宜太大。频繁发作者避免重体力劳动，防止发生跌倒和外伤。

（二）病情观察

对频繁发作的患者，应注意观察和记录每次发作的持续时间、间隔时间和伴随症状；观察患者肢体无力或麻木等症状有无减轻或加重；有无头痛、头晕或其他脑功能受损的表现，警惕完全性缺血性脑卒中的发生。

（三）用药护理

指导患者遵医嘱正确服药，不可自行调整、更换或停用药物。告知患者所用药物的机制和不良反应。阿司匹林等抗血小板聚集药物主要不良反应有恶心、腹痛、腹泻等消化道症状和皮疹，偶可致严重但可逆的粒细胞减少症，用药期间定期检查凝血常规。肝素等抗凝药物可致出血，应注意观察有无出血倾向、皮肤瘀点和瘀斑、牙龈出血、大便颜色等，**有消化性溃疡和严重高血压者禁用**。

（四）健康教育

1. 生活指导　指导健康饮食，提倡戒烟、戒酒，提倡进低脂、低盐、低胆固醇、适量碳水化合物、富含维生素的饮食，防止暴饮暴食或饥饿。注意劳逸结合，保持良好心态。

2. 疾病知识指导　指导患者遵医嘱合理用药，定期来院复查，积极治疗原发疾病。告诉患者若出现肢体麻木、无力及视力障碍等应及时就诊。协助患者及家属了解 TIA 的相关知识，知道及早诊断和治疗本病的重要性，掌握自我防治措施和护理方法，让患者保持良好的心态，改变不良生活习惯，避免情绪过度激动和过度劳累，坚持锻炼身体，控制体重，降低或消除有关的危险因素并定期体检。

三、脑梗死

脑梗死（CI）又称缺血性脑卒中，指各种原因引起脑部血液循环障碍，缺血、缺氧所致的局限性脑组织缺血性坏死或软化。临床最常见类型为脑血栓形成和脑栓塞。

（一）脑血栓形成

脑血栓形成（CT）是在各种原因引起的血管壁病变基础上，脑动脉主干或分支动脉管腔狭窄、闭塞或血栓形成，引起脑局部血流减少或供血中断，脑组织发生缺血、缺氧性坏死，出现局灶性神经系统症状和体征。可引起偏瘫、失语等相应的神经症状和体征。**脑血栓形成是临床最常见的脑血管疾病**，约占全部脑梗死的60%。也是**脑梗死最常见**的临**床类型**。

【病因】

1. 脑动脉粥样硬化 为脑血栓形成**最常见和基本**的病因，常伴高血压病。

2. 脑动脉炎 结缔组织疾病、细菌和钩端螺旋体等感染均可致脑动脉炎症，使脑血管管腔狭窄或闭塞。

3. 其他 如弥散性血管内凝血、真性红细胞增多症、血小板增多症、颅内外夹层动脉瘤等。

【发病机制】

脑动脉粥样硬化致血管腔狭窄，导致该动脉供血区局部脑组织血流中断而发生缺血、缺氧性坏死。

【护理评估】

（一）健康史

了解患者有无高血压、糖尿病、高脂血症、颈动脉狭窄病史；有无脑血管疾病的家族史；有无长期高盐、高脂饮食和烟酒嗜好等。

（二）身体状况

脑梗死的临床表现与梗死部位、受损区侧支循环等情况有关。

临床特点为：①多见于**中**、**老年人**，有动脉粥样硬化、高血压、高血脂、糖尿病者。②**常在安静或睡眠中发病**，部分患者发病前有肢体麻木、无力等前驱症状或TIA发作。③**起病缓慢**，症状多在发病后10小时或1～2天达高峰。④以偏瘫、失语、偏身感觉障碍和共济失调等局灶定位症状为主。⑤部分患者可有头痛、呕吐、意识障碍等症状。

1. 颈内动脉系统

（1）颈内动脉 严重程度差异较大，取决于侧支循环状况。颈内动脉卒中可无症状。症状性闭塞可出现单眼一过性黑矇，偶见永久性失明（视网膜动脉缺血）或Horner**征**（颈上交感神经节节后纤维受损），伴**对侧偏瘫**、**偏身感觉障碍或同向性偏盲**等（大脑中动脉缺血），优势半球受累伴**失语症**。

（2）大脑中动脉 主干闭塞出现**病灶对侧偏瘫**、**偏身感觉障碍及同向偏盲**（**三偏**），优势半球受累出现失语。皮质支闭塞时偏瘫及偏身感觉障碍以面部及上肢为重。

深穿支闭塞时可出现对侧偏瘫，一般无感觉障碍及偏盲。

（3）大脑前动脉　近端闭塞时因前交通支侧支循环良好可无症状。前交通支之后闭塞时，额叶内侧缺血出现对侧下肢运动及感觉障碍，旁中央小叶受累排尿不易控制。深穿支闭塞，内囊前肢和尾状核缺血，出现**对侧中枢性面舌瘫及上肢轻瘫**。双侧大脑前动脉闭塞时，可出现淡漠、欣快等精神症状及双侧脑性瘫痪。

2. 椎－基底动脉系统

（1）椎－基底动脉　主干闭塞可致脑干广泛梗死，出现四肢瘫痪、延髓麻痹、昏迷、高热，常因病情危重迅速死亡。若某分支闭塞，其表现视梗死部位而定，常出现**眩晕**、眼球震颤、复视、构音障碍、吞咽困难、**共济失调**、**交叉瘫痪**等症状。

（2）大脑后动脉　常见对侧同向偏盲及一过性视力障碍如黑矇等。深穿支闭塞累及丘脑和上部脑干，表现为对侧偏身感觉障碍、锥体外系症状、动眼神经麻痹、小脑性共济失调。

（三）心理－社会状况

了解患者和家属对疾病发生的相关因素、治疗和护理方法、预后、如何预防复发等知识的认知程度；观察患者是否存在焦虑等心理问题；患者家庭条件与经济状况及家属对患者的关心和支持度。

（四）辅助检查

1. 血液检查　包括血常规、血流变、血糖、血脂、肾功能、凝血功能等。这些检查有助于发现脑梗死的危险因素并对病因进行鉴别。

2. 影像学检查　可直观显示脑梗死的部位、范围、血管分布及有无出血、陈旧和新鲜梗死灶等，帮助临床判断组织缺血后是否可逆、血管状况以及血流动力学改变。帮助选择溶栓患者、评估继发出血的危险程度。

（1）头颅 CT　是**最常用的检查**。脑梗死发病 24 小时内一般无影像学改变，24 小时后梗死区可见均匀片状或楔形的明显**低密度影像**（图 9－2）。发病后尽快进行 CT 检查，有助于早期脑梗死与脑出血的鉴别。

（2）磁共振（MR1）　可清晰提示早期缺血性梗死、脑干、小脑梗死、静脉窦血栓形成等。诊断早期梗死的敏感性为 88%～100%，特异性达 95%～100%。

（3）血管造影（DSA）　可以发现血管狭窄、闭塞和其他血管病变，如动脉炎、动脉瘤和动－静脉畸形等。其中 DSA **是脑血管病变检查的金标准**，但因对人体有创且检查费用、技术条件要求高，临床**不**作为常规检查项目。

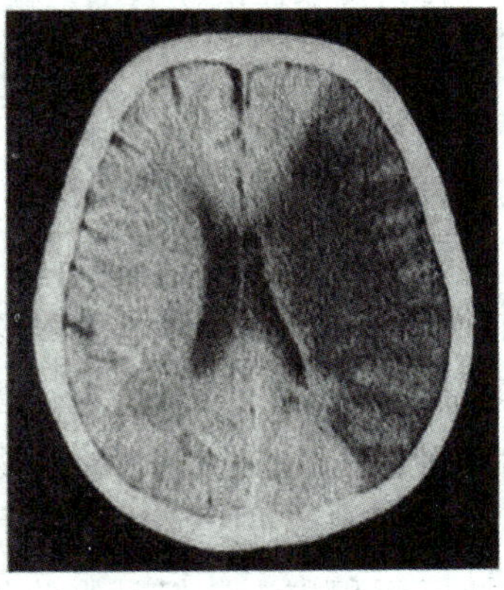

图 9－2　脑梗死

3. 经颅多普勒（TCD）　可评估颅内外血管狭窄、闭塞、血管痉挛或侧支循环建立的程度。可用于溶栓治疗监测，对判断预后有参考意义。

4. 腰穿检查 仅在无条件进行 CT 检查，临床又难以区别脑梗死与脑出血时进行，一般脑血栓形成患者脑脊液压力、常规及生化检查正常，但有时据此仍不能诊断为脑梗死。

5. 超声心动图检查 可发现心脏附壁血栓、心房黏液瘤和二尖瓣脱垂，对脑梗死不同类型及鉴别诊断有意义。脑血栓形成与脑栓塞、脑出血、蛛网膜下腔出血的鉴别见表 9－3。

表 9－3 脑血栓形成与脑栓塞、脑出血、蛛网膜下腔出血的鉴别

鉴别要点	脑血栓形成	脑栓塞	脑出血	蛛网膜下腔出血
发病年龄	多在 60 岁以上	青壮年多见	55～56 岁多见	各组年龄均有
常见病因	动脉粥样硬化	风湿性心脏病	高血压及动脉硬化	动脉瘤、血管畸形动脉粥样硬化
起病时情况	多在安静时	不定	多在活动时	多在活动时
起病急缓	较缓（时、日）	最急（秒、分）	急（分、小时）	急（分）
昏迷	无或轻	少、短暂	深而持续	少、短暂、较浅
头痛	无	少有	重	剧烈
呕吐	少见	少见	多见	多见
血压	正常或增高	多正常	明显增高	正常或增高
瞳孔	多正常	多正常	患侧大	患侧大或正常
眼底	动脉硬化	动脉栓塞	出血、视乳头水肿	出血、视乳头水肿、玻璃体下出血
偏瘫	多见	多见	多见	无
脑膜刺激征	无	无	可有	明显
脑脊液	正常	正常	可呈血性、压力增高	血性、压力增高
CT 检查	脑内低密度区	脑内低密度区	脑内高密度区	蛛网膜下腔可见高密度区
DSA	可见阻塞血管	可见阻塞血管	可见破裂血管	可见动脉瘤、血管畸形

（五）治疗要点

为获得最佳治疗效果，应以超早期治疗、个体化治疗、整体化治疗为治疗原则。

1. 急性期治疗

（1）早期溶栓 在发病后 6 **小时以内**进行溶栓使血管再通，及时恢复血流和改善组织代谢，避免坏死范围扩大。**溶栓治疗是目前最重要的恢复血流措施**。重组组织型纤溶酶原激活剂（rt－PA）和尿激酶（UK）是我国目前使用的主要溶栓药物。rt－PA 剂量为 0.9mg/kg（最大剂量 90mg）静脉滴注，其中 10% 在最初 1 分钟内静脉推注，其余持续滴注 1 小时；UK 剂量为 100 万～150 万 IU，溶于生理盐水 100～200ml 中，持续静滴 30 分钟。应用溶栓药物期间应严密监护患者。

（2）调整血压 急性期应维持患者血压于较平时稍高水平，以保证脑部灌注，防止梗死面积扩大。但是当收缩压 > 220mmHg 或舒张压 > 120mmHg 及平均动脉压 > 130mmHg 时不予应用降压药物。必要时可应用多巴胺、间羟胺等升压药物。

（3）防治脑水肿　脑水肿常于发病后3～5天达高峰，多见于大面积梗死。**严重脑水肿和颅内压增高是急性重症脑梗死的常见并发症和主要死亡原因**。当患者出现剧烈头痛、喷射性呕吐、意识障碍等高颅压征象时，常用20%甘露醇125～250ml，快速静滴；心、肾功能不全的患者可改用呋塞米20～40mg静注，亦可用10%复方甘油、白蛋白等。

（4）控制血糖　急性期患者血糖升高较常见，当血糖＞11.1mmol/L时，应立即予普通胰岛素治疗，控制血糖于8.3mmol/L以下；当血糖＜2.8mmol/L时，给予10%～20%葡萄糖口服或静注。

（5）抗血小板聚集　未行溶栓治疗的患者应在发病后48小时内服用阿司匹林100～325mg/d，但不主张在溶栓后24小时内应用，以免增加出血风险。急性期过后可改为预防剂量（100～300mg/d），不能耐受阿司匹林者可口服氯吡格雷。

（6）抗凝治疗　常用药物包括肝素、低分子肝素和华法林。

（7）脑保护治疗　应用胞磷胆碱、钙通道阻滞剂尼莫地平、自由基清除剂依达拉奉、脑蛋白水解物等药物和采用头部或全身亚低温治疗，可通过降低脑代谢，干预缺血引发细胞毒性机制而减轻缺血性脑损伤。

2. 恢复期治疗　继续稳定患者的病情，恢复期患者的患侧肢体由弛缓性瘫痪逐渐进入痉挛性瘫痪，康复治疗是重要的治疗手段。

【常见护理诊断】

1. 躯体活动障碍　与运动中枢损害致肢体瘫痪有关。

2. 语言沟通障碍　与语言中枢损害有关。

3. 自理能力缺陷　与躯体移动功能受损有关。

4. 有失用综合征的危险　与意识障碍、偏瘫所致长期卧床有关。

5. 焦虑　与瘫痪、失语、缺少社会支持及担心疾病预后有关。

6. 知识缺乏　缺乏疾病治疗、护理、康复和预防复发的相关知识。

【护理措施】

（一）一般护理

1. 休息与体位　患者宜取平卧位，避免搬动。**脑部禁用冰袋冷敷**，以免脑血管收缩和血流减少而加重病情。保持病室安静，避免剧烈咳嗽、用力排便。

2. 饮食护理　选择高蛋白、高维生素、低盐、低脂饮食。能吞咽的患者，可给予糊状流食或半流食，小口慢慢喂食，**进食后保持坐位30～60分钟**。一旦发生呛咳、误吸时，立即取头侧位，及时清理口鼻分泌物和呕吐物，保持呼吸道通畅，预防窒息。吞咽困难的患者不能使用吸管，有吞咽困难且不能进食的患者，给予鼻饲流食。

（二）病情观察

密切观察患者的病情变化，如患者再次出现偏瘫或原有症状加重等，应考虑是否为梗死灶扩大及合并颅内出血，立即报告医生。

（三）用药护理

应熟悉各类药物的药理作用、用药注意事项、不良反应和观察要点，遵医嘱正确用药。

甘露醇用量过大、使用时间过长易出现肾损害或水电解质紊乱，注意尿常规及肾功检查；使用溶栓、抗凝药物时，应严格检查药物剂量，监测出凝血时间、凝血酶原时间，观察有无出血倾向，发现黑便、皮下瘀斑、牙龈出血等出血表现及时报告医生处理；同时观察溶栓治疗后肢体功能障碍等恢复情况，发现异常应及时报告医生处理。

（四）心理护理

患者因偏瘫、失语、生活不能自理，常产生自卑、抑郁的心理，应观察患者情绪变化，及时发现心理问题，主动关心、开导、鼓励患者，劝导家属给予患者物质和精神上的支持，消除不良情绪，使患者树立战胜疾病的信心。

（五）健康教育

1. 生活指导 宜进食高蛋白、高维生素、低盐、低胆固醇、低热量饮食，戒烟、限酒。生活起居要有规律，鼓励患者尽量做力所能及的家务，适当运动，以促进血液循环。晨间睡醒时不要急于起床，最好静卧 10 分钟后缓慢起床，以防直立性低血压。体位变换时动作宜缓慢，转头不宜过猛，洗澡时间不宜过长；外出时有人陪伴，要防止跌倒。注意保暖，防止感冒。

2. 疾病知识指导 向患者和家属讲解脑血管病的基本知识，说明积极治疗原发病、去除诱因、养成良好的生活习惯是干预危险因素、防止发生本病的重要环节。让患者及家属了解超早期治疗的重要性，发病后及时就诊。对偏瘫、失语者，教会家属及患者康复训练方法，鼓励患者坚持被动和主动锻炼，增强自我照顾的能力，重返家庭和社会。坚持定期复查。

知识链接

缺血－再灌注损伤

缺血－再灌注损伤亦称再灌注损伤，是指组织缺血一段时间，当血流重新恢复后，组织的损伤程度较缺血时进一步加重、器官功能进一步恶化的综合征。缺血－再灌注损伤是医学研究中的活跃领域。自 1960 年 Jennings 首次提出心肌再灌注损伤以来，临床医生陆续发现在休克治疗、心肺复苏、心脑血管栓塞再通、器官移植时均会发生缺血－再灌注损伤。防治缺血－再灌注损伤直接关系到疾病的治疗效果。因此，阐明缺血－再灌注损伤机制具有重要的理论和实际意义。

（二）脑栓塞

脑栓塞是各种栓子（如心脏内的附壁血栓、动脉粥样硬化斑块、脂肪、肿瘤细胞、空气等）随血流进入颅内动脉使血管腔急性闭塞，导致血流中断而出现相应供血区脑组织缺血坏死及脑功能障碍。约占脑梗死的15%。

【病因】

根据栓子来源可分为：①心源性：**为脑栓塞最常见病因**，占脑栓塞的60%～75%，引起脑栓塞常见的心脏疾病有**心房颤动（是心源性脑栓塞中最常见的病因）**、感染性心内膜炎、心肌梗死、心房黏液瘤、二尖瓣脱垂和钙化等。②非心源性：常见原因有动脉粥样硬化斑块脱落性栓塞、脂肪栓塞、空气栓塞、癌栓塞、感染性栓塞等。③来源不明：少数病例查不到栓子来源。

【发病机制】

脑栓塞的病理改变与脑血栓形成基本相同，但由于脑动脉突然阻塞，易引起脑血管痉挛而加重脑组织缺血；又因无充足的时间建立侧支循环，所以，栓塞较发生在同一动脉的血栓形成病变范围更大。脑栓塞引起的脑组织坏死分为缺血性、出血性和混合性，其中出血性梗死更为常见，占30%～50%，系栓子破裂移向远端，血流恢复后血液从最初栓塞造成血管壁损伤的动脉流出。

【护理评估】

（一）健康史

询问患者有无风湿性心脏病、心房颤动及动脉粥样硬化、严重骨折等病史。

（二）身体状况

脑栓塞可发生于任何年龄，**以青壮年多见。多在活动中突然发病，无前驱症状，**局灶性神经体征在数秒至数分钟达到高峰，多表现为完全性卒中，意识清楚或轻度意识模糊。约4/5的脑栓塞发生于前循环，**出现偏瘫、偏身感觉障碍、同向偏盲或伴失语、局灶性癫痫发作等**，偏瘫以面部和上肢较重。椎－基底动脉系统受累约占1/5，表现为眩晕、复视、交叉瘫或四肢瘫、共济失调、饮水呛咳、吞咽困难及构音障碍等。颈内动脉或大脑中动脉主干栓塞导致大面积脑梗死，可发生严重脑水肿、颅内压增高，甚至脑疝和昏迷。椎－基底动脉系统栓塞常发生昏迷。个别病例局灶性体征稳定或一度好转后又出现加重提示栓塞再发或继发出血。

（三）心理－社会状况

部分患者有高血压、心脏病、糖尿病等病史，精神长期处于紧张状态，常担忧自己的处境。对于突然出现的感觉、言语和运动障碍，生活自理能力下降等，患者常无法接受，容易出现焦虑、悲哀、恐惧等心理。

（四）辅助检查

1. CT和MRI检查　在**发病后24～48小时内CT检查可见病变部位呈低密度改变**，发生出血性梗死时可见低密度梗死区出现高密度影。MRI可发现颈动脉狭窄或闭塞。

2. 脑脊液检查 一般压力正常，大面积脑梗死时压力常增高，如非必要尽量避免此项检查。出血性梗死脑脊液可呈血性；感染性脑栓塞如亚急性细菌性心内膜炎脑脊液内含细菌栓子；脂肪栓塞脑脊液可见脂肪球。

3. 心电图检查 有助于发现心源性栓子的原发疾病，如心肌梗死、风湿性心瓣膜病、心内膜炎、心律失常等。

（五）治疗要点

包括脑栓塞和原发病的治疗。

1. 脑栓塞治疗 与脑血栓形成治疗原则基本相同，主要是改善循环、减轻脑水肿、防止出血、减小梗死范围。在合并出血性梗死时，应停用溶栓、抗凝和抗血小板聚集药，防止出血加重。

2. 原发病治疗 针对性治疗原发病有利于脑栓塞病情控制和防止复发。对感染性栓塞应使用足量有效的抗生素，并禁用溶栓和抗凝治疗，防止感染扩散；对脂肪栓塞，可采用肝素、5%碳酸氢钠及脂溶剂，有助于脂肪颗粒溶解；有心律失常者，予以纠正；空气栓塞者可进行高压氧治疗。

3. 抗凝治疗 房颤或有再栓塞风险的心源性疾病、动脉夹层或高度狭窄的患者可用肝素预防再栓塞或栓塞继发血栓形成。最近研究证据表明，脑栓塞患者抗凝治疗引起的梗死区出血，很少给最终转归带来不良影响。治疗中要定期监测凝血功能并调整剂量。抗凝药物用法同前，抗血小板聚集药阿司匹林也可试用。本病易并发出血，溶栓治疗应严格掌握适应证。

【常见护理诊断】【护理措施】见本节“脑血栓形成”。

知识链接

卒中单元

卒中单元是指在医院的一定区域内，针对脑卒中患者的具有诊疗规范和明确治疗目标的医疗综合体。它是可延伸到恢复期、后遗症期，针对卒中患者的一个完善的管理体系，其中包括社区医疗、家庭医疗以及各个收治机构。卒中单元主要是以神经内科和NICU为依托，针对脑卒中患者制定规范和明确诊疗目标，由神经内科、急诊医学中心、神经介入治疗组、康复科、神经外科多学科专业人员讨论和护理的医疗综合体。卒中单元不是一种具体的疗法，而是针对卒中患者的科学管理系统，能充分体现以人为本的医疗服务理念以及多学科密切配合的综合性治疗。

四、脑出血 微课1

脑出血（ICH）是指原发性非外伤性脑实质内出血，发病率为每年（60~80）/10万，在我国占全部脑卒中的20%~30%，急性期病死率为30%~40%。通常按ICH出血的部位、稳定与否及病因等分为不同类型脑出血。

【病因】

高血压伴发小动脉硬化是导致脑出血最常见的原因，其次是动脉瘤或动－静脉畸形破裂，其他原因包括脑动脉粥样硬化、血液病（白血病、再生障碍性贫血、血小板减少性紫癜、血友病、红细胞增多症和镰状细胞病等）、动脉瘤、动－静脉畸形、原发性或转移性肿瘤、梗死后脑出血、抗凝或溶栓治疗等。

【发病机制】

长期高血压促使脑小动脉血管壁结构变化，形成脂质透明样变性或小动脉瘤，在血压突然升高时，破裂出血；脑动脉壁薄弱，肌层和外膜结缔组织较少，无外弹力层，这种结构特点可能是脑出血明显多于其他内脏出血的原因；大脑中动脉的分支豆纹动脉等处与主干成直角，较其他部位同等动脉承受血液压力大，易形成小动脉瘤而破裂，**基底节区出血占全部脑出血的70%（以壳核出血最为常见）**，成为脑出血最好发的部位。

【护理评估】

（一）健康史

详细询问患者既往有无高血压、动脉粥样硬化、家族脑卒中和血液病病史；了解患者的生活习惯与饮食结构；询问有无情绪激动、劳累、活动过度、疲劳、用力排便等诱发因素。

（二）身体状况

临床表现的轻重主要取决于出血量和出血部位。

高血压性脑出血常发生于**50岁以上、有高血压病史**，男性略多，冬春季易发。通常**在活动和情绪激动时发病，出血前多无预兆**，50%的患者出现**剧烈头痛、呕吐，出血后血压明显升高**。临床症状常在数分钟至数小时达到高峰，临床表现轻重主要决定于出血量和出血部位。出血量小者，可表现为单纯某一症状或体征；重症者迅速出现昏迷（一般认为大脑半球出血量超过30ml、小脑出血量超过15ml、脑干出血量超过5ml为大量脑出血）。脑出血按照出血部位可分为以下类型。

1. 壳核出血　**即内囊出血，为高血压性脑出血最常见的类型**。主要是豆纹动脉外侧支破裂引起。患者常出现**病灶对侧偏瘫、偏身感觉障碍和同向性偏盲（“三偏征”）**，位于优势半球可有失语。大量出血可扩展至额颞叶或穿破脑组织进入脑室，出现颅内高压、昏迷，甚至死亡。

2. 丘脑出血　即内囊内侧型出血，典型症状是偏身感觉障碍，向外压迫内囊可致偏瘫、偏身感觉缺失和同向偏盲，多有特征性眼征（上视不能或凝视鼻尖、眼球偏斜或分离性斜视、眼球会聚障碍和无反应性小瞳孔）；向内破入脑室，可引起高热、昏迷、瞳孔改变。向下扩展损伤丘脑下部和脑干，可出现高热、上消化道出血，最后继发脑干功能衰竭而死亡。如出血量大，壳核和丘脑均受累，难以区分出血起始部位，称为基底核区出血。

3. 脑叶出血 即皮质下白质出血，常出现头痛、呕吐、失语症、视野异常及脑膜刺激征，可有癫痫发作，昏迷较少见。**顶叶出血最常**见，可见偏身感觉障碍、空间构象障碍；额叶出血可见偏瘫、运动性失语等；颞叶出血可见感觉性失语、精神症状；枕叶出血出现对侧偏盲。

4. 脑干出血 多由基底动脉脑桥支破裂所致，出血灶位于脑桥基底与被盖部之间。小量出血表现为**交叉性瘫痪或共济失调性轻偏瘫**，两眼向病灶侧凝视麻痹或核间性眼肌麻痹，可无意识障碍，恢复较好。出血量大者累及脑桥双侧，常破入第四脑室或向背侧扩展至中脑，数秒至数分钟内出现昏迷、四肢瘫痪和去大脑强直发作，可见**双侧针尖样瞳孔和瞳孔固定**、呕吐咖啡样胃内容物、中枢性高热（躯干持续39℃以上而四肢不热），中枢性呼吸障碍和眼球浮动（双眼间隔约5秒的下跳性移动）等，往往在48小时内死亡。中脑出血罕见，轻症表现为一侧或双侧动眼神经不全瘫痪或Weber综合征，重症表现为深昏迷，四肢弛缓性瘫痪，迅速死亡。

5. 小脑出血 小脑齿状核动脉破裂所致，起病突然，数分钟内出现头痛、眩晕、频繁呕吐、枕部剧烈头痛和平衡障碍等，但无肢体瘫痪。出血量少表现为一侧肢体笨拙、平衡障碍、共济失调和眼球震颤；大量出血可在12～24小时内陷入昏迷和出现脑干受压征象（周围性面神经麻痹、两眼凝视病灶对侧，瞳孔缩小而光反应存在、肢体瘫痪及病理反射等），晚期瞳孔散大、中枢性呼吸衰竭，可因枕骨大孔疝死亡。暴发型发病立即出现昏迷，与脑桥出血不易鉴别。

6. 脑室出血 分为原发性和继发性脑室出血。原发性脑室出血多由脉络丛血管或室管膜下动脉破裂出血所致，继发性脑室出血是指脑实质出血破入脑室。常有头痛、呕吐，严重者出现意识障碍如深昏迷、脑膜刺激征、针尖样瞳孔、眼球分离斜视或浮动、四肢弛缓性瘫痪及去脑强直发作、高热、呼吸不规则、脉搏和血压不稳定等症状。临床上易误诊为蛛网膜下腔出血。

（三）心理－社会状况

患者存在因突然发生肢体或语言障碍，生活需要依赖他人而产生的焦虑、恐惧、绝望等心理反应；患者及家属对疾病的病因和诱因、治疗护理经过、防治知识及预后的了解程度；家庭成员组成、家庭环境及经济状况和家属对患者的关心、支持程度等。

（四）辅助检查

1. CT检查 CT**是临床确诊脑出血的首选检查**。头颅CT可显示圆形或卵圆形均匀**高密度血肿阴影**，边界清楚。血肿吸收后变为低密度阴影或囊性变。CT动态观察可发现进展型脑出血。见图9－3、图9－4、图9－5、图9－6。

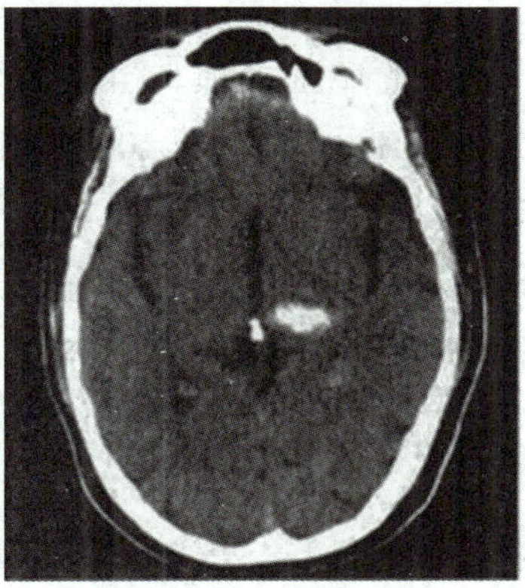

图 9-3　丘脑出血

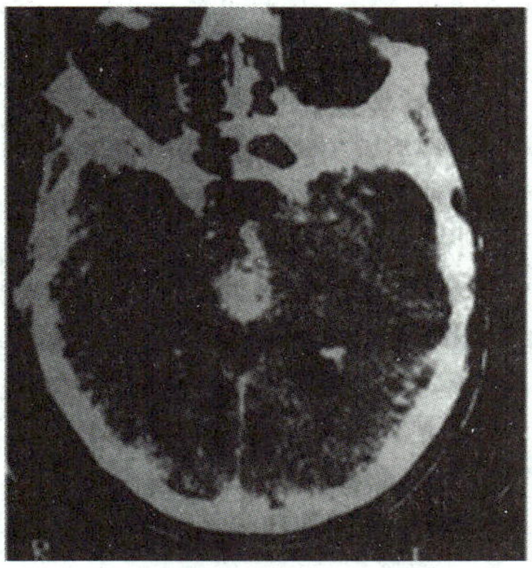

图 9-4　脑干出血

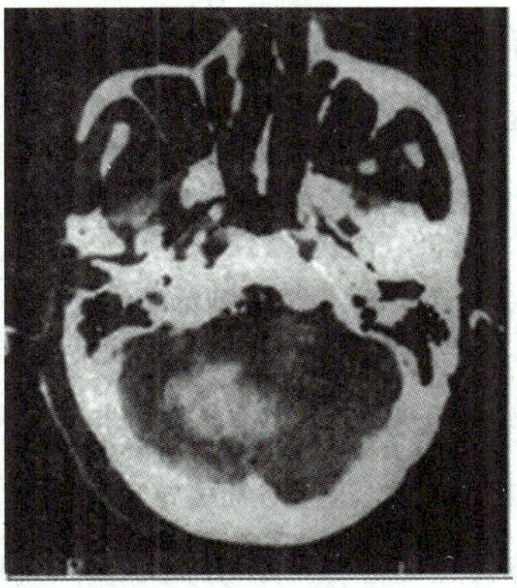

图 9-5　小脑出血

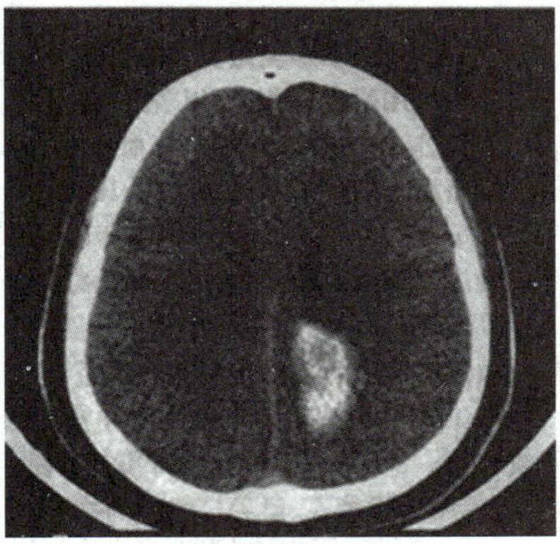

图 9-6　顶叶出血

2. 头颅 MRI　对检出脑干、小脑的出血灶和监测脑出血的演变过程优于 CT，更易发现脑血管畸形、肿瘤及血管瘤等病变。

3. 脑脊液检查　脑脊液压力增高，呈血性。重症依据临床表现可确诊者不宜进行此项检查，以免诱发脑疝。

4. 数字减影血管造影检查（DSA）　可显示脑血管的位置、形态及分布等。

5. 其他检查　包括血常规、血生化、凝血功能、心电图等。重症脑出血急性期白细胞、血糖和血尿素氮明显增高。

（五）治疗要点

治疗原则为卧床休息，脱水降低颅内压、调整血压、防治继续出血、加强护理、防治并发症，以挽救生命，降低死亡率、残疾率和减少复发。

1. 脱水降低颅内压　是脑出血极其关键的治疗措施。脑出血后 48 小时脑水肿达到高峰，维持 3～5 日或更长时间后逐渐消退。脑水肿可使颅内压增高并可导致脑疝，是脑出血主要死因。常用降颅压药物有 20% 甘露醇，快速静滴，每次 6～8 小时，疗程 7～10 天。呋塞米等利尿剂、甘油果糖、10% 白蛋白注射液等。不建议应用糖皮质激素治疗减轻脑水肿。必要时，通过外科手术降低颅内压。

2. 调整血压 目前认为血压≥200/110mmHg时须做降压处理。当血压<180/100mmHg时，可暂不使用降压药。收缩压在180~200mmHg或舒张压100~110mmHg之间时，需密切监测。如应用降压药，也需避免强降压药，防止因血压下降过快引起脑低灌注。收缩压<90mmHg，有急性循环功能不全征象，应及时补充血容量，适当给予升血压药治疗，维持足够的脑灌注。急性期后可常规用药控制血压。

3. 止血 对高血压性脑出血无效果；但因凝血障碍性疾病所致脑出血时，可针对性给予止血药物治疗。

4. 亚低温治疗 是脑出血的辅助治疗方法，可有一定效果。

5. 其他治疗 包括外科治疗和康复治疗。

【常用护理诊断】

1. 急性意识障碍 与脑出血引起大脑功能受损有关。

2. 躯体移动障碍 与意识障碍、肢体瘫痪有关。

3. 语言沟通障碍 与语言中枢功能受损有关。

4. 感知觉改变 与脑出血损害感觉中枢及感觉传导路有关。

5. 潜在并发症 如脑疝、消化道出血、泌尿系感染等。

【护理措施】

（一）一般护理

1. 体位 绝对卧床休息2~4周，头偏向一侧或取侧卧位，抬高床头15°~30°，发病24~48**小时内禁止搬动**。密切观察生命体征，保持呼吸道通畅，吸氧，保持肢体的功能位，鼻饲，预防感染，维持水、电解质平衡等。

2. 环境护理 为患者提供安静、安全、舒适的休养环境，控制探视，避免不良的声、光刺激。

3. 饮食护理 给**予高蛋白**、**高维生素**、清淡、易消化、营养丰富的流质或半流质饮食，温度适宜，少量多餐。补充足够水分（每天液体入量不少于2500ml）和热量。

4. 安全护理 躁动患者加保护性床挡，必要时用约束带适当约束。及时吸痰以清除口腔和鼻腔内分泌物，防止舌根后坠阻塞呼吸道，预防误吸和窒息。避免各种引起颅内压增高的因素如剧烈咳嗽、打喷嚏、屏气、用力排便、大量快速输液和躁动不安等。过度烦躁不安患者可遵医嘱适量应用镇静剂，便秘者遵医嘱应用缓泻剂。

5. 口腔及皮肤护理 保持口腔清洁，加强皮肤护理和大、小便的护理，防止便秘。每天床上擦浴1~2次，每2~3小时应协助患者变换体位1次，变换体位时尽量减少头部摆动幅度，以免加重出血。预防压疮。

（二）病情观察

1. 脑疝的观察 脑疝是脑出血的主要死因之一，应严密观察意识、瞳孔和生命体征的变化。如发现烦躁不安、喷射性呕吐、意识障碍进行性加重、两侧瞳孔大小不等、血压进行性升高，脉搏加快、呼吸不规则等脑疝先兆表现时，应立即报告医生，配合抢救。

2. 上消化道出血的观察　急性期还应观察患者有无呕血、黑便，及时发现是否发生上消化道出血。每次鼻饲前要抽吸胃液，若胃液呈咖啡色或患者解柏油样大便，应立即报告医生并协助处理。

（三）脑疝的护理

迅速建立静脉通路，遵医嘱快速静脉滴注20%甘露醇250ml。迅速清除口鼻分泌物和呕吐物，保持呼吸道通畅。备好气管切开包及脑室引流包。避免引起颅内压增高的因素，如剧烈咳嗽、躁动、用力排便、大量输液等。

（四）用药护理

按医嘱快速给予脱水剂药物。**甘露醇应在30分钟内滴完**，防止药液外渗，注意监测尿量与电解质的变化，特别应注意有无低血钾发生。

（五）心理护理

应鼓励患者增强生活的勇气与信心，消除烦躁、抑郁等不良心理反应。在康复护理时首先要求患者达到心理康复，向患者及家属说明早期康复锻炼的重要性，病情稳定后应尽早锻炼，越早疗效越好。只要坚持功能锻炼，许多症状体征可逐渐改善，避免因心理压力而影响脑功能的恢复。

（六）健康指导

1. 生活指导　指导患者建立健康的生活方式，保证充足睡眠，适当运动，避免过度劳累；养成定时排便的习惯，保持大便通畅；女性患者1～2年内，应避免妊娠及分娩。

2. 疾病知识指导　指导患者尽量避免使血压骤然升高的各种因素，保持情绪稳定和心态平衡，避免体力或脑力过度劳累和突然用力；遵医嘱正确服用降压药，维持血压稳定，减少血压波动对血管的损害。

五、蛛网膜下腔出血　微课2

蛛网膜下腔出血（SAH）通常为脑底部或脑表面的病变血管破裂，血液直接流入蛛网膜下腔引起的一种临床综合征，约占急性脑卒中的10%左右。

【病因】

1. 颅内动脉瘤　**最常见病因**（占50%～85%），包括先天性粟粒样动脉瘤（约占75%）、高血压和动脉粥样硬化所致动脉瘤。

2. 脑血管畸形　约占SAH病因的10%，主要是动－静脉畸形，青少年多见。

3. 其他　如感染性脑动脉炎、脑底异常血管网病（占儿童SAH的20%）、夹层动脉瘤、血管炎、颅内静脉系统血栓形成、颅内肿瘤、血液病、结缔组织病等。

【发病机制】

颅内动脉瘤、动－静脉畸形、脑底异常血管网等病变处血管壁薄弱，处于破裂临界状态。在患者剧烈活动、情绪激动时，血压突然升高导致破裂，血液直接流入蛛网膜下腔。动脉炎或颅内炎症、肿瘤或转移癌直接破坏、侵蚀血管亦可导致出血。

【护理评估】

（一）健康史

详细询问患者有无动脉瘤破裂、高血压、多发性动脉瘤等病史；了解患者有无不良生活习惯如吸烟、饮酒等。

（二）身体状况

1. 头痛　**是SAH最早、最突出的首发症状，典型表现为突发的剧烈的头部疼痛**，伴面色苍白、全身冷汗和呕吐。

2. 脑膜刺激征　是SAH特征性的征象，包括**颈项强直、凯尔尼格征和布鲁津斯基征**，青壮年患者较多见。

3. 意识障碍　半数患者可出现不同程度的意识障碍，可伴有抽搐发作，少数患者有头昏、眩晕等，严重患者可突然昏迷并迅速死亡。

4. 其他　少数患者可有偏瘫、失语及感觉障碍。老年患者精神症状明显，如欣快、谵妄、幻觉等。严重颅内压增高者可有脑疝而危及生命。

（三）心理－社会状况

患者多为青壮年，起病突然，病情重，患者会有焦虑、恐惧、烦躁等不良情绪，不利于疾病的治疗和恢复。

（四）辅助检查

1. 脑脊液检查　脑脊液压力升高明显，最好于发病12小时后进行腰椎穿刺，均匀血性脑脊液是蛛网膜下腔出血的特征性表现。

2. 影像学检查

（1）脑血管造影（DSA）　**是诊断颅内动脉瘤最有价值的方法**，但由于脑血管造影可加重神经功能损害，所以出血3天内或3～4周后进行为宜。

（2）CT血管成像和MRI血管成像　可见血管破裂处附近的脑池或脑裂内有血凝块。

（五）处理要点

首要措施是制止继续出血，防治血管痉挛，预防复发，降低死亡率和致残率，必要时可进行手术治疗。急性期主张大剂量使用止血剂，以避免再出血。应尽早行脑血管造影或CT血管成像（CTA）检查，尽快准备实施开颅夹闭手术或血管内介入栓塞治疗。

【常见护理诊断】

1. 急性疼痛：头痛　与脑血管破裂、颅内压增高、脑动脉痉挛有关。

2. 焦虑　与发病急、病情严重有关。

3. 潜在并发症　如颅脑出血、脑疝。

【护理措施】

（一）一般护理

1. 活动与休息　**绝对卧床 4～6 周并抬高床头** 15°～20°，病房保持安静、舒适，避免搬动和过早下床活动，避免诱因，如精神紧张、情绪激动、剧烈咳嗽、用力排便、屏气等，必要时遵医嘱应用镇静剂、缓泻剂等药物。

2. 饮食护理　给予高蛋白、高维生素、清淡、易消化、营养丰富的流质或半流质饮食，温度适宜，少量多餐。

3. 缓解疼痛　如缓慢深呼吸、听音乐、转移注意力等，必要时遵医嘱应用镇痛镇静剂。

（二）病情观察

密切观察并记录患者生命体征、意识状态及瞳孔变化，SAH 再出血发生率较高。颅内动脉瘤发病后 24 小时内再出血的风险最大。如有突然出现头痛、呕吐、意识障碍加重，提示再次出血，应立即报告医生并协助抢救。

（三）用药护理

甘露醇应快速静滴，注意观察尿量，记录 24 小时出入量，定期复查电解质；尼莫地平可致皮肤发红、多汗、心动过缓或过速、胃肠不适、血压下降等，应适当控制输液速度，密切观察有无不良反应发生。

（四）心理护理

应鼓励患者增强生活的勇气与信心，消除不良心理状态。康复护理时，首先做好心理康复，列举成功病例，告诉患者只要坚持功能锻炼，有些症状可以逐渐改善。

（五）健康教育

1. 生活指导　告知患者情绪要稳定，使患者了解**绝对卧床**并积极配合治疗和护理的重要性。合理饮食，保证充足睡眠，避免激动。女性患者 1～2 年内避孕。

2. 疾病知识指导　向患者和家属介绍疾病的病因、诱因、临床表现、应进行的相关检查、病程和预后、防治原则和自我护理的方法。使患者和家属了解进行 DSA 检查以明确和去除病因的重要性，积极配合。

（张　霞）

第四节　帕金森病患者的护理

PPT

【学习目标】

1. **掌握**　帕金森病患者的身体状况、护理措施。
2. **熟悉**　帕金森病患者的辅助检查、常见护理问题。
3. **了解**　帕金森病患者的健康指导。

案例分析

患者，女，71 岁。确诊帕金森病 8 年余，近日来因肢体抖动加重、起步困难及步态不稳需要家人照顾而入院。

问题

1. 护士应重点评估什么内容？
2. 对该患者首先应该采取什么护理措施？
3. 简述健康指导的重点内容。

帕金森病（PD）又称震颤麻痹，是中老年常见的神经系统变性疾病，以静止性震颤、运动减少、肌强直和体位不稳为临床特征，主要病理改变是黑质多巴胺（DA）能神经元变性和路易小体形成。高血压脑动脉硬化、脑炎、外伤、中毒、基底核附近肿瘤以及吩噻嗪类药物等所产生的震颤、强直等症状，称为帕金森综合征。

【病因】

本病的病因未明，目前认为可能与以下因素有关。

1. 年龄因素　本病多见于 60 岁以上的中老年人，40 岁以前发病者甚少，年龄老化可能与发病有关。

2. 遗传因素　本病呈家族聚集现象，有报道 10% 左右的 PD 患者有家族史，包括常染色体显性遗传或常染色体隐性遗传。

3. 环境因素　长期接触杀虫剂、除草剂或某些工业化学品等可能是 PD 发病的危险因素。

【护理评估】

（一）健康史

询问患者有无家族遗传史、工作环境，询问有无杀虫剂、除草剂或工业毒物的接触史；询问患者的年龄、职业、生活环境；询问疾病发病、进展等情况。

（二）身体状况

1. 发病情况　常为60岁以后发病，男性稍多，起病缓慢，进行性发展。首发症状多为震颤（60%~70%），其次为步行障碍（12%）、肌强直和运动迟缓。

2. 症状与体征

（1）静止性震颤　多从一侧上肢开始，呈现有规律的拇指对掌和手指屈曲的不自主震颤，类似“搓丸”样动作。具有静止时明显震颤，动作时减轻，入睡后消失等特征，故称为“静止性震颤”；随病程进展，震颤可逐步涉及下颌、唇、面和四肢。

（2）肌强直　多从一侧的上肢或下肢近端开始，逐渐蔓延至远端、对侧和全身的肌肉。表现为“折刀样肌强直”“铅管样肌强直”“齿轮样肌强直”等。

（3）运动迟缓　多表现为开始的动作困难和缓慢，如行走时启动和终止均有困难。面肌强直使面部表情呆板，双眼凝视和瞬目动作减少，笑容出现和消失减慢，造成“面具脸”。手指精细动作很难完成；有书写时字越写越小的倾向，称为“写字过小征”。

（4）姿势、步态异常　早期呈特殊屈曲姿势，行走时上肢协同摆动的联合动作减少或消失；晚期由坐位、卧位起立困难，有时行走中全身僵住，不能动弹，称为“冻结”现象；有时迈步后碎步、往前冲，越走越快，不能立刻停步，称为“慌张步态”。

（5）其他症状　常见为自主神经症状，如便秘、出汗异常、流涎、性功能减退等。约半数患者伴有抑郁症和（或）睡眠障碍。部分病例在疾病晚期出现智能障碍。

（三）心理－社会状况

患者往往产生自卑、脾气暴躁及忧郁心理，回避人际交往，闷闷不乐；随着病程延长，病情进行性加重，患者丧失劳动能力，生活自理能力也逐渐下降，会产生焦虑、恐惧甚至绝望心理。

（四）治疗要点

本病治疗原则为提高脑内多巴胺的含量及其作用，以药物治疗为主。左旋多巴是治疗帕金森病最有效的药物（金标准），目前常用复方左旋多巴，主要有美多巴和帕金宁。还可应用抗胆碱能药、多巴胺能受体激动剂等药物。药物治疗效果差或不能耐受药物的患者可选择手术治疗。

【常见护理诊断】

1. 躯体活动障碍　与震颤、肌强直、体位不稳、随意运动异常有关。

2. 自尊低下　与震颤、流涎、面肌强直等身体形象改变和言语障碍、生活依赖他人有关。

3. 知识缺乏　缺乏本病相关知识与药物治疗知识。

4. 语言沟通障碍　与咽喉部、面部肌肉强直，运动减少、减慢有关。

5. 生活自理缺陷　与震颤、肌强直有关。

【护理措施】

（一）一般护理

1. 休息与活动 加强巡视，了解患者需要，鼓励患者做自己力所能及的事情。不能自理的患者，护士应协助完成洗漱、进食、沐浴、大小便料理等，提供生活便利，并做好安全防护。让患者采取舒适卧位休息，移开环境中的障碍物，在行走开始和终止时，给予协助，防止跌倒。

2. 饮食护理 给予高热量、高维生素、低盐、低脂、适量优质蛋白（高蛋白饮食可降低左旋多巴的疗效）的易消化饮食，少量多餐，多食新鲜蔬菜、水果，及时补充水分，保持大便通畅。对于流涎过多的患者进食时可使用吸管。患者进食或饮水时尽量保持坐位或半卧位，给予充足的进食时间。

（二）用药护理

遵医嘱用药，注意观察药物疗效及不良反应。左旋多巴的不良反应有食欲减退、恶心、呕吐、腹痛、直立性低血压等，也可出现幻觉、妄想等严重精神症状。一旦出现应及时到医院就诊或咨询医生。服药期间避免同服维生素 B_6、利血平、氯丙嗪、奋乃静等药物，以免降低药物疗效或导致直立性低血压发生。帕金森病常用药的作用、不良反应及用药注意事项见表 9-4。

表 9-4 帕金森病常用药物的作用、不良反应及用药注意事项

药物	不良反应	用药注意事项
多巴丝肼 卡左双多巴控释片（息宁）	恶心、呕吐、便秘、眩晕、幻觉、异动症、开/关现象	需服药数天或数周才见效；避免嚼碎药片；出现开/关现象时最佳服药时间为饭前 30 分钟或饭后 1 小时，避免与高蛋白食物一起服用；避免突然停药
普拉克索 吡贝地尔	恶心、呕吐、眩晕、疲倦、口干、直立性低血压、嗜睡、幻觉与精神障碍	首次服药后应卧床休息，如口干可嚼口香糖或多喝水；避免开车或操作机器；尽量在上午服药
恩他卡朋	恶心、呕吐、神志混乱、不自主动作、尿黄	与多巴丝肼或卡左双多巴控释片一起服用
司来吉兰	恶心、呕吐、眩晕、疲倦、做梦、不自主动作	尽量上午服用；溃疡患者慎用
盐酸金刚烷胺	恶心、呕吐、眩晕、失眠、水肿、惊厥、玫瑰疹	尽量在黄昏前服用，避免失眠；心脏病及肾衰竭患者禁用

（三）康复训练

教会患者及家属康复训练的方法，进行适度的锻炼。如发音锻炼，面部肌肉的锻炼，手部、四肢及躯干的锻炼，步态及平衡的锻炼，呼吸肌松弛锻炼等。鼓励患者做力所能及的家务劳动，参加适度的娱乐活动。协助卧床不能主动活动的患者被动活动关节和按摩肢体，也可进行理疗，以预防关节僵硬和肢体挛缩，改善生活质量。

（四）心理护理

护理人员应认真倾听患者的心理感受，给予正确的信息和引导。告诉患者本病进

展缓慢，疗效的好坏常与精神情绪有关，鼓励患者尽量维持过去的兴趣与爱好，保持良好心态。教会患者自我修饰方法，维护好患者形象。

（五）健康教育

1. 生活指导　指导患者外出时有人陪伴，不单独使用危险工具，以防发生危险。有精神智能障碍者应随身携带写有患者姓名、住址和联系电话的“安全卡片”，以防走失；生活有规律，心态平和，合理饮食，保证足够营养。

2. 疾病知识指导　教会患者康复训练的方法，经常活动躯体的各个关节，防止强直与僵硬；指导患者按时服药，长期服药，定期复查肝肾功能、血常规，监测血压变化，坚持门诊随访。

（张　霞）

第五节　癫痫患者的护理

PPT

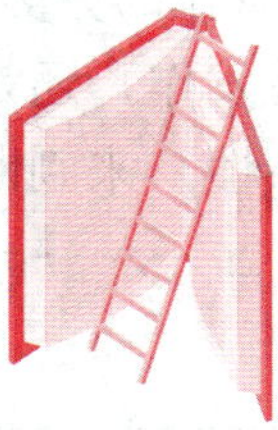

【学习目标】

1. **掌握**　癫痫患者的身体状况、护理措施。
2. **熟悉**　癫痫患者的辅助检查、治疗要点及常见护理诊断。
3. **了解**　癫痫患者的病因。

案例分析

患者，女，28岁。10年前开始出现发作性头痛、双眼凝视，数秒后恢复，无抽搐。近3年来症状加重，发作时四肢抽搐，口吐白沫，伴意识丧失，小便失禁。近半个月，每次发作均持续10余分钟后清醒，且对发生经过毫无记忆。护理体检：未发现阳性体征。临床初步诊断：癫痫。

问题

1. 列出该患者的症状。
2. 该患者存在哪些护理诊断？应如何进行护理？
3. 简述对该患者健康教育的主要内容。

癫痫是多种原因导致的脑部神经元高度同步化异常放电的临床综合征，它不是一个独立的疾病，而是一组疾病或综合征。**是发作性意识丧失的常见原因**。可表现为感觉、运动、意识、精神、行为、自主神经功能障碍。临床表现具有**发作性、短暂性、重复性和刻板性的特点**。每次发作或每种发作的过程称为痫性发作，一个患者可有一种或数种形式的痫性发作。由特定症状和体征组成的特定癫痫现象称为癫痫综合征。

【病因】

（一）按病因分类

根据现有的检查方法，按有无明确病因将癫痫分为原发性癫痫和继发性癫痫2类。

1. 特发性癫痫 是指病因未明，未能确定脑内有器质性病变者，主要由遗传因素所致，药物治疗效果较好。

2. 继发性癫痫 又称症状性癫痫，占癫痫的大多数，由脑内器质性病变和代谢疾病所致，包括脑部先天性疾病（如脑穿通畸形、小头畸形、脑积水等）、颅脑外伤（如颅脑产伤、成人闭合性颅脑外伤）、颅内感染（如各种脑炎、脑膜炎等）、脑血管病（如脑血管畸形、脑动脉硬化）、颅内肿瘤、脑部变性病、脑缺氧（如窒息、一氧化碳中毒、休克等）、儿童期的高热惊厥、药物或食物中毒、尿毒症、肝性脑病等，药物治疗效果较差。

3. 隐源性癫痫 表现为症状性癫痫，病因不明确也可能在特殊年龄段发病，但无特定的临床表现和脑电图特征。

（二）按发作特点和表现分类

目前应用最广的是1981年国际抗癫痫联盟（ILAE）提出的癫痫发作的分类方案，其分类方法是根据癫痫发作开始的异常放电是源于一侧脑部（部分性发作）还是两侧脑部（全面性发作）、患者意识存在（单纯性）还是意识丧失（复杂性）来判断。国际抗癫痫联盟（ILAE，1981）癫痫发作分类见表9－5。

表9－5 国际抗癫痫联盟（ILAE，1981）癫痫发作分类

1. 部分性发作
1.1 单纯部分性发作
运动性发作：局灶性运动性、旋转性、Jackson、姿势性、发音性
感觉性发作：特殊感觉（嗅觉、视觉、味觉、听觉）；躯体感觉（痛、温、触、运动、位置觉）；眩晕
自主神经发作：心慌、烦渴、排尿感
精神症状性发作：言语障碍、记忆障碍、认知障碍、情感变化、错觉、结构性幻觉
1.2 复杂部分性发作
单纯部分性发作后出现意识障碍：单纯部分性发作后出现意识障碍、自动症
开始即有意识障碍：仅有意识障碍、自动症
1.3 部分性发作继发全身发作
单纯部分性发作继发全身发作
复杂部分性发作继发全身发作
单纯部分性发作继发复杂部分性发作再继发全身发作
2. 全面性发作
2.1 失神发作：典型失神发作、不典型失神发作
2.2 强直性发作
2.3 强直性发作
2.4 强制阵挛性发作
2.5 肌阵挛发作
2.6 失张力发作
3. 不能分类的发作

【发病机制】

发病机制尚未完全阐明。癫痫特征性脑电改变如棘波、尖波、棘－慢或尖－慢波等，推测为异常神经元集合体高度同步化电活动的结果。癫痫动物模型研究显示，其中一些神经元存在恒定的短间隙放电，发作前放电频率显著增高，发作中呈明显同步化，并导致周围神经元同步活动，被认为是痫性放电的起源。这种高频率放电与神经元静息膜电位延长的去极化漂移有关，在体外培养的海马脑片实验中已被证实。

【护理评估】

（一）健康史

详细询问患者的家族史、既往史、毒物接触史；有无外伤史；发病前有无情绪激动、疲劳、饮酒等情况。

（二）身体状况

1. 部分性发作　是癫痫发作的最常见类型。

（1）单纯部分性发作　以局部症状为特征，无意识障碍，发作持续时间一般不超过 1 分钟。可分为以下四种类型。

1）**部分运动性发作**：表现为身体某一局部发生不自主抽动，多见于一侧面部或肢体远端如口角、大拇指、眼睑或足趾等，有时表现言语中断。如放电沿大脑皮质运动区分布逐渐扩展，表现为抽搐自对侧拇指沿腕部、肘部和肩部扩展，称为杰克逊（Jackson）发作；如发作后遗留暂时性（半小时至 36 小时内消除）肢体瘫痪，称 Todd 瘫痪；如表现为发作性一侧上肢外展、肘部屈曲、头向同侧扭转、眼睛注视同侧，称姿势性发作；如表现为不自主重复发作前的单音或单词，偶有语言抑制，则称为发音性发作。

2）部分感觉性发作：躯体感觉性发作常表现一侧肢体麻木感、针刺感，多发生在口角、舌、手指或足趾。

3）自主神经性发作：出现苍白、面部及全身潮红、多汗、立毛、瞳孔散大、呕吐、腹鸣、烦渴和欲排尿感等。

4）精神性发作：表现为各种类型的记忆障碍（如似曾相识、似不相识、强迫思维、快速回顾往事）、情感异常（如无名恐惧、抑郁、欣快、愤怒）、幻觉或错觉（如视物变大或变小、声音变强或变弱、感觉本人肢体变化）、言语困难和强制性思维等。

（2）复杂部分性发作（CPS）　占成人癫痫发作的 50% 以上，**有意识障碍，发作时对外界刺激无反应，以精神症状及自动症为特征**，也称为精神运动性发作。病灶多在颞叶，故又称颞叶癫痫。

1）仅表现为意识障碍：多为意识模糊，意识丧失少见。

2）表现为意识障碍和自动症：表现为反复咀嚼、舔唇、流涎或反复搓手、不断穿衣、解衣扣，也可表现为游走、奔跑、乘车上船，还可出现自言自语、唱歌或机械重复原来的动作。

3）表现为意识障碍和运动症状：表现为局灶性或不对称强直、阵挛、各种特殊姿势如击剑样动作等。

2. 全面性发作 **多在发作初期就有意识丧失。**

（1）全面强直－阵挛发作（GTCS） **意识丧失、双侧强直后出现阵挛**为此类型的主要临床特征，过去称为大发作。发作过程分为三期。

1）强直期：全身骨骼肌持续收缩，眼球上翻或凝视；牙关先开后闭，尖叫一声，呼吸停止；颈部和躯干先屈曲后反张，上肢由上举后旋转为内收前旋，下肢先屈曲后猛烈伸直。常持续10～20秒转入阵挛期。

2）阵挛期：阵挛频率逐渐减慢，松弛期逐渐延长，在一次剧烈阵挛后发作停止，进入发作后期。此期持续30～60秒。

3）发作后期：出现短暂阵挛，造成牙关紧闭和大小便失禁。呼吸首先恢复，心率、血压和瞳孔渐至正常。肌张力松弛，意识逐渐清醒。

从发作开始至意识恢复历时5～10分钟。醒后患者常感头痛、头晕和疲乏无力，**对抽搐过程不能回忆**。部分患者有意识模糊，如强行约束患者可能发生自伤或伤人。

（2）失神发作　儿童期起病，青春期前停止发作。发作时患者意识短暂丧失，停止正在进行的活动，呼之不应，两眼凝视不动，可伴咀嚼、吞咽等简单的不自主动作，或伴失张力如手中持物坠落等。发作过程持续5～10秒，清醒可继续原来的活动，**对发作无记忆**。每天发作数次至数百次不等。

（3）强直性发作　多见于弥漫性脑损害的儿童，睡眠中发作较多。表现为与强直－阵挛性发作中强直期相似的全身骨骼肌强直性收缩，常伴有面色苍白或潮红、瞳孔散大等自主神经症状，发作时处于站立位者可突然倒地。发作持续数秒至数十秒。

（4）阵挛性发作　几乎都发生于婴幼儿。特征为重复阵挛性抽动伴意识丧失，之前无强直期，持续1分钟至数分钟。

（5）肌阵挛发作　表现为快速、短暂、触电样肌肉收缩，可遍及全身或限于某个肌群。

（6）失张力发作　部分或全身肌肉张力突然降低导致垂颈、张口、肢体下垂和跌倒。持续数秒至1分钟。

3. 癫痫持续状态　指一次癫痫发作**持续30分钟**以上，或连续多次发作致发作间期意识或神经功能未恢复至通常水平。可见于任何类型的癫痫，可因不适当地停用抗癫痫药物或治疗不规范、感染、精神刺激、过度劳累、饮酒等诱发。

（三）心理－社会状况

长期用药加之疾病的反复发作，为患者带来沉重的精神负担，易产生紧张、焦虑、抑郁、淡漠、易怒等不良心理问题。

（四）辅助检查

1. 脑电图（EEG）　**诊断癫痫最重要的辅助检查方法**。典型表现是棘波、尖波、棘－慢或尖－慢复合波。

2. CT 和 MRI　可发现脑部器质性改变、占位性病变、脑萎缩等。

3. 血液检查　血常规、血糖、血寄生虫等检查，了解有无贫血、低血糖、寄生虫病等。

（五）治疗要点

发作期应尽快控制发作，预防外伤及并发症的产生，如惊厥时间过长或当日已发作过，可肌注苯巴比妥。发作间歇期使用抗癫痫药物治疗，并积极查找病因，行对因治疗，如脑血管畸形、脑瘤、颅内异物等可行手术治疗，脑寄生虫病则需行抗寄生虫药物治疗。尽量避免诱发因素的刺激以减少其发作。药物治疗效果不佳者可考虑手术治疗。

1. 病因治疗　有明确病因者应进行病因治疗，如低血钙、低血糖等应纠正相应的代谢紊乱，对颅内占位性病变首先考虑手术治疗，脑寄生虫病需行抗寄生虫药物治疗。

2. 发作时治疗　立即让患者就地平卧，保持呼吸道通畅，吸氧；防止外伤及其他并发症；应用地西泮或苯妥英钠预防再次发作。

3. 发作间歇期治疗　服用抗癫痫药物尽可能单一用药，小剂量开始；长期规律服药。常用抗癫痫药物有苯妥英钠（大发作首选）、卡马西平、丙戊酸、氯硝西泮、苯巴比妥、乙琥胺（小发作首选）等。

4. 癫痫持续状态的治疗　治疗目标为保持稳定的生命体征和进行心肺功能，支持终止持续状态的癫痫发作，减少发作对脑部的损害。**处理并发症、迅速控制发作是治疗的关键，否则可危及生命**。

（1）控制发作　①**首选地西泮** 10～20mg，复发者可在 30 分钟内重复应用。如出现呼吸抑制，则需停止注射，必要时应用呼吸兴奋剂。②10% 水合氯醛成人 25～30ml/d，儿童 0.5～0.8ml/kg，加等量植物油保留灌肠。③苯妥英钠 10～20mg/kg，溶于生理盐水 20～40ml 静注，速度不超过 50mg/min。④异戊巴比妥钠 0.5g 溶于注射用水 10ml 静注，速度不超过 0.1g/min。

（2）常用的抗癫痫药物　传统抗癫痫药物有苯妥英钠、卡马西平、丙戊酸钠、苯巴比妥、氯硝西泮等，新型的抗癫痫药物有托吡酯、拉莫三嗪、加巴喷丁等，见表9－6。

表 9-6 常用抗癫痫药物适应证、常用剂量与不良反应

药物	有效发作类型	成人剂量（mg/d）		儿童剂量［mg/（kg·d）］	不良反应
		起始	维持		
苯妥英钠	GTCS、部分性发作	200	300~500	4~12	胃肠道症状，毛发增多，骨髓、肝、心损害、皮疹，齿龈增生，面容粗糙，小脑征，复视，精神症状
卡马西平	部分性发作首选、复杂部分性发作	200	600~2000	10~20	胃肠道症状，小脑征，骨髓与肝损害，皮疹，复视，嗜睡，体重增加
苯巴比妥	**小儿癫痫首选**、单纯部分性发作、复杂部分性发作	30	60~90	2~5	嗜睡，小脑征，复视，认知与行为异常
扑痫酮	GTCS、单纯部分性发作、复杂部分性发作	60	750~1500	10~25	同苯巴比妥
丙戊酸盐	GTCS 合并典型失神发作首选、部分性发作	200	600~1800	10~40	肥胖，震颤，骨髓和肝损害，胰腺炎，毛发减少，踝肿胀，嗜睡，肝功能异常
乙琥胺	单纯失神发作	500	750~1500	10~40	胃肠道症状，嗜睡，骨髓损害，小脑症状，精神异常
加巴喷丁	部分性发作、GTCS	300	900~1800	25~40	胃肠道症状，头晕，体重增加，步态不稳，动作增多
拉莫三嗪	部分性发作、GTCS、失神发作	25	100~300	5~15	头晕，嗜睡，恶心，儿童多见精神症状（与卡马西平合用时出现）
非尔氨酯	Lennox-Gastaut 综合征、部分性发作	400	1800~3600	15~30	头痛，头晕，失眠，骨髓与肝损害、体重减轻，胃肠道症状
氨己烯酸	部分性发作、继发性 GTCS、Lennox-Gastaut 综合征	500	2000~3000		头痛，镇静，体重增加，视野缩小，精神异常（少见）
托吡酯	部分性发作、GTCS、婴儿痉挛症	25	75~200	3~6	震颤，头痛，头晕，小脑征，肾结石，胃肠道症状，体重减轻，认知或精神症状

【常见护理诊断】

1. **有窒息的危险**　与癫痫发作时突然意识丧失、喉头痉挛及气道分泌物增多有关。
2. **有受伤的危险**　与癫痫发作时肌肉抽搐和意识障碍有关。
3. **自尊紊乱**　与抽搐发作时难堪的外观形象、尿失禁等有关。
4. **知识缺乏**　缺乏相关的疾病知识及正确的用药知识。
5. **潜在并发症**　癫痫持续状态。

【护理措施】

（一）一般护理

1. 环境　保持环境安全、安静，保持室内光线柔和、无刺激。

2. 保持呼吸道通畅　置患者于头低侧卧位或平卧位头偏向一侧，及时清除口腔和鼻腔分泌物，立即放置压舌板，必要时用舌钳将舌拖出，防止舌后坠阻塞呼吸道。

（二）病情观察

密切观察生命体征及意识、瞳孔变化，注意发作过程中有无心率增快、血压升高、呼吸减慢或暂停、瞳孔散大、牙关紧闭、大小便失禁等；观察并记录发作的类型，观察发作停止后患者意识完全恢复的时间，有无头痛、疲乏及行为异常。

（三）用药护理

1. 向患者和家属强调遵医嘱长期甚至终身用药的重要性，告知患者和家属少服或漏服药物可能导致癫痫发作、成为难治性癫痫或发生癫痫持续状态的危险性。要在医护人员指导下增减剂量和停药。于餐后服用，以减少胃肠道反应，勿自行减量、停药和更换药物。

2. 发作期安全护理　告知患者有前驱症状时立即平卧；活动状态时发作，应立即将患者缓慢置于平卧位，防止外伤，切忌用力按压患者抽搐肢体；将压舌板或筷子、小布卷等置于患者口腔一侧上下臼齿之间，防止患者自我咬伤；用棉垫或软垫对跌倒时易擦伤的关节加以保护；癫痫持续状态、极度躁动或发作停止后意识恢复过程中有短时躁动的患者，应由专人守护，加保护性床挡，必要时用约束带适当约束。遵医嘱立即缓慢静注地西泮，快速静滴甘露醇，注意观察用药效果和有无出现呼吸抑制、肾脏损害等不良反应。

⇄ 知识链接

癫痫的神经元定位修复术

该治疗方法是立体式的定向、全方位的微创修复术治疗手段，把病变的组织选择性地确定为靶点，让产生病灶区的功能改变而达到治疗癫痫症状的目的。通过介入特定部位达到对神经中枢及周围神经元的分化、发育、再生、生长和功能特性表达的重要调控，全面改善脑神经元的细胞活动功能，对其病变组织进行有效改造治疗。

（四）心理护理

多和患者沟通，鼓励患者表达自己的内心感受。鼓励家属关爱、理解和支持患者，给患者创造一个温馨的生活氛围。鼓励患者做力所能及的社会工作，积极参加一些喜欢的娱乐活动，提高患者的自信心和自尊感。

（五）健康指导

1. 生活指导

（1）休息与活动　指导患者发作时和发作后均应卧床休息，平时养成良好的生活习惯，劳逸结合，保证充足的睡眠。适当地参加体力和脑力活动对健康有利，应予以鼓励。避免长时间看电视、玩游戏，减少精神和感觉刺激。禁止游泳、蒸汽浴等。

（2）饮食指导　合理饮食，食物以清淡且营养丰富为宜。多食蔬菜、水果，饮食不宜辛、辣、咸，避免饥饿或过饱，戒除烟、酒、咖啡。

2. 疾病知识指导　向患者及家属解释控制癫痫发作需长期服药的道理，遵医嘱按时服药，切忌随意增减或撤换药物，注意观察药物不良反应。定期门诊复查并动态监测血药浓度、血常规和肝肾功能等；告知患者有前驱症状时应立即平卧，避免摔伤。禁止从事危险活动，如攀高、游泳、驾驶以及在炉火旁或高压电机旁作业等，以免癫痫发作危及生命。随身携带个人信息卡（安全卡或健康卡），写上姓名、地址、病史、联系电话等，以备癫痫发作时及时了解病情和联系家属。

（张　霞）

目标检测

答案解析

一、A1型题（以下每一道考题下面有A、B、C、D、E五个备选答案，请从中选择一个最佳答案）

1. 急性脑血管病中常反复发作的是
   A. 短暂性脑缺血发作　B. 脑血栓形成　C. 脑栓塞
   D. 脑出血　E. 蛛网膜下腔出血
2. 脑血栓形成患者头部禁用冷敷是为了防止
   A. 脑血流量减少　B. 颅内压降低　C. 体温降低
   D. 意识障碍加重　E. 神经功能恢复缓慢
3. 急性脑血管病中起病最快的是
   A. 脑出血　B. 蛛网膜下腔出血　C. 脑血栓形成
   D. 脑栓塞　E. 短暂性脑缺血发作
4. 脑栓塞最常见的病因是
   A. 风湿性心瓣膜病　B. 高血压性心脏病
   C. 冠状动脉粥样硬化性心脏病　D. 心肌炎
   E. 心肌病
5. 脑出血最好发的部位是
   A. 脑桥　B. 中脑　C. 间脑

D. 小脑　　E. 内囊

6. “三偏征” 是指

A. 病灶侧偏瘫，偏盲，偏身感觉障碍

B. 病灶侧面瘫，偏盲，偏身运动障碍

C. 病灶对侧偏瘫，偏盲，偏身运动障碍

D. 病灶对侧偏头痛，偏身感觉障碍，偏身运动障碍

E. 病灶对侧偏瘫，偏盲，偏身感觉障碍

二、A2 型题（以下每一道考题下面有 A、B、C、D、E 五个备选答案，请从中选择一个最佳答案）

7. 患者，男，58 岁，高血压病史 5 年。昨日突然说话不清，伴左侧肢体麻木，持续 20 分钟左右，神经系统检查无阳性体征。该患者最可能的诊断是

A. 脑栓塞　　B. 癔症　　C. 短暂性脑缺血发作

D. 颈椎病　　E. 颅内压升高

8. 患者，男，70 岁。晨起时感觉右侧肢体麻木，自行去厕所时跌倒。查体：意识清醒，呼吸、血压平稳，右侧上下肢肌力减退，感觉性失语。该患者的诊断首先考虑

A. 脑栓塞　　B. 脑外伤　　C. 脑出血

D. 脑血栓形成　　E. 脑肿瘤

9. 患者，男，60 岁。高血压病史 10 年。因激动突然出现头痛，频繁呕吐，迅即意识不清，急诊入院。查体：深度昏迷，血压升高，呼吸不规则，左右瞳孔不等大。该患者最可能发生了

A. 高血压脑病　　B. 高血压危象　　C. 呼吸衰竭

D. 脑肿瘤　　E. 脑疝

10. 患者，男，55 岁。头痛，喷射性呕吐，呼吸不规则，血压明显升高，确诊为脑出血。下列护理措施对该患者不适合的是

A. 卧床休息，保持病室安静

B. 每 1 小时翻身一次，预防压疮

C. 及时清除口腔分泌物和呕吐物

D. 头部略抬高

E. 48 小时后病情稳定，可进流食

11. 患者，男，48 岁。突感头部剧痛，难以忍受，意识清，神经系统检查无阳性体征，确诊为蛛网膜下腔出血，该患者的护理诊断正确的是

A. 意识障碍　　B. 疼痛　　C. 有受伤的危险

D. 语言沟通障碍　　E. 躯体移动障碍

12. 患者，男，6 岁。在摆玩具时突然停止活动，手中玩具落地，两眼瞪视不动，15 秒后清醒，继续玩，几天来共发作 5 次，对发作过程无记忆。最可能的诊

断是

A. 癫痫失神发作　B. 癫痫大发作　C. 单纯部分性发作
D. 复杂部分性发作　E. 癫痫持续状态

三、A3/A4 型题（病例组型选择题，以下提供若干案例，每个案例下设若干考题。请根据各考题题干所提供的信息，在每题下面的 A、B、C、D、E 五个备选答案，请从中选择一个最佳答案）

（13～15 题共用题干）

患者，女，70 岁。高血压病史 8 年。今晨突发左侧肢体无力，口齿不清。查体：意识清，左侧肢体肌力 1 级，左下肢巴宾斯基征阳性，头颅 CT 检查未见异常。

13. 该患者最可能的诊断是
A. 短暂性脑缺血发作　B. 脑栓塞　C. 脑血栓形成
D. 脑出血　E. 蛛网膜下腔出血

14. 该患者最主要的护理诊断是
A. 焦虑　B. 语言沟通障碍　C. 有窒息的危险
D. 吞咽困难　E. 躯体移动障碍

15. 该患者的护理措施错误的是
A. 平卧位　B. 头部冷敷　C. 避免搬动
D. 监测生命体征　E. 观察药物的不良反应

（16～18 题共用题干）

患者，男，78 岁。高血压病史 20 年。生气后突感头晕，随即倒地而被送至医院，查体：血压 190/110mmHg，昏迷，左侧偏瘫。确诊为脑出血。

16. 护理该患者时，要求护士动作轻柔的目的是
A. 防止颅内继续出血　B. 改善脑缺氧
C. 减轻脑水肿　D. 稳定情绪
E. 避免外伤

17. 该患者至少多长时间内应避免搬动
A. 12～24h　B. 24～48h　C. 48～72h
D. 1 周　E. 1 月

18. 经过抢救该患者意识恢复，生命体征平稳，恢复期最主要的护理措施是
A. 密切观察生命体征　B. 稳定情绪　C. 瘫痪肢体功能锻炼
D. 预防感染　E. 介绍有关疾病的基本知识

（19～20 题共用题干）

患者，男，35 岁。搬运货物时突发剧烈头痛、呕吐，伴短暂的意识障碍。查体：左眼睑下垂，脑膜刺激征阳性，肢体无瘫痪。

19. 该患者最可能的诊断是
A. 脑出血　B. 蛛网膜下腔出血　C. 短暂性脑缺血发作

D. 脑血栓形成　　E. 脑栓塞

20. 该患者应绝对卧床休息

A. 1 周　　B. 1～2 周　　C. 2～4 周

D. 4～6 周　　E. 6～8 周

四、思考题

1. 简述出血性脑血管患者的主要护理诊断。
2. 简述癫痫全面性强直－阵挛发作（大发作）的临床表现。
3. 试述脑出血的护理措施。

（张　霞）

书网融合……

微课 1　　微课 2　　自测题

第十章 传染病患者的护理

传染病是指由病原微生物（如病毒、细菌、立克次体、螺旋体、衣原体、支原体、真菌）和寄生虫（如蠕虫、原虫、昆虫）感染人体后产生的具有传染性并在一定条件下可以引起流行的疾病。感染性疾病是指由病原体感染引起的疾病，包括了传染病和非传染性疾病，所以感染性疾病不一定都有传染性。

在人类的历史长河中，天花、鼠疫、霍乱、疟疾等传染病曾严重威胁过人类的生存与发展，也给我国人民造成了重大的灾难。新中国成立后，我国积极贯彻“预防为主、防治结合”的工作方针，开展传染病防治工作，推行计划免疫。许多传染病的发病率和病死率都有不同程度下降。但随着传染病构成谱的不断变迁，一些曾被控制的传染病出现了死灰复燃的现象，如结核病、登革热、霍乱等再度发生与流行，而传染性非典型肺炎、新冠肺炎等新传染病不断地出现，对人类生命和健康以及社会经济发展构成了严重的威胁，传染病的防治工作仍任重道远。

传染病的护理是传染病防治工作中不可或缺的部分。当前传染病流行的新特点、新形势，对传染病的护理工作也提出了更高的要求。作为护理专业的学生，首先需要学习并掌握传染病的相关知识和护理操作，严格执行消毒隔离制度，对传染病患者能够进行及时、准确的护理，并能够开展传染病相关的健康指导，为传染病的防治工作作出贡献。

PPT

第一节 总 论

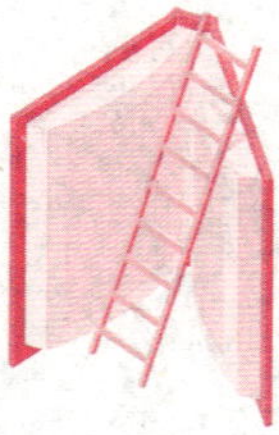

【学习目标】

1. **掌握** 传染病的基本特征、临床特点、流行过程及传染病的预防。

2. **熟悉** 感染过程的表现。

3. **了解** 感染与免疫的概念。

案例分析

患者，女，56岁，养鸡场饲养员。今日以高热、咳嗽、流涕、鼻塞、头痛、咽痛、全身不适等症状就诊。护理体检：T 39.5℃，确诊为高致病性禽流感。

问题

1. 此病属于哪类传染病？
2. 此病疫情报告的时限为几小时？

一、感染与免疫 微课1

（一）感染的概念和感染过程的表现

感染是病原体侵入人体后并与人体相互作用、相互斗争的过程。在漫长的进化过程中，部分病原体与宿主之间形成了相互适应、互不损害的共生状态；但多数病原体与宿主之间是不相适应的，从而引发双方之间的斗争，此过程主要与病原体的致病能力、人体的免疫防御能力有关，最终产生5种不同的结局。

1. 病原体被清除 病原体侵入人体后，可被人体通过特异性或非特异性免疫应答而消除，不引起机体产生任何病理变化，也无任何临床表现。

2. 隐性感染 又称亚临床感染，指病原体侵入人体后，仅引起机体发生特异性免疫应答，导致机体产生轻微病理变化，临床上无任何症状、体征，只有通过免疫学检查才能发现。隐性感染结束后，大多数人可获得特异性免疫力，病原体被机体清除；少部分人转为病原携带状态，成为无症状携带者。

3. 显性感染 又称临床感染，指病原体侵入人体后，不仅引起机体发生免疫应答，而且通过病原体本身的致病作用或机体的变态反应，导致机体出现病理改变和特有的临床表现，是最易识别的传染病表现形式。显性感染后的结局有明显差异，多数显性感染后病原体可被完全清除，机体可获得持久免疫力而不再感染；部分显性感染后获得的免疫力不牢固，可发生再次感染；还有少数转为慢性病原携带者。

4. 病原携带状态 指病原体侵入人体后，可在入侵的局部或其他组织、器官生长繁殖，并不断排出体外，但人体不出现任何临床表现。因而成为了传染病传播的**重要传染源**。按其携带病原体的种类不同，可分为带病毒者、带菌者和带虫者；按发生时期（发生在显性感染之前或之后）不同，分别称为潜伏期病原携带者、恢复期病原携带者，如发生在隐性感染之后则称为无症状携带者；按携带病原体持续时间的长短不同，短于3个月称为急性病原携带者，**长于3个月**称为慢性病原携带者（但对于乙型肝炎病毒感染者，**超过6个月**才称为慢性病原携带者）。

5. 潜伏性感染 病原体侵入人体后，寄生于机体某些部位，而机体免疫力只能使其局限，不引起发病，却不能完全将病原体清除，病原体便可长期潜伏在机体内。在潜伏性感染期间，机体一般无病原体排出，所以**无传染性**，这与病原携带状态不同。但一旦机体免疫功能下降，便可引起显性感染。

以上5种感染的表现形式在不同的传染病中各有侧重，在一定条件下可相互转化。一般以**隐性感染最为常见**，其次为病原携带状态；显性感染的比例最少，一旦出现，最易识别。

（二）感染过程中病原体的致病作用

感染过程中，病原体的致病能力在传染的过程中起着重要的作用。病原体的致病能力包括以下几方面。

1. 侵袭力 是指病原体侵入人体并能在人体内生长繁殖的能力。如钩端螺旋体和钩虫丝状蚴可直接侵入人体。化脓性链球菌、金黄色葡萄球菌、伤寒沙门菌等则有很强的在机体中扩散的能力。

2. 毒力 包括毒素和其他毒力因子。毒素包括外毒素和内毒素，许多细菌还能分泌一些抑制其他细菌生长而利于本身生长繁殖的毒力因子。

3. 数量 在同一种传染病中，入侵病原体的数量常与致病能力成正比，但在不同的传染病中，能引起发病的最低病原体数量有较大的差异。如伤寒需 10 万个菌体致病，而志贺菌仅需 10 个。

4. 变异性 病原体可因遗传、药物、环境等因素而发生变异。病原体的抗原变异可逃避机体的特异性免疫，从而不断引起疾病发生或使疾病慢性化。

（三）感染过程中机体的免疫应答

感染过程中机体的免疫应答影响着感染过程的表现和转归。分为可以保护机体免受病原体侵入的保护性免疫应答和可以促进机体病理生理改变的变态反应两类。免疫应答包括以下几方面。

1. 非特异性免疫 是机体对进入体内异物的一种清除能力，无抗原特异性，由遗传获得，又称为先天性免疫。包括①天然屏障：如皮肤、黏膜、血－脑屏障和胎盘屏障等。②吞噬作用：如单核－吞噬细胞系统等。③体液因子：如补体、溶酶体和各种细胞因子等。

2. 特异性免疫 是机体对抗原特异性识别而产生的免疫，是后天获得的一种主动性免疫。通常特异性免疫只针对一种病原体。包括了由 T 细胞介导的细胞免疫和由 B 细胞介导的体液免疫两类。

（1）细胞免疫 当 T 细胞被某种病原体的抗原刺激后，能产生对该抗原的致敏效应。当致敏 T 细胞再次与该抗原相遇后，通过细胞毒性和淋巴因子杀伤病原体和该病原体所寄生的细胞。此外，T 细胞还可调节体液免疫。

（2）体液免疫 当 B 细胞被某种病原体的抗原刺激后，能产生对该抗原的致敏效应。当致敏 B 细胞再次与该抗原相遇后，便转化为浆细胞，产生可与相应抗原结合的抗体，即免疫球蛋白，可增强细胞的吞噬能力和清除病原体。在化学结构上，免疫球蛋白可分为 IgA、IgD、IgE、IgG、IgM 共 5 类。各具各的功能。感染过程中最早出现的是 IgM，但持续时间短，是近期感染的标志，具有早期诊断意义；IgG 在感染后临近恢复期时出现，持续时间较长，是既往感染的标志；IgA 主要为呼吸道和消化道黏膜组织产生的局部抗体；IgE 主要作用于蠕虫和原虫。

保护性免疫应答包括非特异性免疫和特异性免疫，而变态反应全都是特异性免疫应答。

二、传染病的流行过程

传染病的流行过程就是指传染病在人群中发生、发展及转归的过程。传染病流行过程包括了3个基本条件，即**传染源、传播途径和人群易感性**。3个条件需同时存在、相互作用，才可使传染病传播蔓延。若其中任何一个环节被切断，流行即告终止。

（一）传染病流行过程的基本条件

1. 传染源　指体内有病原体生长、繁殖并不断将其排出体外的人或动物。

（1）患者　是大多数传染病的重要传染源，不同临床类型或不同病期的患者作为传染源在传染病的流行病学意义各异。一般发病早期的传染性最大。慢性期患者因可长期排出病原体，而成为长期的传染源；轻型患者因数量多，且症状不典型，故不易被识别，而成为最主要的传染源。

（2）隐性感染者　由于无任何症状或体征而不易被发现，在某些传染病中，隐性感染者是在病原体被清除前的重要传染源，如脊髓灰质炎、流行性脑脊髓膜炎等。

（3）病原携带者　由于病原携带者在感染病原体后无明显的临床症状或体征，却能长期不断排出病原体而成为重要的传染源。尤其是慢性病原携带者，在某些传染病中，如伤寒、细菌性痢疾等，具有重要的流行病学意义。

（4）受感染的动物　某些动物源性传染病，如狂犬病、禽流感、鼠疫等，病原体可由动物体内排出并传染给人类，导致人类发病。

2. 传播途径　指病原体从传染源体内排出后，进入另一个易感者体内所经过的途径。一种传染病可通过单一途径传播，也可通过多种途径传播。

（1）呼吸道传播　易感者因吸入空气中含有病原体的飞沫或气溶胶而引起感染，如传染性非典型肺炎、流行性感冒、结核等呼吸道传染病。

（2）消化道传播　易感者因进食被病原体污染的水、食物而感染，如细菌性痢疾、甲型病毒性肝炎、伤寒、霍乱等。

（3）接触传播　包括直接接触和间接接触两种方式。前者指易感者的皮肤、黏膜等直接接触病原体，如狂犬病、各种性病等；后者又称为日常生活密切接触传播，是因接触了被传染源的分泌物或排泄物污染的日常生活用品或餐具等引起，如猩红热、细菌性痢疾等。

（4）虫媒传播　是指以节肢动物为媒介而造成的传播。可分为机械传播和吸血传播。前者通过携带病原体的昆虫（如苍蝇、蟑螂等）的接触传给易感者；后者通过被病原体感染的吸血节肢动物（如蚊子、跳蚤等）的叮咬传给易感者，如疟疾、斑疹伤寒等。

（5）血液、体液等传播　病原体存在于患者或携带者的血液或体液中，通过分娩、性交或应用血制品等途径感染人体，如乙型病毒性肝炎、艾滋病等。

（6）母婴传播　病原体通过母体的胎盘、分娩、哺乳等方式感染胎儿或婴儿，如艾滋病、乙型病毒性肝炎等。

以上6种传播途径，除母婴传播为垂直传播外，其余传播途径均为水平传播。

3. 人群易感性 某一人群对某种传染病容易感染的程度称为人群易感性。对某一传染病缺乏特异性免疫力的人称为易感者，人群易感性的高低取决于易感染者在某一特定人群中的比例。易感者越多，人群易感性越高。

（二）流行过程的影响因素

1. 自然因素 自然环境中的各种因素，对传染病流行过程的发生和发展都起着重要的作用。传染病的地区性和季节性受自然环境的影响。虫媒传播的传染病、寄生虫病受自然条件的影响更为显著。

2. 社会因素 包括经济状况、生活条件、社会制度、文化水平、医疗卫生条件等，对传染病的流行过程起着决定性的作用，其中尤以**社会制度**至为关键。新中国成立后，我国颁布了《中华人民共和国传染病防治法》，制定各项卫生管理法规，建立了各级卫生防疫机构，实行计划免疫干预措施，为控制传染病的传播做出了巨大的贡献。

三、传染病特征 微课2

（一）基本特征

传染病区别于其他疾病主要在于其有4个基本特征。

1. 病原体 每一种传染病都是由特异性的病原体引起，检测出病原体对确定传染病的诊断和流行具有极重要的意义。病原体可以是微生物或寄生虫，如伤寒的病原体是伤寒杆菌，疟疾的病原体是疟原虫。

2. 传染性 是传染病区别于其他感染性疾病的主要特征。宿主体内排出病原体后，病原体能通过某种途径感染另一个宿主的特性称为传染性。传染病患者具有传染性的时期称为**传染期**，不同传染病的传染期各异，是确定患者**隔离期**长短的重要依据之一。

3. 流行病学特征 是指在自然条件和社会因素的影响下，传染病的流行过程可以表现出以下几种特征。

（1）**流行性** 在一定条件下，传染病能在人群中传播的特性称为流行性。可分为：①**散发**：指某传染病在某地区发病率处于常年一般水平。②**暴发**：指某局部地区在短期内突然出现大量同一种传染病患者，大多数为同一传染源或同一传播途径，如霍乱等。③**流行**：指某传染病发病率显著超过常年一般发病水平。④**大流行**：指某传染病在一定时期内迅速蔓延，流行范围广泛，可超出国界或洲界，如2020年的新冠肺炎。

（2）**季节性** 某些传染病的发病率受季节影响，在每年的特定季节升高。主要与气温的高低或昆虫媒介有关，如胃肠道疾病和虫媒传染病多发生在炎热的夏季，呼吸道传染病多发生在寒冷的冬季或初春。

（3）**地方性** 某些传染病受地理、气候条件、人们生活习惯等影响，局限于一定的地理范围内发生，称为**地方性传染病**。如血吸虫病、疟疾等。

4. 感染后免疫　指免疫功能正常的人体感染某种病原体后，体内产生针对该病原体及其产物（如毒素）的特异性免疫。感染后免疫同疫苗接种一样均属于主动免疫。不同传染病感染后所获得免疫持续时间各异，长可终生免疫（如乙型脑炎、脊髓灰质炎等），短仅数月（如细菌性痢疾、流行性感冒等）。

（二）临床特点

1. 病程发展的阶段性　急性传染病的发生、发展及转归一般分为4个阶段。

（1）**潜伏期**　指从病原体侵入人体到开始出现临床症状的这段时期。不同传染病潜伏期长短各异，长可数月（如狂犬病）或数年以上（如艾滋病），短仅数小时（如细菌性食物中毒）。这对确定传染病的诊断、检疫期和流行病学调查提供了重要依据。

（2）**前驱期**　指从起病到症状明显开始为止的一段时期。主要表现为发热、乏力、食欲减退、头痛、肌肉酸痛、皮疹等大多数传染病所共有的症状，临床表现非特异性，持续1～3日，多数传染病在此期已具有**较强传染性**。急骤起病者可无前驱期。

（3）**症状明显期**　急性传染病患者在前驱期后病情逐渐或迅速加重而达到高峰，进入症状明显期。在此期患者会表现出该传染病特有的症状和体征。此期传染性强且常伴有并发症的出现。

（4）**恢复期**　指机体的免疫力增加到一定程度时，体内病理生理过程基本终结，患者的症状和体征基本消失的时期。在此期，患者血清中的抗体效价逐渐上升至高峰。有些传染病患者进入恢复期后，在体温恢复正常一段时间后，潜伏在体内的病原体会再度繁殖到一定程度，并再度出现该传染病初始的症状和体征，称为**复发**。已进入恢复期的患者，若体温尚未完全恢复正常，又再次出现发热和该传染病初始的症状和体征，称为**再燃**。

2. 常见的症状与体征

（1）发热　是大多数传染病共有的症状，热型是鉴别传染病的重要特征之一，常见热型有以下几种。①稽留热：体温升高超过39℃且24小时内体温波动幅度不超过1℃，多见于伤寒、斑疹伤寒等疾病。②弛张热：24小时内体温波动幅度超过1℃，但体温的最低点未到正常水平，多见于败血症、伤寒缓解期等。③间歇热：24小时内体温在高热和正常水平之间波动，多见于败血症、疟疾等。④回归热：高热持续数日后自行消退，但数日后又再次出现高热，多见于布氏杆菌病、回归热等。⑤不规则热：发热患者的体温曲线无一定的规律，多见于流行性感冒等。

（2）**发疹**　许多传染病在出现发热的同时伴有皮疹出现，称为发疹性传染病。皮疹分为内疹（黏膜疹）和外疹两类。掌握传染病的发疹特点有助于传染病的诊断及鉴别诊断。①皮疹的形态：包括荨麻疹、斑丘疹、疱疹、出血疹等。②发疹的时间：水痘、风疹多发生于病程的第1日，猩红热多于第2日，天花多于第3日，麻疹多于4日，斑疹伤寒多于第5日，伤寒多于第6日等。③皮疹的分布：天花的皮疹多分布于面部和四肢，水痘的皮疹主要分布于躯干等。④发疹的顺序：有些传染病的皮疹出现时间有一定的顺序，如麻疹的皮疹先出现在耳后、发际、面部，然后再向躯干、四肢蔓延。

（3）**毒血症状** 传染病病原体的各种代谢产物，包括细菌毒素，除引起发热以外，还可以引起其他多种症状，如疲乏、厌食、头痛、肌肉关节酸痛等症状。严重者可出现意识障碍、中毒性脑病、呼吸循环衰竭等表现，也可引起肝、肾损害。

（三）临床类型

按病程的长短分为急性、亚急性、慢性；按病情的轻重分为轻型、中型、重型、暴发型；按病情的特点分为典型和非典型。传染病的临床分型对患者的隔离、治疗和护理都具有重要的指导意义。

四、传染病的治疗与预防

（一）传染病的治疗

传染病的治疗目的，不仅仅在于促进患者康复，而且要及时控制传染源，防止传染病的进一步播散蔓延。因此，对于传染病的治疗来说，要坚持隔离和消毒、治疗和护理并重，一般治疗、对症治疗及特效治疗等综合治疗的原则。

1. 一般治疗和支持治疗 包括隔离、消毒，护理及心理治疗等一般治疗；合理饮食、给氧、补充液体等支持治疗。

2. 病原治疗 是针对病原体的治疗手段。能清除病原体，达到根治和控制传染源的目的。常用药物有抗生素、抗病毒药物、抗寄生虫药物及血清免疫制剂等。针对细菌和真菌的药物有抗生素与化学制剂。针对病毒的药物：目前抗病毒药物种类较少且疗效不够理想。抗寄生虫的药物：如氯喹可以控制疟疾发作，吡喹酮治疗血吸虫病有特效。血清免疫剂：各种抗毒素。使用抗生素（尤其是青霉素）以及血清免疫剂，由于易引起过敏反应，在应用前应详细询问药物过敏史，做好皮肤试验。

3. 对症治疗 如在患者高热时，采取各种降温措施；抽搐时采取镇静措施；颅内压升高、脑水肿时采取脱水疗法；严重毒血症时，应用肾上腺糖皮质激素治疗等，帮助患者度过危险期，促进患者康复。

4. 中医中药治疗 中医的辨证论治对调整患者各系统的功能有重要的作用。一些中药，如板蓝根、鱼腥草、黄连等，可抗病原微生物，提高免疫力。

5. 康复治疗 一些传染病，如脊髓灰质炎、流行性乙型脑炎等，可导致后遗症的发生，需要采用针灸、推拿、理疗等康复治疗措施，促进机体功能康复。

（二）传染病的预防

做好传染病的预防工作，对减少传染病的发生和传播蔓延，达到控制和消灭传染病的目的，具有十分重要的意义。根据《中华人民共和国传染病防治法》规定：国家对传染病实行预防为主的方针。传染病的预防主要是针对构成传染病流行过程的 3 个基本环节进行，根据不同传染病的特点，采取相应的预防措施，防止传染病的传播。

1. 管理传染源

（1）对患者的管理 应做到“五早”原则：**早发现、早诊断、早报告、早隔离、**

早治疗。严格执行传染病报告制度，根据传播方式、速度和对人类危害程度的不同，将传染病分为甲、乙、丙三类，进行传染病的分类管理。

目前，**我国共有40种法定传染病，其中甲类2种、乙类27种、丙类11种**。2020年1月20日，经国务院批准，国家卫生健康委发布公告将新型冠状病毒肺炎纳入乙类传染病，并采取甲类传染病的预防、控制措施。

1）**甲类传染病：**鼠疫、霍乱，属于**强制管理**的烈性传染病。发现后2小时内上报传染病疫情监测系统。

2）**乙类传染病：**传染性非典型肺炎、脊髓灰质炎、病毒性肝炎、艾滋病、麻疹、人感染高致病性禽流感、流行性出血热（肾综合征出血热）、狂犬病、登革热、流行性乙型脑炎、炭疽、肺结核、细菌性和阿米巴性痢疾、伤寒和副伤寒、百日咳、流行性脑脊髓膜炎、白喉、新生儿破伤风、布鲁菌病、猩红热、梅毒、淋病、血吸虫病、钩端螺旋体病、疟疾、人感染H7N9禽流感（2013年增加）、新型冠状病毒感染的肺炎（2020年新增），属于**严格管理**传染病。发现后24小时内上报传染病疫情监测系统。其中乙类传染病中的传染性非典型肺炎、炭疽中的肺炭疽、新型冠状病毒感染的肺炎按甲类传染病管理。

3）**丙类传染病：**手足口病（2008年增加）、流行性感冒（含甲型H1N1流感）、风疹、流行性腮腺炎、麻风病、急性出血性结膜炎、流行性和地方性斑疹伤寒、黑热病、棘球蚴病（包虫病）、丝虫病、感染性腹泻病（除外霍乱、痢疾、伤寒和副伤寒），属于**监测管理**传染病。同乙类传染病管理一样，24小时内上报传染病疫情监测系统。

（2）对接触者的管理 接触者是指曾经接触过传染源的人，因可能受感染而处于疾病的潜伏期，可能成为传染源。根据该传染病的潜伏期，分别按具体情况不同采取检疫，进行密切医学观察、留验（隔离观察），并适当进行药物预防或免疫接种。

（3）对病原携带者的管理 做到早发现。尽可能在人群中检出病原携带者，尤其对保育员、供水行业人员、炊事员等服务行业人员进行定期检查，及时发现病原携带者，对病原携带者做好登记管理工作，进行教育、随访观察，必要时调整工作岗位和进行治疗。

（4）对动物传染源的管理 有经济价值的家禽、家畜，可采取隔离，并加以治疗，必要时进行杀灭并消毒处理；无经济价值的动物予以捕杀、焚烧、深埋。

2. 切断传播途径 对于虫媒传染病、寄生虫病、消化道传染病等，切断传播途径是起到主导作用的预防措施。对于虫媒传染病、寄生虫病主要措施有隔离、杀虫、消毒。对于呼吸道传染病要加强空气消毒，注意病室通风换气，接触患者应戴口罩；对于消化道传染病要加强饮食卫生安全、搞好水源及粪便管理。

消毒是切断传播途径的重要措施，要坚持做好疫源地消毒和预防性消毒工作。消毒方法主要有物理消毒和化学消毒，可根据传染病的不同进行选择。

3. 保护易感人群 可通过增强非特异性免疫和特异性免疫两方面来保护易感人群。

1）**增强非特异性免疫：**可通过加强身体锻炼、改善营养、生活规律等提高人群的非特异性免疫力。

2）**增强特异性免疫：**通过有计划的预防接种提高人群的特异性免疫力。包括人工主动免疫和人工被动免疫。①人工主动免疫：是指将疫苗、菌苗、类毒素接种到易感染者体内，使人体内在接种后1~4周内产生抗体，称为人工主动免疫，免疫力可维持数月或数年，主要用于传染病的预防。②人工被动免疫：将含有特异性抗体的免疫血清注入人体内，免疫力迅速出现，称为人工被动免疫，但免疫力仅维持2~3周，主要用于对接触者的紧急预防或治疗。其中对传染病的控制和消灭起到主导作用的是预防接种。我国对适龄儿童实施计划免疫是预防传染病的关键措施之一。儿童计划免疫顺序见表10-1。

表10-1 儿童计划免疫顺序

起始免疫月（年）龄	疫苗
出生	卡介苗，乙肝疫苗
1月龄	乙肝疫苗
2月龄	脊髓灰质炎三价混合疫苗
3月龄	脊髓灰质炎三价混合疫苗、百白破混合制剂
4月龄	脊髓灰质炎三价混合疫苗、百白破混合制剂
5月龄	百白破混合制剂
6月龄	乙肝疫苗
8月龄	麻疹疫苗
1.5~2岁	百白破混合制剂
4岁	脊髓灰质炎三价混合疫苗
7岁	麻疹疫苗、吸附精制白喉、破伤风二联类毒素

（王嘉琛）

第二节 流行性感冒患者的护理

PPT

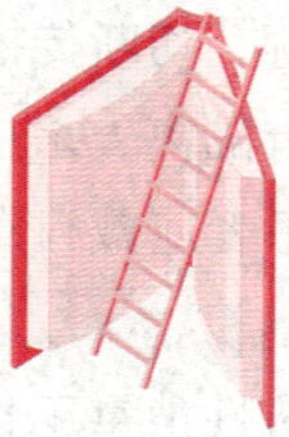

【学习目标】

1. **掌握** 流行性感冒患者的身体状况、护理措施及健康指导。
2. **熟悉** 流行性感冒患者的辅助检查。
3. **了解** 流感病毒的特点。

案例分析

患者，男，32岁。突起高热、畏寒、全身酸痛1日就诊。护理体检：T 40℃，P 113次/分，R 24次/分，BP 126/78mmHg。面色潮红、结膜充血、咽部红肿，双肺听诊可闻及干啰音。实验室检查：白细胞 9×10^9/L，淋巴细胞比例69%。临床初步诊断：单纯型流行性感冒。

问题

1. 简述此病的流行特点。
2. 针对该疾病有哪些护理措施？

流行性感冒，简称流感，是由流感病毒引起的一种急性呼吸道传染病。流感病毒主要通过呼吸道传播，具有高度传染性，潜伏期短，易于流行。尤其是甲型流感病毒，易发生变异，人群普遍易感，已多次引起世界性的暴发流行。临床以急起高热、乏力、全身酸痛等全身中毒症状较重，而呼吸道症状较轻。

【病因】

人流感病毒是一种RNA病毒，属于正黏液病毒科。病毒呈杆状或球形，直径80～120nm，病毒结构由包膜和核心两部分构成。包膜包括基质蛋白、脂质双层膜、糖蛋白突起三部分。糖蛋白突起包括植物凝集素（HA）和神经氨酸酶（NA），均有抗原性，成为了甲型流感病毒分亚型的重要依据。核心包括核蛋白、核糖核酸（RNA）、多聚酶三部分。

根据流感病毒的基质蛋白和核蛋白的抗原性不同，流感病毒可分为甲、乙、丙三型，各型间无交叉免疫力。根据流感病毒的HA和NA的抗原性不同，甲型流感病毒可分为18个H亚型（H1～H18）、11个N亚型（N1～N11）。流感病毒易发生抗原变异，变异后人群无免疫力，易发生流行。其中**甲型流感病毒最易发生变异，常引起流感大流行**；乙型变异缓慢，多引起流感小流行；丙型较稳定，常呈流感散发。

流感病毒不耐热，在56℃30分钟或100℃1分钟即可被灭活。对紫外线、碘伏、乙醇等常用消毒剂都很敏感，对乙醚和酸不耐受，对低温和干燥有较强的耐受力，可在－20℃以下或真空干燥长期存活。

【发病机制】

流感病毒进入人体的呼吸道后，可在呼吸道的纤毛柱状上皮细胞内进行复制，借神经氨酸酶的作用，从细胞内释放，再侵入其他柱状上皮细胞内而引起细胞变性、坏死和脱落，造成呼吸道广泛炎症的产生。单纯型流感，病毒主要侵犯呼吸道的上部和中部。同时病毒也可侵犯呼吸道的下部，导致流感病毒性肺炎。

【护理评估】

（一）健康史

注意询问患者是否接触过周围的流感患者，是否去过大型集会和人群密集地方，是否接种过流感疫苗。

1. 病原体 流感病毒。

2. 流行病学资料

(1) 传染源 患者和隐性感染者是主要传染源。传染期从潜伏期末到症状出现后1周左右，发病初2～3日传染性最强。患者多见于儿童和青少年。

(2) 传播途径 主要经空气飞沫传播。也可通过接触被污染的日常用具和手等间接传播。

(3) 人群易感性 人群普遍易感。感染后可获得对同型病毒的免疫力，但维持时间短。又因流感病毒的各型及亚型间无交叉免疫力，加之流感病毒不断发生变异，变异后人群无免疫力，故可引起反复发病。

(4) 流行特征 本病发生突然，蔓延迅速，病例数可于2～3周达到高峰，持续6～8周。发病率高，流行过程短。流感的散发流行，在我国的温带或寒温带地区以冬、春季多见，热带或亚热带地区以夏季多见。流感大流行时多无明显季节性。在我国，流感流行北方多于南方，蔓延的速度和广度与人群密度有关。儿童和老年人常伴并发症出现，死亡率高。甲型和乙型流感均可引起流行，甲型流感常引起世界性大流行，乙型流感以局部流行为主。丙型流感多为散发。

(二) 身体状况

1. 症状、体征 一般潜伏期为1～3日，最短可数小时，最长可达4日。在临床上可分为以下4种类型。

(1) 单纯型流感 本型最常见。起病急，临床上可有高热、畏寒、乏力、食欲减退、头痛、全身肌肉酸痛等全身中毒症状。上呼吸道症状较轻，部分患者有鼻塞、流涕、咳嗽等上呼吸道症状。体温1～2日达高峰，持续3～4日后渐降。体温恢复正常后，全身症状逐渐好转，上呼吸道症状持续数日后消失，但乏力症状恢复较慢，持续1～2周。本型预后良好。

(2) 肺炎型流感 病初表现类似单纯型流感，1～2日后症状加重，持续高热、气促、发绀、咯血等症状，体检双肺呼吸音低，可闻及明显湿啰音而无肺实变体征。痰细菌培养阴性，抗菌治疗无效。痰液中可分离出流感病毒。本型病死率高，严重者可因呼吸循环衰竭而死亡。此型少见，主要见于老年、婴幼儿、孕妇及慢性心肺疾病和免疫功能低下者。

(3) 胃肠型流感 除流感的临床表现外，并伴有呕吐、腹痛、腹泻、食欲减退等消化道症状，常见于儿童，此型较少见。

(4) 中毒型流感 表现为全身毒血症，可出现高热或明显的心血管系统及神经系统受损的表现，晚期可出现中毒型心肌受损，严重者可出现弥散性血管内凝血、休克、循环衰竭等表现，本型病死率高，预后较差，极少见。

2. 并发症 继发细菌性呼吸道感染（包括细菌性气管炎、支气管炎、细菌性肺炎等）、休克、中毒性心肌炎、Reye综合征等。其中Reye综合征为感染甲型和乙型流感病毒的患者的神经系统和肝脏所发生的并发症，见于儿童，目前认为可能服用阿司匹林易诱发。

知识链接

普通感冒和流感的区别

流感是由流感病毒引起的一种急性呼吸道传染病。患者在咳嗽、打喷嚏时流感病毒可经空气飞沫传染给他人。流感病毒传染性强、传播速度快、易变异，所以流感极易引起暴发流行。冬、春季流行的机会较多，每年流感季可能有20%~40%的人会被传染上流感。因流感极易传播，故应及早隔离治疗。

而普通感冒，俗称伤风，是由冠状病毒、鼻病毒、副流感病毒等引起，也可经飞沫传染给他人，但相对流感，传染性要弱得多。一般在受凉、淋雨或过度疲劳后，因机体抵抗力下降，人才容易得病。所以普通感冒常常是个别出现，症状也比流感轻很多。

（三）心理－社会状况

患者常因发热、乏力、全身肌肉酸痛而显得疲惫不堪，情绪低落。婴幼儿及老年人多因高热骤退后大量出汗而发生虚脱，造成精神萎靡。肺炎型流感患者常因症状明显、病情进展快、预后较差而出现紧张、恐惧等心理。

（四）辅助检查

1. 血常规 白细胞总数正常或减少，淋巴细胞数量增多。若出现继发性细菌感染，白细胞总数及中性粒细胞比例升高。

2. 血清学检查 取急性期（发病7日内留取）和恢复期（发病后2~4周或更长时间留取）双份血清，采用血凝抑制试验或补体结合试验测定血清中的抗体，抗体滴度升高4倍以上或单次抗体滴度>1∶80可以确诊。但耗时长，一般作为回顾性诊断。

3. 病原学检查

（1）病毒分离 起病2~3日，从患者的鼻咽部或气管分泌物中直接进行流感病毒的分离。**是确定诊断的重要依据**。

（2）核酸检测 将患者上呼吸道分泌物用普通逆转录聚合酶链反应（RT－PCR）直接检测病毒RNA，该方法敏感、快速且特异。

（五）治疗要点

早期抗病毒治疗，如奥司他韦可以治疗甲型和乙型流感，应尽早服用。并强调休息、多饮水、对症和支持治疗并积极预防并发症的发生。

【常见护理诊断】

1. 体温过高 与病毒感染或继发细菌感染有关。

2. 气体交换受损 与病毒性肺炎或继发细菌性肺部感染有关。

3. 疲乏 与感染造成机体能量代谢障碍有关。

【护理措施】

（一）一般护理

1. 休息 症状严重者或有并发症者应卧床休息，**患者宜安置在单人房间**，呼吸道隔离1周或至主要症状消失，避免劳累。

2. 饮食 发热期间应多饮水，给予清淡、易消化、富含维生素的流质或半流质饮食，出现呕吐、腹泻者，可遵医嘱适当给予静脉营养，保证营养的供给。

（二）对症护理

高热者给予物理降温，必要时可遵医嘱给予解热镇痛药物，但儿童应避免应用阿司匹林，防止诱发 Reye 综合征。呼吸急促、发绀者应取半坐卧位，给予吸氧，保持呼吸道的通畅，必要时予呼吸机辅助通气。

（三）病情观察

密切观察患者的生命体征，注意体温的变化、有无发绀和呼吸急促、监测血氧饱和度或血气分析，注意有无继发感染等并发症的发生。

（四）用药护理

1. 早期应用抗病毒药物

（1）金刚烷胺、甲基金刚烷甲胺 有效抑制病毒的增殖，缩短患者的排毒期和病程。但只适用于**甲型流感病毒**。金刚烷胺推荐剂量：成人0.2g/d，老年人0.1g/d，小儿4～5mg/(kg·d)，每日两次口服，疗程3～5日。金刚烷胺影响中枢神经系统，导致患者可能出现失眠、头晕、嗜睡、共济失调等，老年人和有血管硬化者应慎用，孕妇和有癫痫史者应禁用。甲基金刚烷甲胺用法同金刚烷胺，但比金刚烷胺半衰期长，疗效高，不良反应少。

（2）**奥司他韦** 能特异性抑制甲型、乙型流感病毒的复制。推荐剂量：成人每次75mg，每日2次，疗程5日。但不用于1岁以下儿童。

（3）利巴韦林 对各型流感病毒均有效，且不良反应少。用0.5%溶液滴鼻，并同时口含2mg片剂，每2小时1次，热退后减至每日4次，连续应用2日。

（4）中草药 常用中草药有黄芪、连翘、金银花等，可杀灭细菌和病毒，并提高免疫力。

2. 抗菌药物 非常规使用，当出现继发性细菌感染时，可遵医嘱予抗菌药物。

（五）心理护理

多关心患者，针对患者的紧张、焦虑等情绪，进行疏导消除，让患者保持轻松愉快的心情，积极配合治疗，增强战胜疾病的信心，争取早日康复。

（六）健康指导

1. 疾病知识指导 向患者和家属介绍流感的相关知识，指导家属学会家庭护理，做好自我隔离和消毒。养成良好的个人卫生习惯。加强身体锻炼，提高机体免疫力。

2. 疾病预防指导

（1）控制传染源　将患者进行呼吸道隔离，安置在单人房间，发病后1周或主要症状消失可解除隔离。

（2）切断传播途径　在流感流行期间，应暂停集会和集体活动，出门戴口罩。公共场所和室内加强通风和消毒。

（3）保护易感人群　照料患者时要戴口罩。对儿童、老年人及慢性疾病者等易感人群，应在每年秋季进行流感疫苗的接种及口服奥司他韦等抗病毒药物，预防流感发生。目前较为普通的流感疫苗为裂解疫苗。不宜接种疫苗的人群包括：对鸡蛋或疫苗中的成分过敏者、妊娠3个月内的孕妇、吉兰－巴雷综合征患者、严重过敏体质者等。

（王嘉琛）

第三节　病毒性肝炎患者的护理

PPT

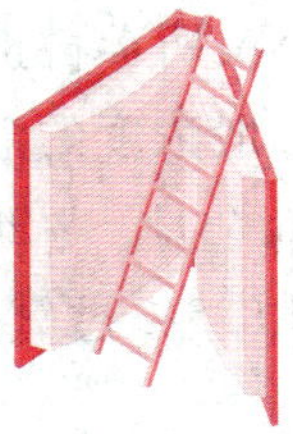

【学习目标】

1. 掌握　病毒性肝炎患者的身体状况、护理措施及健康指导。

2. 熟悉　病毒性肝炎患者的流行病学资料、辅助检查。

3. 了解　病毒性肝炎的特点。

案例分析

患者，男，34岁。因发热、食欲减退1周伴皮肤黄染4天入院。护理体检：T 36.5℃，P 88次/分，R 20次/分，BP 120/76mmHg。面色灰暗，巩膜明显黄染，肝掌征（+），胸前可见数枚蜘蛛痣，腹软，肝肋下2cm，质软，有压痛及叩痛，腹水征（－），双下肢不肿。实验室检查：肝功能检查见总胆红素78μmol/L，直接胆红素54μmol/L，ALT 245U/L，AST 101μmol/L。乙肝病毒标志物：HBsAg（+），HBeAg（+），抗HBc－IgG（+），HBV－DNA（+）。

问题

1. 此病为何种疾病？
2. 该疾病有哪些护理诊断？
3. 如何对该患者开展有效的护理？

病毒性肝炎是指由多种肝炎病毒所引起的，以肝损害为主的一组全身性的传染病。目前按病原学分类已确定有 5 种类型的病毒性肝炎，即**甲型、乙型、丙型、丁型、戊型**。各型病毒性肝炎的病原体不同但临床表现相似，主要表现为：**食欲减退、疲乏、肝大、肝功能异常**，部分患者可出现**黄疸**。其中**甲型与戊型主要表现为急性肝炎，经粪－口途径传播；乙型、丙型、丁型多呈慢性肝炎，主要经血液、体液等途径传播**，少数患者可发展为肝硬化或肝癌。

【病因】

肝炎病毒是病毒性肝炎的病原体，目前已经证实的病毒性肝炎的主要致病因子包括了甲、乙、丙、丁、戊 5 型肝炎病毒。

1. 甲型肝炎病毒（HAV） 是单股线状 RNA 病毒，为微小 RNA 病毒科嗜肝 RNA 病毒属。对外界抵抗力较强，室温下可存活 1 周，在淡水、海水、贝壳类动物、泥土中可存活数月，在甘油内 －80℃ 可被长期保存。耐酸碱，能耐受 60℃ 30 分钟，煮沸 1 分钟或 80℃ 5 分钟才能全部被灭活。对紫外线、甲醛、氯等敏感。

HAV 的抗原－抗体系统：HAVAg 与抗－HAV IgM 抗体在感染后早期即可出现，提示近期感染，一般持续 8～12 周，少数可维持 6 个月。IgG 抗体则提示既往感染或免疫接种后，可长期存在。

2. 乙型肝炎病毒（HBV） 是环状双链 DNA 病毒，属嗜肝 DNA 病毒科正嗜肝 DNA 病毒属。对外界的抵抗力很强，对热、紫外线、低温、干燥及一般浓度的消毒剂均能耐受。在 37℃ 环境中可存活 7 日，在血清中 30～32℃ 可被保存 6 个月，－20℃ 可被保存 15 年。煮沸 10 分钟、65℃ 10 小时或高压蒸汽可被灭活，对 0.5% 过氧乙酸、0.2% 新洁尔灭敏感。

电镜下观察感染 HBV 患者的血清中存在 3 种形式的颗粒。①大球形颗粒：直径 42nm，是完整的 HBV 颗粒，又称 Dane 颗粒，由包膜和核心组成：包膜内含乙型肝炎表面抗原（HBsAg），核心内含 DNA、DNA 聚合酶、核心抗原（HBcAg），是 HBV 复制的主体。②小球形颗粒：直径 22nm。③核状或丝状颗粒：直径 22nm。其中后两种颗粒由 HBsAg 组成，无核酸，故无感染性。

HBV 的抗原－抗体系统共有 3 种。①HBsAg 与抗－HBs：感染 HBV 者血中首先出现 HBsAg，最早 1～2 周即可出现，是一种抗原，本身无传染性，抗－HBs 是一种保护性抗体，抗－HBs 阳性表示机体获得对 HBV 的免疫力，一般见于乙肝疫苗接种后、既往感染者及乙型肝炎恢复期。②HBeAg 与抗－HBe：HBeAg 是一种可溶性蛋白，通常仅见于 HBsAg 阳性的血清中，HBeAg 阳性提示患者处于高感染低应答期。HBeAg 消失而抗－HBe 出现称 e 抗原血清转换，抗－HBe 阳性提示病毒复制一般处于静止状态，此时传染性减弱，部分患者仍存在病毒复制现象。③HBcAg 与抗－HBc：HBcAg 存在于 Dane 颗粒的核心或受感染的肝细胞核中，游离的 HBcAg 极少，几乎不用于临床上的常规检测，HBcAg 有很强的抗原性，感染 HBV 者几乎均抗－HBc 阳性，感染后较早出现的抗体是抗－HBc IgM，常在发病第 1 周内出现，6 个月内消失，抗－HBc IgM 提示患者处于乙型病毒肝炎急性期或慢性乙型病毒肝炎急性发作期。抗 - HBc IgG 出现较晚，但可长期存在。

3. 丙型肝炎病毒（HCV）　是单股正链 RNA 病毒，为黄病毒科丙型肝炎病毒属。对有机溶剂敏感，10% 氯仿可使其灭活。紫外线、煮沸等亦可杀死其活性。血清制品中的 HCV 可加变性剂或用干热 80℃ 72 小时使之灭活。

HCV 的抗原 - 抗体系统：HCV Ag 与抗 - HCV：HCV Ag 在血清中含量很低，检出率不高。抗 - HCV 非保护性抗体，抗 - HCV 阳性是机体感染 HCV 的标志，抗 - HCV IgM 在感染 HCV 后即可出现阳性，持续 1～3 个月，若抗 - HCV IgM 持续阳性，提示存在 HCV 的持续复制，并易转为慢性。

4. 丁型肝炎病毒（HDV）　是一种缺陷的单股环状负链 RNA 病毒，在血液中被 HBsAg 包被，必须在 HBV 或其他嗜肝 DNA 病毒的辅助下，HDV 才能进行复制、表达抗原和引起肝脏损害。人体可同时感染 HDV 和 HBV 两种病毒，但多数情况下 HDV 感染是发生在 HBV 感染的基础上出现重叠感染，当 HBV 感染结束，HDV 感染亦宣告终止。

HDV 的抗原 - 抗体系统：HDAg 与抗 - HDV ：HDAg 是 HDV 唯一的抗原，也是最早出现，随后分别出现抗 - HDV IgM、抗 - HDV IgG。但抗 - HDV 非保护性抗体。

5. 戊型肝炎病毒（HEV）　是单股正链 RNA 病毒。对氯仿、高热敏感，在碱性环境下较稳定。

HEV 的抗原 - 抗体系统：HEAg 与抗 - HEV：HEAg 存在于肝组织中的肝细胞质内，血液中不能检测出。抗 - HEV IgM 在发病初期即可产生，一般在 3 个月内消失，是 HEV 近期感染的标志。在不同患者中抗 - HEV IgG 持续时间差异较大，一般在发病后 6～12 个月内消失，少数可持续数年或数十年。

⇄ 知识链接

2010 年 5 月 21 日，世界卫生大会首次就病毒性肝炎通过一项决议，审视了疾病的现状，要求世界卫生组织制定一项有时间目标限定的全面战略，加强疾病监测、提高预防手段，扩大筛查范围并向感染者提供治疗，向发展中国家提供切实的帮助。为引起各界对于这一问题的关注，WHO 决议将每年的 7 月 28 日（第一个发现乙肝表面抗原的美国医生 Baruch Blumberg 的生日）定为世界卫生组织的“世界肝炎日”。

【发病机制】

病毒性肝炎的发病机制，尚未完全明确，目前认为发病与病毒的直接致病作用和机体的免疫反应有关。

（1）甲型肝炎　HAV 经口侵入人体后，经肠道进入血液，引起短暂的病毒血症，继而进入肝脏，在肝细胞内大量复制，2 周后随胆汁排出体外。HAV 在肝细胞内增殖仅引起肝细胞的轻微损伤，而 HAV 导致肝细胞破坏目前认为可能是由免疫介导所致。

（2）乙型肝炎　发病机制不明了，目前多认为 HBV 并不会直接引起肝细胞病变，肝细胞损伤主要与机体的免疫反应有关，尤其是细胞免疫。即机体的免疫反应在清除 HBV 的同时造成了肝细胞损伤。由于机体的免疫应答不同，导致了患者临床表现各异。HBV 与肝癌的发生关系密切，大部分肝癌常发生在 HBV 感染的晚期，肝硬化的基础上。

（3）丙型肝炎　肝细胞损伤与 HCV 的直接致病作用和免疫反应有关。急性丙型肝炎中肝细胞损伤主要由 HCV 的直接致病作用引起。而慢性丙型肝炎中肝细胞损伤主要由免疫介导所致。丙型肝炎易发生慢性化，其发病可能与 HCV 的高度变异性、泛嗜性及在血液中的滴度低等有关。HCV 也与肝癌的发生关系密切，肝癌的发生通常经过慢性肝炎、肝硬化两个阶段。目前认为慢性炎症导致肝细胞不断地被破坏和肝细胞不断地再生是导致肝癌发生的重要因素。

（4）丁型肝炎　由于 HDV 被 HBsAg 包被，故其发病机制类似乙型肝炎，但目前多认为 HDV 对肝细胞具有直接致病作用。

（5）戊型肝炎　发病机制同甲型肝炎相似。

【护理评估】

（一）健康史

1. 病原体　肝炎病毒。

2. 流行病学资料

（1）传染源　甲型和戊型肝炎的传染源为急性期患者和隐性感染者，尤其以隐性感染者最为多见。患者在发病前 2 周到血清丙氨酸转氨酶（ALT）高峰期后 1 周从粪便中排出的病毒数量最多，传染性最强。乙型、丙型、丁型肝炎的传染源为急、慢性患者和病毒携带者，急性患者在潜伏期末和急性期均有传染性，但作为传染源意义最大的是**慢性患者和病毒携带者**，丁型肝炎常与甲型肝炎同时感染或重叠感染。

（2）传播途径　甲型和戊型肝炎病毒都是经粪－口途径传播。通过被粪便污染的水、食物等传播，尤其是食用被粪便污染的水生贝类如毛蚶等是甲型肝炎暴发流行的主要传播方式，饮用被粪便污染的饮用水是戊型肝炎暴发流行的主要传播方式。日常生活接触多是散发性发病的传播方式。**乙型、丙型、丁型肝炎病毒主要通过血液/体液、母婴和性传播**。

（3）**人群易感性**　人群对各种类型病毒性肝炎普遍易感。①甲型肝炎：抗－HAV 阴性者均为易感人群。幼儿、儿童、青少年发病最多，以隐性感染为主，但遇有暴发流行时各年龄组均可发病，**感染后可获得持久免疫**。②乙型肝炎：抗－HBs 阴性者均为易感人群，其中 HBsAg 阳性者的亲属、HBsAg 阳性母亲的新生儿、血液透析者、多次输血或血制品者、静脉药瘾者、多个性伴侣者等均为高危人群。免疫接种后或感染后出现抗－HBs 者对 HBV 有免疫力。③ 丙型肝炎：人类普遍易感，抗－HCV 非保护性抗体，且不同 HCV 株间无交叉免疫。④丁型肝炎：人类普遍易感，抗 - HD 非保护性抗体，在 HBsAg 阳性人群中感染率较高。戊型肝炎：人类普遍易感，隐性感染多见，主要以青壮年发病为主，抗 - HEV 持续时间短，感染后免疫力不持久。

（4）流行特征

1）甲型肝炎 发病有明显的季节性，秋冬季节为发病高峰，与人群的饮食习惯、卫生条件、生活环境、经济状况等有关。

2）戊型肝炎 以亚洲、非洲多见，呈地方性流行，**多发生在雨季或洪水后**。

3）乙型、丙型、丁型肝炎 以散发为主，HBV 感染有家庭聚集现象，主要与日常生活接触和母婴传播有关，无明显季节性。

甲型、戊型肝炎：注意询问患者是否生活在甲肝、戊肝的流行区，近期是否进食过未煮熟的毛蚶等海产品，有无饮用生水。乙型、丙型、丁型肝炎：注意询问患者既往是否有肝病史，是否有输血史，有无静脉药瘾史，有无血液透析，有无多个性伴侣等。

（二）身体状况

1. 症状、体征 不同类型的肝炎病毒发病的潜伏期不同，甲型肝炎 5 ~ 45 天，平均 30 天；乙型肝炎 30 ~ 180 天，平均 70 天；丙型肝炎 15 ~ 150 天，平均 50 天；丁型肝炎 28 ~ 140 天；戊型肝炎 10 ~ 70 天，平均 40 天。按临床经过不同可分为以下 5 型：

（1）急性肝炎 各类型肝炎病毒均可引起，但甲型、戊型肝炎一般不会转为慢性肝炎。根据有无黄疸，分为急性黄疸型肝炎和急性无黄疸型肝炎。

1）急性黄疸型肝炎：根据临床经过，可分为 3 期，总病程 2 ~ 4 个月。

①黄疸前期：持续 5 ~ 7 日。甲型、戊型肝炎起病急，80% 患者可出现发热、畏寒。乙型、丙型、丁型肝炎起病较缓慢，发热少见。本期主要临床表现为乏力、食欲减退、厌油腻、恶心、呕吐、腹胀、肝区痛等。本期末还可出现**尿色加深**。

②黄疸期：持续 2 ~ 6 周。**尿色加深明显，可呈浓茶样**，皮肤、巩膜出现黄疸，1 ~ 3 周达高峰。部分患者可伴有一过性皮肤瘙痒、大便颜色变浅等梗阻性黄疸表现。体检常有肝大，质地软，边缘锐利，有明显压痛和叩击痛，部分患者可有轻度脾大，此期肝功能出现明显异常。

③恢复期：持续 1 ~ 2 个月。症状减轻或基本消失，食欲好转，**黄疸消退，肝、脾回缩，肝功能恢复正常**。

2）急性无黄疸型肝炎：除无黄疸外，其他临床表现同黄疸型类似，但症状较轻，起病缓慢，不易被发现，恢复较快，本型约占急性肝炎的 90% 以上。

（2）慢性肝炎 是指急性肝炎病程超过 6 个月或原有急性乙型、丙型、丁型肝炎再次出现肝炎的临床表现及肝功能受损者，或发病时间不明确或既往虽无肝炎病史，但根据临床表现、实验室检查和其他检查综合分析符合慢性肝炎表现者。根据病情轻重，慢性肝炎分为以下几种。

1）轻度慢性肝炎：病情较轻，但可反复出现疲乏、厌食、恶心、肝区不适等症状，轻度肝脾大，部分患者可无明显症状和体征。肝功能检查指标中出现 1～2 项结果异常。

2）中度慢性肝炎：上述各项症状更加明显。查体肝大，质地中等，可伴蜘蛛痣、肝掌、毛细血管扩张或肝病面容，进行性脾大；肝功能持续异常，血浆蛋白改变，肝纤维化指标升高，肝外器官受损，自身抗体持续升高；肝活检有中度慢性活动性肝炎的病理改变。

3）重度慢性肝炎：有明显或持续的肝炎症状，如乏力、腹胀、食欲减退、尿黄等，伴有慢性肝病面容、蜘蛛痣、肝掌、脾大及肝功能持续异常［血清 AST 和（或）ALT 持续或反复升高、白蛋白降低、免疫球蛋白明显升高、A/G 比值异常］。

（3）重型肝炎 又称肝衰竭，是病毒性肝炎中**最严重的类型**，病情发展快、预后差、病死率高。常见诱因有过度疲劳、饮酒、服用肝损害药物、妊娠、重叠感染（如乙型肝炎重叠丁型肝炎感染）或并发其他急慢性疾病（如糖尿病、甲状腺功能亢进）等。临床表现为一系列肝衰竭综合征：①黄疸进行性加深，胆红素每日上升≥17.1μmol/L 或上升大于正常值的 10 倍。②有明显出血倾向，凝血酶原活动度（PTA）<40% 和凝血酶原时间明显延长（国际标准化比值 INR >1.5）。③肝进行性缩小、肝臭。④迅速出现腹水或中毒性鼓肠。⑤肝性脑病，出现性格改变、嗜睡、扑翼样震颤等。⑥急性肾衰竭（又称肝肾综合征），出现少尿、无尿、血清尿素氮增高。

根据病情进展速度和病理学特征，重型肝炎可分为：

1）急性重型肝炎（急性肝衰竭）：又称暴发型肝衰竭，起病急，病情重，早期即可出现上述肝衰竭的一系列临床表现，多在 2 周内出现Ⅱ度以上的肝性脑病，本型病死率高，病程多在 3 周内。

2）亚急性重型肝炎（亚急性肝衰竭）：又称亚急性肝坏死。发病 15 日～26 周内出现肝衰竭表现，病程较长，可长达数月，易转化为慢性肝炎或坏死后肝硬化。

3）慢性重型肝炎（慢性肝衰竭）：在慢性肝炎或肝炎后肝硬化的基础上出现肝功能进行性减退导致的凝血功能障碍、腹水、门脉高压、肝性脑病等慢性肝衰竭表现，预后差，病死率高。

（4）淤胆型肝炎 又称毛细胆管炎型肝炎，主要表现为长期肝内淤胆。急性淤胆型肝炎临床表现同急性黄疸型肝炎类似。慢性淤胆型肝炎有梗阻性黄疸的临床表现，可出现皮肤瘙痒、肝大、粪便颜色变浅等。

（5）肝炎肝硬化 根据肝脏的炎症情况，肝炎肝硬化分为：①活动性肝硬化：表现为慢性肝炎活动，主要以疲乏和消化道症状为主要表现，伴有腹水、脾大、肝缩小、质硬、腹壁和食管静脉曲张等门脉高压表现。②静止性肝硬化：症状轻微无特异性，无慢性肝脏活动表现，但可出现上述体征，维持生命较长时间。

根据临床表现和肝组织病理，肝炎肝硬化分为：①代偿性肝硬化：属于早期肝硬化，可有门脉高压征，但无上消化道出血、腹水、肝性脑病。②失代偿性肝硬化：属于中晚期肝硬化，有明显肝功能异常，可出现腹水、上消化道出血、肝性脑病。

2. 并发症　主要有脂肪肝、肝硬化、肝癌等。严重并发症主要有上消化道出血、肝肾综合征、肝性脑病、感染等。

（三）心理-社会状况

急性肝炎因起病急，症状明显，并担心转为慢性肝炎而精神紧张。慢性肝炎因病程长，反复发作，不易治愈，且担心受到社会歧视，患者出现情绪低落、悲观甚至抑郁。重型肝炎因病情发展快、预后差、病死率高，导致患者和家属出现绝望等不良情绪反应。

（四）辅助检查

1. 血常规　在急性肝炎初期时，白细胞总数可正常或稍高，急性肝炎黄疸期时白细胞总数可正常或稍低，淋巴细胞相对增多。重型肝炎时白细胞数量升高，红细胞和血红蛋白下降。肝炎肝硬化伴脾功能亢进时可出现红细胞、白细胞、血小板"三系减少"的现象。

2. 尿常规　检测尿胆原和尿胆红素有助于黄疸的鉴别诊断。肝细胞性黄疸时两者均升高；胆汁淤积性黄疸尿胆红素升高，尿胆原减少或阴性。

3. 肝功能检查

（1）血清酶检测　**丙氨酸转氨酶**（ALT）是目前临床上反映肝细胞损伤严重程度最敏感、最常用的指标，对诊断肝病的特异性高于天冬氨酸转氨酶（AST）。急性肝炎黄疸出现前 ALT 即开始升高，黄疸出现后 ALT 开始下降。慢性肝炎和肝硬化 ALT 反复出现异常或轻、中度升高。重型肝炎因肝细胞大量坏死，随着胆红素不断升高，ALT 反而快速下降，这一现象称为"**胆-酶分离**"现象。AST 主要存在于肝细胞的线粒体内，AST 升高，提示肝细胞的线粒体受损，AST/ALT > 1，比值越大，提示病情越重，预后越差。急性肝炎时，如果 AST 持续升高，提示有转为慢性肝炎的可能。

（2）血清蛋白检测　急性肝炎时血清蛋白可在正常范围内，而慢性肝炎中度以上、肝硬化、重型肝炎时，由于持续的肝功能受损，导致清蛋白（A）减少，而球蛋白（G）升高，出现 A/G 比值下降甚至倒置。

（3）血清胆红素检测　胆红素的含量反映了肝细胞损伤的严重程度。黄疸型肝炎血清直接胆红素、间接胆红素均升高。淤胆型肝炎以血清直接胆红素升高为主。

4. 凝血酶原时间（PT）、凝血酶原活动度（PTA）、国际标准化比值（INR）检测　PT 延长或 PTA 降低反映了肝脏损害的严重程度，重型肝炎或肝衰竭时 PTA ≤ 40%，PTA 越低，预后越差。INR 反映了凝血功能，健康成年人 INR 约为 1.0，INR 越大，凝血功能越差。

5. 血氨检测　肝衰竭时血氨升高，常见于重型肝炎和肝性脑病者。

6. 肝炎病毒标记物检测

（1）甲型肝炎　①**抗-HAV IgM**：在发病 12 周内抗-HAV IgM 呈阳性，是近期感染的标志，是早期确诊甲型肝炎简便又可靠的血清学依据。②**抗-HAV IgG**：抗-HAV

IgG 出现略晚，可长期存在，是**保护性抗体**，提示机体产生了对 HAV 的免疫力。单份抗 – HAV IgG 见于既往感染者或甲肝疫苗接种后。若急性期和恢复期双份血清中，抗 – HAV IgG 滴度升高 4 倍以上，也可诊断为甲型肝炎。

（2）**乙型肝炎**　HBV DNA 阳性提示 HBV 复制且有传染性，HBV DNA 含量的高低与病毒复制程度、传染性的高低成正比，其定量检测有助于抗病毒药物疗效的判断。乙型肝炎病毒血清标记物的临床意义见表 10 – 2。

表 10 – 2　乙型肝炎病毒血清标志物的临床意义

血清标志物	临床意义
乙型肝炎表面抗原（HBsAg）	**阳性表示体内存在 HBV 感染**。是一种抗原，本身无传染性。有无传染性须结合其他指标判定；如无任何临床表现且肝功能正常，HBsAg 阳性持续 6 个月以上者为慢性乙肝病毒携带者
乙型肝炎表面抗体（抗 – HBs）	是保护性抗体，阳性表示机体获得对 HBV 的免疫力，一般见于乙肝疫苗接种后、既往感染者及乙型肝炎恢复期
乙型肝炎 e 抗原（HBeAg）	阳性提示 HBV 复制活跃，传染性强
乙型肝炎 e 抗体（抗 – HBe）	阳性提示 HBV 复制减少、传染性减弱，部分患者仍存在病毒复制现象。常规方法不宜检出，但阳性表示病毒呈复制状态，有传染性
乙型肝炎核心抗原（HBcAg）	高滴度抗 – HBc IgM 阳性则提示 HBV 有活动性复制
乙型肝炎核心抗体（抗 – HBc）	抗 – HBc IgG 阳性提示过去感染或近期低水平感染

（3）**丙型肝炎**　抗 – HCV 非保护性抗体，抗 – HCV 阳性是机体感染 HCV 的标志，HCV RNA 阳性是 HCV 感染和复制的直接标志。

（4）**丁型肝炎**　HDVAg 阳性是急性 HDV 感染的直接标志，抗 – HDV 非保护性抗体，是 HDV 感染的标志，在肝组织或血清中检测出 HDV RNA 是确诊 HDV 感染的依据。

（5）**戊型肝炎**　抗 – HEV IgM 阳性是 HEV 近期感染的标志，在粪便或血液中检测出 HEV RNA，是确诊 HEV 感染的依据。

⇄ 知识链接

乙肝“大三阳”、“小三阳”的含义

做乙肝病毒标记物检查，通常检查乙肝病毒标记物五项：①HBsAg。②HBeAg。③抗 – HBe。④抗 – HBc。⑤抗 – HBs。若检查结果为①②④三项阳性，即是人们常说的“大三阳”，患者传染性强；若①③④三项阳性就是“小三阳”，患者传染性相对减弱。

（五）治疗要点

病毒性肝炎目前缺乏特效的治疗手段，治疗原则主要**以充足的休息、合理饮食为主**，必要时辅以适当的药物，避免过度疲劳、饮酒及服用肝脏损害的药物。

1. 急性肝炎　多为自限性，预后较好，大多可完全康复。以一般治疗和对症支持治疗为治疗原则。急性期应隔离，症状明显和有黄疸者应卧床休息，避免过度劳累，饮食宜选清淡易消化的食物，补充维生素，同时辅以药物治疗。

2. 慢性肝炎　除一般治疗外，**以抗病毒为主**，可根据病情选用保肝降酶药、退黄药、抗病毒药、免疫调节药等药物治疗。

3. 重型肝炎　主要采用以对症、支持、抗病毒为基础的综合性治疗手段，促进肝细胞再生，预防和治疗并发症，有条件者可采用人工肝支持系统，为肝移植做准备。

【常见护理诊断】

1. 活动无耐力　与肝功能受损造成严重能量代谢障碍有关。

2. 营养失调：低于机体需要量　与患者食欲减退、摄入减少、恶心、呕吐等有关。

3. 有皮肤完整性受损的危险　与肝细胞受损导致胆盐沉积于皮肤致瘙痒有关。

4. 焦虑　与隔离治疗、担心预后或病情严重有关。

【护理措施】

（一）一般护理

1. 隔离与休息　病情严重或症状明显者应强调卧床休息；症状好转后，可指导其逐渐增加活动，以不感疲劳为度。甲肝、戊肝自发病之日起进行消化道隔离 3 周；急性乙肝血液（体液）隔离至 HBsAg 转阴；慢性乙肝和丙肝应按病毒携带者管理。

2. 饮食护理　向患者或家属强调饮食的重要性。饮食原则如下。①急性肝炎：不宜强调高营养饮食或强迫进食，宜进食含适量蛋白质、足够热量、维生素丰富的清淡、易消化的食物，适当限制脂肪的摄入，避免脂肪肝的发生。②慢性肝炎：病情好转、食欲改善后强调少食多餐，避免暴饮暴食。饮食宜选择适当的高热量、高蛋白、高维生素、易消化的食物。③重型肝炎：宜低盐、低脂、高热量、高维生素、易消化的流质或半流质饮食。有肝性脑病先兆者，禁止或限制蛋白质摄入 $<0.5g/(kg \cdot d)$，避免肝性脑病的发生。④所有肝炎患者均应避免长期摄入高糖、过高热量的食物，防止糖尿病和脂肪肝的发生。同时应戒烟、戒酒，减少肝损害。

（二）病情观察

密切观察患者的生命体征、皮肤黏膜变化等；重型肝炎患者应严格记录 24 小时尿量，注意有无少尿、无尿，监测尿常规、肾功能；注意观察患者有无性格改变、意识障碍、行为异常等肝性脑病的表现。

（三）用药护理

避免应用损害肝脏的药物，遵医嘱使用能改善和恢复肝功能、抗肝脏纤维化、抗病毒等药物。

1. 改善和恢复肝功能的药物

（1）非特异性保肝药　还原型谷胱甘肽、维生素类、葡醛内酯等。

（2）降酶药物　五味子制剂、甘草提取物等。降酶药物应逐渐减量至停药，防止患者出现 ALT 反跳现象。

（3）退黄药物　如门冬氨酸钾镁、丹参、山莨菪碱等。

2. 抗肝脏纤维化的药物 如γ干扰素、冬虫夏草、丹参等。

3. 常用抗病毒药物

（1）干扰素α（IFN-α） 可用于慢性乙型、丙型肝炎的抗病毒治疗。孕妇禁用。

①注射干扰素2~4小时后，可出现发热、面色潮红、乏力、头痛、肌肉酸痛等“类流感综合征”，体温常随着使用的剂量增大而升高，反应会随着治疗次数的增加而逐渐减轻，此时应向患者做好解释工作，鼓励患者卧床休息，多饮水。必要时遵医嘱对症处理。

②干扰素使用过程中，可能会出现骨髓抑制现象，应定时监测血常规，当出现白细胞计数 $<3.0\times10^9/L$ 或血小板 $<40.0\times10^9/L$ 时，应立即报告医生停药。

③用药过程中，部分患者可能出现恶心、呕吐、食欲减退等消化道症状，甚至出现脱发、黄疸、甲状腺功能减退等，一般无需停药，治疗终止后可自行好转。

④应用大剂量干扰素皮下注射时，少数患者会出现局部触痛性红斑，一般2~3日可自行消失。用药时可适当增加溶媒量，并缓慢推注，可避免或减轻上述反应的发生。

（2）核苷类似物 仅用于乙型肝炎等抗病毒治疗。常用药物为拉米呋啶，不良反应较少，在整个治疗过程中，不能减量，避免产生停药反跳。

（四）心理护理

做好患者的思想工作，进行心理疏导，解除其悲观低落等不良情绪，告诉患者只要积极配合治疗，大多数病毒性肝炎预后良好，鼓励患者树立战胜疾病的信心。

（五）健康指导

1. 疾病知识指导 向患者及家属介绍病毒性肝炎的病因及疾病传播途径的知识，以降低肝炎的发病率。向患者讲解治疗肝炎的主要方法，使患者能够配合医护人员的指导，以便使其早日康复。帮助患者培养良好的生活习惯，避免过度疲劳、吸烟、暴饮暴食、酗酒等因素导致肝炎反复发作。

2. 疾病预防指导

（1）控制传染源 急性期的病毒性肝炎患者应隔离治疗直至病毒消失，慢性患者和病毒携带者应定期检测各项传染性指标，符合抗病毒治疗的患者应尽可能进行抗病毒治疗。在指标没完全恢复正常前，禁止献血，不得从事饮食、托幼保育等工作。

（2）切断传播途径

1）甲型、戊型肝炎：预防消化道传播，重点在于加强水源、粪便管理，加强食具和食品卫生消毒。

2）乙型、丙型、丁型肝炎：重点防止病毒通过血液或体液传播，理发、美容等服务行业推广使用一次性器具。养成良好的个人生活卫生习惯，不共用牙具、剃须刀等生活用品。性伴侣为HBsAg阳性者，应接种乙肝疫苗和使用安全套。HBsAg携带者，除不得献血外，可正常生活和工作，但应注意个人卫生。

（3）保护易感人群

除丙型、丁型、戊型病毒性肝炎尚未有特异性免疫预防措施外，甲型、乙型病毒性肝炎均可通过免疫接种，使机体获得免疫力。

1）甲型肝炎：1岁以上的幼儿和其他高危人群可接种甲型肝炎减毒活疫苗或灭活疫苗，获得主动免疫力。接种程序为减毒活疫苗接种1针，保护期在5年以上；灭活疫苗接种2针（0、6个月），保护期可达20年以上。对近期与甲型肝炎患者有密切接触的易感者，可在接触后的10日以内应用人免疫球蛋白，获得被动免疫，注射时间越早越好，免疫期为2～3个月。

2）乙型肝炎：乙肝疫苗接种对象为新生儿和未受HBV感染的人群。高危人群如HBsAg阳性的亲属、医护人员、血液透析者均应接种，现我国对新生儿进行乙肝疫苗的普种。目前普遍采用的接种程序为0、1、6个月进行接种。HBV感染者的新生儿在出生后应立即注射乙型肝炎免疫球蛋白（HBIG），24小时内接种乙肝疫苗，随后在1个月、6个月分别接种1次乙肝疫苗，保护率在95%以上。接种乙肝疫苗后产生保护性抗体者，其免疫期一般可持续12年。

⇄ 知识链接

意外刺伤的处理

被HBV污染的锐器刺伤如刀割伤、针刺伤等是职业性乙型肝炎感染最主要的途径。在护理乙肝患者时，若发生意外锐器刺伤，应立即轻柔挤压伤口周围，挤出损伤口处的血液，并用流动的清水冲洗后，再用0.5%碘伏对伤口进行消毒，必要时进行包扎，24小时内注射乙肝免疫球蛋白，同时进行血液乙型肝炎病原学检测，HBsAg、抗－HBs阴性者注射乙肝疫苗，并随访观察6个月。

（王嘉琛）

PPT

第四节　伤寒患者的护理

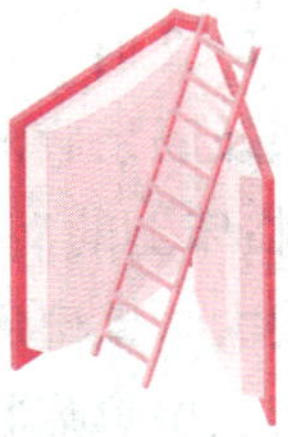

【学习目标】

1. **掌握**　伤寒患者的身体状况、护理措施、健康指导。
2. **熟悉**　伤寒患者的流行病学资料、辅助检查。
3. **了解**　伤寒杆菌的特点。

案例分析

患者，男，25岁。因高热、乏力、食欲减退、腹部不适1周入院。1周前出现发热，高达41℃，伴腹痛、腹胀、食欲减退、全身乏力。护理检查：T 40.2℃，P 87次/分，R 24次/分，BP 130/80mmHg，神清，表情淡漠、反应迟钝，左胸前皮肤可见数枚淡红色皮疹，压之褪色，肝肋下1.5cm，质软有轻压痛，脾肋下2cm。实验室检查：白细胞 4.8×10^9/L，中性粒细胞比例64%，未见嗜酸性粒细胞。肥达试验结果：O抗体凝集效价1∶80，H抗体凝集效价1∶200。诊断为伤寒。

问题

1. 简述该疾病的主要传播途径。
2. 该疾病有哪些临床表现？
3. 如何预防该疾病？

伤寒是由伤寒杆菌所引起的一种急性肠道传染病。主要通过粪-口途径传播，临床特点为持续发热、相对缓脉、表情淡漠、玫瑰疹、肝脾大及周围血中白细胞减少等。并可出现肠出血、肠穿孔等严重并发症。在发达国家，伤寒发病率低，但在发展中国家伤寒仍是一种较常见的传染病。

【病因】

伤寒杆菌为沙门菌属中的D组，革兰染色阴性，本菌具有脂多糖、菌体抗原（O抗原）、鞭毛抗原（H抗原），均可刺激机体产生非保护性的特异性IgM、IgG抗体。此菌还有抗原性较弱的多糖毒力抗原（Vi抗原），当伤寒杆菌从人体中清除后，Vi抗体也随之消失。伤寒杆菌不能产生外毒素，其在菌体裂解产生的内毒素是伤寒杆菌致病的主要因素。

伤寒杆菌在自然环境中抵抗力强，在粪便中可存活2~3个月，在水中可存活2~3周，耐低温，在冰冻环境中可存活数月。但对热、光、干燥及一般消毒剂的抵抗力较弱，煮沸后或60℃ 15分钟则立即死亡。

【发病机制】

伤寒杆菌进入消化道后是否致病取决于细菌的数量、致病性和机体的免疫防御能力。当进入机体内的伤寒杆菌数量 $>10^5$ 时，才能引起发病。当胃酸 pH <2 时，伤寒杆菌将很快被杀灭。伤寒杆菌如不被胃酸杀灭将进入**回肠下段**，在肠壁及肠系膜淋巴组织中继续繁殖，经胸导管进入血液循环，引起第一次菌血症，即为临床上的潜伏期。继而伤寒杆菌随血液循环进入胆囊、肝、脾、骨髓等组织器官内继续大量繁殖后再次进入血液循环，引起第二次菌血症。此时伤寒杆菌释放大量内毒素产生中毒症状，相当于病程的第1~3周，临床上处于初期和极期。随后伤寒杆菌随胆汁进入肠道，一部分伤寒杆菌由粪便排出体外，另一部分伤寒杆菌经肠壁再次进入淋巴组织，在原先已致敏的淋巴组织内产生更严重的炎症反应，导致溃疡形成，相当于病程的第3~4周，

临床上处于缓解期。当溃疡累及血管时，则可引起肠出血，若溃疡侵犯到肠壁的浆膜时，则引起肠穿孔。随着机体免疫力增强，伤寒杆菌逐渐从体内清除，肠壁组织修复而愈合，相当于病程的第4～5周，临床上处于恢复期。

【护理评估】

（一）健康史

注意询问患者所在的居住地有无伤寒病例报告，既往有无伤寒病史，既往有无接种过伤寒疫苗，近期是否接触过伤寒患者，发病之前有无进食不洁的食物或饮生水。

1. 病原体　伤寒杆菌。

2. 流行病学资料

（1）传染源　本病传染源为伤寒患者和带菌者。患者从潜伏期即可从粪便中排菌，开始出现传染性，在病程的2～4周排菌量最大，传染性最强。带菌者包括：①潜伏期带菌者：伤寒患者在潜伏期即可从粪便中排菌。②暂时性带菌者：恢复期排菌在3个月内停止者。③慢性带菌者：恢复期排菌在3个月以上者。慢性带菌者，由于少数可终身排出细菌，而成为本病不断传播和流行的主要传染源。

（2）传播途径　伤寒杆菌通过**粪－口途径**感染人体，可通过被污染的水、食物、日常生活接触或经蟑螂和苍蝇等媒介传播。其中**水源**的污染是本病传播的最重要的途径，并造成暴发流行。**食物**受污染也可引起食物型的暴发流行。日常生活接触传播或经蟑螂和苍蝇等媒介传播多引起散发流行。

（3）人群易感性　未患过伤寒或未接种过伤寒疫苗者普遍易感，感染后可获得持久免疫力，再次发病少见。

（4）流行特征　伤寒常在亚洲、非洲卫生供水系统较差的地区流行或暴发流行。本病终年可见，但以夏季多发。发病多见于学龄期儿童和青年。

（二）身体状况

1. 症状、体征　潜伏期的长短取决于伤寒杆菌的感染量和机体的免疫力。潜伏期一般为7～14日。

（1）典型伤寒　典型的临床表现分为4期。

1）初期：在病程第1周，起病缓慢，发热是最早出现的症状，发热前可出现畏寒、稍有寒战。随病情的不断加重，体温呈阶梯式上升，在3～7日逐渐达到高峰，可达39～40℃，并伴疲乏、头痛、食欲减退、恶心、呕吐、腹痛、轻度腹泻、便秘等，右下腹部可出现轻压痛。部分患者可触及肝脾大。

2）极期：在病程第2～3周，出现伤寒的特征性临床表现。

①持续发热：热型为稽留热，若无有效的抗菌治疗，可持续14日以上。

②消化系统症状：腹胀不适、多有便秘，少数患者可出现腹泻。右下腹部可有深压痛。

③神经系统症状：由于内毒素的毒性和致热作用，患者表现为表情淡漠、反应迟

钝、重听、耳鸣、听力下降，严重者可出现谵妄或昏迷。

④相对缓脉：即体温高而脉率相对缓慢，成人常见。并发中毒性心肌炎时，相对缓脉症状不明显。

⑤肝脾大：大多数为轻度肿大。

⑥皮疹：50%以上的患者在病程的7~14日出现直径2~4mm淡红色的小斑丘疹，称**玫瑰疹**，压之褪色，常分布于胸部、腹部和肩背部，常在10个以下，可分批出现，2~4日内渐消退。

3）缓解期：在病程第4周。体温开始逐渐下降，各种症状逐渐好转，肝、脾开始回缩，由于本期的病理改变仍处于溃疡期，仍可出现肠出血、肠穿孔等并发症。

4）恢复期：在病程第5周。体温恢复正常，神经和消化系统症状消失，通常在1个月左右完全康复。

由于多数患者可获得及时的诊断和有效的抗菌治疗，所以目前典型表现的患者少见。

（2）其他类型

1）轻型：毒血症症状轻，病程短，1~2周即可痊愈。多见于儿童，或发病后早期接受抗菌药物治疗，或已接受过伤寒菌苗注射者。由于轻型患者的病情轻，症状不典型，临床上易出现误诊或漏诊。

2）迁延型：起病初期表现同典型伤寒，但由于人体免疫功能低下，导致发热持续不退，热程可持续5周至数月。热型为间歇热或弛张热。肝脾明显肿大。多见于有慢性血吸虫病、胆道结石、慢性乙型肝炎等有消化系统基础疾病的患者。

3）逍遥型：起病时症状较微，患者可正常工作和生活。部分患者可因突然发生肠出血或肠穿孔而就医。

4）暴发型：起病急，毒血症状严重，患者可出现高热或体温不升，并出现中毒性心肌炎、中毒性脑病、肠麻痹、休克等并发症。

（3）伤寒的复发和再燃

1）**复发**：患者在体温恢复正常后1~3周再度出现之前的临床症状，称为复发。可能与病变处的细菌未完全清除，再次进入血液循环有关。

2）**再燃**：部分患者处于缓解期，在体温还未恢复到正常，又再次出现体温的升高，持续5~7日后热退，称为再燃。可能与伤寒杆菌菌血症未完全得到控制有关。

2. 并发症 肠出血为最常见的并发症，**肠穿孔**为最严重的并发症，此外还可出现中毒性肝炎、中毒性心肌炎等。

（三）心理-社会状况

该疾病具有传染性，需隔离治疗，患者和家属由于对疾病认识不足，了解较少，易引起患者和家属出现情绪急躁、不愿配合治疗的情况。加之患者出现持续高热，全身中毒症状严重，对预后的担忧，导致患者出现情绪低落、心情焦虑忧郁等不良的心理反应。

（四）辅助检查

1. 血常规　白细胞计数常在（3～5）$\times 10^9$/L，中性粒细胞减少，嗜酸性粒细胞减少甚至消失。

2. 细菌培养　病程的第1～2周，血培养阳性率最高；病程的第3～4周，粪便培养阳性率最高；骨髓培养阳性出现的时间和血培养相仿，但阳性率较高，适用于已用抗菌药物治疗或血培养阴性者。

3. 血清学检查　肥达试验，通常在病程的第2周后出现阳性，第3周阳性率约为50%，第4～5周阳性率可高达80%，肥达试验抗体可用于检测慢性带菌者。肥达试验O抗体凝集效价≥1∶80，H抗体凝集效价≥1∶160或O抗体凝集效价增高4倍以上者，有辅助诊断意义。

（五）治疗要点

按肠道传染病隔离治疗，早期进行病原治疗，首选第三代**喹诺酮类**抗生素，如左氧氟沙星、诺氟沙星、环丙沙星等。孕妇和儿童宜选第三代头孢菌素。在出现严重的毒血症症状的患者中，在应用足量、有效的抗生素治疗的同时，可短期加用小剂量肾上腺皮质激素，减轻毒血症症状。及时发现肠出血、肠穿孔等并发症，对症处理。

【常见护理诊断】

1. 体温过高　与伤寒杆菌感染释放内毒素有关。

2. 营养失调：低于机体需要量　与持续高热和食欲减退有关。

3. 有感染的危险　与长期卧床和机体抵抗力下降有关。

4. 潜在并发症　如肠出血、肠穿孔、中毒性心肌炎、中毒性肝炎等。

【护理措施】

（一）一般护理

患者因长期高热，机体能量消耗过大，加上食欲减退，消化功能降低，易发生营养不良。故应强调休息，补充营养，减少肠蠕动，防止肠出血、肠穿孔等严重并发症的发生。

1. 休息　伤寒患者因高热，故应卧床休息直至热退后1周，恢复期且无并发症者可指导其逐渐增加活动，以不感疲劳为度。

2. 饮食　发热期间予清淡、易消化、高蛋白、富含丰富维生素的流质或半流质饮食，如米粥、清肉汤、蛋汤、新鲜果汁等。少量多餐，减少产气食物的摄入，如豆奶、牛奶等；热退1周后可进食低渣半流质饮食或软食；疾病恢复期，患者常有饥饿感，易暴饮暴食，此时最易出现并发症，所以应适当控制食量，向患者及家属说明情况，取得配合。

3. 口腔和皮肤护理　注意口腔和皮肤的清洁，长期卧床患者应定期更换体位，防止压疮和肺部感染的发生。

（二）对症护理

1. 发热 高热者予物理降温，必要时可遵医嘱予解热镇痛药物。

2. 便秘 嘱患者排便时避免用力，可用生理盐水低压灌肠，无效时，可用液体石蜡或甘油灌肠，禁用泻药和高压灌肠。

3. 腹泻 避免摄入高糖高脂肪食物，必要时可予黄连素（小檗碱）口服，避免使用阿片制剂。

4. 肠出血 严格卧床休息，保持病室安静，禁食24小时，止血、静脉补充营养，并注意维持水、电解质和酸碱平衡。密切观察生命体征及粪便的颜色、性状和量；当患者烦躁不安时，可遵医嘱适当使用镇静剂。大出血时，可遵医嘱给予输血。积极的内科止血治疗无效后，应协助医生做手术准备。

5. 肠穿孔 给予禁食并同时进行胃肠减压，并警惕感染性休克的出现。密切观察患者的病情变化，如出现肠穿孔并伴腹膜炎出现，协助医生做好术前准备。

（三）病情观察

密切观察患者的生命体征、皮肤变化等，观察患者发热的程度和热型、注意有无复发和再燃现象的出现，密切观察患者的粪便的颜色、性状和量。

（四）用药护理

1. 第三代喹诺酮类药物

（1）左氧氟沙星 每次0.2~0.4g，2~3次/日，口服，疗程2周。

（2）氧氟沙星 每次0.2g，3次/日，口服，疗程2周。

（3）环丙沙星 每次0.5g，2次/日，口服，疗程2周。

其中对于重型或有并发症的患者，氧氟沙星或环丙沙星每次0.2g，静脉滴注，2次/日，症状控制后改口服，疗程2周。

服用喹诺酮药物时，应注意监测血常规的变化，注意观察患者有无胃肠道反应、有无头痛、头晕、嗜睡等神经系统的反应。喹诺酮类药物因影响骨骼的发育，孕妇和儿童应慎用，应首选第三代头孢菌素。

2. 第三代头孢菌素

（1）头孢噻肟、头孢哌酮、头孢他啶 成人每次2g，静脉滴注，2次/日；儿童每次50mg/kg，静脉滴注，2次/日，疗程2周。

（2）头孢曲松 成人每次1~2g，静脉滴注，2次/日；儿童每次50mg/kg，静脉滴注，2次/日，疗程2周。

3. 氯霉素、复方磺胺甲恶唑、氨苄西林 因伤寒菌株出现多重耐药性，目前仅用于敏感菌株的治疗。

（五）心理护理

患者和家属由于对疾病认识不足，了解较少，易引起患者和家属出现急躁、恐惧等心理，多与患者和家属沟通，多宣讲关于伤寒的知识，让患者和家属充分认识伤寒，积极配合治疗。

（六）健康指导

1. 疾病知识指导　向患者和家属宣传伤寒的相关知识，养成良好的卫生和饮食习惯，不吃不洁的食物，不饮生水。伤寒恢复较慢，嘱患者出院后定期复查，若有发热等症状，及时就诊，防止复发。若便培养持续1年以上阳性，不可从事餐饮等服务行业，并需继续应用抗生素治疗。

2. 传染病预防指导

（1）控制传染源　伤寒患者和带菌者应执行消化道隔离，在体温恢复正常后的第15日或在症状体征消失后，每间隔5～7日做粪便培养1次，若连续2次粪便培养均阴性，可解除隔离。密切接触者应进行医学观察15日。

（2）切断传播途径　加强水源、饮食卫生、粪便的管理，避免进食未煮熟的肉类，避免饮用生水，避免进食未洗净的水果。

（3）保护易感人群　易感人群可进行预防接种伤寒菌苗，接种后2～3周机体可以产生免疫力，免疫期可维持1年。

（王嘉琛）

第五节　细菌性痢疾患者的护理

PPT

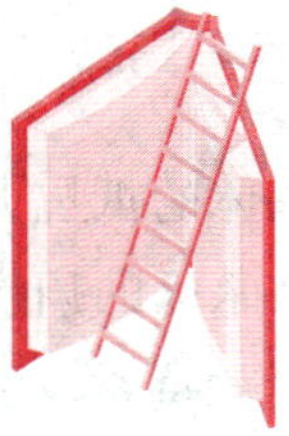

【学习目标】

1. **掌握**　细菌性痢疾患者的身体状况、护理措施、健康指导。
2. **熟悉**　细菌性痢疾患者的流行病学资料、辅助检查。
3. **了解**　细菌性痢疾的发病机制。

案例分析

患儿，4岁。夏季突发高热8小时，抽搐2小时，伴呕吐1次。护理体检：T 41℃，P 103次/分，R 25次/分，BP 82/44mmHg。昏睡，面色苍白，四肢厥冷、脉搏细速、口唇发绀、皮肤花纹状，腱反射亢进。无腹痛、腹泻，直肠拭子有黏液便，镜检可见大量红细胞和白细胞。诊断为中毒性细菌性痢疾。

问题

1. 该疾病的主要护理诊断有哪些？
2. 该疾病有哪些临床表现？
3. 如何预防该疾病？

细菌性痢疾简称菌痢，是由痢疾杆菌引起的一种急性肠道传染病。主要通过消化道传播，全年散发，夏秋季可引起流行。主要病理改变为直肠和乙状结肠的炎症和溃疡，临床特征为**腹痛**、**腹泻**、**里急后重**、**排黏液脓血便**等，可伴发热和全身毒血症症状。严重者可有感染性休克和中毒性脑病，病情凶险，预后差。由于痢疾杆菌各菌群和各血清型之间无交叉免疫，且病后机体免疫力差，故可发生反复感染。多为急性，少数可迁延不愈成慢性。

【病因】

痢疾杆菌属志贺菌属，革兰染色阴性。兼性厌氧，但最适宜需氧环境生长，有菌毛，无鞭毛、荚膜及芽孢。根据抗原结构和生化反应的不同，可分为4个血清群：A群痢疾志贺菌、B群福氏志贺菌、C群鲍氏志贺菌、D群宋内志贺菌，共47个血清型。各群及血清型之间无交叉免疫。**目前我国以B群福氏志贺菌最常见**。各群痢疾杆菌均可产生内毒素，部分群可产生外毒素。内毒素是引起全身毒血症的主要致病因素，可引起发热、毒血症、休克等全身反应。外毒素也称志贺毒素，具有肠毒性、神经毒性、细胞毒性，可分别导致相应的临床症状。A群痢疾志贺菌毒力最强，可引起严重症状；B群福氏志贺菌感染易转为慢性感染；D群宋内志贺菌感染症状较轻，临床症状多不典型。

痢疾杆菌存在于患者和带菌者的粪便中，抵抗力较弱，日光直接照射30分钟、60℃10分钟或煮沸2分钟即可被杀灭，对酸和各种化学消毒剂敏感。在粪便中数小时死亡，但在污染物品、瓜果和蔬菜上可存活10～20日。其中D群宋内志贺菌抵抗力最强，而A群痢疾志贺菌抵抗力最弱。

【发病机制】

痢疾杆菌侵入人体后是否发病，主要与细菌的数量、致病力、人体的抵抗力这三个因素有关。痢疾杆菌进入消化道后，大部分被胃酸杀死，少量未被杀灭的痢疾杆菌穿过胃酸屏障后，主要侵入**乙状结肠**与**直肠**黏膜固有层中，繁殖并释放毒素，引起肠道的炎症反应和固有层小血管循环障碍，导致肠黏膜上皮细胞出现变性、坏死和溃疡，临床表现为腹痛、腹泻、黏液脓血便等。

痢疾杆菌侵入人体上皮细胞后，主要通过释放内、外毒素引起细胞及邻近细胞死亡。内毒素释放入血后，可以引起全身毒血症，通过释放血管活性物质，引起急性微循环障碍，导致感染性休克、DIC发生，使重要脏器功能衰竭，临床表现为中毒性菌痢。外毒素可导致肠黏膜坏死、水样腹泻及神经系统症状，引起出血性结肠炎和溶血性尿毒综合征。

【护理评估】

（一）健康史

详细询问患者所在地是否为菌痢流行地区，或近期是否去过菌痢流行地区，有无接触过菌痢患者，发病之前有无进食不洁的食物，有无饮用生水。

1. 病原体 痢疾杆菌。

2. 流行病学资料

（1）传染源 本病的传染源为菌痢患者和带菌者；其中慢性患者、非典型患者、无症状带菌者由于症状轻或无症状而易被忽略，故对于流行病学的意义更大。

（2）传播途径 由消化道传播，即粪－口途径传播，痢疾杆菌随患者粪便排出后，通过被污染的食品、水、手、苍蝇等，经口感染。此外，还可通过接触患者或带菌者的生活用具感染。

（3）人群易感性 人群普遍易感。病后可获得一定的免疫力，但持续时间短且不稳定，不同菌群和血清型之间无交叉免疫，故易反复多次发作和重复感染。

（4）流行特征 全年散发，有明显的季节性，夏、秋季好发。常见于发展中国家，尤其是卫生条件较差的地区。

（二）身体状况

1. 症状、体征 潜伏期1～4日。根据病情轻重和病程长短，分为以下几种类型。

（1）急性菌痢

1）普通型（典型）：起病急，高热可伴畏寒、寒战，体温达39℃以上，头痛、乏力，继而出现腹痛、腹泻和里急后重。大便每日十余次至数十次，量少，开始为稀水样便，1～2日后转变为黏液脓血便。可伴左下腹压痛和肠鸣音亢进。多于1～2周逐渐恢复或自愈，少数病程迁延转为慢性。

2）轻型（非典型）：全身中毒症状轻，无明显发热，主要表现急性腹泻，每日10次以内，黏液稀便，无脓血，腹痛轻。1周左右可痊愈，少数转为慢性。

3）重型：常见于年老体弱、营养不良者，起病急，表现为急起发热伴腹泻，每日30次以上，为稀水脓血便，里急后重明显。后期患者可出现严重腹胀和中毒性肠麻痹，伴反复呕吐，严重脱水可导致周围循环衰竭。部分患者以中毒性休克为突出表现，表现为体温不升，水、电解质紊乱和酸中毒。

4）中毒型菌痢：常见于2～7岁儿童。起病急骤，病势凶险，突起高热伴畏寒，体温达40℃以上，有严重的全身中毒症状，出现精神萎靡、嗜睡、昏迷和抽搐，可迅速发生呼吸和循环衰竭，但肠道症状轻微。本型预后差，病死率高。根据临床表现可分为以下类型。

①休克型（周围循环衰竭型）：较多见。**主要表现为感染性休克**，患者面色苍白、四肢湿冷、皮肤呈花斑状、心率增快、脉搏细速甚至不能触及、血压下降甚至不能测出，并可出现心、肾功能不全的表现和意识障碍。重症患者病情危重，不易逆转，可导致多器官功能障碍综合征（MODS）。

②脑型（呼吸衰竭型）：主要表现为中枢神经系统症状，病情较严重，病死率高。患者出现剧烈头痛、烦躁、反复呕吐、惊厥、昏迷，瞳孔不等大、对光反射迟钝或消失等。严重者出现中枢性呼吸衰竭，最终因呼吸衰竭而死亡。

③混合型：病情最为凶险，预后最差，病死率极高（可达90%以上）。临床表现兼

有以上2型的表现，常先出现惊厥，如抢救不及时则迅速发展为呼吸系统、循环系统、中枢神经系统等多脏器功能受损和衰竭。

(2) 慢性菌痢 急性菌痢反复发作或迁延不愈病程超过2个月者为慢性菌痢。根据临床表现，慢性菌痢分为3型。

1）慢性迁延型：最多见。急性菌痢发作后，迁延不愈，病情时轻时重。长期腹泻导致患者出现贫血、营养不良、乏力等。

2）急性发作型：有慢性菌痢病史，常因进食生冷食物、过度劳累、受凉等因素诱发，出现急性菌痢表现，但全身毒血症状不明显。

3）慢性隐匿型：较少见。有急性菌痢病史，无明显临床症状，但便培养可检出痢疾杆菌，结肠镜检可见肠黏膜炎症或溃疡等肠道病变。

2. 并发症 较少见。主要包括溶血性尿毒症综合征、菌血症等。

（三）心理－社会状况

因起病急，肠道症状和全身症状使患者全身不适，而出现焦虑不安、心情烦躁。中毒型菌痢病情凶险，易导致患者和家属出现恐惧、紧张等心理。

（四）辅助检查

1. 血常规 急性期白细胞总数轻、中度增加，可达（10～20）$\times 10^9$/L，以中性粒细胞增多为主。慢性患者可出现贫血。

2. 便常规 外观多为黏液脓血便，量少，镜下可见大量脓细胞、白细胞（≥15个/高倍镜视野）、少数红细胞，若出现巨噬细胞，则更有利于诊断。

3. 病原学检查 便培养出痢疾杆菌为确诊依据，在抗菌药物使用前，早期、连续多次采集新鲜便的脓血部分并及时送检可以提高细菌培养的阳性率，并可同时做药敏试验用于指导临床用药。

（五）治疗要点

以病原治疗和对症处理为原则，病原治疗首选**喹诺酮类药物**，常首选环丙沙星，疗程一般为3～5日。慢性菌痢根据药物敏感试验通常选用2种不同类型的抗菌药物，疗程10～14日，必要时可多疗程治疗。也可采用药物保留灌肠疗法。中毒性菌痢因病势凶险，应及时采用综合抢救措施，防治并发症的发生。

【常见护理诊断】

1. 体温过高 与痢疾杆菌感染释放内毒素有关。

2. 腹泻 与痢疾杆菌引起肠道病变有关。

3. 营养失调：低于机体需要量 与呕吐、腹泻、营养摄入不足有关。

4. 组织灌注量改变 与内毒素引起急性微循环障碍有关。

5. 潜在并发症 如脑水肿、呼吸衰竭等。

【护理措施】

（一）一般护理

1. 隔离与休息　中毒性菌痢患者应绝对卧床休息。

2. 饮食　可正常进食者，应给予易消化、高蛋白、高热量、高纤维素、少渣的清淡流质或半流质饮食，避免生冷、刺激性和油腻食物。严重腹泻伴呕吐者，应暂时禁食，静脉补充所需营养，保持水、电解质和酸碱平衡，待病情缓解后调整饮食，逐渐过渡至正常饮食。

3. 皮肤护理　协助患者做好肛周皮肤清洁工作。里急后重明显者，嘱患者排便时避免用力，以防脱肛。

（二）病情观察

密切监测患者的生命体征、神志、尿量变化、瞳孔反射等；注意观察大便的次数、量、性状的变化；注意患者的饮食情况、有无脱水征象，记录24小时出入量。慢性患者应注意观察体重和营养状况。

（三）中毒性菌痢的护理

早期采取综合抢救措施治疗，高热者给予物理降温，必要时给予退热剂。高热伴惊厥者给予冬眠合剂，惊厥不止者可予地西泮或水合氯醛。

1. 休克型菌痢

（1）患者取中凹式休克体位，头胸抬高10°～20°、下肢抬高30°。

（2）密切监测生命体征，观察神志、面色、尿色、末梢循环情况，记录24小时出入量。

（3）吸氧、保暖。鼻导管吸氧，氧流量2～4L/分，必要时4～6L/分，45°～50°热水袋置于足部，改善末梢循环。

（4）立即建立静脉通路，遵医嘱迅速予扩充血容量、纠正酸中毒、应用血管活性药物等措施进行抗休克治疗。

（5）中毒症状严重者可遵医嘱适当应用肾上腺皮质激素。

2. 脑型菌痢

（1）头部略抬高呈15°～30°，头偏向一侧。

（2）脑水肿患者遵医嘱给予20%甘露醇快速静脉滴注，每4～6小时注射1次，减轻脑水肿。

（3）遵医嘱给予血管活性药物改善脑部微循环。

（4）同时遵医嘱给予肾上腺皮质激素，减轻脑水肿，降低颅内压。

（5）对于呼吸衰竭的患者，保持呼吸道通畅，给予吸氧、呼吸兴奋剂治疗，必要时行气管插管或切开，应用呼吸机辅助通气。

（四）用药护理

遵医嘱使用有效的抗菌药物，首选喹诺酮类，常首选环丙沙星，注意观察有无过敏、胃肠道反应、肾毒性、粒细胞减少等不良反应。早期禁用止泻药，以便于毒素排出。

（五）心理护理

多与患者和家属沟通，使其能正确地认识疾病，保持正常的心态，积极配合治疗。对于中毒性菌痢患者和亲属，应做到更为细致、耐心的心理护理，消除他们的恐惧心理，树立战胜疾病的信心。

（六）健康指导

1. 疾病知识指导 向患者和家属介绍菌痢相关知识，强调隔离和粪便消毒的重要性。指导急性期患者遵医嘱按时、按量、按疗程服药，争取彻底治愈，避免转为慢性菌痢；指导慢性菌痢患者加强体育锻炼，保持良好的个人生活卫生习惯，避免暴饮暴食及进食生冷、刺激的食物，劳累、情绪变化等，以防疾病复发。

2. 疾病预防指导

（1）**控制传染源** 急、慢性患者和带菌者应采用消化道隔离治疗，直至临床症状消失、连续2次便培养均阴性，方可解除隔离。其粪便应严格消毒处理。对从事饮食、供水、保育等重点行业人群应定期进行粪便检查，一旦发现菌痢患者，应立即调离工作岗位并进行彻底治疗。

（2）**切断传播途径** 养成良好的个人生活卫生习惯，饭前便后要洗手，不饮生水，禁食不洁或腐败的食物。加强饮食、饮水、粪便的管理。

（3）**保护易感人群** 目前尚无有效预防菌痢的疫苗。我国在本病流行期间主要口服多价痢疾减毒活菌苗，对同型痢疾杆菌保护率约80%，免疫期可维持6～12个月，但对其他型菌痢感染无保护作用。

（王嘉琛）

第六节 狂犬病患者的护理

PPT

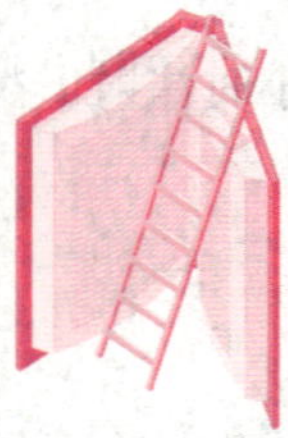

【学习目标】

1. **掌握** 狂犬病患者的护理措施、健康指导。
2. **熟悉** 狂犬病的流行病学资料及患者的身体状况、辅助检查。
3. **了解** 狂犬病毒的特点、发病机制。

案例分析

患者，男，44岁。因恐惧、呼吸困难、不能饮水1天入院。护理体检：神清，表情极度恐惧，呼吸急促、口唇发绀，T 38.2℃，P 114 次/分，BP 123/79mmHg。口渴、不敢饮水及听见与水有关的事物，对光、声敏感。追问病史，2 个月前被本村的野狗咬伤小腿，自行清洗，未注射狂犬病疫苗。

问题

1. 根据以上描述，该患者患了何种疾病？
2. 说明该疾病的主要护理诊断。
3. 如何对该患者开展有效的护理？

狂犬病是由狂犬病毒引起的，以侵犯中枢神经系统为主的一种急性人兽共患传染病。人被病兽咬伤后，狂犬病毒通过病兽的唾液而感染人。临床表现为特有的恐水、怕风、咽肌痉挛、恐惧不安、进行性瘫痪。其是最凶险的一种病毒性传染病，病死率几乎 100%。

【病因】

狂犬病毒是一种单股负链 RNA 病毒，属弹状病毒科拉沙病毒属，该病毒含 5 种主要蛋白，其中糖蛋白能与乙酰胆碱受体结合，使狂犬病毒有了嗜神经性，并能够刺激机体产生保护性抗体。

狂犬病毒易被紫外线、碘酒、新洁尔灭、高锰酸钾、甲醛、酒精等灭活。煮沸 2 分钟亦可灭活。

【发病机制】

狂犬病毒对神经组织有强大的亲和力，病毒自破损的皮肤或黏膜侵入人体后，先在伤口附近的肌细胞内少量增殖，然后通过人体近处的末梢神经侵入中枢神经内并大量增殖，最后向周围神经扩散，侵入人体的各个组织器官内，导致呼吸肌和吞咽肌痉挛，从而出现呼吸困难、吞咽困难、恐水等症状。

【护理评估】

（一）健康史

注意询问患者有无被病兽或狂犬抓伤或咬伤史，被抓伤或咬伤后，伤口的处理情况及有无注射狂犬病疫苗或免疫球蛋白等。

1. 病原体 狂犬病毒。

2. 流行病学资料

（1）传染源 本病的传染源为带狂犬病毒的动物，我国狂犬病的传染源以病犬为主，其次是猫、牛、猪、马等家畜。发达国家地区由于对狗管制严格，狼、狐狸、浣熊、蝙蝠等野生动物成为了狂犬病的主要传染源。通常因狂犬病患者的唾液内所含病毒量较少，不会形成人与人之间的传染，所以狂犬病患者不是传染源。但外观看似健康的动物的唾液中也可以携带狂犬病毒，也可能是传染源。

（2）**传播途径** **咬伤传播**是本病的主要传播途径，也可由带狂犬病毒犬的唾液通过被病犬抓伤或舔伤的人体的皮肤或黏膜侵入人体而感染。少数是在宰杀、剥皮、切割病犬的过程中感染。

（3）**人群易感性** 人群普遍易感。动物饲养员和兽医尤为易感。人被病兽咬伤，是否发病取决于以下几种因素。①咬伤部位：在神经血管分布丰富的部位发病率高，如头、面、颈、手指等部位。②咬伤程度：伤口大而深者发病率高。③伤口处理情况：咬伤后伤口未迅速彻底清洗者发病率高。④疫苗接种情况：咬伤后未注射或未及时全程、足量注射狂犬疫苗和免疫球蛋白者发病率高。⑤机体免疫力：免疫功能低下或免疫功能缺陷者发病率高。

（二）身体状况

1. 症状、体征 潜伏期长短不一，数日到数十年不等，一般为1～3个月。典型临床经过分为3个时期。全病程一般不超过6日。

（1）**前驱期** 可有低热、乏力、恶心、头痛、全身不适，继而出现烦躁不安、恐惧、失眠，对光、声、风等刺激敏感，并有喉头紧缩感。本期特征性表现为在原被咬伤的愈合伤口处出现麻、痒、痛和蚁走感等异样感觉，可见于50%～80%的患者中，具有诊断意义。本期一般持续2～4日。

（2）**兴奋期** 患者逐渐进入高度兴奋状态，表现为极度恐惧感，对外界刺激变得极端敏感，恐水、怕风，并伴有发热，体温在38～40℃，甚至可达40℃以上。**本病的特征性表现为恐水**。见水、饮水、闻见水声，甚至提及“水”字时均可引起咽喉肌的严重痉挛，导致患者出现呼吸困难。并伴有流涎、吐沫、心率加快、血压升高、多汗等交感神经功能亢进的表现。严重发作时，可出现全身肌肉阵发性痉挛。本期持续1～3日。

（3）**麻痹期** 患者肌肉痉挛停止，出现全身弛缓性瘫痪，患者由安静状态逐渐进入昏迷状态，最后因呼吸和循环衰竭而死亡。本期持续时间短，一般为6～18小时。

2. 并发症 气胸、肺炎、上消化道出血、急性肾衰竭、心律失常、心功能衰竭等。

（三）心理－社会状况

由于本病尚无有效的治疗手段，且多数患者发病时神志清醒，病情进展较快，出现恐水、咽肌痉挛，导致患者出现紧张、痛苦、焦虑，一系列的刺激又可加重咽肌痉挛的发作，患者面部表情极度恐惧，出现濒死感，同时会引起家属及周围人群的极度惶恐。

（四）辅助检查

1. 血常规 外周血白细胞总数轻、中度增多，中性粒细胞比例在80%以上。

2. 脑脊液检查 脑脊液压力略增高，细胞数、蛋白质稍增多，糖和氯化物正常。

3. 病原学检查

（1）病毒分离 可用患者的脑脊液、唾液、脑组织或皮肤作标本，进行病毒的分离。可明确诊断。但操作复杂、耗时长，对早期临床诊断意义不大。

（2）内基小体检查　取动物或已死亡的患者的脑组织切片染色，镜检找到内基小体可确诊，阳性率为70%~80%。

（3）核酸检测　取皮肤活检组织或新鲜唾液作标本，用RT-PCR技术测定狂犬病毒RNA，灵敏度高。

（4）病毒抗原检测　取患者的唾液或脑脊液直接涂片，或取患者的脑组织或被咬伤部位的皮肤组织采用免疫荧光法检测抗原，阳性率高，可达98%。

4. 血清学检查　存活1周以上的患者可做补体结合试验或血清中和试验检测抗体及效价上升情况，出现抗体阳性及抗体效价上升，有诊断意义。

（五）治疗要点

本病目前尚无有效的治疗方法，主要以对症、支持等综合治疗为主，包括单独隔离患者、减少外界环境的刺激、吸氧、镇静、解除痉挛、补液、纠正酸中毒等措施，维持呼吸和循环的正常功能。

【常见护理诊断】

1. 有窒息的危险　与狂犬病毒感染引起呼吸肌痉挛有关。

2. 皮肤完整性受损　与病猫、病狗等咬伤或抓伤有关。

3. 体液不足　与恐水、进食困难等有关。

4. 有受伤的危险　与患者高度兴奋、狂躁有关。

【护理措施】

（一）一般护理

1. 伤口处理　立即用0.1%新洁尔灭溶液或20%肥皂水彻底冲洗伤口至少30分钟，深部伤口可用注射器插入进行灌注冲洗，彻底冲洗后用2%碘酊或75%酒精涂拭伤口，伤口不宜缝合或包扎，以利于排血引流。用狂犬病免疫血清或抗狂犬病免疫球蛋白在伤口四周和底部进行浸润注射。此外还需应用破伤风抗毒素和抗生素预防感染。

2. 休息与保护　将患者置于避光的单人房间，严密隔离，安排专人护理，病室应保持安静，减少家属探视。输液瓶应用黑色塑料袋包裹，操作过程中避免提及“水”字，尽量减少一切不必要的刺激，如光、声、水、风等。尽量用静脉留置针，避免患者烦躁时针头脱落，躁动不安时加床栏保护或适当约束，防止发生外伤。

3. 饮食　根据吞咽困难的程度，选择容易吞咽的软食，保证足够的热量、蛋白质和维生素；必要时遵医嘱给予鼻饲高热量流质饮食或静脉补充营养，维持水、电解质和酸碱平衡。

（二）维持有效呼吸

及时清除口腔及呼吸道分泌物，保持呼吸道通畅，遵医嘱适时吸氧。呼吸肌或咽肌痉挛发作频繁时，遵医嘱使用镇静止痉药。若有严重呼吸衰竭或窒息者，应配合医生进行气管插管或气管切开并使用人工呼吸机。

（三）病情观察

密切观察患者的生命体征和意识状态，记录24小时出入量。观察有无出现呼吸困难、抽搐等，注意记录抽搐的部位、持续时间、发作次数。观察患者有无高度兴奋、怕风、恐水等表现，观察患者的伤口愈合情况，注意伤口处有无出现感觉的异样。

（四）心理护理

多与患者和家属沟通，向患者和家属宣讲狂犬病的相关知识，消除患者和家属的恐惧心理，积极配合治疗，帮助他们树立战胜疾病的信心。

（五）健康指导

1. 疾病知识指导 宣传狂犬病的相关知识，告诫人们一旦被猫、犬等抓伤或咬伤，应立即处理伤口，同时注射狂犬病疫苗和免疫球蛋白。

2. 疾病预防指导

（1）**控制传染源** 执行接触隔离患者，防止其唾液污染。加强对犬类的管理，捕杀狂猫、狂犬、野犬，普及家猫、家犬的预防接种是预防狂犬病的最有效措施。进出口动物必须进行检疫。

（2）**切断传播途径** 被猫、犬等动物抓伤或咬伤，应迅速、彻底清理伤口，并进行狂犬病疫苗及免疫球蛋白的接种。

（3）**保护易感人群** 对从事狂犬病研究的工作人员、山洞探险者、兽医、动物饲养员、动物管理员等高危人群，应作暴露前的预防接种：在0、7、28日，各肌内注射1ml，共3针，1～3年加强注射1次。而医护人员的皮肤破损处接触了狂犬病患者的唾液和被犬、猫等动物抓伤或咬伤者均应做暴露后预防接种：在0、3、7、14及28日，各肌内注射2ml（2～5岁1ml，2岁以下0.5ml），共5针，咬伤严重者，共注射10针，即在当日至第6日，每日1针，随后在10、14、30、90日各注射1针，并联合使用狂犬病免疫球蛋白或狂犬病免疫血清，但狂犬病免疫血清使用前需进行皮肤过敏试验。

（王嘉琛）

第七节　传染性非典型肺炎患者的护理

PPT

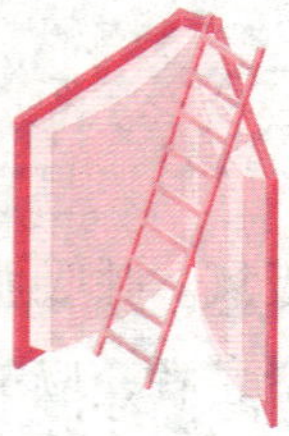

【学习目标】

1. **掌握** 传染性非典型肺炎患者的护理措施、健康指导。

2. **熟悉** 传染性非典型肺炎患者的流行病学资料、护理诊断、辅助检查。

3. **了解** SARS冠状病毒的特点。

案例分析

患者，女，23 岁。因发热伴头痛、干咳 3 天就诊。发病时间是传染性非典型肺炎流行期间。护理体检：神志清楚，T 38℃，R 25 次/分，P 76 次/分，BP 117/73mmHg。胸部 X 线检查：左肺斑片状阴影。胸部 CT 检查：左肺有毛玻璃样改变。SARS 血清抗体 IgM（+）、IgG（+）。诊断：传染性非典型肺炎。

问题

1. 简述该疾病的传染源和传播途径。
2. 说明该疾病的主要护理诊断。
3. 如何对患者进行有效护理？

传染性非典型肺炎又称为严重急性呼吸综合征（SARS），是由 SARS **冠状病毒**引起的一种新型急性呼吸道传染病。2002 年 11 月首次在我国广东省发现，主要通过短距离飞沫和密切接触传播。临床表现与其他非典型肺炎类似，主要表现为**发热**、**干咳**、**乏力**、**头痛**、**全身肌肉酸痛**、**腹泻等**。严重者可出现呼吸急促或窘迫。但传染性强，故命名为传染性非典型肺炎。

【病因】

SARS 冠状病毒为单股正链 RNA 病毒，是一种新型冠状病毒，属于冠状病毒科。区别于其他人类冠状病毒，SARS 冠状病毒的抵抗力和稳定性更强。在腹泻患者的粪便中存活 4 日以上，在干燥的塑料表面最长可存活 4 日，在尿液中至少存活 1 日。对紫外线、氯仿、甲醛、乙醚等敏感，75℃ 30 分钟或 56℃ 90 分钟可灭活。

【发病机制】

目前发病机制尚不清楚。在发病早期即可出现病毒血症。患者发病期间，机体淋巴细胞减少，目前认为本病发病可能与 SARS 病毒导致机体免疫损伤有关。

【护理评估】

（一）健康史

1. 病原体　SARS 冠状病毒。

2. 流行学资料

（1）传染源　患者是本病的主要传染源。急性期患者症状明显，体内病毒复制活跃，数量高，传染性强，可通过咳嗽、打喷嚏排出病毒，流行病学意义大。少数患者出现腹泻，其排泄物中也含有病毒。

潜伏期患者无传染性或传染性低，康复的患者无传染性。

（2）传播途径　本病的主要传播途径为短距离的**飞沫**传播。另一种传播方式是吸入悬浮在空气中含有 SARS 冠状病毒的**气溶胶**感染。也可通过接触患者呼吸道的分泌物或消化道的排泄物等途径传播。

(3) **人群易感性** 人群普遍易感。青壮年发病居多，儿童和老年人少见。患者的家庭成员、医护人员均属于高危人群。病后可获得一定程度的免疫力，目前尚未有再次发病的报告。

(4) **流行特征** 本病于2002年11月首发于我国广东省。好发于冬末春初和人口密集的大都市。农村地区较少发病。社区以散发为主，偶可见点状暴发流行。有明显的医院和家庭聚集现象。

详细询问患者有无与周围SARS患者密切接触，发病前有无去过或居住在有SARS病例报告的疫情区域。

（二）身体状况

1. 症状、体征 潜伏期为1～16日，一般为3～5日。典型病程可分为3期。

(1) **早期** 在发病初期的1～7日。起病急，最初症状表现为发热，体温多在38℃以上，偶有畏寒，伴有乏力、头痛、全身肌肉酸痛等全身不适，部分患者可出现干咳、胸痛、腹泻等表现。一般无上呼吸道卡他症状。发病3～7日后开始出现下呼吸道症状，出现干咳、胸闷，但肺部体征不明显，部分患者的肺部可闻及少量湿啰音。

(2) **进展期** 在病程的10～14日，病情达到高峰，感染中毒症状加重，患者出现明显的发热、乏力，并伴频繁咳嗽、呼吸急促和呼吸困难。轻微活动后即可出现心悸、气喘、胸闷，肺实变体征加重，被迫卧床休息。此期易发生呼吸道的继发感染。少数患者病情突然恶化，出现急性呼吸窘迫综合征（ARDS）。

(3) **恢复期** 在病程的2～3周，感染中毒症状减轻，发热渐减退。在体温恢复正常后2周左右肺部炎症病变完全吸收，恢复正常。

本病为自限性疾病，多数患者可痊愈，少数患者病情重、进展快，出现ARDS。儿童患者的病情相对成人较轻，老年人、近期有基础疾病的人及有近期手术史者症状多不典型。孕妇患者在妊娠早期易流产，在妊娠晚期病死率高。

2. 并发症 肺部继发感染、胸膜病变、纵隔气肿、肺间质改变、心肌病变等。

（三）心理－社会状况

由于本病起病急，传染性强，部分患者病情重、进展快，又无特效治疗手段，导致患者担心预后，并出现悲观、恐惧的心理。又由于患者和家属对疾病认识不足，患者需被严格隔离，导致患者出现孤独、无助感。

（四）辅助检查

1. 血常规 疾病早期到中期，白细胞计数正常或减低，淋巴细胞计数绝对值减低，T淋巴细胞各亚群均减低，$CD4^+T$减低明显。一般在疾病后期可恢复正常。

2. 血气分析 血氧饱和度降低。

3. 血清学检查 采用免疫荧光法或酶联免疫吸附法检测标本中的SARS冠状病毒抗体，若IgM抗体阳性或IgG抗体在急性期和恢复期抗体滴度升高4倍及以上可确诊。但检测结果阴性不能排除本病。

4. 病原学检测

（1）核酸检测　采用 RT - PCR 方法检测患者的呼吸道分泌物、粪便、血液等标本中的 SARS 冠状病毒的 RNA。

（2）病毒抗原检测　采用单克隆抗体计数检测标本中的 SARS 冠状病毒的特异性抗原，用于早期诊断，敏感性与特异性在 90% 以上。

5. 影像学检查　大多数患者在起病早期即可出现胸部 X 线检查异常，呈网状或斑片状改变。起病早期为单灶改变，短时间内病灶迅速扩大，常累及单肺多叶或双肺。部分患者进展快，呈大片状阴影。胸部 CT 检查可出现局灶性实变，以毛玻璃样改变最多见。肺部阴影吸收和消散均较慢，常与临床表现不相平行。

（五）治疗要点

目前本病缺乏特效治疗手段，主要是早发现、早隔离、早治疗。早期采取抗病毒治疗、一般治疗及对症治疗等综合治疗手段，控制病情发展，促进疾病的恢复，预防 ARDS 的发生。

【常见护理诊断】

1. 体温过高　与 SARS 冠状病毒导致病毒血症和肺部炎症有关。

2. 气体交换障碍　与肺部炎症导致气体交换面积减少有关。

3. 焦虑/恐惧　与隔离和担心疾病预后有关。

【护理措施】

（一）一般护理

1. 休息　嘱患者卧床休息、避免劳累，保持病室安静，注意通风。

2. 饮食　鼓励患者多进食，给予清淡、易消化、高蛋白、高热量、富含纤维素的流质或半流质饮食。必要时可予静脉营养，保证营养供给。

（二）病情观察

密切观察病情变化，患者在发病后 2 周内都可能处于进展期，监测体温、血常规、动脉血氧饱和度或血气分析，心、肝、肾功能及胸部 X 线（早期复查间隔不超过 2 ~ 3 日）等。重型患者须密切动态监护，及时给予呼吸支持，遵医嘱合理使用糖皮质激素，加强器官功能保护，注意水、电解质和酸碱平衡，预防继发感染的发生，及时处理并发症。

（三）氧疗护理

对于有呼吸困难或 $PaO_2 < 70mmHg$ 或 $SpO_2 < 93\%$ 的患者，给予吸氧，保持呼吸的通畅，效果不佳时，及时协同医生进行机械通气。

（四）用药护理

1. 早期抗病毒药物　目前尚无特异性抗病毒药物。早期可应用洛匹那韦或利托那韦等。

2. 应用糖皮质激素 应用激素的目的主要为了抑制异常的免疫反应，减轻全身炎症反应，减轻肺的渗出和损伤，减轻和防止肺的纤维化。一般采用半衰期短的激素。有下列各项之一者即可早期应用**糖皮质激素**。

（1）有严重中毒症状，高热持续 3 日不退。

（2）48 小时内肺部阴影进展 >50%。

（3）出现急性肺损伤或 ARDS。

在本病的治疗过程中，激素的应用没有绝对禁忌证，儿童应慎用糖皮质激素，相对禁忌证包括重型高血压、中度以上的糖尿病、活动性胃炎、十二指肠溃疡、癫痫、精神病、处于妊娠期的患者。使用过程中，给予抑酸药和胃黏膜保护药，注意糖皮质激素的不良反应，同时注意警惕继发感染的发生。

（五）心理护理

向患者介绍本病的相关知识，使患者能认识、了解疾病，积极配合治疗，多与患者沟通，消除他们紧张、焦虑的情绪，保持积极的心态，促进身体的恢复。

（六）健康指导

1. 疾病知识指导 宣传 SARS 相关知识，使广大群众认识和了解 SARS 疾病，并掌握其预防方法，减少不必要的焦虑、紧张的心理。嘱患者出院后注意休息，避免劳累，注意均衡饮食，定期复查，有异常情况，应及时治疗。

2. 疾病预防指导

（1）控制传染源

1）疫情报告：本病为乙类传染病，但需按甲类传染病管理。怀疑或发现本病，及时向卫生防疫部门报告。

2）隔离患者：对疑似诊断和临床诊断患者应在指定医院分别进行隔离和治疗。同时满足以下 3 个条件可考虑出院：①体温恢复正常超过 7 日。②呼吸系统的症状明显好转。③影像学胸部 X 线检查病灶明显吸收。

3）隔离观察密切接触者：对于密切接触者，应在指定地点进行隔离观察 14 日。

（2）切断传播途径 流行期间尽量减少外出活动及大型聚集性集会。避免到人多和空气不流畅的场所。注意个人生活卫生习惯，勤洗手，不随地吐痰，不在人前咳嗽、打喷嚏，出现咳嗽等呼吸道症状应及时戴口罩。患者的住所、物品和逗留过的公共场所应进行充分的消毒。隔离患者不得设陪护，不允许探视。

（3）保护易感人群 目前尚无有效预防 SARS 的疫苗。对医护人员等高危人群，应注意做好个人防护。

（王嘉琛）

第八节　人感染高致病性禽流感患者的护理

PPT

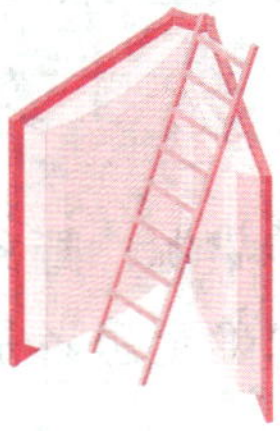

【学习目标】

1. **掌握**　人感染高致病性禽流感患者的护理措施、健康指导。

2. **熟悉**　人感染高致病性禽流感患者的流行病学资料、身体状况、辅助检查。

3. **了解**　禽流感病毒的特点。

案例分析

患者，男，46岁。7天前去过活禽市场，3天前出现类似流感样症状，体温持续在39℃以上，出现呼吸急促、咳嗽，急诊入院。

问题

1. 患者患了何种疾病？
2. 针对此病如何进行健康指导？

人感染高致病性禽流感简称人禽流感，是由禽甲型流感病毒中的某些亚型引起的一种急性呼吸道传染病。以高热、咳嗽、呼吸急促为主要临床表现，感染亚型不同，病情轻重不一。轻者类似普通感冒，严重者可引起重症肺炎及败血症、感染性休克、多脏器功能衰竭、肺出血、Reye综合征等多种并发症而死亡。本病具有潜伏期短、传播速度快、传染性强的特点。

【病因】

禽流感病毒是一种RNA病毒，为正黏病毒科甲型流感病毒属。病毒结构同其他甲型流感病毒相似。根据病毒对禽类致病性的强弱，禽流感病毒分为高致病性、低致病性、非致病性。其中高致病性禽流感病毒为能引起严重的禽类疾病的病毒，主要是H5和H7亚型毒株，尤以H5N1和H7N7为代表。禽流感的暴发是指高致病性禽流感病毒引起的大流行。目前已证实能感染人的禽流感病毒主要亚型有H5N1、H7N2、H7N3、H7N7、H9N2等。其中尤以感染H5N1亚型的患者病情最重，病死率最高。

【发病机制】

禽流感病毒通过不断的抗原漂变和抗原转换，打破种间屏障，获得感染人的能力。禽流感病毒侵入人体后，通过介导呼吸道黏膜的上皮细胞及免疫细胞快速大量产生各种细胞因子，导致“细胞因子风暴”，是禽流感病毒的主要发病机制。

【护理评估】

（一）健康史

注意询问患者的职业、有无去过活禽市场，有无接触过死禽、病禽等，居住地有无禽流感病例的报告，或是否去过禽流感流行的疫区，有无接触过禽流感患者。

1. 病原体　禽流感病毒。

2. 流行学资料

（1）传染源　患禽流感或携带禽流感病毒的家禽是本病的主要传染源，野禽是禽流感自然传播中的传染源。目前尚无人与人之间传播的证据，故尚未确定患者是否为传染源。

（2）**传播途径**　主要通过呼吸道传播，也可通过密切接触感染禽流感病毒的家禽或其分泌物、排泄物和受禽流感病毒污染的水、物品等途径感染。

（3）**人群易感性**　人群普遍易感。儿童发病率高，病情严重。与不明原因病死的家禽或与感染或疑似感染禽流感的家禽密切接触人员均为高危人群。

（二）身体状况

1. 症状、体征　潜伏期为1～7日，一般为2～4日。在潜伏期末开始出现传染性，发病后2～3日传染性最强。

感染H5N1亚型的患者多急性起病，初始症状多为流感样症状，表现为高热，体温常在39℃以上，持续1～7日不等，同时可伴有鼻塞、流涕、咳嗽、咳痰、咽痛、头痛、肌肉酸痛及全身不适，部分患者可出现恶心、腹泻、腹痛等消化道症状，个别患者可出现烦躁、谵妄等精神神经症状。轻症患者预后良好，重症患者病情进展速度快，一般均有肺炎表现，并可出现ARDS、肺出血、败血症、休克、Reye综合征等多种并发症，病死率高。感染H7亚型的患者症状较轻，多数患者只出现上呼吸道卡他症状或结膜炎，感染H9N2亚型的患者仅出现一过性流感样症状。

2. 并发症　如ARDS、肺出血、败血症、休克、胸腔积液、全血细胞减少、多脏器功能衰竭、Reye综合征。

（三）心理－社会状况

患者常因发热、乏力、全身肌肉酸痛而疲惫不堪，情绪低落。重症患者因病情进展快、预后较差而出现紧张、恐惧的心理。

（四）辅助检查

1. 血常规检查　外周血白细胞总数正常或降低，重症患者常出现白细胞总数和淋巴细胞数下降，血小板轻、中度下降。

2. 血清学检查　发病初期和恢复期双份血清中的禽流感病毒特异性抗体滴度升高4倍或以上，可确诊。

3. 病原学检查

（1）核酸检测　采用RT－PCR方法从患者呼吸道标本（如鼻拭子、咽拭子等）中检测禽流感病毒 RNA。

（2）病毒分离　从患者呼吸道标本中分离禽流感病毒。

4. 影像学检查　X 线胸片可见肺内出现斑片状、弥漫性及多灶性浸润，无特异性。重型患者肺内病变速度快，可见大片肺实变或毛玻璃状影像，少数可出现胸腔积液。

（五）治疗要点

治疗原则同普通型流感。疑似和确诊患者应进行隔离治疗。应在发病 48 小时内使用抗流感病毒药物，用法与流行性感冒相同。重症患者应加强营养和支持治疗，短期可使用糖皮质激素改善症状，防治继发细菌感染等并发症的发生。发病 2 周内的重症患者，可及时予恢复期患者的血浆，可能提高救治成功率。

【常见护理诊断】

参见本章第二节“流行性感冒患者的护理”。

【护理措施】

（一）一般护理

参见本章第二节“流行性感冒患者的护理”。

（二）病情观察

密切观察生命体征，重型患者须密切动态监护，及时给予呼吸支持，遵医嘱合理使用糖皮质激素，加强器官功能保护，注意水、电解质和酸碱平衡，预防继发性细菌感染的发生，及时处理并发症。

（三）用药护理

1. 抗流感病毒药物　发病 48 小时内服用抗流感病毒药物。

具体参见本章第二节“流行性感冒患者的护理”。

2. 糖皮质激素　当出现以下几种情况时，应考虑应用糖皮质激素。①肺病变短期内进展迅速，氧合指数 <300mmHg，并出现迅速降低的趋势。②脓毒血症并伴肾上腺皮质功能不全者。

注意激素的用量，糖皮质激素用量不能过大，避免诱发感染。

（四）心理护理

向患者和家属介绍本病的相关知识，并进行心理疏导，消除患者和家属的恐惧心理，增强战胜疾病的信心，积极配合治疗，争取早日康复。

（五）健康指导

1. 疾病知识指导　参见本章第二节“流行性感冒患者的护理”。

2. 疾病预防指导

（1）**控制传染源**　对疑似患者、确诊患者均应进行呼吸道隔离，直至热退后 2 日。受感染的禽类应立即销毁，疫源地进行封锁消毒。疫点周围半径 3km 内划为疫区，疫区内的全部家禽应进行捕杀和无害化处理，疫区 5 公里内的易感禽类应进行紧急免疫接种。

（2）切断传播途径 出现禽流感疫情后，应对市售禽类的摊位、禽类养殖场、屠宰场进行彻底消毒，销毁或深埋死禽和禽类废弃物。避免接触禽类和其排泄物，接触时应戴手套和口罩。医院的诊室要进行彻底的消毒，防止患者的血液和排泄物污染医疗用品和周围环境。医护人员要做好个人防护。加强对密切接触禽类的人员的检疫。

（3）保护易感人群 养成良好的个人卫生习惯，勤洗手。目前尚无人用H5N1疫苗。对于高危人群和密切接触者，可以口服抗流感病毒药物进行预防。

（张向辉）

PPT

第九节　艾滋病患者的护理

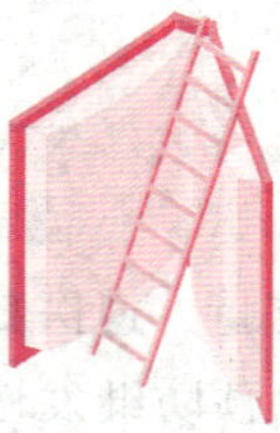

【学习目标】

1. **掌握**　艾滋病患者的护理措施、健康指导。
2. **熟悉**　艾滋病患者的流行病学资料、身体状况、辅助检查。
3. **了解**　艾滋病的特点、发病机制。

案例分析

患者，男，45岁。4个月前反复出现发热、咳嗽、食欲减退、间断出现腹泻和明显消瘦。既往有静脉吸毒史。护理体检：神志清楚，T 38℃，R 22次/分，P 76次/分，BP 117/73mmHg。全身淋巴结肿大，质韧，无压痛，能活动，肝脾大。实验室检查：血$CD4^+T$淋巴细胞明显降低，血清HIV抗体阳性。

问题

1. 根据以上描述，该患者患了何种疾病？
2. 说明该疾病的主要护理诊断。
3. 该疾病有哪些护理措施和健康指导？

艾滋病（AIDS）又称获得性免疫缺陷综合征，是由**人类免疫缺陷病毒**（HIV）引起的一种慢性致命性传染病。是主要通过**性接触、血液和母婴传播**，以侵犯并破坏$CD4^+T$淋巴细胞为主，使机体细胞免疫功能受损甚至缺陷为基本特征的全身性传染病。最终并发各种严重的机会性感染和恶性肿瘤。本病具有发病缓慢、传播速度快、病死率高的特点。

【病因】

HIV 为一种单链 RNA 病毒，属反转录病毒科慢病毒属。根据 HIV 基因的差异，分为两型，即 HIV－1 型和 HIV－2 型，两型均能引起艾滋病。全球流行的主要菌株是 HIV－1，我国也以 HIV－1 为主要流行株。

HIV 对外界抵抗能力弱。对热和化学制剂敏感，56℃ 30 分钟能使 HIV 失去感染性，但不能使血清中的 HIV 完全灭活，煮沸 20 分钟可将其完全灭活，0.2% 次氯酸钠、75% 酒精和漂白粉等也能将其灭活。但 0.1% 甲醛、γ 射线和紫外线均不能使 HIV 灭活。HIV 感染人体后可刺激机体产生抗体，但并非中和抗体，故抗体和病毒可同时存在，仍存在传染性。

【发病机制】

HIV 侵入人体后，**有选择性地侵犯** $CD4^+$T **淋巴细胞，使机体出现** $CD4^+$T **淋巴细胞数量不断减少，**引起机体免疫系统受损甚至缺陷，从而继发出现各种严重的机会性感染和恶性肿瘤。

【护理评估】

（一）健康史

注意询问患者有无不洁性接触史，有无输血史，有无静脉药瘾史，母亲是否为 HIV 抗体阳性者。

1. 病原体　HIV。

2. 流行病学资料

（1）传染源　本病传染源为艾滋病患者和无症状 HIV 感染者，其中无症状感染者中 HIV 抗体阳性者是尤为重要的传染源。HIV 阳性而 HIV 抗体阴性的窗口期（通常为 2～6 周）感染者，也是重要的传染源。

（2）传播途径　HIV 广泛存在于感染者的**血液**、**精液**、**阴道分泌物**、**乳汁**、**眼泪**、**唾液等体液内**，且终身携带。主要传播途径有：①**性接触传播：为本病的主要传播途径**，通过性接触摩擦导致的细微破损处，HIV 即可侵入人体。②**经血液、血制品传播：**输入被 HIV 污染的血液及血制品可引起艾滋病的传播，静脉药瘾者可通过共用针具而感染。③**母婴传播：感染** HIV **的孕妇可通过胎盘将** HIV **传给胎儿，也可通过分娩和哺乳传给婴儿**。④其他途径：人工受精、接受 HIV 感染者的器官移植、使用污染的器械等。医护人员破损的皮肤受污染或被 HIV 污染的针头刺伤也可感染。目前无证据证明 HIV 可经生活接触或水、食物、昆虫传播。

（3）人群易感性　人群普遍易感，50 岁以下青壮年居多，其中 15～49 岁发病者占 80%。有多个性伴侣者、男性同性恋者、静脉药瘾者、多次输血或使用血液制品者、HIV 感染者的婴儿均为高危人群。

（4）流行特征　根据国家卫健委统计数据，2019 年 10 月底，我国目前艾滋病存活人数约为 95.8 万，处于低流行水平，性传播仍为主要传播途径。根据联合国报告，

2019 年全球新增 HIV 感染者 170 万，新增因艾滋病导致的死亡人数约 69 万。截止到 2019 年底，全世界 HIV 感染者约 3800 万。

（二）身体状况

症状、体征本病潜伏期长，**一般认为 2～10 年可发展为艾滋病，可长达 10 年无任何症状**。HIV 感染的临床表现多种多样，根据我国的艾滋病指南和诊疗标准，将艾滋病分为 3 个时期。

1. 急性期 在 HIV 感染后的 2～4 周，大多数患者症状轻微，1～3 周后症状自然消失。最常见的临床表现为发热，伴盗汗、头痛、恶心、呕吐、腹泻、肌肉关节疼痛及全身不适，并出现淋巴结肿大、皮疹及神经系统症状。部分感染者可出现免疫系统的急性损伤和 HIV 病毒血症。此期 $CD4^+$ T 淋巴细胞计数出现一过性减少，CD4/CD8 比值倒置，血清中可检出 HIV RNA 和 p24 抗原，而 HIV 抗体一般在感染后数周出现。

2. 无症状期 可由急性期进入或无明显的急性期症状而直接进入此期。临床上无明显症状和体征。但在此期，HIV 开始在感染者体内不断复制，导致机体出现传染性。机体的免疫系统受损，$CD4^+$ T 淋巴细胞计数逐渐减少，血清中能检出 HIV RNA 及 HIV 抗体。此期时间可持续 6～8 年。

3. 艾滋病期 是 HIV 感染的终末阶段。HIV 大量复制，$CD4^+$ T 淋巴细胞计数显著减少。此期临床表现复杂，因免疫功能严重缺陷，可累及全身各个系统，出现 HIV 相关症状和各种机会性感染、肿瘤等，此期病死率高。

（1）HIV 相关症状 持续 1 个月以上的发热、乏力、盗汗、体重下降、慢性腹泻。部分患者可出现神经系统的改变，如头痛、精神淡漠、记忆力减退、性格改变等。部分患者还可出现持续性全身淋巴结肿大综合征，表现为除腹股沟淋巴结以外，全身其他部位 2 处或 2 处以上淋巴结肿大，淋巴结直径≥1cm，质地柔韧、无压痛、无粘连，一般持续 3 个月以上。

（2）各种机会性感染和肿瘤

1）呼吸系统：以肺孢子菌感染引起的**肺孢子菌肺炎**最常见，是本病机会性感染死亡的主要原因，约 50% 的艾滋病患者死于孢子菌肺炎。临床表现常有发热、慢性咳嗽、发绀，X 线表现为间质性肺炎。此外，巨细胞病毒、结核杆菌、念珠菌、隐球菌、卡波西肉瘤也可侵犯肺部。

2）消化系统：以白色念珠菌、巨细胞病毒感染口腔和食管为主，主要表现为鹅口疮、食管炎或溃疡、胸骨后烧灼感、吞咽疼痛等。

3）中枢神经系统：常出现弓形虫脑病、结核性脑膜炎和各种病毒性脑膜脑炎等。

4）皮肤黏膜：以疱疹病毒、真菌感染为主，出现带状疱疹、尖锐湿疣、传染性软疣、甲癣、真菌性皮炎。

5）眼部：以巨细胞病毒、弓形虫感染为主，引起视网膜脉络膜炎，表现为眼底絮状白斑。

6）肿瘤：卡波西肉瘤和恶性淋巴瘤。

（三）心理－社会状况

由于艾滋病在流行病学上存在特殊性，艾滋病患者易受社会歧视，并很难取得家属的理解和关心，易产生社会孤立感。且艾滋病尚无有效的治疗手段，病情严重、病死率高、治疗药物价格昂贵，经济上的压力、心理上的负担以及身体上的痛苦，易引起患者产生悲观、恐惧甚至绝望等不良心理反应。

（四）辅助检查

1. 血常规　可见红细胞、白细胞、血小板、血红蛋白均有不同程度减少。

2. 尿常规　可见尿蛋白阳性。

3. 免疫学检查　$CD4^+$T 淋巴细胞计数减少，CD4/CD8 比值倒置。

4. 病毒和特异性抗原、抗体检测

（1）**病毒分离**　从患者的单核细胞、血浆、脑脊液中分离 HIV，操作复杂，主要用于科研。

（2）**HIV 抗原检测**　可用 ELISA 法检测血清中的 HIV p24 抗原，有助于诊断新生儿早期感染和窗口期。

（3）**HIV 抗体检测**　是诊断 HIV 感染的金标准，也是目前检测 HIV 感染最常用的方法，灵敏度可达 99%。HIV－1 **抗体检查：p24 和 gp120 抗体，用 ELISA 法连续 2 次阳性，经免疫印迹法或固相放射免疫沉淀法证实阳性可确诊**。

（五）治疗要点

艾滋病尚无有效的治疗方法。目前认为，早期应用抗反转录病毒治疗是治疗艾滋病的关键，也是针对病原体的特异性治疗。可最大限度地抑制 HIV 复制，缓解病情。同时积极给予免疫、对症和支持治疗，减少机会性感染和肿瘤的发生。

【常见护理诊断】

1. 体温过高　与 HIV 感染和继发其他感染有关。

2. 营养失调：低于机体需要量　与持续腹泻、发热及并发各种机会性感染和肿瘤导致机体消耗过多等有关。

3. 感染危险　与 HIV 感染导致机体免疫功能受损或缺陷有关。

4. 绝望　与本病无特效药物治疗、病情严重、预后差又担心被社会歧视有关。

【护理措施】

（一）一般护理

1. 隔离　艾滋病期患者应在执行血液/体液隔离的同时实施保护性隔离。

2. 休息和活动　无症状感染期患者，可从事正常工作和生活，但应避免疲劳。急性期和艾滋病期患者，应绝对卧床休息，症状减轻后可逐步起床活动，逐步提高活动耐力。

3. 饮食　给予清淡、易消化、高热量、高蛋白、高维生素的食物，忌生冷、刺激性食物，少食多餐。如有腹泻，给予易消化、少渣、少维生素、高蛋白、高热量的流质或半流质食物，不能进食及吞咽困难者，则给予鼻饲或静脉高营养，以保证营养供给。

（二）病情观察

观察生命体征、神志、营养状况等，注意进食能力、体重、发热程度的变化。注意观察有无肺部、皮肤黏膜、消化系统、中枢神经系统等感染的表现。疾病后期应严密观察并记录有无出现各种严重的机会性感染和恶性肿瘤等并发症。

（三）用药护理

1. 抗反转录病毒药物 早期应用抗反转录病毒治疗可减少各种机会性感染。抗反转录病毒药物有骨髓抑制、肝肾损害及脂肪和糖代谢异常等毒副作用。用药期间应定期监测血常规和肝、肾功能，避免产生严重后果。目前用于抗 HIV 的药物有4类。

（1）核苷类反转录酶抑制剂 叠氮胸苷（齐多夫定）、去羟肌苷、拉米夫定、替诺福韦酯、齐多拉米双夫定等。

（2）非核苷类反转录酶抑制剂 奈伟拉平、依曲韦林等。

（3）蛋白酶抑制剂 利托那韦、替拉那韦、地瑞那韦等。

（4）整合酶抑制剂 拉替拉韦。

基于仅用一种抗病毒药物，极易诱发 HIV 变异，产生耐药性，目前主张多种联合用药，即高效抗反转录病毒治疗（鸡尾酒疗法）。当 $Hb \leq 80g/L$ 或骨髓抑制时可适当输血和减少药物用量。当中性粒细胞 $<0.5 \times 10^9/L$ 时（粒细胞缺少症），应立即报告医生立即停药。

2. 机会性感染及肿瘤治疗 根据机会性感染的病原体的不同及肿瘤的不同，选择相应的治疗手段。

（1）肺孢子菌肺炎 首选复方磺胺甲噁唑（新诺明）。

（2）其他真菌感染 口腔及食管真菌感染可应用克霉唑或酮康唑；肺部念珠菌感染可应用氟康唑或伊曲康唑；新型隐球菌脑膜炎可应用两性霉素 B、氟胞嘧啶或氟康唑。

（3）弓形虫病 螺旋霉素、克林霉素。

（4）卡氏肉瘤 联合应用齐多夫定和 α - INF，或博来霉素、长春新碱和阿霉素联合化疗。

注意观察抗肿瘤药物的疗效和不良反应，如头痛、荨麻疹、恶心、呕吐、肝功能损害等。

（四）心理护理

理解和尊重患者，保护患者的隐私。多与患者进行有效的沟通，鼓励、关怀和支持患者，对其心理障碍进行疏导，帮助患者正确面对疾病，积极生活，积极治疗，建立信心。

（五）健康指导

1. 疾病知识指导　通过传媒、社区教育等多种途径开展艾滋病相关知识的宣传教育，使广大群众认识和了解艾滋病，并掌握其预防措施，消除社区或家庭对艾滋病患者及 HIV 感染者的疑虑。指导家庭和社区采取自我防护措施预防艾滋病的传播。

2. 传染病预防指导

（1）控制传染源　健全艾滋病的监测网络，对多次输血及使用血制品者、性病患者和静脉药瘾者等高危人群，应进行重点监测和 HIV 普查。

（2）切断传播途径　高危人群性生活应用安全套，预防 HIV 传播。对艾滋病患者和 HIV 感染者的血液和体液应用漂白粉或 0.2% 次氯酸钠等消毒液进行严格消毒。避免不必要的注射、输血和血液制品的使用。使用一次性注射器或经过严格消毒的器具，注射用品必须做到“一人一针一管、一用一消毒”。提倡无偿献血，严禁卖血，严格筛选献血人员，加强血液管理和检测。注意个人卫生，不共用牙刷、刮脸用具等。HIV 感染的孕妇可通过产科干预，如终止妊娠或择期剖宫产等，加用抗病毒药物治疗阻断母婴传播。

（3）保护易感人群　目前尚无有效预防艾滋病的疫苗。

（王嘉琛）

答案解析

目标检测

一、A1 型题（以下每一道考题下面有 A、B、C、D、E 五个备选答案，请从中选择一个最佳答案）

1. 传染病感染过程中最常见的表现是

   A. 隐性感染　　B. 病原体被清除　　C. 病原携带状态
   D. 潜伏性感染　　E. 显性感染

2. 传染性非典型肺炎的病原体为

   A. AIDS　　B. SARS　　C. ARDS
   D. HFRS　　E. HIV

3. 传染性非典型肺炎属于

   A. 甲类传染病，按照甲类传染病管理
   B. 乙类传染病，按照乙类传染病管理
   C. 丙类传染病，按照丙类传染病管理
   D. 乙类传染病，按照甲类传染病管理
   E. 乙类传染病，按照丙类传染病管理

4. 典型流行性感冒临床主要表现为
A. 上呼吸道症状较轻，发热和全身中毒症状较重
B. 上呼吸道症状较轻，发热和全身中毒症状也较轻
C. 上呼吸道症状、发热和全身中毒症状均较重
D. 上呼吸道症状较轻，无发热和全身中毒症状
E. 无上呼吸道症状，发热和全身中毒症状较重
5. 流感病毒最容易发生变异的型是
A. 甲型 B. 乙型 C. 丙型
D. 丁型 E. 甲型和乙型
6. 与肝脏损害严重程度成反比、可用于肝衰竭诊断和预后判断的病毒性肝炎实验室检查是
A. 丙氨酸转氨酶测定 B. 血清乳酸脱氢酶测定
C. 凝血酶原时间测定 D. 血清胆红素测定
E. 血氨浓度测定
7. 伤寒可引起暴发流行的传播途径是
A. 水源污染 B. 食物污染
C. 日常生活接触带菌者 D. 苍蝇传播
E. 老鼠传播
8. 适合于已用抗生素治疗而血培养阴性的伤寒患者的辅助检查是
A. 便培养 B. 尿培养 C. 骨髓培养
D. 血象 E. 肥达反应
9. 细菌性痢疾患者的粪便呈
A. 黏液脓血便 B. 陶土样便 C. 柏油样便
D. 果酱样便 E. 米汤水样便
10. 细菌性痢疾的传播途径主要是
A. 呼吸道传播 B. 消化道传播 C. 接触性传播
D. 血液传播 E. 蚊虫传播
11. 人被病犬咬伤后是否发病与下列因素无关的是
A. 咬伤部位 B. 创伤程度 C. 伤口局部处理情况
D. 被咬者年龄 E. 咬伤后是否及时全程注射狂犬疫苗
12. 中毒型菌痢患者，应该采取的体位是
A. 仰卧位 B. 半卧位 C. 侧卧位
D. 头低足高位 E. 头部和下肢稍抬高

二、A2 型题（以下每一道考题下面有 A、B、C、D、E 五个备选答案，请从中选择一个最佳答案）

13. 患者，男，36 岁。发热、咳嗽，伴腹泻、食欲减退及明显消瘦就诊。既往有

静脉吸毒史。查血清抗-HIV（+），诊断为艾滋病。艾滋病主要传播途径是
A. 性接触传播　B. 血液传播　C. 母婴传播
D. 器官移植传播　E. 皮肤破损意外传播
14. 患者，女，42岁。发热、咳嗽，反复口腔溃疡伴腹泻、食欲减退及明显消瘦就诊，既往有不良性接触史。查血清抗-HIV（+），诊断为艾滋病。艾滋病机会感染死亡的主要原因是
A. 肺部巨细胞病毒感染　B. 肺部念珠菌感染　C. 肺孢子菌肺炎
D. 间质性肺炎　E. 肺结核
15. 患者，男。阑尾炎手术术前检查，查血清抗-HIV（+），诊断为艾滋病。提示乙型肝炎病毒复制且传染性强的检查指标为
A. 血清抗-HBe　B. 血清HBeAg　C. 血清抗-HBc IgM
D. 血清HBcAg　E. 血清HBV DNA
16. 患者，女，38岁。家乡发生洪水后患戊型肝炎，戊型肝炎病毒的主要传播途径是
A. 注射、输血　B. 蚊虫叮咬　C. 体液
D. 母婴传播　E. 粪、口传播
17. 患者，女，45岁。确诊为人感染高致病性禽流感。人感染高致病性禽流感潜伏期为
A. 1～3日　B. 2～5日　C. 3～7日
D. 1～14日　E. 1～2个月

三、A3/A4型题（病例组型选择题，以下提供若干案例，每个案例下设若干考题。请根据各考题题干所提供的信息，在每题下面的A、B、C、D、E五个备选答案，请从中选择一个最佳答案）

（18～20共用题干）

患者，男，36岁。体温38℃，2天后自服药物，体温下降37.5℃，伴周身乏力，食欲下降，恶心呕吐。近2天发现尿色深如浓茶样，胆红素定量90μmol/L，抗HBs（+），抗HAV IgM（+），巩膜及皮肤中度黄疸，肝区轻度叩痛，肝肋下触及1.0cm质软，脾未触及，胆囊区无压痛。

18. 患者最可能的诊断是
A. 急性甲型肝炎　B. 急性乙型肝炎　C. 急性戊型肝炎
D. 急性甲、乙型肝炎　E. 急性丁型肝炎
19. 患者从临床分型诊断应考虑
A. 亚急性重型肝炎　B. 急性重型肝炎　C. 急性黄疸型肝炎
D. 淤胆型肝炎　E. 胆囊炎伴肝损害
20. 患者目前最主要的护理诊断为
A. 活动无耐力　B. 营养失调：低于机体需要量

C. 焦虑与忧虑　　　　　　D. 知识缺乏

E. 潜在并发症：肝硬化

四、思考题

1. 简述乙型肝炎病毒血清标志物的临床意义。
2. 简述传染病流行的过程。
3. 简述艾滋病的护理措施。

（张　霞）

书网融合……

微课 1　　微课 2　　自测题

附　录

一、临床检验参考值

（一）血液检查

1. 红细胞

（1）成人男性：$(4.0 \sim 5.5) \times 10^{12}/L$

（2）成人女性：$(3.5 \sim 5.0) \times 10^{12}/L$

（3）新生儿：$(5.0 \sim 7.0) \times 10^{12}/L$

2. 血红蛋白

（1）成人男性：120～160g/L（12～16g/dl）

（2）成人女性：110～150g/L（11～15g/dl）

（3）新生儿：170～200g/L（17～20g/dl）

3. 白细胞分类及计数白细胞总数

（1）白细胞：$(4.0 \sim 10.0) \times 10^{9}/L$

（2）中性粒细胞：50%～70%

（3）淋巴细胞：20%～40%

（4）嗜酸性粒细胞：0.5%～5%

（5）嗜碱性粒细胞（B）：0～1%

（6）单核细胞：3%～8%

4. 网织红细胞计数

（1）成人：0.5%～1.5%

（2）绝对值：$(24 \sim 84) \times 10^{9}/L$

5. 红细胞沉降率

（1）成年男性：0～15mm/1h

（2）女性：0～20mm/ 1h

6. 血小板计数　$(100 \sim 300) \times 10^{9}/L$

（二）尿液检查

1. 一般检查

（1）尿量：①正常人尿量为1000～2000ml/24h；②少尿：尿量＜400ml/24h；③无尿：尿量＜100ml/24h；④多尿：尿量＞2500ml/24h。

（2）尿比重：正常人尿比重波动在1.010～1.025之间。

（3）pH：5.5～7.4

（4）尿糖定性检测结果（班氏试剂颜色）

反应结果	符号	葡萄糖含量（g/L）
蓝色	（-）	不变
绿色	（+）	微量，5以下
黄绿色	（++）	少量，5～10
土黄色	（+++）	中等量，10～20
砖红色	（++++）	大量，20以上

（5）尿蛋白：正常人尿蛋白定性试验呈阴性反应，定量试验0～80mg/24h尿。

2. 尿显微镜检查

（1）镜下血尿：每个高倍视野中平均见到3个（男性）或5个（女性）以上红细胞。

（2）脓尿：每个高倍视野中超过3～5个白细胞。

（三）常用肾功能检查

1. 内生肌酐清除率　80～120ml/min

2. 血尿素　3.2～7.1mmol/L

3. 血肌酐

（1）男性：53～106μmol/L

（2）女性：44～97μmol/L

（四）常用肝功能检查

1. 胆红素代谢功能试验

（1）血清总胆红素：1.7～17.1μmol/L

（2）直接胆红素：0～4μmol/L

（3）血清结合胆红素：0～6.8μmol/L

（4）非结合胆红素：1.7～10.2μmol/L

2. 判断黄疸程度

（1）隐性黄疸：血清总胆红素17～34μmol/L

（2）轻度黄疸：血清总胆红素35～170μmol/L

（3）中度黄疸：血清总胆红素171～340μmol/L

（4）重度黄疸：血清总胆红素＞350μmol/L

3. 蛋白质功能试验

（1）血清蛋白总量：60～80g/L

（2）清蛋白：40～55g/L

（3）球蛋白：20～30g/L

（4）A/G比例为：（1.5～2.5）：1

4. 血脂测定

（1）总胆固醇：<5.20mmol/L

（2）甘油三酯：0.56～1.70mmol/L

5. 浆膜穿刺液检查

漏出液与渗出液的鉴别要点见下表。

鉴别要点	漏出液	渗出液
病因	非炎症性	炎症性、肿瘤性、风湿性、物理化学性刺激等
颜色	淡黄色	黄色、绿色、脓液、血性等
透明度	透明或微混	多混浊
比重	<1.018	>1.018
凝固性	不易自凝	易凝固
黏蛋白定性试验	阴性	阳性
蛋白定量	<25g/L	>40g/L
细胞计数	常<100×10^6/L	常>500×10^6/L
细胞分类	以淋巴细胞和间皮细胞为主	急性炎症多以中性粒细胞，结核性以淋巴细胞为主
细菌学检查	阴性	可找到病原体
乳酸脱氢酶（LDH）	<200U/L	>200U/L

二、内科急救常用药物

药品与规格	适应证	用法与剂量	副作用与注意事项
肾上腺素（针剂，每支1mg）	1. 过敏性休克 2. 心搏骤停 3. 局部止血 4. 严重支气管哮喘	1. 过敏性休克：皮下或肌注0.5～1mg. 儿童0.005～0.01mg/kg 2. 心搏骤停：静注0.5～1mg，每5分钟一次 3. 鼻腔出血：可用0.1%滴鼻或填鼻	1. 常有心悸、头痛，可致心律失常，偶致室颤 2. 高血压、心脏病、洋地黄中毒、出血性休克、心源性哮喘禁用；甲亢慎用
去甲肾上腺素（针剂，每支2mg）	1. 各类休克 2. 上消化道大出血灌胃	1. 抗休克：静滴4～10μg/min，儿童2μg/min，根据血压调整滴速 2. 上消化道大出血：口服每次2～3mg，每日3次	1. 同上 2. 不得与碱性药物配伍 3. 严防注射液外渗（可致局部组织坏死）
山梗菜碱（针剂，每支3mg、10mg）	各种原因引起的呼吸衰竭	皮下或肌注：每次3～10mg，每次极量20mg；每次儿童1～3mg，每次极量3mg 静注：每次3～6mg/次，极量20mg/d 儿童每次0.3～3mg	1. 过量可出现头晕、呕吐、心动过速、传导阻滞、血压下降、大量可致惊厥 2. 静脉注射应缓慢
尼可刹米（针剂，每支0.375g）	各种原因引起的呼吸衰竭	皮下、肌注或静注：每次0.25～0.5g/次，极量每次1.2g；儿童6个月每次75mg，1岁每次125mg，4～7岁每次175mg	1. 大剂量可致血压升高、出汗、震颤、惊厥 2. 对吗啡中毒效果较好，对巴比妥中毒效果较差

续表

药品与规格	适应证	用法与剂量	副作用与注意事项
美解眠（针剂，每支50mg）	各种原因引起的呼吸衰竭，巴比妥及其他安眠药中毒	静注或静滴：用5%葡萄糖液稀释后每3~5分钟注射50mg至症状改善	注射不宜过快，否则可致精神错乱、惊厥
佳苏伦（针剂，每支100mg）	中枢抑制药物引起的呼吸抑制	静注：1~2mg/kg，必要时5~10分钟注射一次 静滴：5%葡萄糖液稀释成1mg/ml，每小时总量不超过300mg	癫痫者禁用，颅内高压、冠心病、高血压、孕妇慎用
硝普钠（针剂，每支50mg）	1. 高血压危象 2. 高血压脑病 3. 急性肺水肿	静注或静滴：50mg加入5%葡萄糖液250~500ml，根据血压调整滴速或浓度	1. 使用时观察血压，脉搏 2. 长期使用需测血氰化物 3. 停药时逐渐减量 4. 药物使用过程中注意避光
间羟安（针剂，每支10mg）	各种低血压及休克	静注或静滴：10~40mg加入5%葡萄糖液250~500ml，根据血压调整滴速和浓度	1. 长期使用对肾功能有影响 2. 充血性心力衰竭，甲亢慎用
酚妥拉明（针剂，每支10mg）	1. 感染休克 2. 急性肺水肿 3. 高血压急症 4. 急性心功能不全	静注或静滴：10~20mg加入5%葡萄糖液250~500ml，根据血压调整滴速和浓度	1. 使用时观察血压、脉搏 2. 肾功能减退者禁用 3. 心肌梗死者慎用 4. 不能与铁剂合用
硝酸甘油（片剂每片0.3mg，针剂每支10mg）	1. 高血压危象及难治性高血压 2. 心力衰竭及心绞痛 3. 心功能不全	静滴：10mg加入5%葡萄糖液250~500ml，根据血压，心率调整滴速，一般为每分钟1~3μg/kg。心绞痛舌下含服：每次0.3~0.6mg，一天可多次含服	1. 可出现头晕、头痛、直立性低血压 2. 长期连续使用有耐药性 3. 青光眼禁用 4. 右室心肌梗死不宜使用
毛花苷C（针剂每支0.4mg）	1. 充血性心力衰竭 2. 不伴预激综合征的室上性心动过速 3. 心率较快的心房颤动	静注：每次0.2~0.4mg，总量1~1.6mg/d；儿童一个月内每次0.022mg/kg，3个月内每次0.025mg/kg	1. 心瓣膜机械梗阻伴窦性心律、高度房室传导阻滞、病窦综合征、急性心梗24小时内、肥厚性心肌病、洋地黄中毒者禁用 2. 安全范围较小，使用时要个体化 3. 注射时速度要缓慢
毒毛旋花苷K（针剂每支0.25mg）	1. 充血性心力衰竭 2. 不伴预激综合征的室上性心动过速 3. 心率较快的心房颤动	静注：每次0.125~0.25mg，总量1~1.6mg/d；儿童总量每天0.007~0.01mg/kg	肾功能不良及少尿、休克时减量或慎用
利血平（针剂，每支1mg）	高血压危象	肌注：每次1mg，4~6小时可重复使用一次	1. 可出现精神忧郁和水钠潴留 2. 溃疡病慎用，孕妇禁用
多巴酚丁胺（针剂，每支20mg）	1. 低排血量心力衰竭 2. 顽固性心力衰竭者慎用	静滴：20~40mg加入5%葡萄糖液中，2.5~7.5μg/(kg·min)	1. 心瓣膜机械性梗阻心力衰竭、高血压、孕妇慎用 2. 促进房室传导，心房颤动

续表

药物与规格	适应证	用法与剂量	副作用与注意点
多巴胺（针剂，每支20mg）	1. 各种低血压、休克 2. 与利尿剂合用于肾功衰竭 3. 用于心跳、呼吸骤停复苏后血压的维持	1. 静注或静滴：20～100mg 加入5%葡萄糖液或生理盐水250～500ml中，5～10μg/（kg·min）根据血压调整剂量及滴数 2. 顽固性腹水：呋塞米20mg＋多巴胺20mg 腹腔注射每日1次	1. 可出现头痛、恶心、心律失常 2. 嗜铬细胞瘤、心动过速、室颤禁用 3. 与碳酸氢钠配伍禁忌
利多卡因（针剂，每支200mg、400mg）	1. 严重室性心律失常 2. 癫痫持续状态 3. 麻醉用药	50～100mg，2分钟内静注，无效时5～10分钟再静注100mg，达400mg后无效者换药，有效则以1mg/min维持，每日不超过1200～1500mg	1. 阿斯综合征禁用 2. 窦缓、心力衰竭、慢性阻塞性肺疾病、心输出量降低、休克、严重缺氧、肝病者慎用 3. 大剂量可抑制呼吸 4. 青光眼及重症肌无力禁用
氨力农（针剂，每支100mg）	洋地黄、利尿剂、扩血管剂等治疗无效的心力衰竭	静注：首次0.75mg，于3分钟注完，继而以5～10μg/（kg·min）维持	1. 不能用右旋糖酐或葡萄糖稀释 2. 可致血小板减少、低血压 3. 严重主动脉、肺动脉瓣病变者禁用
普罗帕酮（片剂每片150mg，针剂每支75mg）	室性或室上性心律失常	口服：治疗量150mg，3～4次/日维持量300～600mg/d，静注：在严密监测下每支70mg，8h后可重复使用，或静注20～40mg/h 静滴	1. 可出现头痛、恶心、直立性低血压，传导阻滞 2. 严重低血压、心源性休克、心动过缓、传导阻滞禁用
胺碘酮（片剂每片0.2g，针剂每支150mg）	1. 各种室性、室上性心律失常、心房扑动和颤动 2. 改善心肌梗死、心绞痛所致的心肌缺血	口服：每次0.1～0.2g，每日3～4次，3天后改为0.1g，每日3次；静注：5mg/kg稀释后5～10分钟注完，无效15分钟后可在给药一次	1. 可有角膜色素沉着、胃部不适、周围神经损害、肝功能损害等 2. 碘过敏、房室传导阻滞、甲亢、心动过缓、孕妇慎用，不能与单胺氧化酶抑制剂合用
溴苄胺（针剂每支0.25g）	利多卡因无效的严重室性心律失常	静注：0.25g 加注射用水20ml于10分钟注完，必要时10～20分钟再注0.125g；总量1.5g/d	1. 注射过快治血压下降、呼吸抑制、恶心、呕吐 2. 严重心力衰竭、心瓣膜病者慎用
维拉帕米（片剂每片40mg、针剂每支5mg）	1. 阵发性室上性心动过速 2. 可用于高血压和心绞痛	口服用：每次40～80mg，每日3次。静注：每次5～10mg，每日2～3次	1. 不宜与β受体阻滞剂合用 2. 心力衰竭、心源性休克慎用 3. 静注可致心律失常，应作心电监护
甘露醇（注射液50g/250ml）	1. 颅内高压、脑水肿 2. 青光眼 3. 急性肾衰早期	1. 快速静滴：每次20～100mg，每日2～6次。儿童以10%静滴，每日总量1～2g/kg 2. 急性肾衰早期：以12.5～25g于10分钟内滴完。儿童以10%静滴，每日总量2g/kg	1. 滴注过快有头痛、视物模糊和眩晕 2. 心、肾衰竭及活动性颅内出血者慎用 3. 本药物易出现结晶，需温热溶解后使用

药物与规格	适应证	用法与剂量	副作用与注意点
呋塞米（针剂，每支20mg）	心力衰竭、心源性水肿、肾性水肿、肝硬化腹水、脑水肿	肌注或静注：每次20mg，隔日1次，必要时一日量可增至120mg	1. 可引起直立性低血压、高尿酸血症、高血糖、电解质紊乱、肝性脑病 2. 血容量不足、妊娠及哺乳者禁用
西咪替丁（片剂每片0.2g，针剂每支0.2g）	1. 消化性溃疡及应激性溃疡 2. 上消化道出血 3. 急性胰腺炎	口服：每次0.2g，3次/日，静滴；每次0.4～0.6g，2次/日 静注：0.2g稀释成20ml，每6小时一次	1. 可引起心律不齐、血压下降、粒细胞减少、肝功能损害、精神症状 2. 肾功能不全者慎用
阿托品（针剂，每支0.5mg）	1. 缓慢型心律失常 2. 平滑肌痉挛致内脏绞痛 3. 有机磷农药中毒	1. 缓慢型心律失常：先静注0.5～1mg后改用异丙肾上腺素 2. 内脏绞痛：静注或肌注每次0.5～1mg，极量3mg/d 3. 有机磷农药中毒：首次静注2～10mg，以后每10～30分钟静注1～5mg，至阿托品化后减量	1. 可出现怕光、视力模糊、口干、心动过速、过量可致中枢兴奋至抑制 2. 青光眼、前列腺肥大、哮喘者禁用；妊娠及老年心功能不全者慎用
精氨酸（针剂，每支5g）	1. 肝性脑病 2. 低氯血症	静滴：15～30g加入5%葡萄糖液500～1000ml中，静滴时间不少于4小时	1. 过快可引起面部潮红、呕吐；过量可致酸中毒 2. 肾功能不全者慎用或禁用
谷氨酸钾（针剂，每支6.3g）	肝性脑病	静滴：每次用4支，加入5%葡萄糖500ml，每日1～2次；具体用量视病情而定	1. 过量可致碱中毒 2. 使用时注意电解质平衡 3. 少尿，无尿及肾功能不全者慎用或禁用
谷氨酸钠（针剂，每支5.75g）	同上	同上	同上
吗啡（针剂，每支10mg）	各种原因致剧烈疼痛 急性左心力衰竭 急性心肌梗死 麻醉前给药	皮下注射：每次5～15mg，5～50mg/d，极量每次20mg 100mg/d，儿童每次0.1～0.2mg/kg；急性左心衰竭5～10mg静脉注射。必要时可重复使用	1. 极易成瘾 2. 产妇、哺乳期妇女、休克、肺心病、支气管哮喘、颅脑损伤、颅内高压者禁用
哌替啶（针剂，每支50mg）	1. 同上 2. 人工冬眠	皮下或肌注：每次25～100mg，极量每次150mg，600mg/d；儿童每次0.5～1mg/kg	同上
布桂嗪（针剂，每支100mg）	各种原因所致的疼痛	皮下或肌注：每次50～100mg	1. 有成瘾性 2. 恶心、头晕、困倦
腹蛇抗栓酶（针剂，每支0.25U）	脑栓塞后遗症 各种高凝血症	静滴：0.25～0.5U/d. 每日1次	用前需做皮试 有出血倾向、妇女月经期禁用，消化性溃疡者禁用

续表

药物与规格	适应证	用法与剂量	副作用与注意点
尿激酶剂（每支 1000U）	1. 急性肺梗死 2. 急性心肌梗死 3. 脑栓塞形成 4. 静脉血栓形成	静滴 20 000 ~ 40 000U/d	1. 用前做皮试 2. 有出血倾向、妇女月经期、消化性溃疡、严重高血压、脑出血、出血性脑梗死禁用 3. 检测试管法凝血时间；出血用氨甲苯酸拮抗
肝素钠（针剂每支 1000U、50 000U、每支 12 500U）	1. 同上 1 ~ 4 2. DIC 的预防与治疗	静滴：首次 5000U 加入 5% 葡萄糖液 100ml，速度 20 ~ 30 滴/分，30 ~ 60 分钟滴完，必要每隔 4 ~ 6 小时重复一次，每次 5000U，不超过 25 000U/d	同上 2 血友病、黄疸、紫癜患者禁用 监测试管法凝血时间，出血用鱼精蛋白拮抗
6 - 氨基己酸（针剂每支 2g）	1. 产后出血及术后出血 2. DIC 中后期（与抗凝药同用）	静滴：4 ~ 8g 加入 5% 葡萄糖液 100ml，30 分钟滴完	有血尿、血栓形成倾向或血栓病史慎用 肾功能不全者慎用 严重出血者无效
酚磺乙胺（针剂每支 0.25g）	同上	静滴：1 ~ 3g 加入 5% 葡萄糖液 100ml，每日 1 ~ 2 次	1. 同上 2. 不可与 6 - 氨基己酸合用
双氢埃托啡（针剂每支 20mg）	各种原因所致的疼痛	肌注：每次 20μg	1. 有成瘾性 2. 可有恶心、头晕、血压下降、呼吸抑制 3. 急性心梗，心力衰竭慎用
地西泮（针剂每支 10mg）	1. 癫痫大发作 2. 催眠	肌注或静注：每次 5 ~ 10mg，极量每次 20mg	1. 可有皮疹、头晕、乏力 2. 婴儿、青光眼、重症肌无力者禁用
苯妥英钠（针剂每支 0.1g、0.5g）	1. 癫痫大发作 2. 洋地黄中毒所致心律失常	肌注、静注或静滴，每次 0.1 ~ 0.25g	1. 大剂量可致传导阻滞 2. 静注速度要缓慢
苯巴比妥（针剂每支 0.1g）	1. 癫痫大发作 2. 抗惊厥	肌注：每次 0.1 ~ 0.2g，极量每次 0.25g，0.5g/d；儿童抗惊厥每次 5mg	1. 久用可成瘾 2. 偶有肝肾功能损害
胰岛素（针剂 400U/10ml）	1. 糖尿病急症 2. 高血钾 3. 高能量营养疗法	1. 糖尿病酮症及高渗性昏迷，静滴 5U/（kg · h），依血糖调整剂量及滴速 2. 高血钾，以葡萄糖加胰岛素静注，依血钾调整用量	1. 监测血压、血糖、血钾 2. 长期使用可有水肿，偶尔出现过敏性休克
地塞米松（针剂每支 5mg）	1. 过敏反应 2. 支气管哮喘 3. 脑水肿、肺水肿 4. 休克	静注或静滴；每次 5 ~ 10mg，必要时可重复使用	高血压、糖尿病、消化性溃疡、血栓形成、全身真菌感染、结核感染、精神异常、库欣综合征患者及妊娠妇女禁用

续表

药物与规格	适应证	用法与剂量	副作用与注意点
碘解磷定（针剂每支0.4g）	有机磷农药中毒	静注或静滴：轻、中度中毒者以0.4g/h，维持4～6小时；重度中毒者，首次1g，再以0.4g/h，维持6小时	
依地酸钙钠（针剂每支1g）	重金属中毒	静滴：1g加入5%葡萄糖500ml，静滴4～8小时，儿童25mg/(kg·d)	1. 可有肾损害、脉管炎、肌痛、头痛、胃肠道反应 2. 心肾功能不全者慎用
亚甲蓝（针剂20mg/2ml）	1. 亚硝酸盐中毒 2. 氰化物中毒	亚硝酸盐中毒每次1～2mg/kg；氰化物中毒每次5～10mg/kg，以葡萄糖稀释后静注	1. 同上 2. 用药后尿呈蓝色，并可有尿道口刺痛
纳洛酮（针剂每支0.4mg）	1. 酒精中毒 2. 吗啡类药物中毒	肌注或静注；每次0.4～0.8mg，必要时重复使用	高血压、心功能不全者慎用

（张　霞）

《内科护理》教学大纲

一、课程任务

《内科护理》是中等卫生职业教育的一门重要的专业基础课程，其主要内容包括临床常见疾病、多发疾病的病因与发病机制、身体状况、辅助检查、治疗及护理措施等要点。本课程的主要任务是使学生具备基本的疾病基本知识并掌握有关护理的专业技能，能够运用所学的知识对患者进行初步处理和抢救配合，树立以患者为中心的理念，减轻患者痛苦、促进康复、预防疾病、保持健康，为今后从事临床工作奠定坚实的基础。

二、课程目标

（一）知识目标

1. 掌握常见内科疾病的基本概念、临床表现及护理措施。
2. 熟悉常见内科疾病的辅助检查、治疗与健康指导。
3. 了解常见内科疾病的病因与发病机制。

（二）能力目标

1. 具有对内科常见疾病、多发疾病患者实施整体护理的能力。
2. 能规范、熟练地配合医生完成内科常用技能操作的能力。
3. 掌握常用的急救和监护仪器的使用。
4. 能正确书写内科护理记录。

（三）情感目标

1. 树立“时间就是生命”的理念，培养救死扶伤、爱岗敬业的职业道德素质。
2. 培养求实创新的学习精神和争分夺秒的抢救意识，能够应用辩证思维方法处理临床问题。
3. 具有良好的护患沟通能力和团队合作精神。

三、教学时间分配

教学内容	学时		
	理论	实践	合计
第一章　绪论	2	0	2
第二章 呼吸系统疾病患者的护理	24	4	28
第三章 循环系统疾病患者的护理	26	6	32
第四章 消化系统疾病患者的护理	18	4	22
第五章 泌尿系统疾病患者的护理	8	2	10

续表

教学内容	学时		
	理论	实践	合计
第六章 血液系统疾病患者的护理	8	2	10
第七章 内分泌与代谢疾病患者的护理	10	2	12
第八章 风湿性疾病患者的护理	4	0	4
第九章 神经系统疾病患者的护理	10	2	12
第十章 传染病患者的护理	6	0	6
合计	116	22	138